ICF-Praxislehrbuch – Neue Standards in der Versorgung chronisch kranker Kinder

ICF-Praxislehrbuch – Neue Standards in der Versorgung chronisch kranker Kinder

Heike Philippi, Rolf Mayer (Hrsg.)

Programmbereich Medizin

Heike Philippi
Rolf Mayer
(Hrsg.)

ICF-Praxislehrbuch – Neue Standards in der Versorgung chronisch kranker Kinder

Chronisch krank und gefühlt gesund

Unter Mitarbeit von Barbara Guthy

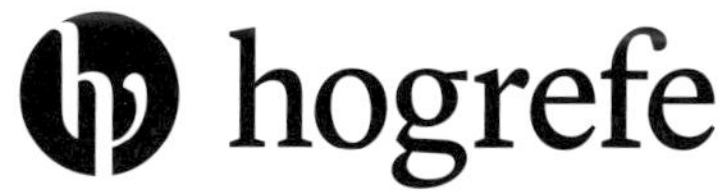

PD Dr. med. Heike Philippi
Sozialpädiatrisches Zentrum (SPZ)
Theobald-Christ-Straße 16
60316 Frankfurt
E-Mail: Heike.Philippi@vae-ev.de

Rolf Mayer
Frankfurtert Landstraße 5a
61352 Bad Homburg
E-Mail: rolf.d.mayer@web.de

Bibliografische Information der Deutschen Nationalbibliothek
Die Deutsche Nationalbibliothek verzeichnet diese Publikation in der Deutschen Nationalbibliografie; detaillierte bibliografische Daten sind im Internet über http://www.dnb.de abrufbar.

Anregungen und Zuschriften bitte an:
Hogrefe AG
Lektorat Medizin
Länggass-Strasse 76
3012 Bern
Schweiz
Tel. +41 31 300 45 00
info@hogrefe.ch
www.hogrefe.ch

Lektorat: Susanne Ristea
Redaktionelle Bearbeitung: Elisabeth Dominik, Allendorf
Grafik: Angelika Kramer, Stuttgart
Herstellung: Daniel Berger
Umschlag: Claude Borer, Riehen
Satz: Claudia Wild, Konstanz
Druck und buchbinderische Verarbeitung: Finidr s.r.o., Český Těšín
Printed in Czech Republic

1. Auflage 2024

(E-Book-ISBN_PDF 978-3-456-96168-2)
(E-Book-ISBN_EPUB 978-3-456-76168-8)
ISBN 978-3-456-86168-5
https://doi.org/10.1024/86168-000

Inhaltsverzeichnis

1. Geleitwort

Als die Bitte zur Erstellung eines Geleitworts zu diesem Band während der DGSPJ-Klausurtagung in Erfurt Ende Januar 2023 erstmals an mich herangetragen wurde, war ich zunächst erheblich irritiert. „Weshalb braucht es einen Leitfaden zur Anwendung der ICF (International Classification of Functioning, Disability and Health, von der WHO 2001 verabschiedet)?" Denn ich erinnerte mich sehr gut, bereits 13 Jahre vorher beim Kongress des BVÖGD (Berufsverband des Öffentlichen Gesundheitsdienstes) in Berlin mit meiner Kollegin Dr. Susanne Stronski-Huwiler, damals schon langjährige Leiterin des Schulärztlichen Dienstes der Stadt Zürich und ausgewiesene Public Health- Expertin, in lebhaftem Austausch über Vorteile, aber auch Hürden in der Anwendung der ICF-CY in Ergänzung zu der damaligen ICD-10 (nicht nur als Kodierungsmodell) gewesen zu sein. Beide hatten wir praktische Erfahrung bei der Erstellung von Gutachten der Eingliederungshilfe, der Frühförderung und der Sonderpädagogik im KJGD (Kinder- und Jugendgesundheitsdienst der Gesundheitsämter). So ging ich selbstverständlich davon aus, dass sich in den Jahren meiner dann folgenden eher theoretischen Tätigkeiten im Sozialministerium in Schleswig-Holstein wie auch als Leiterin der Bundeszentrale für gesundheitliche Aufklärung die ICF längst in der praktischen Anwendung vollumfänglich etabliert hätte.

Die spannende Lektüre des nun vorliegenden Leitfadens belehrte mich eines Besseren. Obwohl von zukunftsweisendem Vorteil und ebenfalls längst von allgemeiner Gültigkeit, stellt das Arbeiten in interdisziplinären Teams bei der Diagnostik und der Erstellung von Therapieplänen für Kinder und Jugendliche mit chronischer Krankheit oder Behinderung gerade bei der Anwendung der ICF offensichtlich nicht selten eine Hürde dar. Wir wissen zu genau, dass oftmals die Kommunikation der Systeme von Medizin, Psychologie, Sozial- und Heilpädagogik, Jugend- und Sozialhilfe erschwert ist, da neben der jeweils unterschiedlichen systemischen „Kultur" auch nicht immer eine gemeinsame Sprache gesprochen wird, obwohl das Wohlergehen der Patientinnen und Patienten und deren Familien sowie des sozialen und Bildungsumfelds und deren unterstützende Ressourcen für alle Professionen im biopsycho-sozialen Modell im Mittelpunkt stehen (sollten). Und dies war wohl nicht die einzige Hürde für eine rasche Implementierung.

Oberstes Ziel jeglichen (inter)professionellen Arbeitens in der Versorgung chronisch kranker Kinder und Jugendlicher sind Teilhabe, aber mehr und mehr auch Qualitätssicherung, und das nicht nur für die partizipative Arbeit mit dem Patienten/der Patientin und dessen/deren Umfeld, sondern auch der Einrichtung. Das Instrument der ICF kann auf dem Weg dahin für alle Beteiligten ein unumgängliches Schlüsseltool sein, oder wie das Autorenduo schreibt, „die Navigationshilfe".

Neben einer theoretischen Einführung in die zugrunde liegenden Konzepte (von ICF, Teilhabe, Qualitätsmanagement, Berufsethos) werden die Klassifikationssysteme genauso ausführlich dargestellt wie in Form eines „Kochbuchs" die Schritt-für- Schritt- Anwendung in der theoriegeleiteten Praxis. Dabei wird sehr detailliert unterschieden zwischen den jeweiligen Voraussetzungen und der Anwendungspraxis unter Aufzeigen der jeweiligen Hürden. Dem Codieren und Dokumentieren wird ein eigenes Kapitel gewidmet genauso wie dem Gesprächsführungskonzept des Motivational Interviewing- wichtige Voraussetzung für die gelingende zielgruppenspezifische Kommunikation.

Dabei bleibt die Vermittlung dieser Kompetenzen trotz aller Fundiertheit und Seriosität nicht staubig-trocken, sondern wird gewürzt (ganz im Sinne der „Kochprofis“) mit Originaltönen aus Interviews der PART CHILD-Studie, was die „Speisen noch deutlich schmackhafter macht“.

Im Blick bleibt dabei aber immer der Nutzen für die Anwenderinnen und Anwender, unabhängig von Herkunft, Profession oder Einrichtung. Dass dem Autorenduo dabei die angestrebte Partizipation und Teilhabe der Kinder und Jugendlichen sowie deren Eltern nicht aus dem Blickfeld gerät, ist in jedem Kapitel deutlich zu spüren.

So bleibt mir neben der Empfehlung dieses „multi-professionellen Kochbuchs“ zum Schluss der Wunsch, dass die „Köchinnen und Köche“ bei der Anwendung der ICF- Zutaten mehr und mehr Erfahrung gewinnen, aber auch Spaß haben mögen, sodass die Produkte im Ergebnis nicht nur den „Köchinnen und Köchen“ selbst, sondern vor allem den „Empfängern“ munden und zu ihrem Wohlbefinden beitragen mögen!

Prof. Dr. med. Heidrun M. Thaiss
Präsidentin der Dt. Gesellschaft für Sozialpädiatrie und Jugendmedizin DGSPJ

2. Geleitwort

„Ich möchte nicht teilnehmen, ich möchte teilhaben."

Meinen ersten Diskobesuch werde ich nie vergessen:
Engelsgleich schwebte eine junge hübsche Frau auf der Tanzfläche auf mich zu und fragte: „Brauchst du Hilfe? Hast du Epilepsie? Soll ich einen Krankenwagen rufen?" Ich stotterte: „Nein. Ich t-t-tanze immer s-so!" „Ach toll, dass die Behindertenwerkstätten einen Ausflug in die Disco unternehmen."

Die meisten Menschen machen sich ein Bild von mir, obwohl sie nichts von mir wissen. Sie wissen nicht, wer ich bin, wo ich herkomme, was ich denke, was mich antreibt. Bevor sie das erste Mal etwas über meine Einstellungen, meine Motive und mich erfahren haben, haben sie mich gesehen. Und der optische Sinn ist stark.

Auch bei Ärzt:innen und Therapeut:innen ist das oft so. Leider. Mich hat es als Heranwachsender gestört, dass die behandelnden Personen aufgrund meiner Tetraspastik nur mit meinen Eltern sprachen, so, als wäre ich nicht im Raum. Mich hat es gestört, wenn sie über mich gesprochen haben und nicht mit mir. Mich hat es gestört, dass sie mich nicht ernst genommen haben und mir das Gespräch scheinbar nicht zugetraut haben.

Auch heute noch nehmen mich viele Gesprächspartner*innen erstmal nicht ernst. Erst, wenn ich fallen lasse, dass ich ein Studium, inklusive Abschluss absolviert habe, entwickelt sich ein Gespräch auf Augenhöhe. Als ob der Grad der Bildung der einzige Indikator für Eloquenz wäre – Geschweige denn von dem Recht auf ein faires Gespräch. Keineswegs möchte ich Mitleid, oder eine Bevorzugung. Worauf ich hingegen bestehe, ist eine faire Chance. Ich möchte als Mensch mit tausenden Merkmalen wahrgenommen werden, von denen die Behinderung lediglich eines ist. Dieses wird aber häufig in den Vordergrund gerückt: In den Vordergrund von Betrachtungen meiner Person, in den Vordergrund von Gesprächen, in den Vordergrund von Leistungen.

„Nichts über uns ohne uns" ist eine zentrale Forderung auf dem Gebiet der Teilhabe. Er lässt sich auch hervorragend auf persönliche Gespräche und Beratungen anwenden, finde ich.

Ich liebe Sprache, ich habe Spaß am Formulieren, ich schreibe gerne, ich lese gerne, ich habe in jeder freien Minute Musik auf den Ohren. Vielleicht kommt nun der Gedanke auf: Wie kann einer, der nicht richtig sprechen kann, Sprache lieben? Aber ich lege noch einen drauf: ich stehe auf Bühnen. Freiwillig. Mal als Comedian, mal als Speaker. Als Inklusionsbotschafter setze ich mich für den Abbau gesellschaftlicher Vorurteile und einen respektvollen Umgang ein.

Viele Menschen denken, um am gesellschaftlichen Leben teilzunehmen, wäre ich abhängig von anderen. Ja, ich bin abhängig, denn ich hänge oft ab. Am liebsten mit anderen.

Aber ich möchte nicht nur am Leben teilnehmen, sondern teilhaben. Denn: wenn ich bereits habe, muss ich nicht mehr nehmen.

Viel Freude an den Inhalten dieses wichtigen Buchs. Bitte beherzigen sie diese, sodass möglichst alle Kinder teilhaben können.

Kai Bosch
Comedian, Autor, Inklusionsbotschafter
https://www.kaibosch.de/

https://www.youtube.com/watch?v=XzPor2FV84U&t=1s

1 Einleitung

1.1 Warum dieses Buch?

1.1.1 Intention

Die Idee zu diesem Buch ist vor einigen Jahren nach einer Vielzahl von ICF-Schulungen, die uns für die Vermittlung der ICF (siehe Glossar im Anhang) als wertvolles Instrument für die Teilhabeförderung wichtig waren, entstanden. Trotz unserer gut aufbereiteten Materialien, Übungen und Vorträge und durchweg positiven Rückmeldungen der Teilnehmer:innen, insbesondere während des Versorgungsforschungsprojekts PART-CHILD (Kap. 7.3), fiel uns auf, dass sich doch alle letztlich immer noch schwertaten, die geschulten Inhalte in die berufliche Praxis zu überführen.

Ein eindrückliches Beispiel hierfür war eine zweitägige Schulung eines hoch motivierten interdisziplinären SPZ-Teams (Sozialpädiatrisches Zentrum) in einer süddeutschen Universitätsstadt, dessen Mitglieder die Schulungsinhalte intensiv und mit Schwung bearbeiteten, sie in guter, kollegialer und sehr wertschätzender Atmosphäre angeregt diskutierten, aber in der morgendlichen Feedbackrunde des zweiten Tages vor allem über die Kopfschmerzen nach dem Ende des ersten Tages berichteten. Diese Rückmeldung der kollektiven Kopfschmerzen hat alle erleichtert, da bis dahin jedes Team-Mitglied dachte, nur ihm sei es so ergangen, trotz großer Anstrengung das Gefühl zu haben, mit dem Verstehen der ICF nicht wirklich weitergekommen zu sein.

Auch uns, den Dozent:innen der ICF-Schulungen, hatte der Umgang der ICF in der beruflichen Praxis und in der Entwicklung von Schulungsveranstaltungen immer wieder Kopfzerbrechen bereitet. Deshalb hatten wir das Konzept der ICF und ihrer Anwendung in eine Vielzahl ansprechender grafischer Darstellungen, ICF-Schlüsselwortlisten und Praxisbeispiele übersetzt, die die Grundlage der praxisorientierten Seminare bildeten. Wir wussten aus eigener Erfahrung, dass mit der Schulung der WHO-Materialien für die Praxis kein Blumentopf zu gewinnen war. Auch fanden wir in der ICF-Literatur keine Publikationen, die die Komplexität der ICF und ihrer Praxisanwendung umfassend, anschaulich und leicht zugängig darstellen. Um beim Verständnis der ICF und ihrer Anwendung im Rahmen einer guten Teilhabeförderung weiterzukommen, haben wir – die Autor:innen des vorliegenden Buches – uns deshalb entschieden, ein solch fehlendes Praxisbuch selber zu verfassen.

Die ICF ist auf dem Weg, sich aufgrund ihrer wertvollen Eigenschaften als internationale Klassifikation für das Erfassen der Körper- und Lebenswelt von Menschen als Standardinstrument der Bedarfserstellung in der Teilhabeförderung zu etablieren.

Die ICF ist allgegenwärtig und wird nicht selten als ein eingeständiges Subjekt wahrgenommen. In häufig anzutreffenden Formulierungen (wie z. B. „Die ICF beschreibt, was Kinder können" [17] wird die ICF nicht als Instrument, das von Nutzer:innen angewendet werden kann, aufgefasst. Es scheint so, als würde die ICF das Wissen selbst beinhalten und die Beschreibung der gesundheitlichen Situation einer Person nicht von Anwender:innen mit der Hilfe der ICF erarbeitet und dargestellt. Eine solche Wahrnehmung des Instruments ICF ist nachvollziehbar, weil die ICF im Sozial- und Gesundheitswesen als zentraler Bezugspunkt der Teilhabeförderung akzeptiert ist, diese Akzeptanz meist unhinterfragt geschieht und an allen Ecken und Enden an ihrer Implementierung gearbeitet wird.

Und das ist auch gut so, weil die Bereitschaft und Notwendigkeit, die ICF als Klassifikation einzusetzen, unmittelbar mit einer grundsätzlich stärkeren Hinwendung zu den Bedürfnissen und Bedarfen von Menschen mit Behinderungen sowie der Förderung ihrer Teilhabe verbunden ist. Aber es entsteht allein durch den Vorgang der Vergabe von ICF-Codes noch keine Teilhabe für Kinder. Es handelt sich um eine zusätzliche, administrative Arbeit, für die wir im Versorgungsalltag anders als in Forschungsprojekten keine „Studynurse" haben. Diese administrative Zusatzarbeit löst deshalb verständlicherweise bei den Expert:innen der Alltagsversorgung Verdruss und Abwehr aus.

Die nachstehenden Zitate von ICF-Schulungsteilnehmer:innen verdeutlichen die Hürden beim Verständnis und der Anwendung der ICF.

„Ja, guck mal, ICF-CY, das müssen wir, glaube ich, irgendwann machen, da kommen wir nicht dran vorbei." (PART-CHILD-Studie, Interviews)

„Und das war, wie soll ich sagen, wie so ein Damoklesschwert." (PART-CHILD-Studie, Interviews)

Das vorliegende Buch befasst sich somit anhand der **ICF-CY** ausführlich mit allen Themen rund um die ICF, aber auch mit den Hürden, die mit der ICF und ihrer Anwendung in der Alltagspraxis verbunden sind. Es führt systematisch und konkret in die mit der ICF verbundenen Aufgabenstellungen ein. Wo immer möglich zeigen wir Wege auf, wie die Hürden überwunden werden können.

PART-CHILD-Projekt: Das Versorgungsforschungsprojekt PART-CHILD (Kap. 7.3) war für uns der praktische Prüfstein, ob und wie unsere bis zum Start des Projekts im Jahr 2018 erarbeiteten ICF-Kenntnisse in bundesweit 18 (3 davon in der Pilotphase) SPZ (Sozialpädiatrische Zentren) gewirkt haben: einerseits hinsichtlich der erfolgreichen Vermittlung der ICF-Inhalte in Teamschulungen sowie andererseits hinsichtlich der Verbesserung der Lebensqualität von Kindern und ihren Familien, die durch diese geschulten Teams unterstützt wurden. Es hat uns in der grundsätzlichen Befassung mit der ICF und ihrer alltäglichen Anwendung bestärkt. Die seit Herbst 2022 dokumentierten und für unser Thema relevanten Ergebnisse von PART-CHILD konnten wir vollständig in das Praxislehrbuch einarbeiten.

Worum geht's?

Es bedarf zunächst einer Analyse des von der WHO verfassten ICF-Konzepts bezüglich dessen, wie dessen Teile und Aspekte für die Versorgung chronisch kranker Kinder den Praktiker:innen nützlich und hilfreich sein könnten. Erst durch diese Übersetzung des ICF-Konzepts auf die Situation der Anwendung im Versorgungsalltag können wir es guten Gewissens als Standard für die Praxisanwendung empfehlen.
Wir, die Autor:innen, verfügen über eine mehrjährige Nutzenanalyse und Erprobung des ICF-Konzepts im Praxisalltag und haben in diesem Buch die Ergebnisse für alle Anwender:innen zusammengestellt.

1.1.2 Hürden bei der Anwendung der ICF

1. Hürde
Das akademische Konzept der ICF

Eine erste Hürde bei der Anwendung der ICF ist ihr akademisches Konzept als solches. Wer sich die im Internet verfügbaren Unterlagen für die ICF angeschaut oder sich die entsprechenden Publikationen besorgt hat, stellt schnell fest: so einfach wie am Anfang der Lektüre das Konzept der ICF erscheint, so schwer und anspruchsvoll ist seine Durchdringung und seine Übersetzung in den beruflichen Alltag. An dieser ersten Hürde geben schon viele Interessierte auf, weil ihnen dieser Aneignungsprozess zu aufwendig erscheint.

„Dann habe ich mir eine ICF-CY bestellt erstmal, als sie neu rauskamen damals, und habe gedacht: oh Gott.“ (PART-CHILD-Studie, Interviews)

„ ... ein ganz neuer Bereich, den wir alle schon irgendwie mittun wollten, aber noch nicht wussten, wie es geht. Aber für uns war das immer ein Monstrum. Und wir haben da mal reingeschnuppert, haben das gleich wieder zugeklappt sozusagen. Dieser Atlas, oder dieses Riesenwerk.“ (PART-CHILD-Studie, Interviews)

Die gute Nachricht für das Praxislehrbuch ist, dass wir nicht als erstes dieses akademische Konzept vorstellen und zu erläutern versuchen, sondern den Fokus auf die Bedeutung und den Einsatz in der Praxis der Teilhabeförderung richten. Uns leitet dabei die systemische Einsicht, dass der Kontext (die Teilhabeförderung in der beruflichen Praxis) wichtiger ist als der Text (das akademische Konzept der ICF).

2. Hürde
Der Expertenstatus der Fachkräfte

Eine zweite Hürde bilden tradierte Sichtweisen und Rollenverständnisse der Akteure im Bildungs-, Sozial- und Gesundheitswesen. Gut ausgebildete Fachexpert:innen verfügen über viele Fachkenntnisse und Erfahrungen, sodass sie davon ausgehen, mit diesem Fachwissen auch den Bedarfen von Kindern mit chronischen Erkrankungen und ihrer Familien gerecht zu werden. Einen ICF-basierten Rundumblick auf die Lebenssituation und die Interessen und Wünsche der Kinder und ihrer Familien sehen sie nicht als ihre Aufgabe.

„Naja gut, ich denke, also hier im Haus ist es so, dass wir alle schon sehr lange im Beruf sind und wie gesagt, diese alten Muster kommen halt wieder hoch, weil man es ganz anders gelernt hat. Man hat das Pferd halt früher ganz anders aufgesattelt.“ (PART-CHILD-Studie, Interviews)

„Ich glaube, es hat nichts damit zu tun, dass sie ICF nicht haben wollen, sondern sie möchten nichts, was nicht auf ihrem eigenen Mist gewachsen ist, sie sind der Meinung, dass sie sowieso schon alles optimal machen.“ (PART-CHILD-Studie, Interviews)

„Das ist meine Meinung zu diesem Thema, dass alte Muster einfach unfassbar stark sind. Wenn diese alten Muster, wie überall, immer wieder wachsen und wenn man sie versucht, auszureißen, immer noch irgendetwas das, wieder durchwuchert und eben sich an diesen Stellen doch wieder durchsetzt und man geneigt ist, das man ebenso zu machen, wie man es schon immer gemacht hat. Das neu überlegen und das neu zu tun, erfordert doch sehr viel kognitive Willens- und Zeitressource.“ (PART-CHILD-Studie, Interviews)

Da die Teilhabeförderung in der Regel angesichts komplexer Lebenssituationen und vielfältiger Bedarfe interdisziplinär erfolgt, erleichtert ein gemeinsamer begrifflicher Standard, diese Sachverhalte zu erfassen und zu dokumentieren, die entsprechende Kommunikation mit den verschiedenen Beteiligten sehr. Die ICF ist ein solcher Standard. Erfolgt der Austausch zur Teilhabeförderung mit nur einer geringen Anzahl von Beteiligten oder geht es um vergleichsweise unkomplizierte Sachverhalte, kann die Teilhabeförderung auch ohne Anwendung der ICF gelingen.

3. Hürde
Diskrepanz zwischen dem postulierten hohen Stellenwert der ICF und der geringen erfolgreichen Praxisanwendung

Eine dritte Hürde besteht in der bislang nur punktuell stattfindenden praktischen Anwendung der ICF. Viele Fachkräfte kennen das Konzept und die Bedeutung der ICF vom Hörensagen und von Ankündigungen, aber sie erleben ihre Anwendung nicht im Alltag – falls doch, dann in der Regel als bürokratische Dokumentationsaufgabe. Die spärliche ICF-Praxis kontrastiert derzeit noch stark mit der Allgegenwärtigkeit des Themas. Dieses Phänomen hat damit zu tun, dass die Aneignung der ICF, ihre Anwendung im beruflichen Alltag und ihre Verankerung in den Organisationen eine anspruchsvolle Aufgabe ist. Aus diesem Grund basieren auch die meisten Publikationen zum Thema ICF nicht auf einer eigenen, langjährig fundierten und systematischen ICF-Anwendungspraxis der Autor:innen. In diesen Publikationen werden vorrangig das Konzept der ICF als solches dargestellt und aus der Fachsicht der Autor:innen bewertet und höchstens anhand von Codierungsbeispielen veranschaulicht. Eine konkrete Gebrauchsanleitung des ICF-Konzepts für die Praxisanwendung im Kontext der Teilhabeförderung fehlt.

„Wir kennen ja auch schon einzeln Therapieberichte, beispielsweise aus Frühförderstellen oder von Reha-Einrichtung, die als auch ICF-verpflichtet sind und wo man dann auf zwei oder drei DIN-A4-Seiten lauter ICF-Codes liest. Keiner weiß, was ist eigentlich mit dem Kind?“ (PART-CHILD-Studie, Interviews)

„Dass man eher betont, dass es eine andere Denkweise oder eine andere Herangehensweise ist und nicht darum geht, jetzt endlich mal wieder das 25. neue Verschlüsselungssystem zu haben. Also ich habe auch schon vorher Schulungen zu dem Thema besucht, und bevor ich begriffen habe, warum es eigentlich geht, habe ich mir bestimmt 20-mal die 25 Untergruppen von ICF schlag mich tot und dann noch eine Liste und noch ein Video, noch ein Bild, was erklärt, Organigramm, was wozu gehört, und das macht schnell müde, und ist dann, glaube ich, auch schade, weil es am Inhalt, also Lebensinhalt vorbeigeht.“ (PART-CHILD-Studie, Interviews)

4. Hürde
Teilhabeförderung mit ICF als Gemeinschaftsaufgabe

Die vierte Hürde besteht in den vielfältigen Herausforderungen der Teilhabeförderung von Kindern, da viele Akteure in vielfältigen Handlungsfeldern einbezogen werden müssen und es eine durchaus anspruchsvolle Aufgabe ist, gemeinsam an einem Strang abgestimmt in die gleiche Richtung zu ziehen. Diese Herausforderungen gehen weit über die Aneignung der ICF als Instrument der Teilhabeförderung hinaus und betreffen die gesamte Art und Weise, wie Kinder unterstützt werden müssen.

„Wobei man eigentlich eine Krankheit hat, die sehr dominierend ist, auf die Selbstbestimmung, dass man da auch versucht Lösungen zu finden, wie man vielmehr mit den Betroffenen arbeitet an der Therapie. Und vor allen Dingen auch mit dem Umfeld. Weil, letztendlich ist Krankheit nie etwas Persönliches, sondern immer etwas, was im Umfeld und Zuhause, in der Schule, und mit anderen sozialen Begleitern stattfindet. (...) Auch die Erkrankung und die Belastung ins Umfeld zu kommunizieren und eben auch dafür zu sorgen, dass es wirklich möglich ist, sozusagen nicht krank zu sein mit einer Erkrankung, sondern einen gesunden Umgang mit einer Erkrankung zu erreichen.“ (PART-CHILD-Studie, Interviews)

„Und dann gibt es noch ein großes Ärger-Thema für mich, das ist wirklich die Geschichte mit den Versorgungsämtern. Das ist eigentlich ein ganz schlimmes Problem, was momentan – also sicher zwei Drittel meiner behinderten Patienten liegen vor dem Sozialgericht mit einem Klageverfahren, weil das Versorgungsamt dieses ressourcenorientierte Arbeiten so grandios missversteht und dann aus einzelnen Sätzen – oder vielen in meinen Briefen – den Leuten die Schwerbehinderung reduziert. Sodass das, was wir eigentlich wollen, das ressourcenorientierte Arbeiten und auch das ressourcenorientierte Beschreiben von Zielen und Erreichen,

gerade bei den Patienten, wo das –, also bei den Behinderten, auch sehr viele von den Schwerbehinderten, ginge das natürlich am besten. Wo ich dann doch wieder defizitorientierte Berichte schreiben muss, damit bloß nicht wieder der GdB (Grad der Behinderung) abgesenkt wird.“ (PART-CHILD-Studie, Interviews)

1.2 Wie funktioniert dieses Buch?

Dieses Buch dient als **Navigationshilfe** bei der Anwendung der ICF im Praxisalltag bei der teilhabeorientierten Versorgung von chronisch kranken Kindern und in der Handhabung wie ein **Kochbuch**.

Wir haben dieses Buch aus der Praxis der Sozialpädiatrischen Zentren (SPZ) mit seinen intensiven und umfassenden Unterstützungsprozessen für chronisch kranke Kinder entwickelt, weil dort alle relevanten Themen und Aspekte der Teilhabeförderung vertreten sind. Andere Akteure im Sozial-, Gesundheits- und Bildungswesen haben es häufig nur mit Teilprozessen oder Einzelaspekten dieser Unterstützung zu tun. Sie können aus den Modellprozessen die für Sie relevanten Schritte und Themen wählen.

1.2.1 Rezepte für die ICF-Praxis

Angesichts der vielfältigen Themenbereiche, die mit der ICF verbunden sind, stellt sich die Frage, wie die ICF im Alltag angewendet wird. So, wie das Konzept einer gesunden und schmackhaften Ernährung in der täglichen Essenzubereitung verwirklicht wird und es für diesen Zweck Kochbücher gibt, die als Anregung und fundierte Anleitung die Zubereitung unterstützen und uns durch die Vielfalt der Speisen, ihrer Zutaten und Zubereitungen navigieren, so möchten wir auch mit dem vorliegenden Praxishandbuch die Anwendung der ICF anregen und anleiten.

Dies bedeutet, dass Sie, die Leser:innen, das Buch nicht linear von vorne nach hinten durcharbeiten müssen, sondern das Buch wie ein Kochbuch durchblättern können, um dann in den für Sie interesseranten Kapiteln in das Thema einzusteigen.

Für diejenigen unter Ihnen, die sich erstmal in das Thema einlesen möchten, sei die Lektüre des Grundlagenkapitels empfohlen.

Wer sich anregen lassen will, wie die Kochkunst zu Teilhabe mit ICF am besten je nach eigenem Wissensstand und beruflicher Position erlernt wird, dem seien die Kapitel im Buchteil IV „Lernen & Implementieren" empfohlen.

Wer gleich ein Rezept ausprobieren möchte, kann im Kapitel Anwendung (Kap. 4) direkt mit dem Kochen beginnen. In diesem Kapitel sind die einzelnen Anwendungsschritte wie bei einem ausführlichen Rezept mit den Zutaten, den benötigten Utensilien sowie dem Ablauf der Zubereitung jeweils detailliert beschrieben. Wie auch beim Kochen entwickelt jede Köch:in im Laufe der Zeit eigene Rezepturen, auch wenn sie sich dabei an den erlernten Standards orientiert.

Von dieser Kreativität lebt auch die Anwendung der ICF im Alltag und wir sind auf Ihre zukünftigen neuen Rezepturen gespannt.

1.2.2 Das Buch als Navigationshilfe

Wir gehen von dem Arbeitsprozess aus, in dem die Teilhabeförderung organisiert wird. Das sind die einzelnen Prozessschritte, die Sie und wir im Alltag gehen, wenn wir uns mit der Diagnostik und Förderung von Kindern mit chronischen Erkrankungen befassen. Wir zeigen Ihnen auf der Grundlage einer mittlerweile mehr als zehnjährigen Anwendungspraxis detailliert, wie die Anwendung der ICF zur Teilhabeförderung im Alltag funktioniert.

Wir zeigen Ihnen auch im Detail den Lernprozess, den es benötigt, um sich die ICF für den beruflichen Alltag anzueignen. Unsere langjährigen Erfahrungen in einer Vielzahl von ICF-Schulungen sowie unsere eigenen Lernerfahrungen bilden die Grundlage hierfür.

Damit die ICF vollumfänglich genutzt wird, ist es zwingend erforderlich, dass in den Organisationen die Voraussetzungen dazu im Alltag der Fachkräfte geschaffen werden. Wir beschreiben deshalb auch den Implementierungsprozess der ICF in Organisationen (Kap. 8), da ohne entsprechende Unterstützung von Geschäftsführungen, Leitungskräften und sonstigen Verantwortlichen die Anstrengungen der Fachkräfte, sich die ICF anzueignen und anzuwenden, Stückwerk bleiben.

Auch wenn wir als Expert:innen über das Knowhow zur Anwendung, zum Erlernen und zur Implementierung der ICF verfügen, haben wir erst einmal den Anwender:innen, ihren Bedürfnissen und Bedarfen, ihren Sichtweisen und Erfahrungen zugehört. Dabei konnten wir außer auf unsere vielfältigen persönlichen Kontakte, Gespräche und Diskussionen auch auf die wissenschaftlich dokumentierten ausführlichen Rückmeldungen innerhalb der PART-CHILD-Studie von über 40 Anwender:innen zurückgreifen, die sich in offen geführten Interviews zu allen relevanten Aspekten der ICF-Anwendung geäußert haben. Diese auf vielen hundert Seiten dokumentierten Gespräche bilden wichtige Bezugspunkte unserer Navigationshilfe.

Bei unserer Navigationshilfe haben wir auch im Blick, dass unsere Leser:innen über sehr unterschiedliche Kenntnisse zu diesem Thema verfügen. Wir haben deshalb großen Wert darauf gelegt, dass Sie sich entsprechend ihres Wissensstands orientieren können. Wenn Sie ganz am Anfang Ihrer Befassung mit der ICF stehen, sollen Sie einen guten Überblick und Einblick erhalten, worauf es grundlegend ankommt. Wenn Sie schon sich länger mit dem Thema befasst haben, werden Sie sich vermutlich in vielem, was Sie bereits praktizieren, bestätigt sehen, sicherlich aber auch Aspekte entdecken, die neu und anregend sind – genauso wie die vielen hundert Fachkräfte in unseren Schulungen.

Wir stellen Ihnen auch die Konzepte und Grundlagen dar, die aus unserer Sicht für das Verständnis der ICF von großer Bedeutung sind. Dies sind das Konzept der ICF selbst, die Konzepte von Teilhabe, von Qualitätsmanagement und von Gesprächsführung. Eingebettet sind diese Konzepte in unsere Menschenbilder, in unsere beruflichen Ethiken sowie in die gesellschaftlichen Forderungen und Diskurse zu gesellschaftlicher Teilhabe, zu Diskriminierungs- und Barrierefreiheit.

Wir begreifen unsere ICF-Navigationshilfe auch als grundlegenden Beitrag für einen noch zu vereinbarenden ICF-Expertenstandard. Ein solcher Expertenstandard zeichnet sich durch transparente Verfahren aus, die einerseits auf allgemein anerkannten methodischen Grundlagen wissenschaftlich fundiert und unabhängig erstellt und andererseits in planmäßiger Schrittfolge sowie in fachlicher Abstimmung mit den beteiligten Akteuren in der Praxis und in Modellen erprobt wurden.

Mit unserem Verständnis der ICF als einem kreativ zu nutzenden Instrument für die Teilhabeförderung unterscheiden wir uns nicht zuletzt von den Ansätzen, die die ICF als eine umfängliche Checkliste im bürokratischen Sinne verstehen.

Unser Buch ist eine Einladung, in der Teilhabeförderung voneinander zu lernen, zur Diskussion von Erfahrungen und Erkenntnissen. Es ist ein *work in progress,* mit dem wir die wichtigen Sachverhalte und Zusammenhänge im Dialog erfassen, einordnen und bewerten möchten. Dass dies nicht abschließend möglich ist, liegt in der Natur der Sache, so wie auch die Anwendung der ICF nicht zu festgefügten Ergebnissen führt. Und aus diesem Grund organisieren wir über dieses Buch hinaus bundesweit ICF-Netzwerke zum fachlichen Austausch und zum voneinander Lernen. Und sicherlich werden aufbauend auf das vorliegende Praxislehrbuch weitere Publikationen folgen, die sich mit der ICF-Praxis befassen werden.

1.3 Für wen funktioniert dieses Buch?

... für die Kinder und Jugendlichen, in allererster Linie – so hoffen wir.

Wir haben uns bemüht, alle Herangehensweisen, Methoden und Leitbilder aus der Sicht der Kinder und Jugendlichen zu denken. Insofern müssten alle Fachkräfte, die an der Versorgung, Förderung, Unterstützung, Begleitung und Bildung von Kindern und Jugendlichen direkt oder indirekt beteiligt sind, von der Lektüre dieses Buches bei der Organisation von Teilhabe profitieren. Also funktioniert dieses Buch ...

... für alle Fachkräfte, in zweiter Linie – so hoffen wir.

Dabei denken wir, wie im Buchteil IV Lernen & Implementieren aufgefächert, sowohl an die Fachkräfte in der direkten Klienten- und Patientenversorgung wie Ärzt:innen, Erzieher:innen, Kinderpfleger:innen, Lehrer:innen, (Sozial-, Heil- und Sonder-) Pädagog:innen, Psycholog:innen, Therapeut:innen als auch an Leitende und übergeordnet Verantwortliche, wie Geschäftsführer:innen und Verantwortliche der Kostenträger und Ministerien sowie Politiker:innen.

Je weiter weg eine Fachkraft von der Kinderversorgung ist, desto mehr geht es darum, ein Grundverständnis für die Organisation von Teilhabe zu entwickeln, um passende Entscheidungen für einen qualitätssichernden Rahmen zur Durchführung einer teilhabeorientierten Versorgung mit ICF zu schaffen.Für dieses Grundverständnis sind folgende Inhalte von besonderem Interesse: die grundlegenden Konzepte in Kap. 2, die jeweiligen Beschreibungen der Anwendungsschritte und der Abgleich der Qualitätsmerkmale mit der Praxis in Kap. 4 sowie die Ausführungen zum Lernen & Implementieren der ICF in Kap. 7. Die indirekt Mitwirkenden werden sich – im Bild des Kochbuchs gesprochen – mit den Prinzipien des Kochens, den geeigneten Zutaten und der Küchenausstattung befassen.

Je näher eine Fachkraft an der Kinderversorgung arbeitet, desto mehr wird sie sich konkret mit einzelnen Anwendungsrezepten befassen und sich in der Zubereitung einzelner schmackhafter „Speisen" ausprobieren, um im Bild des Kochbuchs zu bleiben.

Insofern möchten wir die mancherorts geführte separierende Diskussion über die scheinbare Notwendigkeit einer jeweils andersartigen Anwendung der ICF für Erzieher:innen, für Ärzt:innen oder für Pädagog:innen gerne zusammenführen. Wenn alle Beteiligten die ICF vom Kind und den Eltern aus zu denken, wird deutlich, dass eine solche Auffächerung keinen Sinn ergibt. Denn, die Logik der ICF beinhaltet naturgemäß die diversen Perspektiven, die dann im gemeinsamen Diskurs zugunsten der Kinder ausgeschöpft werden.

Trotz unserem großen Bemühen, die Anwendung der ICF aus Sicht des Kindes und zudem aus dem Blickwinkel der einzelnen Fachdisziplinen zu beleuchten, wird unsere eigene fachliche Herkunft sehr wahrscheinlich durch die Verwendung spezieller uns gebräuchlicher Begriffe spürbar bleiben. Wir würden uns freuen, wenn uns Leser:innen aus anderen Fachgebieten ihre Rückmeldungen über für sie missverständlich benutzte Begrifflichkeiten zukommen lassen könnten.

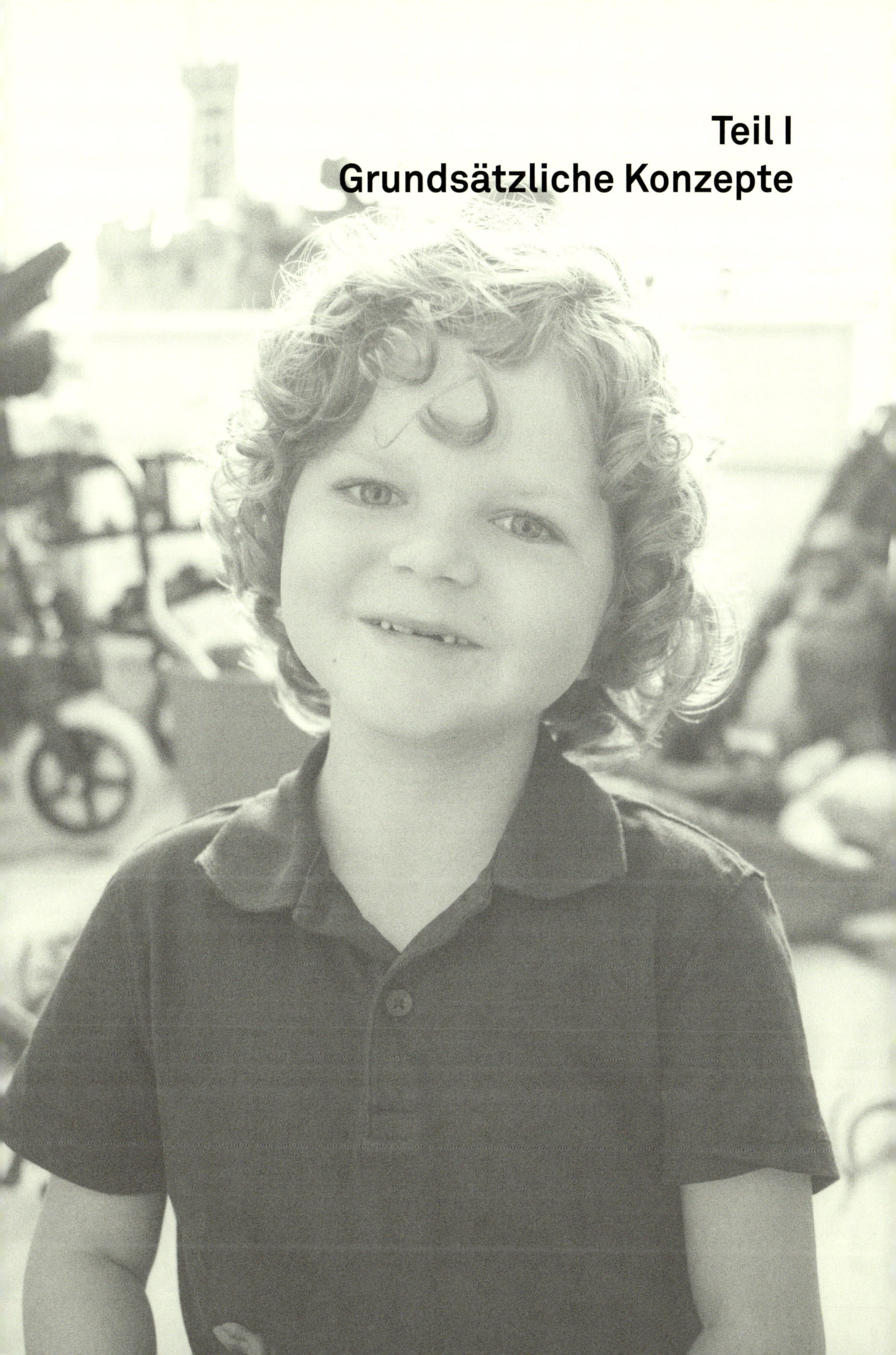

Teil I
Grundsätzliche Konzepte

2 Grundlegende Konzepte

2.1 Überblick

Förderung der Teilhabe und Anwendung der ICF sind die zentralen Themen dieses Buches. Um die Anwendung der ICF gut zu verstehen, sie zu lernen und in der Arbeitsorganisation zu verankern, ist es hilfreich, einige Konzepte und Grundlagen, die für die ICF-Praxis relevant sind, zu kennen, einzuordnen und zu bewerten.

So wie die ICF die gesundheitliche Situation aus den verschiedenen Blickwinkeln von Körperfunktionen, Körperstrukturen, personenbezogenen Faktoren, Aktivitäten, Teilhabe und Umwelt regelhaft erfassbar macht, so blicken auch wir aus unterschiedlichen konzeptionellen Perspektiven auf die ICF. Wichtige Sichtweisen auf die ICF ergeben sich insbesondere aus den Konzepten der Teilhabeförderung, der berufsethischen Leitlinien, der Gesprächsführung und des Qualitätsmanagements.

In diesem Kapitel möchten wir uns deshalb explizit mit diesen Konzepten und Grundlagen befassen, da vieles, was die Anwendung der ICF betrifft, eng mit diesen Grundlagen zusammenhängt und in einer Wechselbeziehung mit ihnen steht. Die ICF-Anwendung wird beispielsweise ohne durchdachtes Qualitätsmanagementsystem nicht zufriedenstellend funktionieren, ebenso wenig wird ein Qualitätsmanagementsystem im Sozial- und Gesundheitswesen ohne eine durchdachte ICF-Anwendung auskommen können.

Diese grundlegenden und ineinandergreifenden Konzepte (Abbildung 2-1) bilden das Gerüst für ein umfassendes Verständnis der ICF-Praxis und der Teilhabeförderung und sind unentbehrlich für eine strukturierte und kreative Teilhabeförderung. Es lohnt also, sich einen orientierenden Einblick in die Konzepte und ihre Verbindungslinien zu verschaffen und dadurch ein ICF-praktisches Verständnis dieses konzeptionellen Gerüsts zu gewinnen.

Uns geht es bei dieser Skizzierung der Konzepte nicht um eine dogmatische Richtigkeit und Vollständigkeit, sondern um Anregungen für ein vertieftes Verständnis der ICF und ihrer Anwendung. Skizzen können umfassende Konzeptdarstellungen nicht ersetzen, sie sind aber zur Orientierung durchaus nützlich. Auch sind sie immer eine Einladung zur Diskussion und zum voneinander Lernen in diesen Diskussionen.

Im Folgenden skizzieren wir wesentliche Verbindungslinien zwischen den fünf genann-

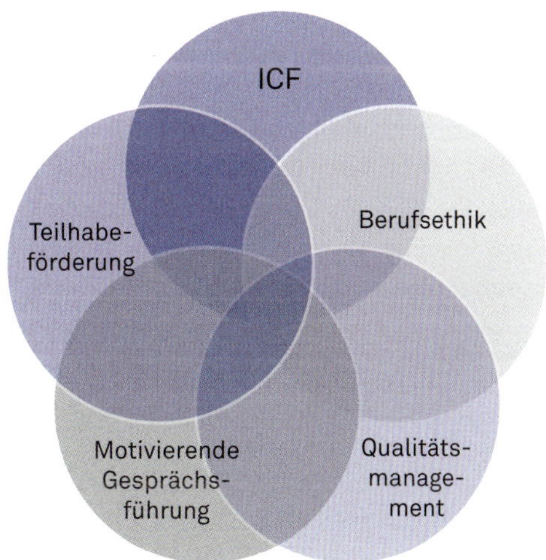

Abbildung 2-1: Konzepte als Basis für Teilhabeförderung.

ten Themenkomplexen: ICF, Teilhabe, Berufsethos, motivierende Gesprächsführung und Qualitätsmanagement.

1. ICF – Gesprächsführung: Die ICF ist keine stur abzuarbeitende Checkliste für die Beschreibung der gesundheitlichen und sozialen Situation einer Person, sondern sie ist eingebettet in den partizipativen Dialog zwischen Kindern, Familien und Fachkräften. Um diesen Dialog erfolgreich führen zu können, bedarf es einer kompetenten motivierenden Gesprächsführung.

„Ja, also es ist ganz klar so, dass wir seitdem versuchen, noch mal mehr schon von Anfang an Eltern und Kinder einzubeziehen in die Therapieplanung. Ob uns das immer gelingt, das werden Ihnen die Fragebögen sagen. Aber schon das mal mehr in den Fokus zu nehmen, wirklich genau abzufragen, wer will was. Und auch die Kinder mehr zu fragen: Was wollt ihr eigentlich erreichen? Wo hakt es? Und wo wollt ihr hin? Das hat sich schon verändert, weil einfach diese Idee (MI) noch mal mehr in den Köpfen ist. (PART-CHILD-Studie, Interviews)

2. ICF – Qualitätsmanagement: Die Struktur der ICF als internationale Klassifikation weist viele Merkmale auf, die auch der internationalen Norm für Qualitätsmanagementsysteme (ISO 9001:2015) entsprechen. Hierzu gehören als explizite gemeinsame Merkmale beispielsweise die Aufforderung zur klar strukturierten Erfassung von Kontextinformationen, die Anforderungen einer konsequenten Personen-/Kundenorientierung und die regelgeleitete Erhebung von Informationen.

Für uns sind ICF und Qualitätsmanagement nicht voneinander zu trennen. Die Anwendung der ICF, ihr Erlernen sowie ihre Implementierung in der Arbeitsorganisation benötigen gut funktionierende übergreifende Qualitätsmanagementsysteme, um die damit verbundenen Anforderungen realistisch einzuschätzen und angemessen zu erfüllen. Umgekehrt benötigt ein übergreifendes Qualitätsmanagementsystem im Sozial- und Gesundheitswesen u. a. als Instrument für die Diagnostik und Teilhabeförderung eine gut implementierte Anwendung der ICF.

3. ICF – Berufsethik: Eine berufsübergreifende berufsethische Leitlinie ist der Respekt vor der Autonomie der Einzelnen, der Unterstützung ihrer Selbstbestimmung durch bestmögliche Information und Aufklärung. Wichtige Bezugspunkte der professionsspezifischen berufsethischen Leitlinien sind insbesondere auch die aktuellen fachlichen Standards des jeweiligen Aufgabenbereichs. Zu diesen Standards gehört auch die ICF. Die Beachtung berufsethischer Leitlinien ist somit mit einer guten Anwendung der ICF unmittelbar verknüpft. Wer berufsethische Leitlinien ernst nimmt (und nur dafür sind sie da), muss sich schon allein aus dieser Verpflichtung heraus eingehend mit der Anwendung der ICF befassen.

4. ICF – Teilhabeförderung: Die innere konzeptionelle Logik der ICF ist unmittelbar mit der Förderung von Teilhabe verbunden. Die Begründung der WHO für die Entwicklung der ICF als Instrument der Bedarfsermittlung basiert u. a. auf der UNO-Kinderrechtskonvention und deren Verpflichtung, die Würde des Kindes zu wahren, seine Selbstständigkeit zu fördern und seine aktive Teilnahme am Leben in der Gemeinschaft zu erleichtern [1]. Umgekehrt ist die im BTHG rechtlich normierte Förderung der Teilhabe mit der Verpflichtung verbunden, die dafür erforderliche Bedarfsermittlung ICF-orientiert zu gestalten.

„Ich denke, dass die Medizin, die wir früher gemacht haben, nicht mehr der Zeit gemäß ist. Dass Medizin eigentlich bedeutet, dass man sehr viel mehr auf auch Teilhabe guckt. Das ist vor allen Dingen für mich (...) wichtig. Wobei man eigentlich eine Krankheit hat, die sehr dominierend ist, auf diese –, oder die Selbstbestimmung, dass man da auch versucht Lösungen zu finden, wie man vielmehr mit den Betroffenen arbeitet an der Therapie. Und vor allen

Dingen auch mit dem Umfeld. Weil, letztendlich ist Krankheit nie etwas Persönliches, sondern immer etwas, was im Umfeld und zuhause, in der Schule, und mit anderen sozialen Begleitern stattfindet. Und ich glaube, dass da noch ganz viel Luft nach oben ist, auch aus Sicht von Ärzten. Da können wir auch noch ganz anders denken und gerade hier ist mein Schwerpunkt (...). Also nochmal einen ganz anderen Ansatz zu haben in der Behandlung (...). Viel genauer auch (...) auf die komorbide Störung zu achten. Auch die Erkrankung und die Belastung ins Umfeld zu kommunizieren und eben auch dafür zu sorgen, dass es wirklich möglich ist sozusagen nicht krank zu sein mit einer Erkrankung, sondern einen gesunden Umgang mit einer Erkrankung zu erreichen." (PART-CHILD-Studie, Interviews)

5. Qualitätsmanagement – Berufsethik: Für ein normgerechtes Qualitätsmanagement steht die Ermittlung der Kontextfaktoren der jeweiligen Organisation im Zentrum der Bemühungen. Kontextfaktoren sind die externen und internen Themen, die für den Zweck und die strategische Ausrichtung relevant sind und die sich auf Fähigkeit der Organisation auswirken, die beabsichtigten Ergebnisse ihres Qualitätsmanagementsystems zu erreichen. Hierzu gehören externe Themen, die sich aus dem gesetzlichen, technischen, wettbewerblichen, marktbezogenen, kulturellen, sozialen oder wirtschaftlichen Umfeld ergeben, ob international, national, regional oder lokal. Interne Kontextfaktoren sind die Werte, die Kultur, das Wissen und die Leistung der Organisation. Zu den externen und internen Kontextfaktoren zählen auch die berufsethischen Leitlinien der in der Organisation beschäftigten Fachkräfte. Diese Leitlinien müssen bei der Berücksichtigung der Ausgestaltung des Qualitätsmanagements berücksichtigt werden. Umgekehrt können solche berufsethischen Leitlinien umfassend und regelgerecht nur durch ein gut funktionierendes Qualitätsmanagementsystem umgesetzt werden.

6. Qualitätsmanagement – Teilhabeförderung: Die Förderung der Teilhabe von chronisch kranken Kindern ist eine vielschichtige Aufgabe mit einer Vielzahl von Beteiligten, die ohne gut durchdachte und transparente Arbeitsorganisation nicht erfolgreich bewältigt werden kann. Eine solche Arbeitsorganisation zu schaffen und aufrechtzuerhalten, wird durch ein normgerechtes Qualitätsmanagement, dessen Augenmerk systematisch auf allen wesentlichen Themen und Zusammenhänge liegt, sehr erleichtert. Umgekehrt ist ein Qualitätsmanagement im Sozial- und Gesundheitswesen ohne Fokussierung auf die Teilhabeförderung der Menschen als zentraler Zwecksetzung der Kundenorientierung nicht denkbar.

„Wir haben das in geringen Ansätzen schon immer gemacht. Aber nicht in dem Umfang und nicht mit der Klarheit und auch nicht mit den angeglichenen Worten. Es hat jeder bisschen vor sich hingekruschtelt, so wie ich vorhin gesagt habe, seine eigene Suppe. Aber es ist standardisiert jetzt und jeder weiß dann vom anderen, wovon er spricht. Sozialpädiatrie, Kinder- und Jugendpsychiatrie benutzen ja häufig die gleichen Wörter, aber jeder meint etwas anderes. Und das in diesem Bereich ICF, haben wir zu über 90 Prozent das Gefühl, wenn der eine von dem erzählt, dann versteht der andere das auch." (PART-CHILD-Studie, Interviews)

7. Qualitätsmanagement – motivierende Gesprächsführung: Ein normgerechtes Qualitätsmanagementsystem erfordert auch die Festlegung der für die erfolgreiche Leistungserbringung notwendigen Kompetenzen der Mitarbeiter:innen. Hierzu gehört unabdingbar die Fähigkeit, auch schwierige kommunikative Situationen gut zu bewältigen, um die angestrebten Ziele zu erreichen. Sich gut verständlich zu machen und die Aussagen, Gedanken und Gefühle des Gegenübers angemessen zu erfassen, ist in Verbindung mit adressatengerechter Sprache ein Schlüsselfaktor für wirksame Leistungen im Sozial- und Gesundheitswesen.

Umgekehrt entfaltet die motivierende Gesprächsführung ihre Wirkung in einer klar und transparent strukturierten Arbeitsorganisation.

8. Berufsethik – Teilhabeförderung: siehe oben unter Punkt 3.

9. Berufsethik – motivierende Gesprächsführung: Die grundlegenden Haltungen in berufsethischen Leitlinien zu Selbstachtung, Selbstbestimmung und Selbstverantwortung erfordern eine dazu passende Kommunikation der Fachkräfte mit den Patient:innen und Klient:innen.

Motivierende Gesprächsführung ist ein Konzept, das durch seine Prinzipien einer partnerschaftlichen, nicht bevormundenden Zusammenarbeit, eine akzeptierende Grundhaltung fördert, die am Leben und Erleben der Patient:innen und Klient:innen teilnimmt und bei diesen die Motivation zu Änderungen wachruft und stärkt. Motivierende Gesprächsführung ist dadurch in besonderer Weise geeignet, berufsethische Grundsätze in Alltagshandeln umzusetzen.

10. Motivierende Gesprächsführung – Teilhabeförderung: Motivierende Gesprächsführung ist als Konzept und Methode auf die Bewältigung komplexer und auch durch Ambivalenzen belastete Gesprächssituationen ausgerichtet, wie sie im Sozial- und Gesundheitswesen alltäglich erfahren werden. Damit gehört die Motivierende Gesprächsführung zu den Schlüsselqualifikationen in der Teilhabeförderung.

„Wie gesagt, ich denke, wichtig ist, selber dieses System oder auch diesen Grundsatz der Teilhabe zu haben und auch die verschiedenen Bereiche, um die einfach genauer abzufragen und auch dieses Bild zu haben, wie hängt alles zusammen. Und ich glaube, dadurch erklärt man Sachen anders oder geht auch anders auf die Patienten zu und sagt, das und das brauchen wir jetzt noch viel mehr als das andere, wir müssen doch da und da jetzt erst –. Also wir müssen zum Beispiel jetzt erst im Kindergarten zusehen, dass er nicht sprechen kann, aber dass er kommunizieren kann, dass er jetzt auf das Klo muss oder so. Wie machen wir das? Wie kann er sich da mitteilen? Wie kriegen wir das mit allen zusammen hin? So. Und dann verstehen die –, also haben die ja nicht unbedingt dieses Modell von dem ICF vorliegen, was auch viel zu kompliziert wäre für die in dem Moment, aber sie haben verstanden, ah, ich muss irgendwie hinkriegen, dass mein Kind auch sagen, also zeigen kann, dass es irgendwo hin muss. Das ist das ja eigentlich auch. Und ich denke, das ist, wie gesagt, durch diese Schulung einfach nochmal sehr viel bewusster geworden, sehr viel klarer geworden, sehr viel geordneter geworden und somit auch besser anpassungsfähig für die speziellen Leute, die wir dann immer wieder haben.“ (PART-CHILD-Studie, Interviews)

Da aus unserer Sicht ein normgerechtes Qualitätsmanagement nach DIN 9001:2015 das umfassendste Grundlagenkonzept für die ICF-Praxis darstellt, steht es am Beginn der nachfolgenden Ausführungen, gefolgt von den Konzepten der berufsethischen Leitlinien, der Teilhabe, der ICF und der Motivierenden Gesprächsführung.

Zusammenfassung

Fassen wir bezüglich des **Nutzens einer teilhabeorientierten Versorgung mit ICF** aus unseren Schulung- und Anwendungserfahrungen zusammen, so kommen wir zu folgender Essenz:

- Zufriedene Kinder und Eltern, weil sie einen Nutzen und Sinn der Maßnahmen für ihr Zurechtkommen im Alltag erkennen und erleben.
- Entlastung von Familien, weil anliegenfokusiert familiäre und systemische Ressourcen geschont werden.
- Reduktion auf das Praktikable, Notwendige und Passende im Alltag, was die Versorgung einfacher und schneller macht. Dazu ein Zitat von Kristin Blawert (ICF-Referentin): *„Es wird basaler, aber nicht banaler.“*
- Für alle Beteiligte ein transparenteres und nachvollziehbareres Vorgehen, was die interdisziplinäre Zusammenarbeit nachhaltig fördert.

2.2 Qualitätsmanagement

2.2.1 Einleitung

Wir beziehen uns systematisch auf die Anforderungen eines modernen Qualitätsmanagementsystems (QM-Systems), weil das Wissen um solche Anforderungen für eine gute Berufspraxis unerlässlich ist. Mit unserem Buch liegen Ihnen damit auch schon wesentliche Teile eines Qualitätshandbuchs zur Anwendung der ICF vor, die Sie als konkrete Anregungen und Muster für Ihre qualitätsgestützte Arbeit nutzen können.

Wir wissen, dass zum Thema Qualitätsmanagement (QM) sehr unterschiedliche Wissensstände und auch sehr kontroverse Auffassungen existieren. Deshalb werden wir an dieser Stelle zu Ihrer Orientierung aufzeigen, welche Themen des Qualitätsmanagements aus unserer Sicht relevant sind und wir werden wesentliche Aspekte eines solchen Qualitätsmanagementsystems benennen.

2.2.2 Alltagsroutinen und Qualitätssicherung

Jeder folgt in seiner Arbeit Strukturen und Routinen, die er gut beherrscht, die sich für ihn bewährt haben und die die Qualität seiner Leistungen sichern. Diese Routinen des Handelns sind im Alltag so selbstverständlich, dass die diesen Routinen zugrundeliegenden Leitideen, Strategien, Ziele, Aufgaben und Maßnahmen meist nicht explizit benannt werden. Sie sind erst einmal einfach und selbstverständlich da. Dies betrifft auch den in der jeweiligen Praxis bewährten Umgang mit der Situation und den Anliegen chronisch kranker Kinder und ihrer Familien.

Diese Routinen kommen auf den Prüfstand, wenn – aufgrund welcher inneren oder äußeren Gründe und Herausforderungen auch immer – darüber nachgedacht wird oder werden muss, ob sie tatsächlich den Anforderungen einer guten Qualität der Leistungen genügen. Bei einer solchen Prüfung stellt sich zugleich auch die Frage, auf welcher fachlicher Grundlage eine Qualitätsprüfung durchgeführt werden kann und soll und welche Konzepte und Standards dafür einschlägig sind.

2.2.3 ICF zur Qualitätssicherung

Für die Teilhabeförderung bietet die ICF als anerkannter Klassifikationsstandard zur Erfassung der gesundheitlichen Situation eines Menschen den passenden Bezugsrahmen, um die bestehenden Routinen der Diagnostik, der Hilfeplanung etc. daraufhin zu prüfen, inwiefern sie tatsächlich einer angemessenen Erfassung der gesundheitlichen und sozialen Situation der Kinder als zentraler Grundlage einer guten Teilhabeförderung genügen.

So verstanden ist die ICF selbst ein zentrales Instrument der Qualitätssicherung für die Bedarfsermittlung und Teilhabeplanung, das wissenschaftlich fundiert ist und in seiner inneren Logik den Ansprüchen eines modernen Qualitätsmanagements entspricht.

Uns ist diese Einordnung der ICF in das Qualitätsmanagement der Arbeit wichtig, weil über das grundsätzliche Verständnis, wofür Qualitätssicherung gut ist und wie sie funktioniert, die innere Logik der ICF und ihre Einbettung in die Qualitätssicherung der Alltagsarbeit besser verstanden und damit der Umgang mit ihr erleichtert werden kann. Als integraler Bestandteil der Qualitätssicherung ist die ICF dann nicht mehr etwas komplett Neues, Fremdes und Zusätzliches, da sie als Hilfsmittel die Informationen systematisiert, die für gute Arbeitsergebnisse benötigt werden.

2.2.4 Standards für QM-Systeme

So wie die ICF als internationale Klassifikation und Standard eine gute Navigationshilfe ist, um sich in den komplexen Lebensverhältnissen chronisch kranker Kinder und ihrer Familien zu orientieren, so sind die internationalen Standards der DIN ISO EN 9001:2015 für das Qualitätsmanagement eine gute Orientierungshilfe für eine erfolgreiche Organisation von Arbeit und die Entwicklung von Organisationen. [2, 3]

Auch die Navigationshilfe in diesem Buch orientiert sich an den Anforderungen des Qualitätsmanagements.

2.2.5 QM – muss das wirklich sein?

Wir wissen, dass das Thema Qualitätsmanagement oftmals Widerstände hervorruft. Anforderungen des Qualitätsmanagements erscheinen häufig als äußerliche und bürokratische Auflagen für die alltägliche Arbeit, die von fachfremden Überlegungen durchdrungen sind, weil sie von Akteuren, die der praktischen Arbeit fernstehen, entwickelt wurden. Diese Bürokratie geht mit vermehrten Dokumentationspflichten einher, deren Sinnhaftigkeit sich für die eigene Arbeit nicht erschließt, und durch die die sowieso schon knappen zeitlichen Ressourcen für die eigentliche inhaltliche Arbeit noch zusätzlich geschmälert werden. Auf solchen Erfahrungen basierende Widerstände sind gut nachvollziehbar, da Qualitätsmanagementsysteme nicht selten praxisfern und unnötig arbeitsbelastend organisiert werden.

Mit einer solchen bürokratiegetriebenen Praxis wird allerdings ein gutes Qualitätsmanagement klar verfehlt. Genauso hemmen die häufig anzutreffenden umfänglichen und bürokratielastigen ICF-Checklisten, die vergleichbar einem Steuererklärungsformular durchzuarbeiten sind, eine kreative Anwendung der ICF, ohne die eine gute Teilhabeförderung nicht möglich ist.

In einem Qualitätsmanagement, das systematisch die Frage stellt, woran eigentlich zu erkennen ist, dass in allen Belangen verantwortlich gehandelt wird, steckt sehr viel produktive Energie. Es fordert damit alle Beteiligten zur Stellungnahme heraus. Das ist aufgrund der damit verbundenen Spannungsfelder oder auch Konflikte oftmals nicht einfach. Die dabei gewonnen Erkenntnisse sind jedenfalls wertvoll und tragen zur Nachdenklichkeit bei. Und diese ist der erste produktive Schritt, Verbesserungsmöglichkeiten denken zu können.

In Tabelle 2-1 wurden den einzelnen Normabschnitten der DIN ISO EN 9001:2015 als Bezüge zum Anwendungsteil des Buches die entsprechenden Kapitel zugeordnet.

2.2.6 Verantwortung und QM

Zentrales Ziel des Qualitätsmanagements im Sozial- und Gesundheitswesen ist eine qualitativ hochwertige Leistungserbringung, die den Nutzer:innen nützt und sie zufriedenstellt. Die Anforderungen, die sich aus dieser Zielsetzung für die Arbeit ergeben, müssen von den Aufsichtsorganen über die Geschäftsführungen und Leitungskräfte bis zu den Fachkräften in den einzelnen Arbeitsbereichen verlässlich erfüllt werden. In großen und stark gegliederten Organisationen sind die zuvor genannten beruflichen Rollen auf verschiedene Personen verteilt. In kleinen Organisationen werden diese Rollen unter Umständen von nur ein bis zwei Personen wahrgenommen, die zugleich für die Organisation der Rahmenbedingungen und Ressourcen wie auch für die praktische Durchführung der Leistungen verantwortlich sind. Unabhängig von der Größe der Organisation, sei es eine Behörde, eine Schule, ein SPZ, eine Frühförderstelle oder eine therapeutische Praxis, bleiben die qualitätsbezogenen Grundaufgaben gleich. In der weiteren Darstellung beziehen wir uns auf stärker gegliederte Organisationen, da uns das durchgängige Verantwortungsprinzip wichtig ist und wir oftmals die Erfahrung machen, dass diese nicht teilbare Verantwortung nicht durchgängig wahrgenommen wird. Dies ist z. B. der Fall, wenn die Geschäftsführung einer größeren Organisation die Einführung der ICF nicht auch als ihre Aufgabe und Verantwortung wahrnimmt und das Thema ohne klaren und durchdachten Auftrag an die Fachabteilungen

Tabelle 2-1: Übersicht über die Dimensionen des Qualitätsmanagements aus unserer Sicht.

Normabschnitte	Anwendungsbeispiele im Buch
1 Kontext der Organisation	
• Verstehen der Organisation und ihres Kontextes • Verstehen der Erfordernisse und Erwartungen interessierter Parteien • Festlegen des Anwendungsbereichs des Qualitätsmanagementsystems • Qualitätsmanagement und seine Prozesse	• Verstehen der Kontextfaktoren bzw. Handlungsbedingungen eines Kindes (Anwendung Schritt 4: ICF-Profil erstellen und Ressourcen ermitteln, Kap. 4.3) • Verstehen des Teilhabebedarfs und der Teilhabepräferenzen (Voraussetzung Schritt 2: Teilhabebedarfsermittlung verstehen, Kap. 3.2, & Anwendung Schritt 3: Teilhabebedarf/Aktivitätskompetenzen erfassen, Kap. 4.2) • Festlegen, für welche Alltagsthemen eine Teilhabebedarfsbestimmung nach ICF vorgenommen werden soll (Anwendung Schritt 1+2: Themen/Anliegen klären und Alltagssituation nach ICF beschreiben, Kap. 4.1) • Prozessübersicht (Voraussetzung Schritt 4: Das ICF-Konzept verstehen, Kap. 3.4, & Anwendungspraxis: Was es zu können und zu tun gilt, Kap. 4)
2 Führung	
• Führung und Verpflichtung (Allgemeines und Kundenorientierung) • (Qualitäts-)Politik • Rollen, Verantwortlichkeiten und Befugnisse in der Organisation	• Voraussetzung Schritt 1: Teilhabeorientierung, Rollen- und Perspektivwechsel nachvollziehen, Kap. 3.1 • Voraussetzung Schritt 3: Interdisziplinarität gestalten, Kap. 3.3
3 Planung	
• Maßnahmen zum Umgang mit Risiken und Chancen • Qualitätsziele und Planung zu deren Erreichung • Planung von Änderungen	• Verstehen der Kontextfaktoren bzw. Handlungsbedingungen eines Kindes (Anwendung Schritt 3: Teilhabebedarf/Aktivitätskompetenzen, Kap. 4.2, & Anwendung Schritt 4: ICF-Profil erstellen und Ressourcen ermitteln, Kap. 4.3) • Teilhabeziele formulieren (Anwendung Schritt 5, Kap. 4.4) • Maßnahmen verabreden (Anwendung Schritt 6, Kap. 4.5)
4 Unterstützung	
• Ressourcen: Allgemeines, Personen, Infrastruktur, Prozessumgebung, Ressourcen zur Überwachung und Messung, Wissen der Organisation • Kompetenz der Mitarbeiter • (Qualitäts-)Bewusstsein der Mitarbeiter • Kommunikation • Dokumentierte Information	• Anwendung Schritt 6-8: Maßnahmen verabreden, Handlungsplan erstellen und Umsetzung begleiten, Kap. 4.5 • Voraussetzung Schritt 1: Teilhabeorientierung, Rollen- und Perspektivwechsel nachvollziehen, Kap. 3.1 • Voraussetzung Schritt 3: Interdisziplinarität gestalten, Kap. 3.3 • Gesprächsführungskonzept MI (Buchteil III) und diese in den jeweiligen Anwendungskapiteln • ICF-Codes anwenden und dokumentieren, Kap. 5

Normabschnitte	Anwendungsbeispiele im Buch
5 Betrieb/Behandlung	
• Betriebliche Planung und Steuerung • Anforderungen an Dienstleistungen: – Kommunikation mit den Kund:innen/Patient:innen – Bestimmen, Überprüfen und Änderung von Anforderungen an Dienstleistungen – Entwicklung von Dienstleistungen – Steuerung von extern bereit gestellten Prozessen, Produkten und Dienstleistungen • Dienstleistungserbringung • Freigabe von Produkten und Dienstleistungen • Steuerung nichtkonformer Ergebnisse von Dienstleistungen	• Im Kontext von Netzwerken planen, Kap. 4.4.6
6 Bewertung der Leistung • Überwachung, Messung, Analyse und Bewertung • Interne Audits • Managementbewertung **7 Verbesserung** • Allgemeines • Nichtkonformität und Korrekturmaßnahmen • Fortlaufende Verbesserung	Dies erfolgt durch das erneute Durchlaufen des Anwendungsprozesses (oder von Teilen davon) mit dem erneuten Erfragen von Themen und Anliegen, was das Kind jetzt im Alltag macht, welche Faktoren eine Rolle spielen (erneutes ICF-Profil) welche Teilhabeziele erreicht wurden, welche Teilhabepräferenzen es jetzt gibt, welche Teilhabeziele weiter verfolgt werden sollen, welche neuen Ziele es gibt und bei der Planung von Maßnahmen darüber zu sprechen, was hat welchen Effekt gehabt, was wäre fortzusetzen, was anzupassen und was neu zu veranlassen. Dieser Evaluationsprozess könnte vorzugsweise im Rahmen von Runden Tischgesprächen mit allen Beteiligten nach ICF erfolgen.

verweist und diese gleichzeitig nicht mit den dafür notwendigen Entscheidungsbefugnissen und Ressourcen ausstattet.

Mit diesem Ziel und den damit verbundenen Aufgaben, verlässlich gute Leistungen im Alltag für die Nutzer:innen zu erbringen, ist die Sicherstellung eines funktionierenden Qualitätsmanagements eine der wichtigsten strategischen Aufgaben der für den Betrieb einer Einrichtung verantwortlichen Personen. Diese Verantwortung betrifft nicht nur die unmittelbar für die einzelnen Bereiche verantwortlichen Fachkräfte, sondern in besonderer Weise die Verantwortlichen der Organisation wie z. B. Gesellschafter, Aufsichtsrat und Geschäftsführung. Alle für die Organisation Verantwortlichen müssen durch ein gut funktionierendes Qualitätsmanagementsystem ein zutreffendes Bild der Verhältnisse vor Ort haben. Dieser Überblick über die Zustände in ihrem Verantwortungsbereich ist unerlässlich, damit sie ein realistisches Bild der Leistungen der Einrichtungen sowie gute Kenntnisse darüber haben, ob Verbesserungen erforderlich sind und wie diese notwendigen Verbesserungen umgesetzt werden. Nur so können sie Verantwortung in ihrem Zuständigkeitsbereich übernehmen.

Die Verantwortlichen können ihrer Aufgabe im Sinne des Qualitätsmanagements nur dann wirkungsvoll gerecht werden, wenn sie für die Leistungssicherung und Leistungsentwicklung angemessene Ressourcen bereitstellen und die dafür notwendigen Planungen systematisch unter Einbeziehung der Mitarbeiter:innen organisieren. Hierfür müssen alle Verantwortlichen vom Aufsichtsrat über die Geschäftsführung und die Leitungskräfte in den Abteilungen die erforderlichen strategischen und operativen Entscheidungen treffen. Sie müssen sich als erste selbst auf die Grundsätze des Qualitätsmanagements verpflichten und das Qualitätsmanagement aktiv unterstützen, mit Informationen bedienen und für Entscheidungsfindungen etc. benutzen. Die Ziele der Einrichtung und der Mitarbeiter:innen müssen für alle transparent und verständlich sein und in enger Wechselwirkung mit dem Leitbild, der Strategie und den Konzepten der gesamten Einrichtung stehen. Nur so können alle verantwortlich handeln (Abbildung 2-2).

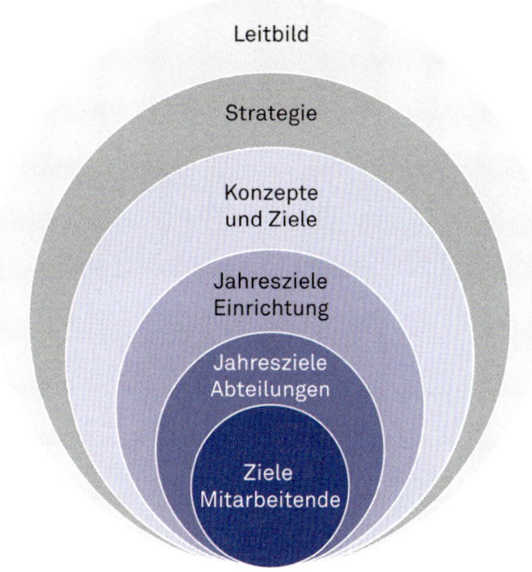

Abbildung 2-2: Zusammenwirken von Leitbild, Strategie, Konzepte und Ziele auf den verschiedenen Ebenen.

Die Einführung und die Aufrechterhaltung eines Qualitätsmanagementsystems liegen in der Verantwortung der obersten Leitung der Organisation. Sie sind aber auch eine Anstrengung für die gesamte Organisation über alle Abteilungs- und Hierarchiegrenzen hinweg und betreffen damit alle Mitarbeiter:innen.

Diese Zusammenarbeit gelingt nur in einem Klima, das von Vertrauen und Wertschätzung geprägt ist. Nur dann können die Mitarbeiter:innen ihr Wissen und ihre Informationen ohne Einschränkung zur Verfügung stellen. Und nur mit diesem Expertenwissen und diesen Fachinformationen können wichtige inhaltliche Grundlagen geschaffen werden.

Qualitätsentwicklung erfolgt immer im prozessorientierten Arbeiten. Prozessorientierung bedeutet, dass die Einrichtung ihre für die Patient:innen zentralen und relevanten Prozesse benennt und diese in den Mittelpunkt ihrer Bemühungen stellt. Alle anderen Prozesse, wie z. B. die Führungsprozesse, sind daran auszurichten.

Diese Prozesse zu planen und zu organisieren, erfordert ein ständiges, reflektiertes und systematisches Arbeiten. Für ein solches Arbeiten steht der **PDCA-Zyklus** als Herzstück aller Qualitätsmanagementsysteme (Abbildung 2-3):

- **P**lan: umsichtig planen.
- **D**o: das Geplante sorgfältig im Betrieb umsetzen.
- **C**heck: die Ergebnisse der Umsetzung kritisch auswerten und Verbesserungsmöglichkeiten erkennen.
- **A**djust: Verbesserungen in Angriff nehmen.

Die Sicherung von Leistung bedarf der sorgfältigen Planung; die Umsetzung muss auf der Basis dieser Planung erfolgen, da sonst diese Planung überflüssig wäre. Nach erfolgter Umsetzung muss ein Abgleich von Planung und Ergebnissen erfolgen um zu prüfen, ob die angestrebten Ziele auch tatsächlich erreicht wurden. Die festgestellten Abweichungen müssen erfasst und bewertet werden, damit sie für die nächste Planungsphase genutzt werden können. Damit beginnt dieser Zyklus von vorne mit

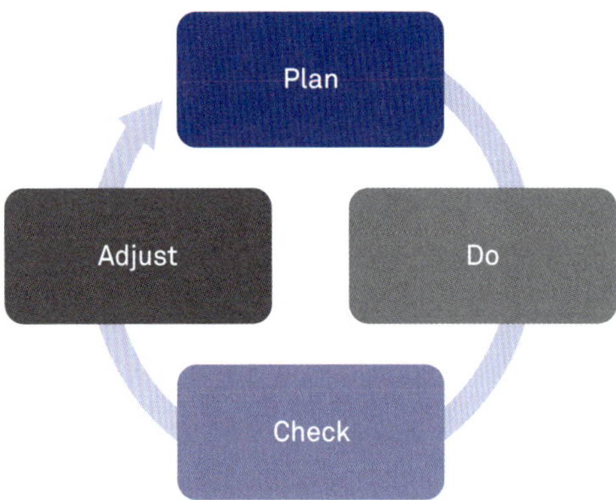

Abbildung 2-3: PDCA-Zyklus des Qualitätsmanagements.

derselben Logik des Planens, Handelns, Auswertens und Verbesserns.

Diese Grundlagen des Qualitätsmanagements hören sich einfach an, sie sind aber nur dann auch in ihrer Einfachheit wirksam, wenn sie konsequent und systematisch auf lange Frist gehandhabt werden. Organisationen, die heute einen guten Ruf haben, weil sie nachprüfbar gute Leistungen erbringen, haben hierbei jahrzehntelange Erfahrungen gesammelt. Häufig waren es zentrale Leitungskräfte und Verantwortliche, die sich in diesem Sinne für eine nutzergerechte qualitätsgesicherte Leistung auf den Weg gemacht haben und persönlich immer Sorge getragen haben, dass dieser Weg in ihren Verantwortungsbereichen stetig beschritten wurde. Eine wichtige Voraussetzung für den unerlässlichen Einsatz solcher engagierten Kräfte ist, dass sie wissen, dass sich ihr Einsatz auch deswegen lohnt, weil er wertgeschätzt wird und erwünscht ist.

2.2.7 Qualitätsmerkmale

In Qualitätsmerkmalen führen wir aus, welche einzelnen Merkmale für die Qualität der Leistungen relevant sind. Sie sind als Ankerpunkte hilfreich, um zum einen zu diskutieren, welche Qualitäten in der Teilhabeförderung eigentlich wichtig sind, und um zum anderen auch eine Standortbestimmung vornehmen zu können, wie die Qualität der eigenen Leistungen gemessen an diesen Merkmalen einzuschätzen ist.

In der folgenden Übersicht nennen und erläutern wir die Qualitätsmerkmale, die uns als Anregungen für die Diskussion, welche Qualität angestrebt wird wie auch für die Einschätzung der eigenen Leistungen relevant erscheinen. Uns ist bewusst, dass wir mit einem solchen Vorschlag durchaus Neuland betreten. Deshalb ist uns wichtig, dass Sie die nachfolgenden Ausführungen als Anregung wahrnehmen und nicht als festgefügtes System. Wir gehen auch nicht davon aus, dass es irgendwann ein festgefügtes System von Qualitätsmerkmalen geben wird. Dafür ist die Entwicklung zu dynamisch und es würde dem Qualitätsverständnis widersprechen, wenn man bestimmte Elemente stark fixieren wollte. Wie gesagt, es geht um eine lebendige Diskussion, was wichtig ist und was verantwortet werden kann und muss.

Auch zeichnen sich diese Qualitätsmerkmale durch eine gewisse Abstraktheit aus. Wie aus solchen abstrakten Merkmalen dann konkrete Hinweise für die Arbeit entstehen, können Sie den einzelnen Prozessschritten entnehmen (Buchteil II). Dort werden jeweils einem gesonderten Abschnitt ausgeführt, welche Qualitätsmerkmale für diesen Prozessschritt relevant sind.

A. Übergreifende Qualitätsmerkmale

Für Klient:innen und Patient:innen im Sozial-, Gesundheits- und Bildungswesen – im Folgenden Kinder genannt.

1. Schutz der Kinder vor Über-/Unter-/Fehlversorgung: Über-/Unter-/Fehlversorgung sind im Gesundheitswesen verbreitet. Zu dieser dringenden Problematik wurde deshalb eine Leitlinie „Schutz vor Über- und Unterversorgung – gemeinsam entscheiden“ erarbeitet. Orientiert an dieser Leitlinie kann man prüfen, ob die eigenen Leistungen den Standards dieser Leitlinie entsprechen. [4]

2. Entlastung der Kinder und ihrer Angehörigen: Kinder mit chronischen Erkrankungen und ihre Familien sind aus vielerlei Gründen psychosozial belastet und in ihrer gesellschaftlichen Teilhabe vielfach behindert. Leistungen im Sozial-, Gesundheits- und Bildungswesen müssen deshalb ihrer psychosozialen Entlastung dienen und helfen, Behinderungen abzubauen.

3. Wohlfühlen der Nutzer:innen: Die Gestaltung der Orte und Räume sowie der organisationskulturelle Umgang mit den Kindern und ihren Eltern hat zu deren Wohlbefinden beizutragen, damit diese sich angenommen und wertgeschätzt erleben können.

4. Barriere- und Diskriminierungsfreiheit: Einrichtungen des Sozial-, Gesundheits- und Bildungswesens sind als Leistungserbringer den sozialstaatlichen Normen zur umfassenden Teilhabeförderung der von ihr betreuten Kinder verpflichtet. Darüber hinaus müssen sie auch den vielfältigen Normen zur Gleichbehandlung bzw. zur Verhinderung und Beseitigung von ungerechtfertigten Benachteiligungen der Kinder, der Mitarbeiter:innen sowie der Kooperationspartner:innen nachkommen. Deshalb müssen sie prüfen, ob ihre jeweiligen Werte und Ziele, Strukturen und Prozesse, Methoden und Prüfroutinen den Anforderungen an Teilhabeförderung, Barriere- und Diskriminierungsfreiheit genügen.

B. Merkmale der Leistungserbringung

5. Kinder- und kindzentriert: Kinder- und kindzentriert arbeiten heißt, partnerschaftlich mit den Kindern und ihren Eltern Probleme zu bearbeiten, Entscheidungen zu treffen und Handlungspläne zu erstellen. Häufig wird in diesem Zusammenhang von Personenzentrierung gesprochen. Da die Kinder und ihre Eltern ein soziales Gefüge bilden, reicht es nicht, sich nur auf die eine hilfebedürftige Person zu zentrieren und zu beschränken. Sie muss in diesem sozialen Zusammenhang verstanden werden und dieser muss in der gemeinsamen Arbeit immer mitbedacht werden.

6. Trialogisch: Die Vorstellungen der Kinder und ihrer Eltern haben in der von den Fachkräften organisierten Kommunikation zum Verstehen der Situation, zu möglichen Perspektiven und Entwicklungen sowie zu den Vereinbarungen der Maßnahmen der Teilhabeförderung ihren gleichberechtigten Platz.

7. Wertschätzend, offen, authentisch: Die Leistungen in der Teilhabeförderung werden immer von Personen als Dienstleistung erbracht. Ihre persönliche Art zu kommunizieren hat einen großen Einfluss auf eine vertrauensvolle Zusammenarbeit mit den Kindern und ihren Familien. Diese müssen wissen und spüren, woran sie sind. Dazu gehört auch eine an die Kinder und Eltern angepasste Sprache der Fachkräfte, die von ihrem Gegenüber tatsächlich verstanden wird.

8. Kompetenzen der Kinder anerkennend: Expert:innen eines Faches fällt es häufig schwer anzuerkennen, dass ihr Gegenüber auch bei unter Umständen nur eingeschränkten sprachlichen und mentalen Fähigkeiten über wichtige Kompetenzen zur Lebensbewältigung verfügt. Diese Kompetenzen dürfen nicht durch eine schematische Defizitwahrnehmung übersehen oder geringgeschätzt werden.

9. Auf Teilhabe ausgerichtet: In der fachlichen Arbeit bedeutet die Ausrichtung auf Teilhabe das (selbst-) kritische Prüfen, was die angedachten, geplanten und vereinbarten Maßnahmen und Leistungen für die Teilhabe der Kinder konkret beitragen können und sollen. Alles, was erkennbar dieser Ausrichtung entgegensteht, sollte unterlassen werden.

10. Auf Heilung/Linderung/Vermeidung von Verschlimmerung ausgerichtet: Im Alltag und in der Teilhabeplanung muss eingeschätzt werden, welche Maßnahmen und Leistungen einer Heilung, einer Linderung oder der Vermeidung von Verschlimmerung abträglich sein können, um solche unerwünschten und schädlichen Wirkungen zu erkennen und in die Abwägung der Maßnahmen zur Teilhabeförderung einzubeziehen.

11. Auf der Grundlage neuester wissenschaftlicher Erkenntnisse (Evidenz, Best Practice): Das berufliche Handeln bedarf der kontinuierlichen und systematischen kritischen Reflexion und Bewertung, um angemessen Leistungen für die Kinder erbringen zu können. Intuitives Handeln reicht dafür nicht, genauso wenig wie überkommene fachliche Grundlagen dafür ausreichen. Deshalb sind fundierte Kenntnisse evidenzbasierter Methoden sowie der Einblick in ausgezeichnete praktische Umsetzungen notwendig, um gut begründet im Alltag handlungssicher zu sein und notwendige Entwicklungen zu erkennen.

12. Ständige Reflektionen der praktischen Expertise: Ergänzt wird die Überprüfung und Entwicklung des beruflichen Handelns durch die Erfassung, Einordnung und Bewertung der eigenen praktischen Expertise, da sich in ihr das Alltagshandeln konkretisiert. Lehrbuchwissen kann diese praktische Expertise nicht ersetzen. Da diese praktische Expertise wertvoll ist, lohnt es sich auch, diese in geeigneter Weise zu festzuhalten.

13. Im Rahmen einer guten Einbindung in Netzwerke: Die eigenen Leistungen sind immer eingebunden und abhängig von den Leistungen und Aktivitäten Dritter. Deshalb sind gut organisierte Netzwerke essenziell für die Qualität der eigenen Arbeit.

C. Merkmale für das interdisziplinäre Team

14. Zielgruppenorientierte Aufklärung: Entsprechend der Diversität der Kinder muss auch die gesundheitliche Aufklärung durch die Fachkräfte so erfolgen, dass die Informationen von den Adressaten verstanden werden und dadurch ihre Gesundheitskompetenz gefördert wird.

15. Aufnahme von Verständnis, Gedanken und Befürchtungen der Kinder: Die Kinder und ihre Familien haben es mit einer Vielzahl von Beteiligten zu tun, denen gegenüber erfahrungsgemäß sie auch in unterschiedlicher Weise ihre Gedanken und auch Befürchtungen äußern. Deshalb ist es wichtig, dass diese nicht überhört werden, sondern angemessen von allen Beteiligten berücksichtigt werden.

16. Herbeiführung von Entscheidungen und Verabredung von Folgevereinbarungen: Es ist für die Handlungssicherheit aller Beteiligten wichtig, dass kontinuierlich Entscheidungen herbeigeführt und Folgevereinbarungen verabredet werden, um die vereinbarten Aufgaben anpacken zu können.

D. Merkmale der Qualitätspolitik

17. Zielgerichtet Prioritäten setzen: Da viele Aufgaben und Verpflichtungen im Alltag nicht gleichzeitig erledigt werden können, muss mit den Leitungsverantwortlichen verbindlich festgelegt werden, welche Ziele mit welcher Priorisierung umgesetzt werden. Damit wird Handlungssicherheit auf der Grundlage einer geklärten Strategie geschaffen.

18. Ressourcen für Zielerreichung bereitstellen: Ohne ausreichende Ressourcen können Leistungen nur unzureichend erbracht werden. Sind Ziele, Aufgaben und Standards von Leistungen vereinbart, müssen auch die dafür notwendigen Ressourcen von den Leitungsverantwortlichen verbindlich bereitgestellt werden.

19. Absprachen mit den für die Unterstützung und Versorgung übergeordnet Verantwortlichen: Ebenso verbindlich wie die Organisation der internen Rahmenbedingungen für die Leistungserbringung im Alltag müssen auch die Kooperationsstrukturen mit den übergeordneten Institutionen und Verantwortlichen geregelt sein. Hierzu gehören beispielsweise Leistungsvereinbarungen mit den Leistungsträgern, die eine angemessene Arbeit ermöglichen, sowie Kooperationsvereinbarungen mit wichtigen Partnern in der arbeitsteiligen Teilhabeförderung.

E. Merkmale des QM-Systems

20. Kindorientierung: Die Regelungen des Qualitätsmanagementsystems müssen konsequent an dem tatsächlichen Nutzen für die Kinder und ihre Familien ausgerichtet sein.

21. Führung: Die Führungskräfte müssen sich persönlich für das Qualitätsmanagementsystem einsetzen, eine angemessene Qualitätspolitik entwickeln und deren Umsetzung verantwortlich unterstützen und begleiten.

22. Prozessorientierung: Das Qualitätsmanagementsystem muss deutlich machen, wie prozessorientiertes Arbeiten im Alltag gelebt werden soll. Dafür müssen die notwendigen Voraussetzungen geschaffen werden. Dies betrifft insbesondere auch das Wissen und die Kompetenz der Mitarbeiter:innen, die in die Erarbeitung und Umsetzung von Vereinbarungen und Regelungen einbezogen werden müssen.

23. Einbeziehung von Personen: Das Qualitätsmanagementsystem lebt von der lebendigen Einbeziehung aller Beteiligten und ist nicht die Domäne von dafür ausgebildeten Expert:innen, die getrennt von den anderen ihre Tätigkeit ausüben.

24. Ständige Verbesserung: Ein Qualitätsmanagementsystem lebt nur durch die systematische Evaluation des Geschehens in der alltäglichen Arbeit, weil nur dadurch bekannt werden kann, welche Anpassungen in der Alltagspraxis bzw. im Qualitätsmanagementsystem sinnvoll und notwendig sind.

25. Faktengestützte Entscheidungen: Für die Orientierung in nicht selten auch kontroversen Diskussionen sind anerkannte Methoden wichtig, um in einer unübersichtlichen Meinungslandschaft zu objektivierten und für alle sachlich nachvollziehbaren und belastbaren Erkenntnissen zu gelangen.

26. Systematisches Beziehungsmanagement: Angesichts der vielfältigen personellen Bezüge der beruflichen Arbeit ist es für ein verständiges Qualitätsmanagementsystem wichtig, dass es die systematische Beziehungspflege durch geeignete Formate der Information, Kommunikation und Beteiligung unterstützt.

Beim Durchlesen diese Qualitätsmerkmale werden Sie vielleicht gedacht haben, das ist ja schön und gut und man kann dem abstrakt auch zustimmen oder zumindest nicht widersprechen. Aber wie kann man solche Merkmale so weit operationalisieren, dass man sie auch tatsächlich für eine Messung und Überprüfung von Leistungen verwenden kann?

Die Tabelle 2-2 zeigt, wie die Darstellung eines Qualitätsmerkmals so operationalisiert werden kann, dass es konkret(er) und seine Erfüllung auch nachvollziehbar(er) wird.

Wie gesagt, solche Vorschläge dienen der Anregung. Wir sind uns sicher, dass Sie in Ihrer Praxis dafür gute und vermutlich auch bessere Lösungen als die hier skizzierten finden werden.

Tabelle 2-2: Beispiel zur Operationalisierung eines Qualitätsmerkmals.

Merkmal	Beschreibung/ Erläuterung	Nachweise	Maßnahmen	Anmerkungen/ Dokumente
Wertschätzend, offen, authentisch	Den Kindern und ihren Angehörigen wird mit selbstverständlichem Respekt und echtem Interesse an ihrer Person auf Augenhöhe begegnet	• MI-Kompetenz der Fachkräfte • Befragung der Kinder und Angehörigen • keine ernsthaften Nennungen in Bezug auf mangelnden Respekt im Beschwerdemanagement	Schulung der Fachkräfte in MI	Supervision

2.3 Berufsethische Leitlinien

Berufsethische Grundsätze sind für die Fachkräfte im Sozial- und Gesundheitswesen wichtige sinnstiftende Orientierungspunkte für ihr professionelles Handeln.

Die allgemein bekannteste Berufsethik ist vermutlich der Eid des Hippokrates für Ärzt:innen. Auch wenn Ärzt:innen diesen Eid nicht förmlich schwören und den meisten Menschen nur der Name, nicht aber der konkrete Inhalt des antiken Eides bekannt ist, wird mit ihm die Vorstellung verbunden, dass das ärztliche Handeln hohen ethischen Maßstäben zu genügen hat und das Wohl der Patientin oder des Patienten an erster Stelle steht – und nicht das Privatinteresse der Ärzt:in.

Mit der Berufsethik werden Grundsätze für das professionelle Handeln der jeweiligen Berufsgruppe verbindlich formuliert. Sie formulieren deren Qualitätspolitik, die alle wesentlichen Handlungsgrundsätze enthält mit deren Hilfe das eigene Handeln im Alltag reflektiert und – wenn erforderlich – korrigiert werden kann. Neben den Verweisen auf geltende Regelungen, die unabhängig der jeweiligen Berufsethik zu beachten sind, enthalten sie wichtige Aussagen zum Selbstverständnis der jeweiligen Professionen. Diese Aussagen werden in der Regel in Gremien der jeweiligen Fachverbände erarbeitet und durch Beschlüsse der Organe der Fachverbände in Kraft gesetzt. Sie unterliegen dem Wandel der Zeit, neue Erkenntnisse und Sichtweisen fließen in ihre jeweiligen Aktualisierungen ein.

Für uns sind im Kontext der ICF-Praxis berufsethische Grundsätze bedeutsam, weil sie die partizipative und regelgeleitete Feststellung von Bedarfen fordern und damit eine wichtige Grundlage für eine verbindliche Teilhabeorientierung und Anwendung der ICF im Alltag darstellen.

Folgende kleine Auswahl soll diesen Zusammenhang illustrieren:

Ergotherapie:

„Ergotherapeuten respektieren die Autonomie ihrer Klienten. Sie unterstützen sie in ihrer Selbstbestimmung und bei der Teilhabe an für sie bedeutungsvollen Betätigungen. Sie helfen ihnen, nach bestmöglicher Information und Aufklärung selbstbestimmt und eigenständig Entscheidungen zu treffen, respektieren diese und richten den gemeinsamen Behandlungsprozess an diesen aus.“ [5]

Heilpädagogik:

„Heilpädagoginnen orientieren sich in ihrem diagnostischen Handeln zunehmend an der Internationalen Klassifikation der Funktionsfähigkeit, Behinderung und Gesundheit (ICF), die von der Vollversammlung der Weltgesundheitsorganisation (WHO) verabschiedet worden ist. Mit dem ICF rückt das Stigma Behinderung in der diagnostischen Erhebung in den Hintergrund und die Fähigkeiten des beeinträchtigten Menschen in seinen unterschiedlichen Daseinsdimensionen treten in den Vordergrund. Es handelt sich hierbei um einen Paradigmenwechsel, der die Heilpädagogik nachhaltig herausfordert. [6]

Physiotherapie:

*„Physiotherapeut*innen müssen mit jedem/r Patient*in/Klient*in Untersuchungen und Assessments durchführen, um eine Diagnose zu entwickeln. Basierend auf der Diagnose und weiteren relevanten Informationen über die Patient*innen/Klient*innen und deren Ziele, bestimmen Physiotherapeut*innen über Prognose sowie Therapieplanung, und sie implementieren die Intervention/die Behandlung.“ [7]*

Psychologie:

„Psychologinnen und Psychologen: (1) unterstützen Klientinnen bzw. Klienten darin, ihre grundlegenden Menschenrechte wahrzunehmen, ihre Menschenwürde mit Selbstachtung, Selbstbestimmung, Selbstverantwortung bewusst zu erleben sowie die Fähigkeiten zur Selbstbestimmung zu fördern und zu maximieren.“ [8]

Soziale Arbeit:
„Die Professionsangehörigen ermöglichen, fördern und unterstützen durch ihr professionelles Handeln in wertschätzender Weise Menschen zu ihrer Selbstbestimmung und Teilhabe. Daraus ergibt sich die Verpflichtung zur Stärkung und Befreiung der Menschen.“ [9]

Ärzt:innen:
„GRUNDLEGENDE PRINZIPIEN
1. *Das Primat des Patientenwohls …*
2. *Das Selbstbestimmungsrecht des Patienten …*
3. *Die soziale Gerechtigkeit …*

ÄRZTLICHE VERANTWORTLICHKEITEN
1. *Verpflichtung zur fachlichen Kompetenz …*
2. *Verpflichtung zur Wahrhaftigkeit im Umgang mit Patienten …*
3. *Verpflichtung zur Vertraulichkeit …*
4. *Verpflichtung zur Pflege angemessener Beziehungen zum Patienten …*
5. *Verpflichtung zur ständigen Qualitätsverbesserung ….“ [10]*

Kurz gesagt: Wer seine berufsethischen Grundsätze ernst nimmt, kommt schon allein aus diesem Grund nicht an einer qualifizierten Teilhabeförderung und damit an der Befassung mit der ICF vorbei.

Umgekehrt gilt aber auch: Wer Teilhabeförderung und die dazugehörige ICF-Praxis ernst nimmt, sollte prüfen, ob die für ihn geltenden fachverbandlichen berufsethischen Grundsätze noch auf der Höhe der Zeit sind und für die aktuelle Praxis als verbindliche Orientierung tauglich sind.

Berufsethische Diskussionen sind aus unserer Sicht kein Luxus, sondern für eine verbindliche Positionsbestimmung notwendig, um sich und anderen den Sinn der eigenen Arbeit zu vergegenwärtigen und um Fehlentwicklungen, die in der Geschichte aller Professionen vorgekommen sind und auch heute noch vorkommen, zu widerstehen.

Die ethischen Leitlinien zur Verwendung der ICF, wie sie im Anhang 6 der WHO-Publikationen zur ICF formuliert sind [11], entsprechen den zentralen berufsethischen Grundsätzen zu den Themen Respekt und Vertraulichkeit, klinische Verwendung der ICF sowie der sozialen Verwendung der ICF-Informationen.

2.4 Teilhabekonzept

„... was denn entscheidend für die Lebensqualität der Kinder und Familien ist. Und das sind in der Regel nicht die fünf Grad mehr Gelenkbeweglichkeit, wenn die im Alltag gar nicht gebraucht werden. Also das war schon was sehr Einprägsames. Und die Möglichkeit, jetzt sich hier mit den Kollegen auch einfach mit dieser anderen Sichtweise oder überarbeiteten Sichtweise intensiv auseinandersetzen zu können. Also, dass wir am Anfang wirklich die Möglichkeit hatten, gegenseitig zu überlegen, passt denn dieses Ziel. Wie sieht eigentlich die Teilhabe überhaupt aus bei diesem Kind? Das war schon auch eine große Bereicherung, muss ich sagen.“ (PART-CHILD-Studie, Interviews)

„Ich denke, dass die wichtigste Veränderung war, dass wirklich im interdisziplinären Team das auch angenommen wird, dass es da ein Alltagsziel gibt. Weil, es war häufig schwierig, da auf einen Nenner zu kommen. Und jetzt aus ergotherapeutischer Sicht ist der Alltag irgendwie sehr präsent bei uns. Das ist schon so, dass wir das auch in der Ausbildung schon vermittelt bekommen, und das war halt oft schwierig, das im interdisziplinären Team rüberzubringen, dass das halt wichtig ist, dass es einen Alltagsbezug hat, so ein Bild. Und das finde ich hat sich durch die Schulung verändert, weil halt da alle Berufsgruppen daran teilgenommen haben.“ (PART-CHILD-Studie, Interviews)

Teilhabeförderung als Konzept der professionellen Arbeit im Sozial- und Gesundheitswesen ist mittlerweile in aller Munde und erscheint als pure Selbstverständlichkeit. Und in der Tat ist es vergleichsweise einfach, auf der Grundlage der UN-Behindertenrechtskonvention und darauf aufbauender rechtlicher und ethischer Normen wie z.B. dem Bundesteilhabegesetz (BTHG) die Förderung der Teilhabe von Menschen mit Behinderungen uneingeschränkt als Leitlinie grundsätzlich zu bejahen. Sehr viel anspruchsvoller ist es, dieser grundlegenden Erkenntnis konzeptionelle und praktische Geltung im Arbeitsalltag zu verschaffen – warum eigentlich, wo doch die gesellschaftliche Teilhabe aller Menschen so selbstverständlich erscheint?

Im Arbeitsalltag ist die Teilhabe von Menschen ein Thema unter vielen anderen Zielen, Zwecken und Zwängen der Organisationen und handelnden Personen. Ihre wirtschaftlichen Interessen und Ressourcen, ihr persönliches Wollen und Können, ihre Einbindung in übergeordnete Systeme und Strukturen und noch einiges mehr formen diesen Alltag. Ob und wie Teilhabe gefördert wird, unterliegt somit den mehr oder weniger zufälligen Konstellationen dieses Alltags. Diese Zufälligkeit wird von den Beteiligten selbst nicht selten mit Unbehagen registriert. Eine häufige Klage und Erklärung dazu lautet einfach zu wenig Zeit für eine intensive Befassung mit den Anliegen der Kinder und ihrer Familien zu haben. Unter diesen Umständen wird aus der Leitidee der Teilhabe schnell eine leere Konzeptvokabel, die nach Belieben inhaltlich gefüllt werden kann. Solche Vermeidungsstrategien sind verstehbar, schöpfen aber selbst die vorhandenen Potenziale für eine bessere Teilhabeförderung nicht einmal aus, geschweige denn, dass sie dazu beitragen, den Menschenrechtsnormen, die der Teilhabeförderung zugrunde liegen, zu genügen.

Wir wollen an dieser Stelle mit Bezug auf das von Wolfgang Hinte erarbeitete **Konzept der Sozialraumorientierung** die zentralen Bezugspunkte für eine systematische und fundierte Teilhabeförderung nennen, die bei der Konzipierung einer alltagsbezogenen Teilhabeförderung zu beachten sind. Uns ist bewusst, dass mit dieser schlagwortartigen Darstellung das Thema nur angerissen ist. Eine vertiefte Befassung würde eine eigene Publikation erfordern. In dem 2020 erschienen Sammelband „Sozialraumorientierung 4.0“ werden Prinzipien, Prozesse und Perspektiven dieses Fachkonzepts dargestellt und diskutiert [12].

1. Ausgangspunkt jeglicher Arbeit sind der Wille und die Interessen der leistungsberechtigten Menschen (in Abgrenzung zu Wünschen oder naiv definierten Bedarfen). Diese Thematik greifen wir in Kap. 3.2 auf, wenn es um

die Erfassung von Bedarfen und die Teilhabeplanung von Kindern geht.

2. Aktivierende Arbeit hat grundsätzlich Vorrang vor betreuender Tätigkeit („arbeite nie härter als dein Klient"). Im Buchteil III zeigen wir, wie motivierende Gesprächsführung und Aktivierung zusammenhängen.
3. Bei der Gestaltung einer Hilfe spielen personale und sozialräumliche Ressourcen eine wesentliche Rolle: also konsequente Orientierung an den von den betroffenen Menschen formulierten, durch eigene Kraft erreichbaren Ziele (unter möglichst weitgehendem Verzicht auf expertokratische Diagnostik) (Kap. 4.4). Diese Verbindung von Ressourcen stellen wir in dem Praxisbeispiel in Kap. 4.3 vor.
4. Aktivitäten sind immer zielgruppen- und bereichsübergreifend angelegt. In den Ausführungen zu Qualitätsmerkmalen nehmen wir Bezug auf diese Anforderung vernetzten Arbeitens (Kap. 4.2.2).
5. Vernetzung und Integration der verschiedenen sozialen Dienste sind Grundlage für funktionierende Einzelfallhilfen – Konsequenz: strukturell verankerte Kooperation über leistungsgesetzliche Felder hinweg. Diese Vernetzung benötigt eine klare Dokumentation, die ausführlich in Kap. 5 dargestellt ist.

So wie die ICF als Klassifikation die relevanten Bezugspunkte für die zutreffende Erfassung und Darstellung der gesundheitlichen Situation einer Person zur Verfügung stellt, so verdeutlichen die Bezugspunkte der Teilhabeförderung im Rahmen der Sozialraumorientierung, welche fachlichen und organisatorischen Bedingungen eigentlich für eine fundierte Teilhabeförderung erfüllt sein müssten.

Derzeit sind solche Bedingungen kaum irgendwo tatsächlich in vollem Umfang erfüllt, auch wenn es eine Vielzahl von Initiativen gibt, die auf dieser Grundlage die Entwicklung der Teilhabeförderung voranbringen wollen.

Das Sozialraumkonzept weist aber auf jeden Fall die Richtung, in der Teilhabeförderung zukünftig entwickelt werden muss. Wenn Sie die Bedingungen, unter denen Sie Teilhabeförderung denken, planen, organisieren und umsetzen, mit diesen fünf zentralen Bezugspunkten vergleichen, können Sie für Ihr Tätigkeitsfeld eine Standortbestimmung vornehmen und ermessen, an welcher Stelle noch Entwicklungsbedarf besteht.

Wir wissen, dass weder einzelne Organisationen, geschweige denn einzelne Fachkräfte oder andere Beteiligte allein diese förderlichen Bedingungen herstellen können. Jede und jeder kann aber sich mit der Thematik ernsthaft befassen, einen Standpunkt dazu einnehmen, klären und entscheiden, welchen Beitrag sie oder er für eine konsequente und gute Teilhabeförderung leisten möchte – und welchen auch nicht.

Ihre eigene Positionsbestimmung hilft Ihnen, mit den anderen Akteuren leichter darüber in Gespräch zu kommen, wie sie Teilhabeförderung verstehen und umsetzen.

2.5 ICF-Konzept

2.5.1 Einleitung

Humoriges

Jüdische Handelsreisende sitzen in der Bahn. Sie haben sich bereits alle Witze erzählt, die sie kennen. Es braucht nur einer von ihnen den Mund zu öffnen, damit die anderen sofort schreien: „Den kennen wir schon!"
Da haben sie eine Idee: Sie notieren und nummerieren alle ihnen bekannten Witze auf ein Blatt. Von Zeit zu Zeit ruft einer dem andern eine Nummer zu – und jetzt lachen sie wieder. Ein neuer Reisender steigt zu. Lange hört er der Zahlenschlacht zu. Schließlich lässt er sich das Spiel erklären. Die Sache gefällt ihm, er inspiziert die Witzliste und ruft lustig: „Siebenundzwanzig!" – Niemand lacht.
„Das ist doch ein guter Witz!", sagt er
„Das schon", geben die anderen zu, „aber erzählen muss man ihn halt können!"

„Und, ja, wie soll ich sagen, die Sorge vieler Kollegen ist eher, dass sie jetzt von Kodierungen und Verschlüsselung und Schreibarbeit erschlagen werden." (PART-CHILD-Studie, Interviews)
„Wir können ja alles Mögliche fragen und wir haben dann hinterher nicht mehr 7 Seiten Brief, sondern 15 Seiten Brief, haben aber nicht mehr Zeit dafür. Wie kriegen wir diese vielen Informationen so reduziert, dass wir dem Thema gerecht werden, den Patienten gerecht werden?" (PART-CHILD-Studie, Interviews)
„Das läuft sehr gut, es wird übersichtlicher, es wird kürzer. Und es kommt mehr auf den Punkt." (PART-CHILD-Studie, Interviews)

In diesem Kapitel möchten wir Sie mit den Grundlagen der ICF vertraut machen, damit Sie cinc Vorstellung davon gewinnen, was die ICF eigentlich ist. Eigentlich sollte man davon ausgehen können, dass mit der Lektüre der von der WHO publizierten Dokumente zur ICF auch schon hinreichend Klarheit gewonnen werden kann, worum es geht. Aus Erfahrung wissen wir, dass dem so in der Regel nicht ist (Kap. 1) Auch die WHO ist sich dieser Problematik bewusst und rät möglichen Anwendern dringend, sich im Gebrauch schulen zu lassen [13].

Das Konzept der ICF hat viele Facetten und berührt viele Themenbereiche. Deshalb orientieren wir uns erst einmal an den grundlegenden Themen und sparen dabei die Details aus, um die Darstellung nicht zu komplizieren.

Für unsere Perspektive, die Arbeit mit Kindern und Familien im Alltag, ist es aus unserer Sicht nicht erforderlich, die Geschichte, die Begründungen und die Struktur der ICF in ihren letzten Verästelungen darzustellen und zu erläutern. Wer sich intensiver mit der Struktur der ICF befassen möchte, findet unter anderem in den Publikationen der WHO die entsprechenden Informationen [14].

Folgende Themen sind für das grundlegende Verständnis des Konzepts der ICF wichtig:
- die wesentlichen Eigenschaften der ICF als Klassifikationssystem,
- der Begriff der funktionalen Gesundheit,
- die Anwendungsbereiche der ICF.

Die Anwendung und den Einsatz der ICF im Alltag behandeln wir umfassend im Buchteil II: Anwendung des teilhabeorientierten Arbeitens nach ICF.

2.5.2 Das Klassifikationssystem ICF

Exkurs: Klassifikationssysteme

Klassifikationssysteme dienen immer dazu, beobachtbare Phänomene in eine zusammenhängende Ordnung zu bringen und mit einer eindeutigen Benennung der Teile dieser Ordnung für Eindeutigkeit und Klarheit zu sorgen.

Unsere Alltagssprache ist durchzogen von Klassifikationssystemen. Wir verständigen uns z.B. über die Gewichte und die Größe eines Gegenstands mit den allgemein bei uns gültigen metrischen Klassifikationssystemen für

Gewichte (Kilogramm) und Längen (Zentimeter). Jeder kennt diese Klassifikationssysteme und hat sofort eine Vorstellung davon, wenn ihm ein Gegenstand als zwei Kilogramm schwer oder mit einer Länge, Höhe und Breite von 20 Zentimeter benannt wird. Diese Angaben sind für jeden nachvollziehbar, intersubjektiv gültig und prüfbar. Sie vereinfachen die Kommunikation über auch sehr komplexe Sachverhalte enorm.

Klassifikationssysteme breiten sich deshalb schnell aus und existieren für fast alle wahrnehmbaren Phänomene, weil nur so ein gemeinsames Sprechen und Verstehen möglich ist.

Wenn jemand von einem 3er-BMW oder einem VW Golf spricht, haben fast alle Zuhörer eine Vorstellung davon, welche Art von Fahrzeugen damit gemeint ist, und können sich auf dieser Grundlage dann mit ihrem Thema ohne umfängliche weitere Beschreibung des Grundsachverhaltes befassen. Bei der weiteren Verständigung über das Autothema kommen dann weitere allgemeine Klassifikationssysteme zum Einsatz, die beispielsweise die Motorstärke (PS oder KW) oder den Verbrauch (Liter auf 100 Kilometer) klassifizieren.

Bei dem Gespräch über die Farbgebung des Fahrzeuges kann es dann kompliziert werden, da die Autohersteller hier zu fantasievollen Bezeichnungen greifen, die nicht auf den ersten Blick einer allgemein bekannten Farbklassifikation zugänglich sind. Es handelt sich hierbei um subjektiv erstellte und nicht allgemein gültige Klassifikationssysteme, die deshalb auch nur eingeschränkt für die Verständigung tauglich sind.

Klassifikationssysteme weisen unterschiedliche Differenzierungsgrade auf. Je differenzierter ein Klassifikationssystem ist, umso genauer können mit seinen Begriffen Phänomene beschrieben werden. Umso komplizierter ist es dann aber auch, die vielen Klassifikationsbegriffe dieses Systems zu kennen. Daher verfügen Klassifikationssystem in der Regel über unterschiedliche Differenzierungsebenen, die es erlauben, von einer groben bis zu einer sehr detaillierten Beschreibung die jeweils passende Darstellungsebene zu wählen.

Um sich einen Überblick über einen Sachverhalt zu verschaffen, genügen in der Regel die allgemeineren Bestimmungen einer Klassifikation. Je genauer und schärfer das Bild des Sachverhaltes werden soll, umso differenziertere Begriffe kommen zum Einsatz.

Zur Qualität eines Klassifikationssystems gehört, dass seine Strukturen möglichst einfach und wohlgeordnet, seine Begriffe nachvollziehbar und prägnant sind. Bezüglich dieser Kriterien unterscheiden sich Klassifikationssysteme, die in der Wissenschaft oder im Alltag verwendet werden. In einer wissenschaftlichen Klassifikation spielen die fachterminologischen Besonderheiten eine größere Rolle als in Klassifikationssystemen, die im Alltag angewendet werden und die mit alltagssprachlichen Begriffen operieren. Wissenschaftliche Klassifikationssysteme sind für Laien in der Regel nicht mehr verstehbar, weil sie weder die dort beschriebenen Phänomene hinreichend kennen noch die Zuordnung der teilweise fremdsprachlichen Begriffe zu diesen Phänomenen. Dies ist z. B. bei der ICD-10 der Fall, deren Diagnoseschlüssel den Fachkräften geläufig sind und denen sie die von Ihnen erhobenen differenzierten Befunde zuordnen können. Laien hingegen sagen diese Diagnoseschlüssel nichts. Sie würden Krankheiten alltagssprachlich beschreiben, dies wäre aber für eine genaue Darstellung oder eine schlüssige Diagnose, die auch von Dritten eindeutig verstanden werden kann, in der Regel ungenau oder missverständlich.

Komponenten der ICF

Die ICF klassifiziert den Gesundheitszustand und mit Gesundheit zusammenhängende Zustände. Sie gliedert, ordnet und normiert die Darstellung der von ihr erfassten Sachverhalte in den Komponenten Körperstrukturen, Körperfunktionen, Umweltfaktoren, Aktivitäten

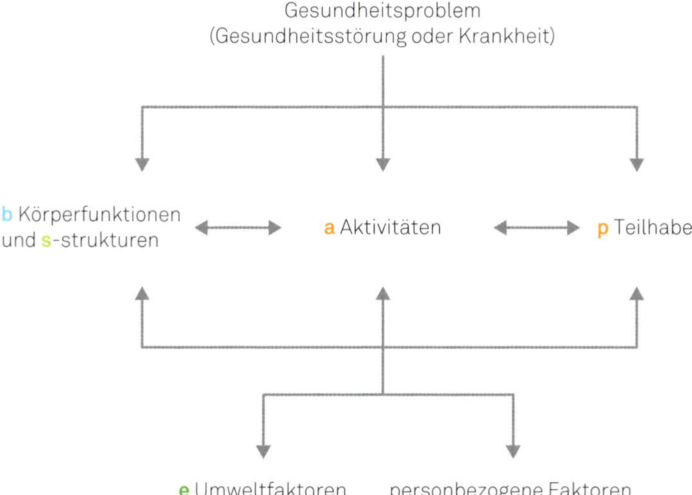

Abbildung 2-4: Das ICF-Komponenten-Modell der WHO. Die Abkürzungsbuchstaben der Komponenten leiten sich aus den englischen Begriffen ab: b = body functions, s = body structures, a = activities, p = participation, e = environmental factors.

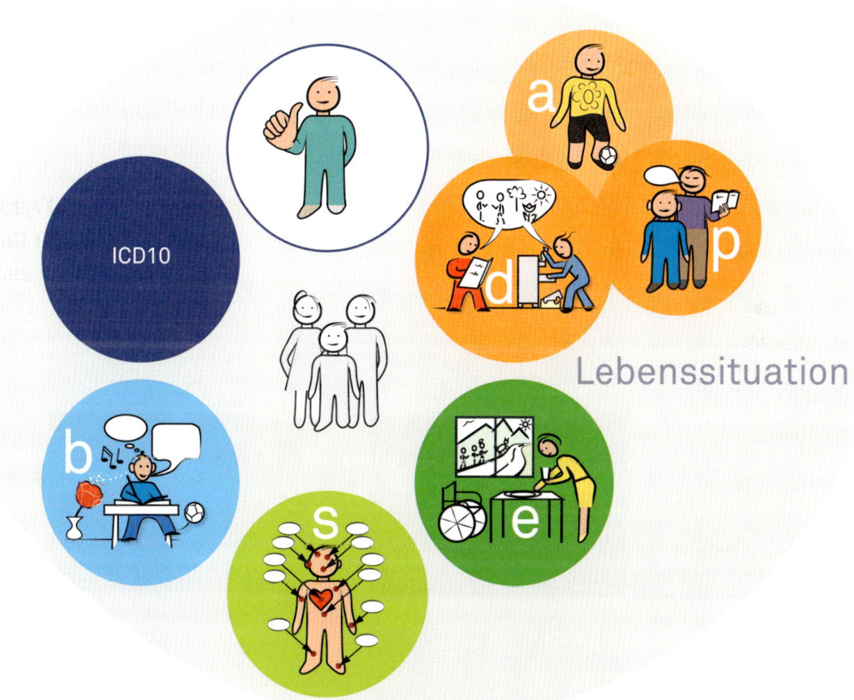

Abbildung 2-5: Das ICF-Komponentenmodell in ein Rosettenschaubild überführt und farblich markiert. Die Abkürzungsbuchstaben der Komponenten leiten sich aus den englischen Begriffen ab: b = body functions, s = body structures, a = activities, p = participation, d = life domains, e = environmental factors. Die Komponenten sind zugleich die Hauptkapitelüberschriften der ICF.

und Partizipation/Teilhabe. Die Komponenten sind zugleich die Hauptkapitelüberschriften der ICF. Einmal zeigen wir Ihnen diese in der Darstellung der WHO als Pfeildiagramm (Abbildung 2-4) und einmal als farbliches Rosettenschaubild (Abbildung 2-5). Aus verschiedenen Gründen bevorzugen wir in unserem Buch das Rosettenschaubild (s. auch Kap. 3.4.4, Abbildung 3-34). In diesem Schaubild haben wir die von der WHO vorgeschlagene Zuordnung des Kapitels „Aktivitäten und Teilhabe“ zu einem gemeinsamen Oberbegriff der Lebensbereiche mit aufgenommen.

Gliederung und Items der ICF

Die ICF ist in zwei grundlegende Teile (Hauptäste) gegliedert (Abbildung 2-6 und Abbildung 2-7) und verfügt über mehr als 1500 unterschiedliche Items, die mit Codes und Beschreibungen versehen sind, um damit den Gesundheitszustand einer Person und die mit ihrer Gesundheit zusammenhängenden Zustände klassifizieren zu können:

Teil 1: Funktionsfähigkeit und Behinderung: Dem Teil 1 sind alle Themen und Elemente zugeordnet, die sich mit den Komponenten (Bestandteilen)

- Körperfunktionen und Körperstrukturen (je über 800 Items in je 8 Kapiteln mit den ähnlichen Überschriften) sowie
- Aktivitäten und Teilhabe (über 500 Items in 9 Kapiteln) befassen.

Teil 2: Kontextfaktoren: Dem Teil 2 sind alle Themen und Elemente zugeordnet, die sich mit den Komponenten (Bestandteilen)

- Umweltfaktoren (über 250 Items in 5 Kapiteln) sowie
- Personenbezogenen Faktoren (keine definierten Elemente und damit nicht klassifiziert) befassen.

Die Komponenten der beiden Teile sind wiederum in weitere 4 Ebenen mit Kapiteln und Unterkapiteln der Klassifikation mit ihren jeweiligen Beschreibungen verästelt.

Die **Items** sind mit ihren Codes und Beschreibungen die Basiselemente der Klassifika-

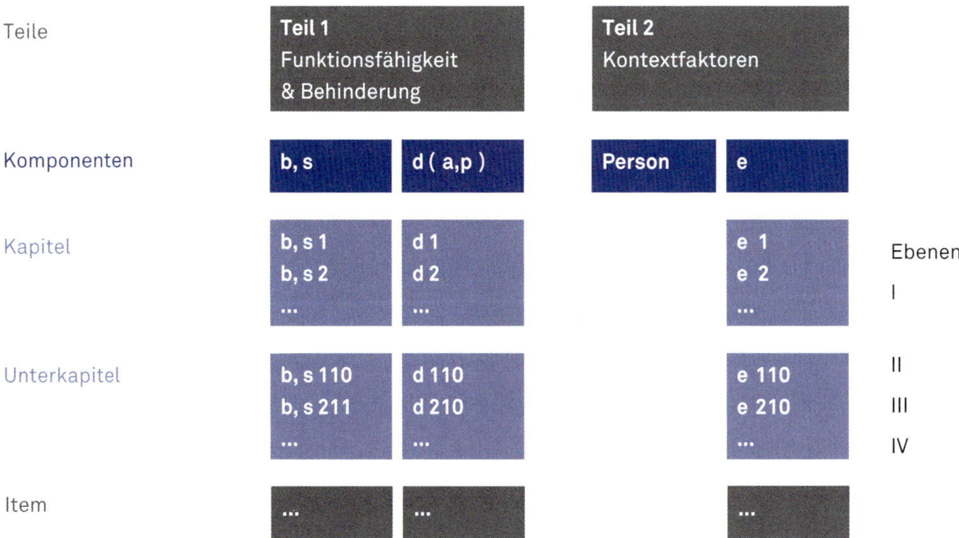

Abbildung 2-6: Aufbau und Gliederung der ICF.

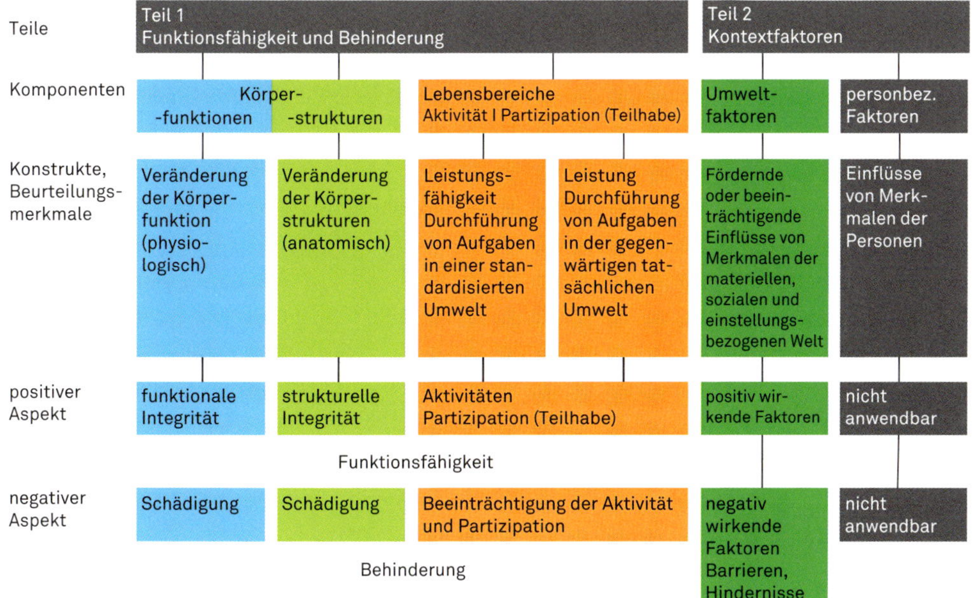

Abbildung 2-7: Baukastenaufbau der ICF.

Die ICF klassifiziert nicht Personen, sondern beschreibt die Situation einer Person immer im Zusammen-hang mit umwelt-und personenbezogenen Faktoren.
personen-bezogene Faktoren
Aktivitäten
ICD10
Lebens-bereiche
Teihabe
Körper-funktionen
Umwelt-faktoren
Körper-strukturen
Gesundheitliche Situation

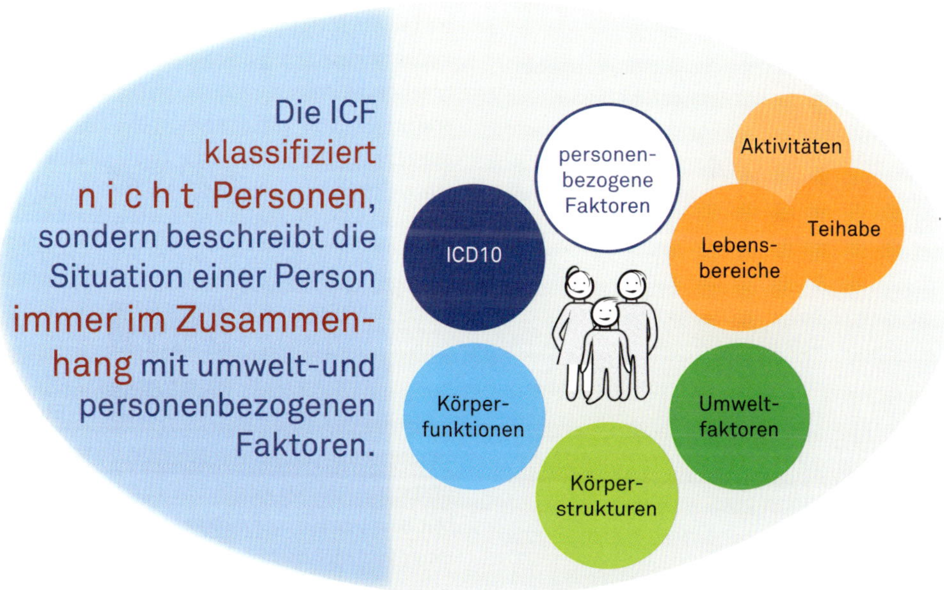

Abbildung 2-8: Mit den Codes der ICF soll nicht die Person beschrieben werden, sondern die Lebenssituation bzw. gesundheitliche Situation.

tion, mit denen konkret die gesundheitliche Situation einer Person beschrieben werden kann. Die Codes sind keinesfalls dafür gedacht, eine Person an sich im Sinne von persönlichen Attributen zu beschreiben (Abbildung 2-8).

Beispiel

Erklärung eines Items *„von unten nach oben"* (Abbildung 2-6)
Wenn wir das Item **b21021 Farbsehen** betrachten, gehört dies als Item zum Unterkapitel Qualität des **Sehvermögens** (IV. Ebene). Dieses Unterkapitel umfasst neben dem **Farbsehen** noch drei weitere Items und hat noch neben sich die beiden Unterkapitel **Sehschärfe** und **Gesichtsfeld**. Diese sind alle dem darüber liegenden Unterkapitel (III. Ebene) **Funktionen des Sehens b210** zugeordnet, was selbst wiederum gemeinsam zu der Unterüberschrift Funktionen des Sehens und der **verwandten Strukturen (b21)** gehört (II. Ebene). Die Kapitelüberschrift darüber lautet **Sinnesfunktionen** und **Schmerz (b2)** (I. Ebene). Darüber steht die Komponentenüberschrift **Körperfunktionen** als Hauptkapitelüberschrift.
Vom *oben nach unten* geschaut umfasst überschreibt das Kapitel **Sinnesfunktionen** und **Schmerz (b2)** 4 Unterkapitel: **Sehen**, **Hören** und **Vestibularfunktionen**, weitere Sinnesfunktionen wie **Riechen**, **Tasten** und **Schmecken** und **Schmerz** (II. Ebene). In Summe umfassen diese Unterkapitel wieder 17 Unterkapitel (III. Ebene) und diese wiederum in Summe 40 Unterkapitel (IV. Ebene). Nur ein paar der Unterkapitel untergliedern sich nochmals und beherbergen 17 Einzelitems. Viele Codes enden also bereits auf der IV. Ebene und sind derzeit nicht weiter untergliedert.
Von *Domäne* anstatt von *Ebene* spricht man, wenn beispielsweise Items aus den verschiedenen Komponenten einer Ebene einem gemeinsamen Sachverhalt zugeordnet sind. Beispielsweise dem Sachverhalt „ein Bild betrachten":
Auge (s220) – Sehen (b210) – Betrachten (a110) – Bild (e115).

Diese einzelnen **Codes** der ICF bestehen aus einer Kombination von Kleinbuchstaben und Zahlen sowie einem oder auch mehreren Begriffen. Diesen Codes sind jeweils kürzere oder längere Beschreibungen der jeweiligen Sachverhalte zugeordnet.

Beispiel

- Code: d4100 Sich hinlegen
- Beschreibung: In oder aus einer liegenden Position zu gelangen oder die Körperposition von einer waagrechten in jede andere Position zu wechseln, wie aufstehen oder sich hinsetzen.
- Inkludiert: In eine ausgestreckte Position gelangen.

Beurteilungsmerkmale

Zu jedem Item des Teils 1 kann und soll für die Präzisierung der Darstellung das Ausmaß der Schädigung einer Körperfunktion oder -struktur oder Schwierigkeiten und Probleme bei der Teilhabe hinzugefügt werden. Die Skala der ersten Beurteilungsmerkmale reicht in fünf Abstufungen von nicht vorhanden bis zu voll ausgeprägt (Kap. 3.4.4). In Teil 2 sind für die Umweltfaktoren ebenfalls fünf Abstufungen vorgesehen, mit denen angezeigt werden kann, in welchem Ausmaß diese als Förderfaktoren oder hinderliche Barrieren wirken.

Für die personenbezogenen Faktoren, die bislang als nicht klassifizierbar betrachtet werden, sind weder Items noch Beurteilungsmerkmale vorgesehen. Damit soll insbesondere möglichen diskriminierenden Zuschreibungen entgegengewirkt werden. Denn es gilt, dass mithilfe der ICF die gesundheitliche Situation einer Person – und nicht die Person selbst – beschrieben werden soll (Abbildung 2-8).

Darüber hinaus sind weitere Beurteilungsmerkmale für die Körperstrukturen definiert, mit deren Hilfe neben dem Ausmaß der Schädigung die Art der Schädigung im zweiten Beurteilungsmerkmal sowie die Lokalisation der Schädigung im dritten Beurteilungsmerkmal dokumentiert werden kann. Für die Items der Teilhabe können neben der tatsächlichen Leistung als weitere Beurteilungsmerkmale die Leistungsfähigkeit sowie die Leistungsfähigkeit mit und ohne Hilfsmittel oder personeller Assistenz festgehalten werden.

Die WHO fordert für eine vollständige Darstellung die Benennung von mindestens einem Beurteilungsmerkmal. Die ICF-Codes müssen also laut WHO „mindestens mit einem Beurteilungsmerkmal ergänzt werden. Ohne Beurteilungsmerkmale sind die Codes aus Sicht der WHO „nicht sinnvoll" [14]. Siehe im Unterschied dazu das Konzept der funktionalen Gesundheit in Kap. 2.5.3 und Kap. 3.4.4.

Sprache der ICF

Die Sprache der ICF beinhaltet bei der Beschreibung von Körperstrukturen und Körperfunktionen *medizinische und funktionelle Fachbegriffe*, die möglichst deskriptiv gehalten sind, und bei der Beschreibung von Umweltbedingungen, Aktivitäten und Partizipation *alltagssprachliche Begriffe*. Mit diesen Begriffen und den dazugehörigen Beschreibungen lässt sich die gesundheitliche Situation einer Person genau beschreiben.

Die Struktur der ICF, die Begriffe für die Items sowie die dazugehörigen Texte für die Beschreibung wurden in einem umfangreichen und langjährigen Erarbeitungsprozess erstellt, an dem eine Vielzahl von Experten beteiligt waren. Man kann sich einen solchen Prozess vorstellen wie die Erarbeitung eines Gesetzes, das aus unterschiedlichen Perspektiven und nach vielen Richtungen geprüft und abgesichert sein muss, damit es eine anerkannte und damit gültige Grundlage für wichtige Entscheidungen bilden kann.

Auf diese Weise erstellte Texte, die einem hohen Anspruch an Eindeutigkeit und innerer Logik genügen müssen, entfernen sich naturgemäß von alltagssprachlichen Textkonzepten, da diese aufgrund ihrer Mehrdeutigkeit zu viele Interpretationsspielräume zulassen und damit für eine präzise Verständigung nicht hinreichend geeignet sind.

Alltagssprachlich formulierte Berichte lassen sich unter Umständen schnell lesen, haben aber gegebenenfalls zu wenig präzisen Informationsgehalt, um ein klares Bild eines Sachverhaltes zu gewinnen, auf dem aufbauend dann ohne weitere Rückfragen Entscheidungen getroffen werden können. Hier ein Beispiel: „Sarah ist in der Kita meistens fröhlich. Sie ärgere sich hingegen, wenn sie stolpere und hinfalle. Dabei habe sie sich auch schon mal verletzt. Ihre Muskeln machen oft nicht, was sie sollen." Unklar bleiben folgende Aspekte: „Worüber stolpert Sarah, bereits wenn es schräg wird oder bei unebenem Grund oder nur bei hohen Kanten?" Wie oft hat Sarah sich wo genau, wie schwer verletzt? Was ist mit den Muskeln von Sarah los?

Allerdings führt der Anspruch, logisch-präzise Sachverhalte zu beschreiben auch zu Formulierungen, die für den normalen Leser wiederum schwer verständlich sind.

Beispiel

b1340 Schlafdauer
Mentale Funktionen, die an der Zeit, die im diurnalen oder circadianen Zyklus im Schlaf verbracht wird, beteiligt sind.

Vor vergleichbaren Verständnisschwierigkeiten stehen wir nicht selten, wenn wir Gesetzestexte lesen. Sie sind wichtig, aber wir verstehen sie nicht unmittelbar richtig.

Durch die Zuordnung der Klassifikationsbegriffe und ihren zugehörigen Beschreibungen zu den jeweiligen Codes wird die für eine Klassifikation notwendige Eindeutigkeit und innere Logik erzielt.

So taucht der Begriff „Spielen" in unterschiedlichen Zusammenhängen auf. Durch die

Zuordnung zu einem spezifischen in der ICF dargestellten Sachverhalt, dessen Item und dem dazugehörigen Code kann eindeutig dargestellt werden, was genau gemeint ist.

Beispiel

Am Beispiel des alltagssprachlichen Begriffs „Spielen" lässt sich zeigen, dass dieser Begriff in der ICF-CY-Klassifikation unterschiedlich zugeordnet und entsprechend dem Kontext näher bestimmt wird.

- Wenn es um das **Erlernen** geht:
  - d137 sich durch Spielen Konzepte aneignen wie z.B. Formen- oder Farben erkennen.
  - d155 Spiele erlernen
- Wenn es um das **Erfüllen einer Einzelaufgabe** geht:
  - d210 Verstecken spielen
- Wenn es um **den feinmotorischen Handgebrauch des Spiels** geht:
  - d440 Perlen auffädeln
- Wenn es um den **Bildungsaspekt im informellen Kontext** von Spielen geht:
  - d810 mit dem Opa spielerisch den Tisch neu streichen (wenn der Fokus auf dem informellen Kontext „mit Opa" liegt gehört es hier hin, wenn der Fokus auf „Anmalen erlernen" liegt, würde es zu d137 gehören)
- Wenn es um den **Beschäftigungsaspekt** geht:
  - d880 Spielen (wird richtigerweise in der nächsten ICF-Version aufgelöst und in das 9. Kapitel integriert entsprechend d920 in der jetzigen ICF-CY-Version)
- Wenn es um den **Erholungs- und Freizeitaspekt** geht:
  - d920 auf dem Spielplatz spielen aber auch Tennis spielen, mit anderen Spielen
- Wenn es um die **Spielgegenstände** geht:
  - e115 Spielsachen, Gesellschaftsspiele
- Wenn es um Spielsachen als **Kommunikationsmittel** geht:
  - e125 kommunizierendes Spielzeug
- Wenn es um das zum Spielen beschaffene **Außengelände** geht:
  - e210 Spielplatz
- Wenn es darum geht, was es braucht, damit ein Kind mit anderen in seiner Freizeit zusammen **Gesellschaftsspiele** (d920) spielen kann, dann kann es sein, dass beispielsweise eine der folgenden Funktionen eine wichtige Rolle spielt:
  - b122 soziale Interaktion
  - b760 Hand-Hand-Koordination
  - b210 Sehen
  - b230 Hören
  - b117 Intelligenz

Je differenzierter die Codierung der ICF angewendet wird, umso genauer wird das bezeichnete Phänomen umschrieben. Diese genaue Beschreibung ist hilfreich für die Ermittlung und Darstellung von Sachverhalten entsprechend der genannten Kriterien (prägnant, deutlich etc.) sowie für eine möglichst Missverständnis-freie Kommunikation dieser Sachverhalte in der interdisziplinären Zusammenarbeit.

Für die ebenfalls wichtigen *personbezogenen Faktoren* stellt die ICF keine Klassifikation zur Verfügung. Die Beschreibung der personbezogenen Faktoren erfolgt entsprechend den Begrifflichkeiten der beteiligten Personen.

2.5.3 Funktionale Gesundheit

Dem Begriff der funktionalen Gesundheit kommt in der ICF eine zentrale Bedeutung zu.

Eine Person hat ein Gesundheitsproblem mit einer ICD-Diagnose und ist damit nach dem klassischen Verständnis „nicht gesund", sondern krank. Wenn diese Person allerdings trotz des Gesundheitsproblems – also mit ihrer strukturellen und funktionellen Schädigung (ICF-Komponente s und b) – im Alltag aktiv ist (ICF-Komponente a) und teilhat (ICF-Komponente p) wie eine Person ohne Gesundheitsproblem, dann ist sie gemäß der ICF „funktional gesund“. Entscheidend ist hier der persönliche Wille der Person, wie sie im Alltag aktiv sein und teilhaben möchte. Das heißt, eine Person ist „funktional“ nicht gesund, wenn die Kompensationsmechanismen und/oder Umweltfaktoren und/oder der betroffene Mensch (auch willentlich) diese Kompensation nicht zulassen.

Um also mit den Kindern mit einem Gesundheitsproblem zur funktionalen Gesundheit – also zur Teilhabe – zu kommen, müssen wir gemeinsam die Aspekte aller Bereiche durchsprechen, diese in einen bedeutungsvollen Bezug setzen und nachfragen, was für das Kind und für die Familie geht und was nicht.

In Kap. 3.4.3 werden diese Themen für die Praxis ausführlich behandelt.

2.5.4 Anwendungsbereiche der ICF

Als wissenschaftlich systematisiertes und differenziertes Klassifikationssystem kann die ICF vielfältig verwendet werden. Uns interessiert insbesondere der Einsatz der ICF in der **alltäglichen Praxis der Teilhabeförderung** im Sozial-, Gesundheits- und Bildungswesen. Hierbei geht es vor allem um eine zutreffende individuelle Darstellung der Gesundheitssituation eines Kindes mithilfe der ICF im Rahmen einer dialogischen, partizipativen und interdisziplinären Teilhabeförderung.

Zugunsten der Praktikabilität empfehlen wir deshalb die Anwendung der 5 Komponenten, also der 5 Hauptkapitelüberschriften und die 9 Lebensbereiche der ICF, also die Unterüberschriften des Hauptkapitels Aktivitäten und Teilhabe.

Anwendung bedeutet, dass in diesen Kategorien gedacht, gesprochen und dokumentiert wird. Damit wäre bereits in der Praxis viel gewonnen. Fortgeschrittene können dann die wesentlichen Aspekte einer Lebenssituation eines Kindes mit bis zu 12 Codes präzisieren. Die Verwendung der Beurteilungsmerkmale haben sich bisher entgegen der Empfehlungen der WHO nicht als praxistauglich gezeigt (s. Kap. 3.4.4). Die Codes können in der Praxis besser mit ein paar beschreibenden Worten bewertet werden (s. auch Kap. 5).

Das Kodierungssystem der ICF eignet sich aber auch in anderen Kontexten ganz besonders für die **IT-gestützte Verarbeitung** der durch die ICF zur Verfügung gestellten Informationen zu administrativen, statistischen und politischen Zwecken. Aus einer Vielzahl von Daten können automatisiert umfängliche Auswertungen für die unterschiedlichsten Zwecke und auch Interessen vorgenommen werden. So haben sich Krankenkassen an einem ICF-Datenschatz zunächst sehr interessiert gezeigt, da sie annahmen, mit seiner Hilfe erbrachte Leistungen kritisch hinterfragen, gut begründet bewilligen oder auch deren Kostenübernahme ablehnen zu können. So funktioniert die Anwendung der ICF jedoch nicht, weil sich Maßnahmen nur aus den Wechselwirkungen von codierten Aspekten einer Lebenssituation ableiten lassen und nicht aus den Codes selbst.

Das große statistische Potenzial der ICF birgt aus unserer Sicht allerdings auch das Risiko, die gesundheitliche Situation von Kindern schematisch in Fragebögen zu erfassen. Damit würde jedoch die Dynamik der wechselseitigen Bezüge der unterschiedlichen Lebensbereiche und individuell unterschiedlichen Bedarfe, die sich nicht in vorgefertigten Schemata erfassen lassen, ausgeblendet werden. Durch solche Fragebögen werden die Anwendenden in die Rolle gebracht, vorrangig umfängliche Fragebögen abzuarbeiten und weniger im offen strukturierten Dialog die relevanten Sachverhalte zu erfassen. Dieser Gefahr möchten wir mit unserem Verständnis von Teilhabeorganisation und ICF-Anwendung entgegenwirken.

2.6 Motivation und Gesprächsführung

Barbara Guthy

In der Versorgung chronisch kranker Kinder stehen naturgemäß medizinische und therapeutische Themen im Vordergrund, die sich am Wissen über die Erkrankung orientieren. Mit der Erweiterung in Richtung teilhabeorientierte Versorgung kommt ein Feld hinzu, bei dem es um die Abklärung dessen geht, an welchen Veränderungen im Alltag künftig gearbeitet werden soll.

Grundlage jeder Veränderung ist der „Motor", der sie antreibt: die Motivation.

Begleitung zu mehr Teilhabe ist schwierig, wenn wir die Mechanismen von Motivation und Veränderung nicht kennen. Und was genau eigentlich hilfreiche Gespräche ausmacht, die es ermöglichen herauszufinden, welcher Teilhabebedarf eigentlich vorliegt, was eine solche Veränderung überhaupt bedeuten würde, auf welche Ziele sich die Beteiligten einigen können und wie ein machbarer Weg zur Zielerreichung aussehen kann.

Glücklicherweise gibt es ein seit fast 40 Jahren gut evaluiertes und international mit Metastudien beforschtes Gesprächsführungskonzept, das genau auf diese Anforderungen an die Begleitung zu mehr Teilhabe zugeschnitten ist: **Motivational Interviewing (MI)** (s. auch ausführlich im Buchteil III, Kap. 6.2). Natürlich führen viele Wege nach Rom. Niemand muss MI anwenden, um teilhabeorientiert zu arbeiten. Gleichzeitig kann es sehr entlastend sein, auf der Basis jener Erkenntnisse vorzugehen, mit denen Fachkräfte seit Jahrzehnten zu nachhaltigen Veränderungen beigetragen haben.

Warum wir etwas über Motivation wissen sollten

Normalerweise würden wir intuitiv den Druck erhöhen und noch deutlicher erklären, warum das unbedingt wichtig ist. Bei der Motivierenden Gesprächsführung nehmen wir den Druck raus, auch wenn uns das vermutlich zunächst zutiefst widerstrebt. Wir tun das, weil wir wissen, dass wir dem Kind besser helfen können, wenn wir es schaffen, die Wogen von „Widerstand" zu glätten. Dann erst ist eine Vermittlung von Informationen möglich. Zum Beispiel bedanken wir uns als Fachkraft erst einmal für die Offenheit im Gespräch. *Wertschätzung* ist ein erster Schlüssel, um überhaupt in einen vertrauensvollen Kontakt zu kommen. Vielleicht geben wir dann Rückmeldung darüber, was wir eben erfahren haben:

- „Sie sind sich nicht sicher, ob das mit den Medikamenten überhaupt Sinn macht, oder ob Sie nicht mehr Schaden anrichten. Sie machen sich Sorgen über die Nebenwirkungen und möchten ihr Kind davor bewahren" *(Aktives Zuhören und Wertschätzung)*.
- „Ich bin froh, dass Sie mit diesen Zweifeln hierhergekommen sind" *(reframing)*.
- „Mich würde interessieren, wie Sie zu dieser Einschätzung gekommen sind. Sind Sie einverstanden, wenn wir darüber jetzt sprechen?" (zusammen ergibt das *Geschmeidigen Umgang mit Widerstand*, vgl. ausführlich in Kap. 4.4.5).

Beispiel

Tom, ein an Epilepsie erkranktes Kind

Die Eltern von Tom, einem an Epilepsie erkrankten Kind, kommen zu einem zweiten Gespräch und geben zu, dass sie die verordneten Medikamente bislang noch nicht geben.

Mit einem solchen autonomiewahrenden Einstieg bekommen wir wahrscheinlich eher die Chance, unsere wichtigen Fachinformationen wirklich zu Gehör zu bringen.

Wenn über diese *Haltung* in Kombination mit entsprechenden Methoden eine Vertrauensbasis entsteht, fragen Sie ohne Druck nach den Gründen für das Handeln. Viele Menschen sind sich über die Gemengelage ihrer Beweggründe selbst nicht im Klaren und kommen mit dem inneren Hin-und-Hergerissensein in eine Zwickmühle. Sie möchten vielleicht einerseits ihrem Kind helfen, andererseits ist ihnen die Vorstellung zuwider, dass ihr Kind ein Medikament nehmen soll, dessen Wirkung und Nebenwirkungen sie nicht verstehen. Sie sind jedoch meist dann bereit, ihr Verhalten zu ändern, wenn sie ihre *eigenen* Gründe dafür genauer erkennen. Das hört sich einfach an, erweist sich jedoch oft als ziemlich komplex. Denn, um Gründe und Motivation zu verstehen, ist es elementar zu wissen, dass Menschen ganz selten nur Argumente für *einen* Standpunkt in sich tragen: in fast allen Situationen kennen sie zwei Seiten einer Medaille!

Begleitung für innere Abwägungsprozesse

Mit diesen *Ambivalenzen* umzugehen, lehrt uns Motivational Interviewing (MI). Die Eltern dieses Beispiels möchten ihrem Kind helfen, haben aber Bedenken, ob der Weg der richtige ist. Das bringt uns als Fachkräfte in eine missliche Lage: Wir sind vielleicht überzeugt von einer bestimmten Maßnahme oder Therapie aus unserem fachlichen Überblick heraus und haben den Eindruck, schneller zum Ziel zu kommen, wenn wir nur ein wenig besser verständlich machen, weshalb der vorgeschlagene Weg der beste (einzige?) ist. Motivational Interviewing hilft uns zu verstehen, dass hier die sogenannte „Expertenfalle“ droht bzw. der Reflex von Fachpersonen, „es richten zu wollen“ – eine Dynamik, bei der unser Gegenüber umso stärker dagegen opponiert, je vehementer wir diese Position vertreten.

Ein Schritt zurück entspannt die Situation: der Schritt heißt *„Autonomie“* einräumen. Das bedeutet, deutlich auszusprechen, dass unser Gegenüber tatsächlich die Wahlfreiheit hat (ob uns das an dieser Stelle gefällt oder nicht). Je mehr wir insistieren: „Sie müssen das nehmen!“ erzeugen wir Gegenwehr, offen oder versteckt. Mit offener Ablehnung umzugehen, ist anstrengend. Bleiben die Zweifel heimlich und versteckt ist es jedoch gravierender, weil wir dann keine Chance haben, das Abwägen von Vor- und Nachteilen zu begleiten. Und dann können wir dem Kind nicht helfen. Im Beispiel von Toms Eltern hatten wir Glück, dass die Eltern nochmal zum Gespräch kamen.

Autonomie und Ambivalenz

Je mehr wir es schaffen (gegen den eigenen Reflex!) die *Autonomie* der Entscheidung unseres Gegenübers zu akzeptieren, desto eher wird er oder sie sich auf ein Gespräch mit uns einlassen, umso zugänglicher wird er oder sie für ein tatsächliches Abwägen der inneren Beweggründe, von Pro und Contra. Je mehr unser Gegenüber spürt, dass wir es ernst meinen mit der Autonomie, umso offener werden die Ohren auch für unsere wichtigen Fachinformationen. Geben wir diese nur, ohne den Boden dafür zu bereiten, stoßen wir nicht selten auf taube Ohren oder bekommen nur scheinbares Einverständnis. Wie von den Eltern von Tom, die der Medikamentenverordnung zunächst im ersten Gespräch nicht widersprochen haben. Sie haben diese dann aber auch nicht umgesetzt, weil der – nicht geäußerte bzw. nicht gehörte – Einwand zuhause bei der Ambivalenzabwägung die Waagschale in Richtung Contra bewegt hat. Dieses Abwägen im Gespräch in einem entlockenden Modus zu begleiten ist der Grundrhythmus von MI, für den Basismethoden und verschiedene Methodenpakete zu Verfügung stehen (Kap. 6.2).

Gesprächsführung aus der Praxis

Viele dieser Methoden sind zu Teilen aus anderen Gesprächsführungsansätzen bekannt. Die meisten Profis fangen daher nicht bei null an, wenn sie sich MI zuwenden. Als analysiert wurde, was in denjenigen Beratungsgesprächen (besonders intensiv) gemacht wurde, deren Ergebnis gelungene Veränderung war, kam MI dabei heraus. Es ist also nicht am grünen Tisch entstanden.

Motivational Interviewing ist ein Gesamtgebilde von Best Practice, ein Ansatz, in dem quasi „das Beste aus allen Welten" auf besondere Weise kombiniert wird. Das Interessante an der Wirkmächtigkeit von MI ist die spezifische Rezeptur, wie einzelne Methoden miteinander verknüpft werden. Sinnbildlich sind also nicht die Farben neu. Vielmehr entsteht aus bekannten Farben ein besonderes Gemälde.

Die innere „Quelle" für Veränderung

Grundlage für gelingende Veränderung ist ein starker Motor, eine „innere Quelle", die die Energie bereitstellt, um so etwas Schwieriges zu bewerkstelligen wie „aus dem alten Fahrwasser" herauszukommen. Stammt die Energie aus fremder Quelle – wie im Beispiel von Toms Eltern – so haben wir es schwer, etwas in Gang zu bringen. Und falls es anfänglich zu gelingen scheint, so muss dauerhaft von außen angeschoben oder gezogen werden. In unserem Beispiel hat es nicht ausgereicht, im Alltag die Veränderung (in diesem Fall die Medikamenteneinnahme) zu tragen.

Die Kunst besteht also, an die *intrinsische Motivation* heranzukommen. Wenn uns das im Gespräch gelingt, so steht nachhaltig Energie zur Verfügung, da es für die betroffene Person wichtige innere Beweggründe gibt. Wenn es gelingt, in Gesprächen zur Versorgung chronisch kranker Kinder an „die innere Quelle" heranzukommen, die den Energiefluss für Veränderung speist, dann erst kann die betroffene Person unser wertvolles Fachwissen – wie im Beispiel beim Umgang mit Epilepsie – damit verknüpfen. Erst dann wird es wirklich gehört. Erst dann wird es handlungsrelevant. Genau hierbei kann MI wertvolle Unterstützung leisten. Beim zweiten Gespräch mit Toms Eltern hätten wir die Chance dazu.

Merke

80 Prozent unseres Handelns wird unbewusst von unseren Emotionen bestimmt. Wir wollen, dass sich unser Handeln gut anfühlt. Das tut es, wenn wir eigene Beweggründe haben und diese mit den eigenen Werten übereinstimmen.

Motivation entlocken

Beispiel

Jan, ein Kind mit ADHS

Die Eltern von Jan kommen zu einem ersten Termin. Er ist ein Schulkind mit ADHS, der z. B. seine Hausaufgaben nicht innerhalb der vereinbarten Zeit zu Ende bringt. Sie sorgen sich, dass mehr dahintersteckt. Er gibt jedoch an, dass er kein Interesse daran habe, die Aufgaben zügig zu erledigen. Seine Eltern möchten ihrem Kind eine gute Teilhabe ermöglichen und sorgen sich, dass er die Schule nicht schafft. Sie haben alles versucht: erklärt, Ratschläge gegeben, mit Engelszungen geredet, es mit Belohnungen versucht, mit Strafe gedroht. Er will nicht. Und so kommen sie zu Ihnen.

Mit Motivierender Gesprächsführung würden wir im Gespräch mit Jan zunächst den Druck rausnehmen, um überhaupt mit ihm in eine Gesprächsatmosphäre zu kommen, dass er uns seine Sichtweise anvertraut. Für solche Situationen mit schwierigen Gesprächsblockaden und verschlossenen Personen geben die **„Methoden im geschmeidigen Umgang mit Widerstand"** (Kap. 4.4.5) Möglichkeiten an die Hand, auch „bei stürmischer See" sicher zu navigieren.

Sie helfen uns, zusammen mit den **„Basismethoden"** (Kap. 6.2.8), Jan kennenzulernen und seine Motivation hinter seinen Äußerungen zu verstehen.

Dabei ist die Herangehensweise eine *entlockende:* Wir versuchen die betroffene Person ins

Gespräch zu holen, dass sie selbst währenddessen zu Erkenntnissen über die eigene Motivation gelangt – und wir im besten Fall ebenfalls, für eine noch zielgerichtetere Begleitung. Dabei hilft ein Gesprächsrhythmus aus *offenen Fragen* und *Aktivem Zuhören,* bei dem unser Gegenüber deutliche Signale unseres *einfühlsamen Verstehen-Wollens* bekommt – wie ein roter Teppich aus *Wertschätzung* und *Verständnis,* der die Zunge lockert.

Empathie und Klarheit

Verhilft uns das einfühlende Verstehen-Wollen dazu, den Zugang zu einem Menschen zu bekommen, so braucht es gleichzeitig die Kompetenz, heikle Themen klar anzusprechen. Äußerer Klarheit geht immer die eigene innere Klarheit voraus. MI lehrt uns, dass es gerade der „Doppelpack" ist, der uns ermöglicht, auch schwierige *Inhalte* klar anzusprechen – wenn wir es *auf einfühlsame Art* tun. Der Satz von Max Frisch „die Wahrheit hinhalten wie einen Mantel, dass jemand hineinschlüpfen kann; nicht wie ein nasses Tuch um den Kopf schlagen" trifft es am besten. Etwas Unliebsames auszusprechen, fällt uns dann leichter, wenn wir innerlich abgeklärt haben, dass es tatsächlich notwendig ist, und wenn wir wissen, wie wir es auf die am wenigsten schmerzhafte Weise anstellen können. Das bedeutet auch zu wissen, mit welchen kommunikativen Mitteln wir es auffangen können (s. auch „Kurzintervention" in Kap. 6.2.9).

Gespräche unter Zeitdruck

In fast allen Gesundheitsberufen muss in kürzester Zeit das Wesentliche erfasst und geklärt werden. Ein Auswahlkriterium für einen Gesprächsführungsansatz ist daher die Einschätzung, wie sehr er uns hilft, schnell zum Wesentlichen zu kommen und nicht im Dickicht von Missverständnissen oder Störungen Zeit zu verlieren.

> **Merke**
>
> Die Investition von Zeit in das Verstehen der Sichtweise der betroffenen Person spart am Ende viel Zeit bei der Erhebung des tatsächlichen Teilhabebedarfs und besonders auch bei der Umsetzung der Teilhabeziele.

Fachwelt und Lebenswelt

Lag in der bisherigen Versorgung der Schwerpunkt auf fachlicher Expertise, so kommt durch die neue Gesetzgebung in Richtung Teilhabe ein weiteres Expertenfeld hinzu: die Lebenswelt und das eigene Erleben der Erkrankung. Nur wenn es gelingt, beide Welten zusammenzubringen, kann bestmögliche Versorgung gelingen. Das bedeutet: uns auf *gleiche Augenhöhe* einzulassen. Dazu müssen die Mechanismen entschlüsselt werden, wie diese entsteht und welche Signale es von uns braucht.

Bei MI ist die zugrundeliegende Haltung sehr konkret und nachvollziehbar beschrieben. Es ist ein *Menschenbild,* nach dem die Menschen Expert:innen ihrer Lebenswelt sind, und mit denen wir auf Augenhöhe kommunizieren: wir als Expert:innen unserer Fachdisziplin, unser Gegenüber mit der Expertise für die eigene Biografie, das eigene Geworden Sein und der Einschätzung, was er oder sie „tragen" kann.

Wollen und Können

Im Fall von Jan erfahren wir, dass er frustriert ist, weil er so oft erlebt hat, dass ihm Aufgaben nicht gelingen. Das ist aufgrund seiner krankheitsbedingten Funktionsbeeinträchtigung im Bereich der Aufmerksamkeitssteuerung und seinen vielfältigen negativen Alltagserfahrungen kein Wunder. Das Entscheidende: Er gibt lieber vor, keinen Wunsch zu haben, die Hausaufgaben zügig zu erledigen, als sich (und uns!) einzugestehen, dass er es nicht schafft.

Die Erkenntnisse aus der Motivationspsychologie bei MI helfen uns zu verstehen, dass sich eine Veränderung nur dann ergeben kann, wenn beide Faktoren – Wollen *und* Können – gleichermaßen in der Gesprächsführung berücksichtigt werden. Zweifeln Menschen an ihren Fähigkeiten (dem Können) kann es leicht passieren, dass sie sich leichter damit tun, zu behaupten, sie hätten gar kein Interesse an der Veränderung (Wollen). Das ist ein wichtiger Selbstschutz! Sägen wir also den Ast nicht ab, auf dem er sitzt, solange wir nicht gemeinsam für eine Leiter gesorgt haben. Diese besteht im Fall von Jan darin, seine *Änderungszuversicht* zu stärken. Das gelingt auch hier weniger durch das „Einflößen" von außen. Ein „Du schaffst das" wird ihn wahrscheinlich nicht erreichen, solange wir nicht an sein Selbstwirksamkeitsgefühl herangekommen sind. Im Falle eines ICF-Profils haben wir die Möglichkeit, mit den von ihm selbst benannten Stärken in den verschiedenen Lebensbereichen zu arbeiten.

Auf Gesprächsführungsebene bedeutet das, dass wir uns aus dem Methodenpaket *Confidence Talk* – dem *Entlocken und Stärken von Zuversichtsäußerungen* bedienen können. Parallel dazu verhilft uns ein weiteres Methodenpaket dazu, Menschen aus ihrem mal mehr, mal weniger deutlichen Wollen herauszuhelfen zu einer klaren Absichtsbildung: *das Entlocken und Stärken von Veränderungsäußerungen (Change Talk)*. Hierbei geht es um die Stärkung des Willensbildungs-Prozesses, indem speziell Äußerungen entlockt werden, in denen die betroffene Person selbst über Facetten einer Veränderung spricht. Dies zu hören und entsprechend zu vertiefen, hilft uns bei schwierigen Veränderungsvorhaben. Die Neurowissenschaften haben bestätigt, was empirisch bei der Beobachtung erfolgreicher Beratungsgespräche zutage kam: Erst wenn ein Veränderungswunsch von der betroffenen Person selbst geäußert und selbst präzisiert wird, entsteht eine intentionale Anbahnung der tatsächlichen Veränderung.

Erst das Warum, dann das Wie

Im Fall von Jan hätten sicher die meisten Fachpersonen, die mit ihm sprechen würden, einen großen Wissensvorsprung und viel Erfahrungswissen für hilfreiche Lösungen. Sie haben quasi bereits die einzelnen nötigen Schritte vor Augen, noch bevor sie seinen Alltag kennenlernen. Zunächst nach seinem inneren Antrieb zu suchen, mag wie ein Umweg erscheinen. Und dennoch ist es der direkteste und schnellste Weg, wenn Veränderung gelingen soll.

Bei MI versuchen wir eine *Diskrepanz zu entwickeln* zwischen dem derzeitigen Status quo und einem gewünschten Zustand. Konkret: Wofür lohnt es sich, eine große Anstrengung zu leisten? Wir begleiten die Person dabei, ein immer konkreteres inneres Bild davon zu entwickeln, wo es hingehen soll. So liefern ihre eigenen *Werte* und Bedürfnisse die „Anschubenergie" für eine Veränderung. Das ist ein komplexer innerer Abwägungsprozess und ein Ringen um die Frage: „Ist mir das wirklich so wichtig, dass ich mich anstrenge und mich dem Risiko aussetze zu scheitern?"

Diese Frage zeigt deutlich, dass wir als Fachkräfte – neben all unserer primären Fachlichkeit – einen schwierigen inneren Prozess begleiten. Dabei begegnen sich zwei Expert:innen auf Augenhöhe: die betroffene Person als Expert:in für ihre Innenwelt und die Profis des jeweiligen Fachs. Fachpersonen haben damit eine zusätzliche Aufgabe neben der eigentlichen Fachdisziplin: die *Prozessbegleitung*.

Das Thema „Gesprächführung" in diesem Buch

Wir haben an dieser Stelle nur einen kurzen Einblick in die Arbeit mit MI gegeben. Einen ausführlicheren Überblick über das Zusammenspiel der einzelnen Facetten von MI finden Sie im Buchteil III „Gesprächsführung als Querschnittskompetenz" in Kap. 6.2.

Dort sind auch die Kriterien näher erläutert, weshalb bei der Suche nach einer verlässlichen Gesprächsführung-Grundlage für teilhabeorientierte Bedarfsermittlung die Wahl für eine Empfehlung auf MI fiel. Entsprechend sind dort auch die *„Stadien der Veränderung“* näher erläutert, die ein Mensch üblicherweise durchläuft, wenn sich zwischen Alltag und Erwartungen eine Lücke auftut (das sog. „Transtheoretische Modell“). Es hilft uns, den „Standort“ der betroffenen Person, den Entwicklungsprozess eines Menschen in Bezug auf eine spezifische Veränderung besser einzuschätzen. Das liefert uns das Bezugssystem, damit wir passgenau mit Hilfe von Motivational Interviewing dort ansetzen, wo unser Gegenüber gerade Unterstützung braucht.

Einzelne MI-Bausteine mit Beispielen finden Sie auch eingewoben in die Unterkapitel unter dem großen Dach des Kapitels Kap. 4 Best Practice Modell „Anwendungspraxis“. Dort sind einzelne Methoden zum Üben aufbereitet den jeweiligen Prozessschritten zugeordnet, auch wenn sie normalerweise im Rahmen verschiedener Prozessschritte gleichzeitig ihre Wirkung entfalten und eingesetzt werden können. Das „Zerlegen“ soll es erleichtern, die Methoden in Teilschritten quasi im Rahmen von einzelnen Kochrezepten auszuprobieren und sich in kleinen Häppchen anzueignen.

Gemäß der Idee des Kochbuchs können Sie nach Ihrem Gusto in die Kapitel springen, die Sie am meisten interessieren. Da MI seinen Charme und seine Wirksamkeit erst in der Anwendung als Gesamtkonzept entfaltet, kann es nach der Erprobung einzelner MI-Rezepte lohnenswert sein, die Gesamtanwendung im Rahmen von Seminaren zu vertiefen.

Kennen und Können

Neben den komplexeren Zusammenhängen um das Thema Motivation kommen manche der genannten Methoden auch in anderen Ausbildungen vor, so oder ähnlich benannt. Vor Beginn einer Schulung haben viele Teilnehmende zunächst die Selbsteinschätzung geäußert, dass sie häufig „offene Fragen“ verwenden und sehr wertschätzend vorgehen würden. Auch von „Aktivem Zuhören“ haben viele schon gehört – und leider aufgrund der Art, wie es früher gelehrt wurde, nicht so in die Arbeit übernommen, dass es sein hilfreiches Potenzial ganz entfalten konnte. Diesen Hindernissen ist die Forschung und MI in den letzten Jahren auf die Spur gekommen, was zu etlichen Vereinfachungen und Vertiefungen geführt hat. Nach den Schulungen war die Einschätzung der Teilnehmenden so, dass sie jetzt die neu erfahrene Power der Methoden auch tatsächlich in ihren Gesprächen entfalten wollten: zunächst mit dem Basis-Rhythmus aus offenen Fragen und Aktivem Zuhören, zum anderen mit Blick auf die Macht von Wertschätzung. Denn: die Energie fließt dorthin, wohin wir die Aufmerksamkeit richten.

Um im Bild der Kochbuch-Metapher zu bleiben: aus einem stumpfen Küchenmesser ist so eines der wichtigsten Werkzeuge geworden und es lohnt sich, hier nochmal genauer hinzuschauen. Vielleicht haben auch Sie nach dem Lesen dieses Buches eine ähnlich andere Sicht.

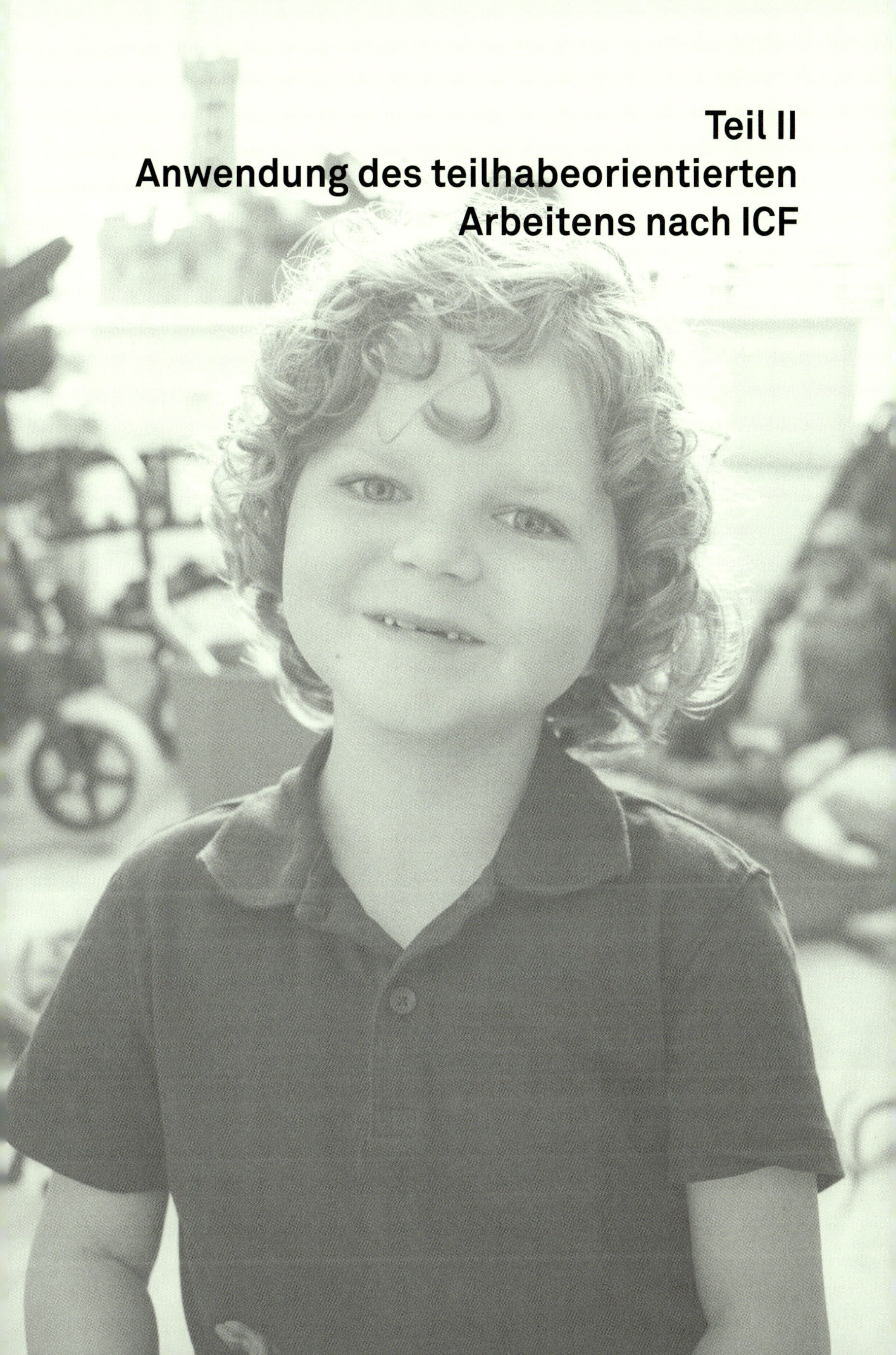

Teil II
Anwendung des teilhabeorientierten Arbeitens nach ICF

1. Voraussetzung – Was es zu wissen, verinnerlichen und zu wollen gibt:

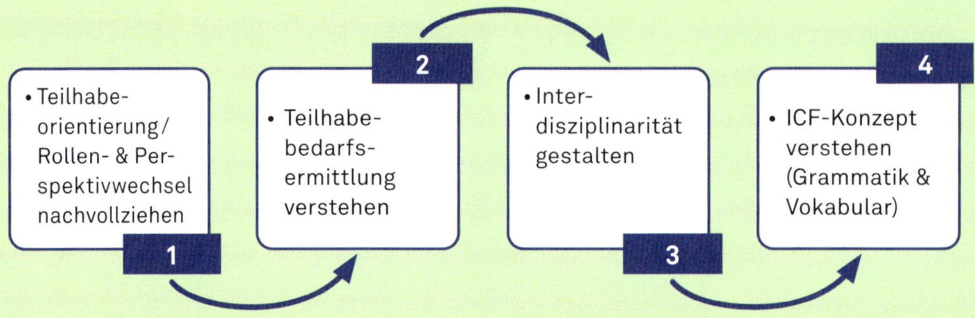

2. Anwendungspraxis – Was es zu können und zu tun gibt:

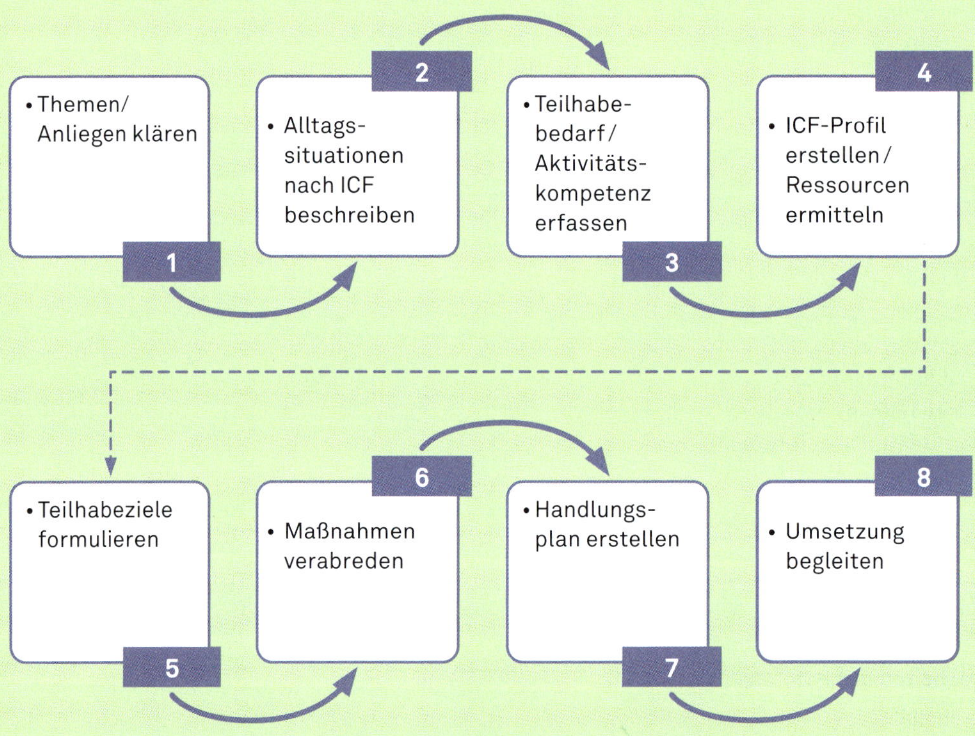

ICF-Items anwenden & dokumentieren – Gesprächsführung – Fachexpertise einbringen – im Kontext der Netzwerke planen

Pfad des Best Practice Modell „Teilhabeorientiertes Arbeiten mit ICF" [16].

In diesem Kapitel möchten wir Ihre Kreativität für die Anwendung des teilhabeorientierten Arbeitens nach ICF in Ihrem Lebens- und Berufsalltag anregen. Dazu stellen wir Prinzipien und Herangehensweisen vor, die wir in der Praxis bei der Versorgung chronisch kranker Kinder und ihrer Familien erworben und innerhalb der Versorgungsforschungsprojekte ICF Meduse und PART-CHILD als tauglich geprüft haben [15, 16] (Kap. 7.3).

Wir sprechen hiermit alle an, die eine Rolle im Leben von Kindern mit einer chronischen Erkrankung haben. Das sind in erster Linie die verschiedenen Fachpersonen, die direkt mit den Kindern und Eltern zu tun haben und die Eltern sowie ihre Kinder. Wir haben uns bemüht die Sachverhalte so einfach und anschaulich wie möglich darzustellen, sodass auch Eltern und indirekt Beteiligte wie Leitende, Geschäftsführende, Prüfende, Finanzierende und politisch Akteure sich mit den für sie relevanten Aspekten vertraut machen können (s. auch Kap. 8).

Um den betroffenen Kindern Teilhabe und die ICF näher zu bringen, sind zunächst Eltern als Übersetzende gefragt. Wünschenswert wäre zukünftig ein eigenes Kinderbuch zum Thema Teilhabe, damit die Kinder eine Vorstellung von ihrer Teilhabe bekommen und wie wertvoll das für sie ist. Derzeit ist der Begriff Teilhabe den Kindern noch fremd und abstrakt. Für Eltern gibt es bereits ein Buch [17], in dem die Inhalte der ICF-Klassifikation speziell für sie aufbereitet wurden.

Best Practice Modell „Teilhabeorientiertes Arbeiten mit ICF" als Navigationshilfe: Wie wir eingangs erwähnt haben, führen wir Sie damit in das Handling von komplexen Sachverhalten ein. Damit Sie die Orientierung behalten, stellen wir die Anwendung des teilhabeorientierten Arbeitens anhand des „Best Practice Modells" (s. vorangehende Abbildung und vorderer Buchumschlag) schrittweise vor.

Das Best-Practice Modell „Teilhabeorientiertes Arbeiten mit ICF" ist während der PART-CHILD-Studie entstanden und anschließend mit Anwender:innen und in den ICF-Fachausschüssen der wissenschaftlichen Fachgesellschaften von Sozialpädiatrie und Frühförderung (DGSPJ und VIFF) intensiv diskutiert, redaktionell angepasst und schließlich konsentiert worden. Es erfüllt damit die Qualitätsanforderungen eines Best Practice Modells. Es eignet sich folglich als Grundgerüst für verschiedene Berufsgruppen, sich schnell ins Thema einzufinden, ohne das Rad neu erfinden zu müssen. Von dort aus können einzelne Professionen problemlos ihre Anpassungen im Detail, wie jeweils fachlich erforderlich, ableiten.

In den ersten 4 Schritten (unter Punkt 1: Voraussetzung) des Best Practice Modells zu „Was es zu wissen, verinnerlichen und zu wollen gibt" geht es um **Wissenserwerb** und die innerliche Verortung dazu.

In den folgenden 8 Schritten (unter Punkt 2: Anwendungspraxis) zu „Was es zu können und zu tun gibt" geht es um **Handlungs- und Anwendungskompetenz** auf dem Boden der Wissensinhalte. Für jeden der 8 Schritte benötigen Sie sog. **Querschnittskompetenzen** wie ICF-Codes anwenden & dokumentieren, Gesprächsführung, Fachexpertise einbringen und das Planen in Netzwerken.

Teilhabeorientiertes Arbeiten (siehe Punkt 2: Anwendungspraxis) ist nur dann möglich, wenn die beteiligten Fachkräfte eine Haltung angenommen haben, die Personenzentrierung (mit Kindern und Eltern) und Interdisziplinarität als selbstverständlich erachtet (siehe Punkt 1: Voraussetzung).

Nicht streng linear, sondern flexibel nutzen: Bezogen auf die Anwendungsschritte wissen wir, dass die Dinge im Anwendungsalltag keinesfalls so geordnet ablaufen, ablaufen müssen oder gar ablaufen sollen. Im Gegenteil, die einzelnen Schritte werden fließend ineinander übergehen, sich überlappen, ein Überspringen und ein Zurückgehen und ein Vorziehen von nächsten Schritten erfordern. Aus didaktischen Gründen haben wir die einzelnen Schritte linear dargestellt.

Was sich genau hinter den einzelnen Punkten des Schaubilds verbirgt, erschließt sich beim Lesen der einzelnen Kapitel. Unser Buch ist wie eingangs gesagt, so aufgebaut, dass Sie mit der Lektüre und dem Stöbern an jedem Punkt beginnen können, wenn Sie möchten. Ähnlich wie bei einem Kochbuch können Sie sich mit einzelnen Rezepten vertraut machen und dann den Querverweisen folgend zu einzelnen Zutaten und deren Eigenschaften bei Bedarf in anderen Kapiteln nachschlagen. Genauso gut können Sie zunächst mit dem Studium von prinzipiellen Aspekten beginnen und immer mal wieder im Anwendungskapitel sich mit dem Durchlesen von Praxisbeispielen Appetit holen.

Die Kapitel der Anwendungspraxis (Kap. 4.1 bis 4.5) sind alle in gleicher Weise untergliedert und aufgebaut, so dass Sie sich möglichst leicht zurechtfinden können.

3 Best Practice Modell (BPM): Voraussetzungen

Was es zu wissen, verinnerlichen und zu wollen gibt

In diesen ersten 4 Schritten des Best Practice Modells zu „Was es zu wissen, verinnerlichen und zu wollen gibt" geht es um **Wissenserwerb** und die innerliche Verortung dazu (Abbildung 3-1).

Die Schulungs- und Anwendungserfahrungen der letzten Jahre haben uns gezeigt, dass der Erwerb von Wissen über die ICF-Klassifikation bei weitem nicht ausreicht, um diese im Praxisalltag hilfreich nutzen zu können. Alle die dies versucht haben – einschließlich uns –, sind daran deshalb gescheitert, weil die Vergabe von Codes wertvolle Zeit verschlungen hat, ohne dass sich eine bessere und teilhabeorientierte Versorgungsqualität chronisch kranker Kinder eingestellt hat.

Das bedeutet, dass die Empfehlungen der WHO zur Anwendung der ICF für wissenschaftliche Studien, in denen Forscher für Lebenssituationen von Kindern ICF-Codes vergeben und diese analysieren, in keiner Weise der Versorgungswirklichkeit im Praxisalltag entsprechen.

Das vornehmliche Ziel im Praxisalltag ist es, eine gelingende Teilhabe unter aktiver Mitwirkung der Betroffenen zu gestalten. Daraus leitet sich die Notwendigkeit ab, sich zunächst die dafür erforderlichen Bedingungen, Kriterien und Vorgehensweisen zu verdeutlichen. Diese stellen wir Ihnen in diesem Kapitel ausführlich dar.

Erst danach wird deutlich, welchen Nutzen die ICF für die Praxisanwendung (s. Kap. 2.1) haben kann und wie sie sinnvollerweise verwendet werden kann.

Worum geht's?

Es geht darum, zunächst ein eigenes Verständnis für Teilhabeorientierung und die damit verbundene persönliche Haltung, Rolle und Perspektive zu entwickeln.

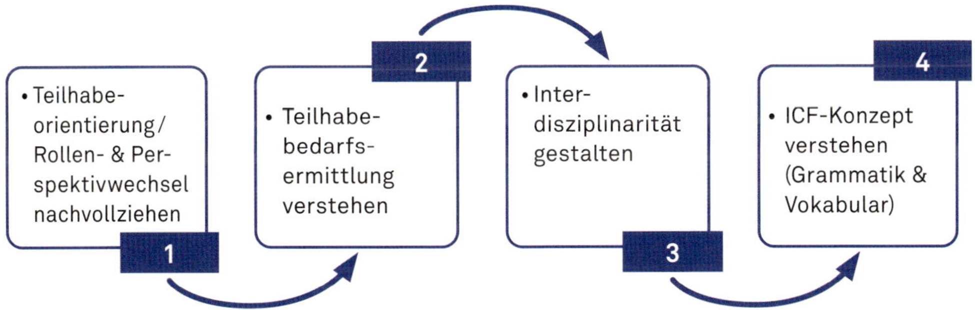

Abbildung 3-1: Pfad des Best Practice Modell „Teilhabeorientiertes Arbeiten mit ICF". 1. Voraussetzung: Was es zu wissen, verinnerlichen und zu wollen gibt (s. auch vorderer Buchumschlag).

Es geht zudem auch darum, den Prozess der Teilhabebedarfsermittlung nachzuvollziehen und sich den Anforderungen einer interdisziplinären Zusammenarbeit mit allen Beteiligten zu stellen.

Was gibt es bereits? Für das eigene Justieren einer passenden Haltung können die 6 „F-Words", bildlich von CanChild für Kinder mit Cerebralparese dargestellt (Abbildung 3-2), hilfreich sein. Die 6 „F-Words" drücken für Kinder mit chronischen Erkrankungen aus, was für sie im Alltagsleben zählt.

Wenn Sie diese ersten drei Schritte (1. Teilhabeorientierung/Rollen- und Perspektivwechsel nachvollziehen, 2. Teilhabebedarfsermittlung verstehen, 3. Interdisziplinarität gestalten) sich als passend nachvollziehen können, dann wird Ihnen deutlich, dass die ICF-Klassifikation im Praxisalltag ein sehr nützliches Mittel ist, um die teilhabeorientierte Versorgung für sich und alle Beteiligten strukturiert und damit übersichtlich zu ordnen. Möglicherweise ist es Ihnen dann die Anstrengung wert, das ICF-Konzept und die ICF-Klassifikation in einem vierten Schritt zu durchdringen und zu erlernen (Kap. 3.4).

Worum geht's?

Um Ordnung in der teilhabeorientierten Versorgung durch die Anwendung der ICF-Klassifikation zu schaffen, geht es im Praxisalltag – anders als bisher angenommen – zunächst nicht um die Vergabe von Codes.
Es geht in erster Linie darum, in den ICF-Kategorien, also in Körperstrukturen, Körperfunktionen, Aktivitäten, Teilhabe, Umweltfaktoren und personbezogenen Faktoren sowie den 9 Lebensbereichen (Hauptüberschriften der Komponente Teilhabe und Aktivitäten) zu denken und zu sprechen.
Erst in einem weiteren Schritt kann dann die Vergabe von Codes in einem umschriebenen Ausmaß für die Kommunikation und Dokumentation innerhalb der Teilhabebedarfsplanung helfen, auf den Punkt zu kommen.

ZEREBRALPARESE: Meine wichtigsten Worte

1

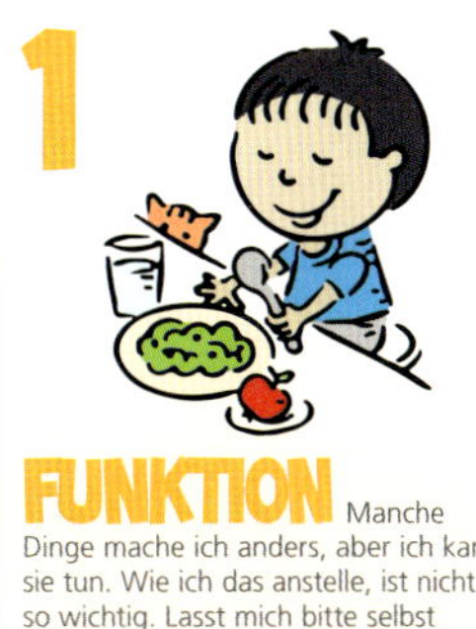

FUNKTION Manche Dinge mache ich anders, aber ich kann sie tun. Wie ich das anstelle, ist nicht so wichtig. Lasst mich bitte selbst ausprobieren.

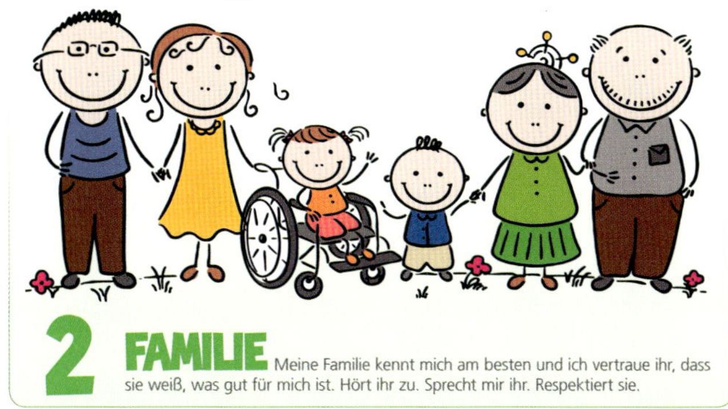

2 **FAMILIE** Meine Familie kennt mich am besten und ich vertraue ihr, dass sie weiß, was gut für mich ist. Hört ihr zu. Sprecht mir ihr. Respektiert sie.

3

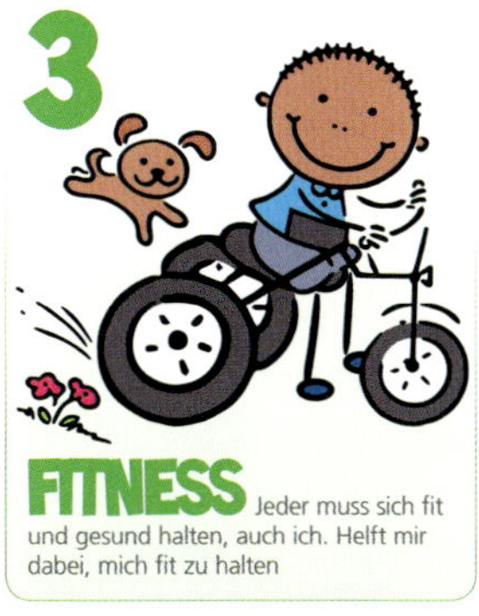

FITNESS Jeder muss sich fit und gesund halten, auch ich. Helft mir dabei, mich fit zu halten

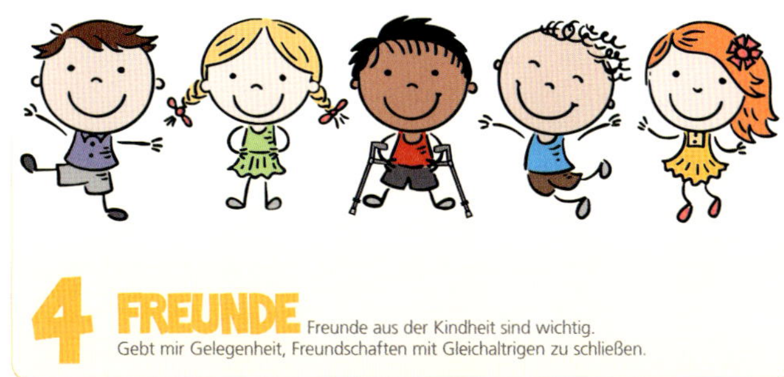

4 **FREUNDE** Freunde aus der Kindheit sind wichtig. Gebt mir Gelegenheit, Freundschaften mit Gleichaltrigen zu schließen.

5

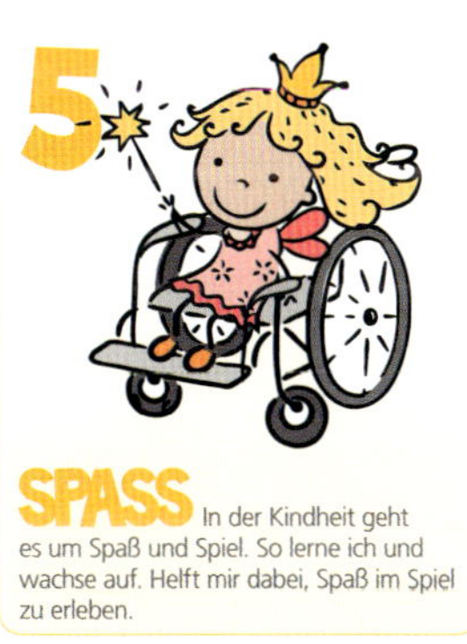

SPASS In der Kindheit geht es um Spaß und Spiel. So lerne ich und wachse auf. Helft mir dabei, Spaß im Spiel zu erleben.

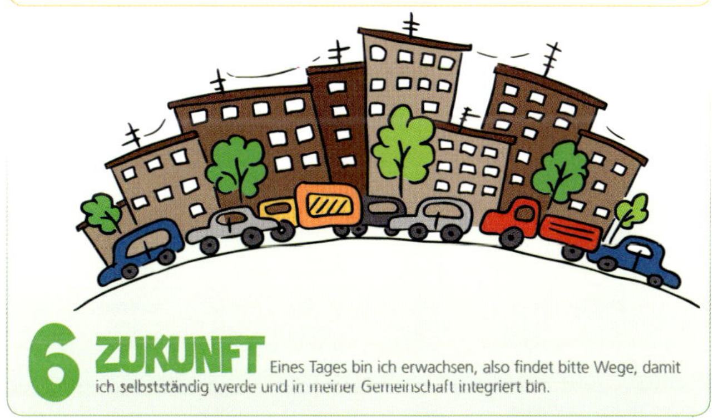

6 **ZUKUNFT** Eines Tages bin ich erwachsen, also findet bitte Wege, damit ich selbstständig werde und in meiner Gemeinschaft integriert bin.

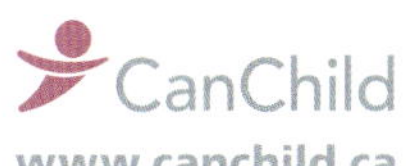

World Cerebral Palsy Day
worldcpday.org

Stolz unterstützt von The Allergan Foundation

Based on Rosenbaum, P. & Gorter, J.W (2012), The 'F-words' in childhood disability: I swear this is how we should think! Child: Care, Health and Development, (38) 4. Visit https://www.canchild.ca/en/research-in-practice/f-words-in-childhood-disability for more resources.

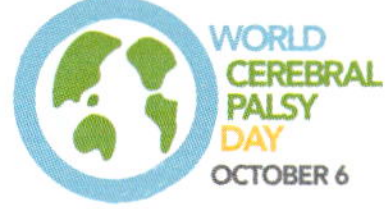

Abbildung 3-2: Die 6 F-Words, die für chronisch kranke Kinder wichtig sind, in Englisch aus dem CanChild-Projekt dargestellt. In der deutschen Version beginnen leider die Wörter nicht alle mit F, was dadurch aus unserer Sicht weniger instruktiv ist, Zukunft anstatt Future und Spass anstatt Fun.

1

3.1 Erste Voraussetzung (1 im BP) Schritt 1

Teilhabeverstehen, Rollen- und Perspektivwechsel nachvollziehen

3.1.1 Dimensionen von Teilhabe

Worum geht's?

Teilhabe bedeutet, Dabei-Sein und Einbezogen-Sein in Alltagsgeschehnisse – also Teilnahme und Beteiligung.

Teilhabe ist ein Grundbedürfnis von allen Kindern und Voraussetzung für die Entfaltung ihrer Entwicklungspotenziale. Teilhabe gelingt oft ganz selbstverständlich und unbemerkt während des Alltags. Manchmal allerdings stellt es Kinder und deren Eltern vor eine große Herausforderung. In bestimmten Lebenssituationen gelingt das Dabei-Sein nicht, weil sich im Alltag eine Barriere auftut, wie z. B. „Ich kann zu Lucy und Max nicht zum Spielen kommen, weil ich zu weit weg wohne und der Bus heute nicht fährt" oder „Ich bin auf der Geburtstagsparty von Lennart nicht eingeladen, meine besten Freunde aber wohl". Auch das Einbezogen-Sein gelingt keinesfalls immer und ist während der gesamten Kindheit ein zu bewältigendes Thema. Zu bestimmten Zeiten haben Kinder das Gefühl, nicht einbezogen zu sein und müssen sich mit dieser Sorge auseinandersetzen. Für das Beispiel mit der Geburtstagsparty könnte die Teilhabe auch dann nicht gelingen, wenn das Kind zwar eingeladen ist aber an den Spielen nicht gleichwertig beteiligt wird, weil es nicht so coole Klamotten trägt wie andere Kinder.

Stolperstein

Die bloße Teilnahme, das Dabei-Sein, ist zwar eine notwendige Voraussetzung, aber kein hinreichendes Kriterium für eine gelingende Teilhabe. Es braucht zudem die Beteiligung, das Einbezogen-Sein.

Für den Fall, dass ein Kind keine Empfehlung für die gymnasiale Beschulung nach der Grundschule bekommt, obwohl sich Eltern und Kinder das wünschen, könnten beide Kriterien, das Dabei-Sein und das Einbezogen-Sein nicht erfüllt sein. Selbst wenn es den Eltern gelingen sollte, den Gymnasiumbesuch durchzusetzen, könnte sich das Kind ausgeschlossen fühlen, wenn seine Kompetenzen doch nicht reichen, um im Unterricht gut mitzukommen.

Worum geht's?

Eltern gesunder Kinder müssen für die gelingende Teilhabe ihrer Kinder oft (bildlich gesprochen) „kiloschwere Pakete" schultern. Für Kinder mit chronischen Erkrankungen sind dafür oft „tonnenschwere Pakete" von Eltern und Kindern zu tragen.

Für Kinder mit chronischen Erkrankungen sieht die Welt um ein Vielfaches herausfordernder aus.

Kinder mit einer chronischen Erkrankung sehen sich in ihrem Alltag vor anderen und sehr viel höheren Hürden im Vergleich zu gesunden Kindern, bevor sie an Spielen, Angeboten und Aufgaben teilnehmen können und beteiligt werden. Zu den üblichen Herausforderungen kommen erschwerend krankheitsbedingte Funktionseinschränkungen, körperliche Belastungen oder eine Andersartigkeit im Aussehen und/oder Handeln hinzu.

Bezogen auf die oben genannten Beispiele von Alltagssituationen gesunder Kinder gilt es zu berücksichtigen, dass ein Kind im Rollstuhl, aufgrund einer angeborenen Lähmung, gar nicht so ohne Weiteres allein Busfahren kann und ein Kind mit Diabetes mellitus nicht so ohne Weiteres zu einer Geburtstagsparty gehen kann, wo es unzählige Süßigkeiten gibt und die Eltern des Geburtstagskinds Sorge vor der Verantwortung haben, mit einer Über- oder Unterzuckerung umgehen zu müssen.

Für das Beispielkind mit eingeschränkten geistigen Fähigkeiten bleibt eine Empfehlung zum Besuch einer Regelschule oft Utopie.

Worum geht's?

Verstehen, wie Teilhabe Kinder aktiviert und wie Kinder Teilhabe erleben und gestalten.

Das gelingt recht gut anhand von folgendem Schaubild, das einer aktuellen Publikation zu dem derzeit weltweit gültigen Konzept von Teilhabe entstammt (Abbildung 3-3) [18, 19].

Wir beginnen mit dem Lesen der Grafik rechts oben im Kasten der Teilhabe. In den beiden Kreisen sind die beiden Kernkomponenten von Teilhabe, Teilnahme (1) und Beteiligung (2), dargestellt. Schauen wir nun auf den Kreis links vor der Teilnahme mit der Bezeichnung Präferenzen (3). Bevor Teilhabe stattfinden kann, müssen Eltern und Kinder ihre Wünsche und damit ihre Präferenzen erkennen und schildern. Nach gelungener Teilhabe erlebt das Kind, wozu es fähig sein kann, also seine Aktivitätskompetenz, siehe Kreis „Befähigung" (4), englisch „activity competence". Dies wiederum führt im nächsten Schritt (5) zur Wahrnehmung des eigenen Wirkens und dem Empfinden dessen, was daran befriedigend und schön ist (Konzept der Selbstwirksamkeit).

Gelungene Teilhabe führt aber nur zu diesem anregenden und befriedigenden Erlebnis, wenn die gewählten Aktivitäten im Alltag so gestaltet werden, dass sie den Fähigkeiten und Aktivitätskompetenzen des Kindes entsprechen. Durch dieses positive Erlebnis werden die Wünsche und Präferenzen des Kindes erneut angeregt, sich an der Gestaltung der Teilhabe

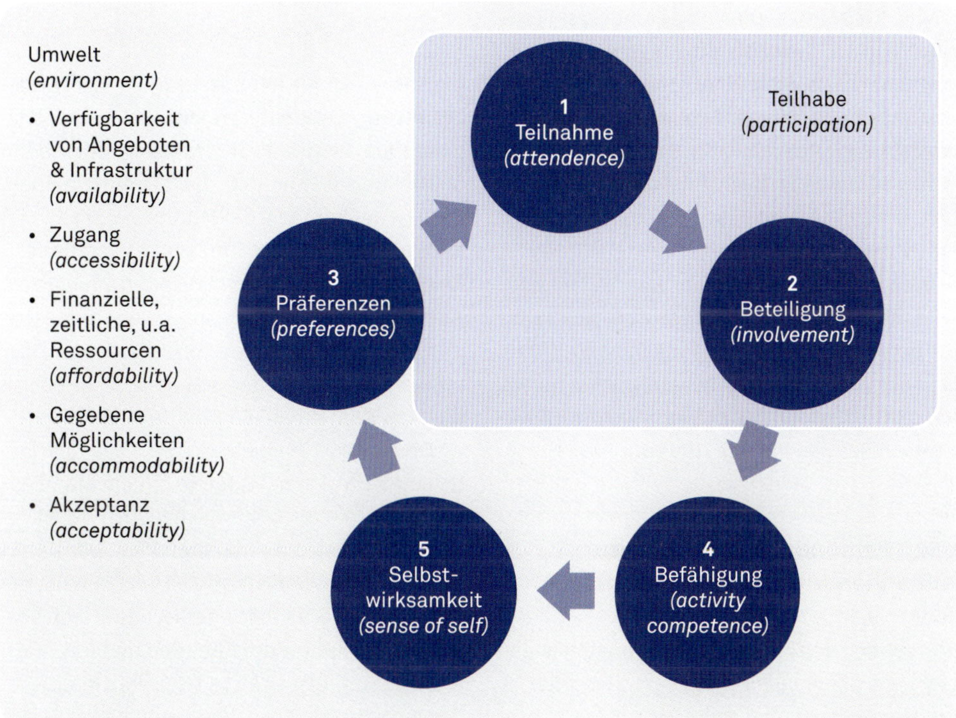

Abbildung 3-3: Konzept der Teilhabe, das mindestens die Dimensionen der Teilhabe und der Beteiligung einschließt. Weitere wesentliche Dimensionen sind Befähigung, Selbstwirksamkeit und Präferenzen. Diese Dimensionen sind in soziale Kontextfaktoren eingebettet und werden von diesen modifiziert (nach [18, 19]).

1

Tabelle 3-1: Praktisches Beispiel zur „5A"-Checkliste: Ein Rollstuhl fahrender Schuljunge Beno mit einer teilweisen Lähmung seiner Beine (Diagnose: Cerebralparese) möchte an der Theater-AG am Nachmittag teilnehmen.

„5A"		Im Beispiel von Beno	
1. Verfügbarkeit des Angebots	Availability	✓	Theater-AG wird an der Schule angeboten
2. Zugang	Accessability	✓	Beno ist im geeigneten Alter
3. Finanzielle, zeitliche Ressourcen	Affordability	×	Bisher keine Abholmöglichkeit durch Eltern
4. Gegebene Möglichkeiten	Accommodability	×	Beno kommt nicht auf die Bühne, weil die Rollstuhl-Hebevorrichtung kaputt ist
5. Akzeptanz	Acceptability	×	Beno schämt sich, vom Lehrer und den anderen Schülern auf die Bühne gehoben zu werden

zu beteiligen, nach dem Motto: „Wenn ich das kann, dann kann ich vielleicht auch das". So wagt sich das Kind im Verlauf an Aufgaben mit immer höherer Herausforderung heran.

Eine weitere Dimension gelingender Teilhabe sind die Umweltbedingungen, oder umgangssprachlich auch Handlungsbedingungen genannt, die in diesem Schema mit 5 Unterpunkten dargestellt sind. Sie beginnen im Englischen alle mit dem Buchstaben A: **A**vailability, **A**ccessability, **A**ffordability, **A**ccommodability und **A**cceptability.

Indem Sie diese Checkliste der **„5A"** für jede Teilhabesituation des Kindes prüfen, stellen Sie den notwendigen Rahmen für gelingende Teilhabe her (Kap. 4.5). Zum besseren Verständnis der „5A"-Checkliste" schildern wir in Tabelle 3-1 ein Beispiel aus der" Praxis.

3.1.2 Persönliche Verortung zur teilhabeorientierten Versorgung

Worum geht's?

Wer ist für eine gelingende Teilhabe chronisch kranker Kinder zuständig?

Es stellt sich nun die Frage, wer von den nachfolgend genannten Personen verantwortlich ist und wer aktiv werden sollte, damit die krankheitspezifischen Teilhabebarrieren chronisch kranker Kinder abgebaut werden: Die Kinder selbst, die Eltern, die Großeltern, die Nachbar:innen, die Kinderärzt:innen, die Erzieher:innen, die Lehrer:innen, die Sozialpädagog:innen in der Frühförderung oder beim Sozial- und Jugendamt, die Therapeut:innen, die Psycholog:innen, die Mitarbeiter:innen und Verantwortlichen der Krankenkassen, Rehabilitationsträger, Krankenhäuser, Ambulanzen, Ämtern, Behörden und Aus-/Weiter-/Fortbildungseinrichtungen, die Politiker:innen oder schlichtweg jeder, der mit einem chronisch kranken Kind direkt oder indirekt zu tun hat?

Die Antwort auf diese rhetorische Frage lautet natürlich „jeder". Aber, so einleuchtend das auf den ersten Blick ist, so schwierig ist die Umsetzung. Die vielen genannten Personen unterscheiden sich nämlich deutlich voneinander bezüglich ihrer jeweiligen Rolle, ihrer Aufgabe, ihrem Verständnis der Situation und ihrer Professionalität. Bisher ist es eher üblich, dass jeder aus dem eigenen Verständnis heraus mit dem Kind und den Eltern Verabredungen trifft ohne die Beteiligten im sozialen Netzwerk um das Kind herum mitzudenken und zu beteiligen. Eine arbeitsteilige Zusammenarbeit mit dem Ziel der Teilhabegestaltung chronisch kranker Kinder innerhalb eines Netzwerkes steckt aktuell also noch in den Kinderschuhen. Die Notwendigkeit eines gemeinsamen Verständnisses und Vorgehens zur Erreichung und Sicherung der Teilhabe chronisch kranker Kinder ist klar ersichtlich und sollte deshalb als Triebfeder für die interdisziplinäre Zusammenarbeit begriffen und wirksam werden.

Nach unserer Erfahrung haben sich die beteiligten Personen bisher unterschiedlich stark mit dem Thema Teilhabe, und was dazu ihre Aufgabe ist, auseinandergesetzt. Insofern gibt es aktuell kein gemeinsames Verständnis davon. Auch innerhalb einzelner Berufsgruppen gibt es bisher keinen gemeinsamen Standard im Vorgehen.

Einigkeit besteht darüber, dass bei einer teilhabeorientierten Versorgung, Kinder und Eltern mehr und anders als bisher zu Wort kommen und dass die Fachpersonen besser verstehen, was das Kind im Alltag macht, wie es teilnehmen möchte und welche Barrieren zu beseitigen sind. Das gilt insbesondere für die soziale Teilhabe, also für die Alltagsaktivitäten mit anderen zusammen. Teilhabe als Oberbegriff umfasst per Definition auch Alltagsaktivitäten, die Kinder für sich allein machen. Das spielt bei der Versorgung eine untergeordnete Rolle, weil Kinder diesbezüglich meist ohne weiteres Zutun von außen ihre eigenen Lösungen finden.

Es ist nach der Lektüre dieses Kapitels an Ihnen zu prüfen, ob Sie so arbeiten wollen und können. Das hängt mit vielen Faktoren zusammen, wie zum Beispiel Ihrer konkreten Arbeitssituation und Aufgabe. Es bedarf also Ihrer persönlichen Klärung, in welcher Weise und in welchem Umfang Sie teilhabeorientiert mit ICF arbeiten. Denkbar wäre, dass Sie sich zunächst auf das Verständnis der teilhabeorientierten Versorgung konzentrieren und mit der konkreten Anwendung erst nach Absprache innerhalb Ihres Teams und der Leitung beginnen. Denkbar wäre auch, dass Sie bereits jetzt mit ersten Schritten der Umsetzung beginnen, um erste Erfahrungen für sich zu sammeln. Das kann hilfreich sein, das Gefühl des großen, nicht zu bewältigenden Berges abzubauen. Wie eingangs im Kapitel Berufsethik (Kap. 2.3) erläutert, kommen wir alle nicht mehr umhin dem Prinzip der Teilhabeorientierung bei der Versorgung chronisch kranker Kinder zu folgen. Das kann und muss arbeitsteilig geschehen und insofern kommen in der Umsetzung unterschiedliche Anforderungen für jeden Einzelnen zum Tragen (s. Buchteil IV: Lernen & Implementieren). Je nachdem, wie Sie Teilhabeorientierung bereits in Ihrem Berufsalltag gestalten, liegt ein kürzerer oder längerer Weg der Anpassung und Entwicklung vor Ihnen. Für diesen Prozess werden Sie sich etwas Extrazeit, Geduld und eine Portion Energie einräumen müssen, wie es bei Veränderungsprozessen grundsätzlich erforderlich ist. Am Ende des Entwicklungsprozesses werden Sie dann erkennen, dass Ihnen die Arbeit sogar leichter und freudvoller von der Hand gehen wird. Das waren zumindest die einhelligen Rückmeldungen der SPZ-Leiter:innen innerhalb der PARTCHILD-Studie.

Teilhabeorientierte Versorgung

- Kinder kommen mehr zu Wort.
- Eltern kommen mehr zu Wort.
- Wir verstehen besser
  - was das Kind im Alltag macht,
  - wie es teilnehmen möchte,
  - und welche Barrieren zu beseitigen sind.

Worum geht's?

Im Folgenden stellen wir für Sie zusammen, was genau es bezüglich Ihres Rollenverständnisses, Ihrer Haltung und Ihrer Perspektive auf das chronisch kranke Kind bedeuten würde, eine teilhabeorientierte Versorgung durchzuführen.

1

Stolperstein

Vielleicht haben Sie jetzt den Eindruck, dass Ihr Berufsalltag bereits vollständig mit den bisherigen Aufgaben ausgefüllt ist und dass eine Hinzunahme einer weiteren Funktion, wie die Mitberücksichtigung der Teilhabe des Kindes, gar nicht mehr unterzubringen ist. Hier könnte es hilfreich sein, folgende Punkte in Ihre Betrachtung miteinzubeziehen:
Für diesen ersten Schritt geht es explizit nur darum das Konzept der Teilhabeorientierung als Qualitätsmerkmal der Versorgung chronisch kranker Kinder nachzuvollziehen. Ein sehr viel späterer und vom ersten Schritt zu trennenden Punkt ist die Klärung der Umsetzung im Alltag (Kap. 4), also die Festlegung, wer was genau macht. Wenn bis dahin alle Beteiligten das Konzept der teilhabeorientierten Versorgung verinnerlicht, angenommen und die dafür notwendigen Kompetenzen erworben haben, ist ein arbeitsteiliges und damit ein für die jeweils Mitwirkenden entlastendes Vorgehen möglich.

Umbau anstatt Anbau: Mit der Zeit findet somit nicht ein Anbau an die bestehende Versorgung und Ihr bestehendes Arbeitspensum, sondern ein Umbau Ihrer Arbeit mit besserer Qualität statt (Kap. 4.2.6, Kap. 1.1.1).

3.1.3 Persönliche Verortung zum Rollenverständnis

Kinder und Eltern

Für Kind und Eltern als Betroffene geht es darum, inwieweit sie sich in der Rolle der Experten und Verantwortlichen für den Alltag und die Teilhabe des Kindes sehen. Damit einher geht die Frage, inwieweit sie eine aktive, selbstbestimmte und verantwortliche Rolle einnehmen. Das mag eine selbstverständliche und wohl vertraute Rolle für die einen Eltern und Kinder und eine eher ungewohnte und befremdliche Rolle für andere sein. Wie in Kap. 3.2 beschrieben, ist die aktive Rolle der Betroffenen Dreh- und Angelpunkt für eine gelingende Teilhabe des Kindes. Denn nur Kinder und Eltern selbst kennen den Lebensalltag und können ermessen, inwieweit die Erkrankung des Kindes zu Alltagseinschränkungen führt und wie eine gelingende Teilhabe aussehen sollte.

Worum geht's?

Bei einer teilhabeorientierten Versorgung werden Kinder und Eltern aktiv, übernehmen Verantwortung und wachsen in die Selbstbestimmung. Kinder bedürfen dazu je nach Entwicklungsstand der Anleitung und Unterstützung durch die Eltern und Fachpersonen.

Eltern und Kinder, die mit dieser aktiven Rolle noch ungeübt sind, müssen von den Fachpersonen darin wohlwollend angeleitet und begleitet werden.

Stolperstein

Dass es immer wieder Situationen und Phasen gibt, in denen Betroffenen gestützt und unterstützt werden wollen und müssen, also sie sich fallenlassen können und damit die passive Rolle einnehmen, spricht nicht gegen das Prinzip der aktiven Rolle im gesamten Entscheidungs- und Gestaltungsprozess.

Was kann getan werden, wenn Eltern und Kinder für die aktive Rolle nicht gewonnen werden können?

In diesem Fall sollte vor allem mit Geduld und Respekt vor der Situation der Betroffenen reagiert werden. Nach unserer langjährigen Erfahrung lohnt es sich, mit den Betroffenen in einer ihre Situation würdigenden Haltung in Kontakt zu bleiben und das eigene Angebot aufrecht zu erhalten. Dazu geeignete Methoden der Gesprächsführung, die auf eine skeptische Haltung zugeschnitten sind, werden z.B. unter „Geschmeidiger Umgang mit Widerstand" in Kap. 4.4.5 näher beschrieben. Insgesamt lohnt sich der Versuch, Diskrepanzen zu entwickeln zwischen dem jetzigen

Status des Kindes (inklusive einer möglichen Verschlechterung) und den Werten der Eltern in Bezug auf ihre Unterstützung. Sollten wir zu der Einschätzung kommen, dass eine mögliche Chance für Unterstützung verpasst wird, könnte sich eine sog. „Kurzintervention" lohnen (vgl. Kap. 6.2.9).
Sobald die Betroffenen einen Nutzen Ihres Angebots für sich erkennen können, werden sie aktiv werden. Ein kleiner Teil der Betroffenen wird auch so nicht zu gewinnen sein, das liegt in der Natur des Menschseins begründet. Das gilt es dann zu akzeptieren (s. auch Kap. 4.3.3). Eine Ausnahme von diesem geduldig zuwartenden Vorgehen wäre eine das Kind nachweislich gefährdende Situation. Das kann in der Kita oder Schule ein eigen- oder fremdverletzendes Verhalten, eine Kindeswohlgefährdung oder der medizinische Notfall sein. In den allermeisten Situationen ist das erfreulicherweise nicht der Fall.

Rolle der Fachpersonen

Worum geht's?

Für eine teilhabeorientierte Versorgung teilen Fachpersonen die Verantwortung mit Kindern und Eltern sowie mit weiteren Fachpersonen.

Die professionell Beteiligten übernehmen in den allermeisten Fällen aufgrund ihrer fachlichen Kompetenz die aktive und bestimmende Rolle im Umgang mit chronisch kranken Kindern und deren Familie. Das ist zunächst auch genau das, warum Betroffene kommen und wovon sie profitieren möchten. Sobald es dann allerdings darum geht, Entscheidungen zu treffen, sind Kind und Eltern zu beteiligen. Das gilt grundsätzlich im Patientenumgang und in besonderer Weise für die teilhabeorientierte Versorgung chronisch kranker Kinder. Denn nur Betroffene können prüfen und einschätzen, welche der fachlichen Vorschläge und Empfehlungen zu ihrer Alltagssituation passen und womit sie leben möchten. Nur die Betroffenen selbst können ermessen, wie sie bei dauerhaften, funktionellen (z.B. Blindheit, Diabetes mellitus) und strukturellen Einschränkungen (z.B. Radiusaplasie, dialysepflichtige Niereninsuffizienz) ihre Teilhabe gestalten wollen.

Medizinische Fachpersonen haben einen langen Ausbildungsweg auf sich genommen, um Krankheiten erkennen und behandeln zu können. Das ist ihre Kernkompetenz. Diese kommt im besonderen Maße bei der Behandlung von *akuten Erkrankungen,* von denen Kinder durch die Behandlung absehbar gesunden, zur Geltung. In diesen Situationen müssen sich Kinder und Eltern bezüglich des Einflusses der Erkrankung auf ihren weiteren Lebensalltag nicht befassen und sind dankbar, wenn die Fachpersonen gut aufklären und behandeln, also bestimmen und die Verantwortung übernehmen. Kinder und Eltern fügen sich eher in die passive Rolle und folgen den Empfehlungen. Sie erdulden für den Heilungserfolg auch manche Nebenwirkungen und Einschränkungen. Dieses Vorgehen ist richtigerweise mit kurativer **Behandlung** einer ICD-Diagnose beschrieben (Abbildung 3-4 linke Kolumne).

Für die Versorgung von Kindern mit einer bleibenden funktionellen und strukturellen Einschränkung durch eine *chronische Erkrankung* benötigen die Betroffenen von den Fachpersonen weniger die Einnahme der direktiven als vielmehr die der begleitenden, beratenden und teamorientierten Rolle. Für Kinder und Eltern ergibt sich dadurch Raum, aktiv zu werden und Verantwortung zu übernehmen. Dieses Vorgehen ist richtigerweise nicht mehr mit **Behandlung** einer Diagnose, sondern mit Handeln unter Berücksichtigung biologisch-medizinischer, psychologischer und sozialer Aspekte zu bezeichnen (Abbildung 3-4 rechte Kolumne).

Stolperstein

Benötigen Kinder mit einer chronischen Erkrankung nun keine von der Fachperson festgelegte Behandlung mehr? Es gibt Situatio-

1

nen, in denen insbesondere Ärzt:innen direktiv handeln müssen (siehe kleineren Pfeil „zurück“ in Abbildung 3-4); dies gilt insbesondere: 1. im medizinischen Notfall und 2. bei einer Kindeswohlgefährdung.
Bezüglich der Behandlung gut beeinflussbarer Krankheitsaspekte bei chronisch kranken Kindern, z.B. bei epileptischen Anfällen, spastischer Tonuserhöhung, obstruktiven Atembeschwerden, Blutzuckererhöhungen bei Diabetes mellitus, ist insbesondere die fachliche Expertise von Ärzt:innen gefragt. Diese gilt es jedoch informierend zur Verfügung zu stellen und nicht direktiv anzuordnen, zumal es bezüglich Dosis, Frequenz und Präparat in den allermeisten Fällen Handlungsspielräume gibt (s. auch Kap. 4.5).
Wichtig für Fachpersonen ist das Wissen um die Zusammenhänge von Motivation, Ambivalenz und Widerstand: Das bedeutet, dass gerade eine direktive Haltung durch die gefühlte Bedrohung der Autonomie bei manchen Menschen das Gegenteil der Intention bewirkt. Daher werden im Buch mehrere Methoden an die Hand gegeben, mit einem zunächst aufkommenden Widerstand geschmeidig umzugehen (Kap. 4.4.5).

Die Befassung mit der Rollenklärung gilt auch für nicht medizinische Fachpersonen aus anderen Berufsfeldern, wie z.B. der Kita, der Schule oder der Frühförderstelle, die es durchaus auch gewohnt sind, entlang ihrer eigenen Professionalität die Dinge für Kinder und Eltern vorzugeben, die Verantwortung zu übernehmen und Entscheidungen zu treffen, also direktiv vorzugehen. Das direktive Vorgehen sollte auf Situationen begrenzt bleiben, in denen das Kind oder andere Menschen akut gefährdet sind, also ein Kind sich oder andere beispielsweise verletzen möchte bzw. auf die umgehende Durchsetzung der Einhaltung von bekannten Regeln, wie den Pausenhof nicht zu verlassen.

In gleicher Weise gilt es für Mitarbeitende von Behörden und Ämtern, ihr Rollenverständnis in Richtung dialogisch informierend und gemeinsam entscheidend auszurichten und das Mittel der behördlichen oder amtlichen Anordnung auf begründete Ausnahmesituationen zu begrenzen.

In Situationen, in denen Kinder aktiviert und in die Mitverantwortung genommen werden sollen und müssen, ergibt sich noch ein weiteres Themenfeld: Was kann und soll hier Kindern entsprechend ihres Entwicklungsalters

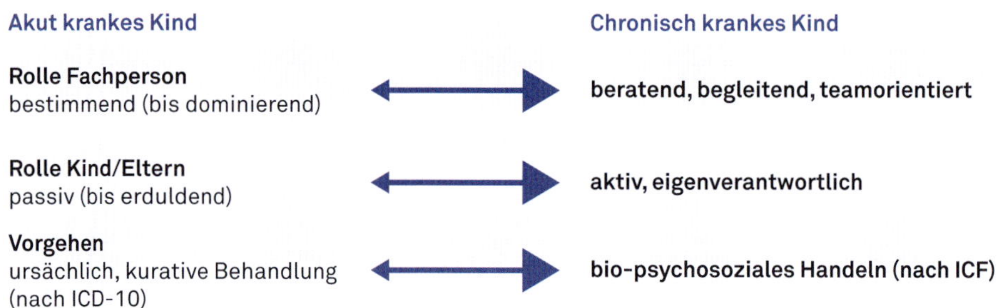

Abbildung 3-4: Mögliche Erweiterung Ihrer Rolle und Ihres Vorgehens, wenn Sie teilhabeorientiert arbeiten wollen (nach [20]). Der kleinere Pfeil zurück zeigt an, dass es Situationen gibt, in denen insbesondere Ärzt:innen direktiv handeln müssen. *Der Begriff „chronisch krankes Kind“ könnte auch mit „behindertes Kind“ übersetzt werden, was den Fachpersonen aus dem Bereich Pädagogik (inklusive Sozial-, Sonder- und Heilpädagogik) vermutlich geläufiger ist. Weil behindert sein nicht mehr länger als persönliches Attribut verstanden werden soll und einer Behinderung per Gesetz immer auch eine Diagnose zugrunde liegt, haben wir uns für ersteren entschieden.

und Könnens zugemutet werden und wie ist das am besten zu vermitteln? Wir geben dazu in den jeweiligen Kapiteln unsere Anregungen, wie Kinder je nach Entwicklungsalter und Ausprägung ihrer Beeinträchtigungen und Aktivitätskompetenzen bei den Entscheidungen beteiligt werden können.

Stolperstein

Neben der bidirektionalen Rolle zwischen Fachperson und Betroffenen gilt es zudem, die sich im gemeinsamen interdisziplinären Prozess dynamisch ändernden Rollen aller Mitwirkenden und Beteiligter in den Blick zu nehmen und diese stetig zu klären, damit keine Verwirrung aufkommt, keine Lücken oder unnötige Doppelungen entstehen (s. auch Kap. 3.3). Als Beispiel sei die Erweiterung der therapeutisch-beratenden Rolle einer Therapeut:in gegenüber Eltern und Kind um die kollegiale Rolle anderer Fachpersonen oder die weisungsgebundene Rolle gegenüber ihrer Leitung und der zuweisenden Ärzt:in genannt. Je nachdem, ob die verschiedenen Rollen bezogen auf ein Thema gut oder schlecht in Einklang zu bringen sind, bedarf es der Verortung und Klärung.

Worum geht's?

Teilhabeorientierte Versorgung von chronisch kranken Kindern gelingt dann am besten, wenn das Rollenverständnis und die Vorgehensweise sowohl Elemente aus der klassischen medizinischen Versorgung entlang der ICD-Diagnose und dem bio-psycho-sozialen Handeln entlang dem ICF-Konzept enthält (s. auch Kap. 3.3 und Kap. 3.4).
Bildlich gesprochen geht damit das **ICD-Konzept mit dem ICF-Konzept** eine **Arbeitsehe** ein. Was dies im Detail bedeutet, zeigt Abbildung 3-5.

Beim **Vorgehen nach ICD** wird versucht, die Ursache (Ätiologie) der Erkrankung zu klären und festgestellt, was fehlt oder nicht funktioniert (Abbildung 3-5). Hierzu werden neben der Erfragung der Vorgeschichte (Anamnese) und der Untersuchung des Kindes diagnostische Verfahren und Tests durchgeführt. Die Therapie zielt dann auf die Verbesserung der Funktionen (z. B. das Kind spricht die Wörter verständlich aus) und wenn möglich auch der Körperstrukturen (z. B. Hüft-OP bei einem Kind mit Hüftluxation im Rahmen seiner Nerven- und Muskelerkrankung) ab.

„Arbeitsehe“ ICD ICF
ICD
Funktionsdefizite des Kindes und Ätiologie
Verbesserung in Richtung Normwert
Behandlungsplan von der Expertin
=
Funktions-verbesserung
Expertin gibt Fachinfo und ist aktiv, verantwortlich und entscheidet.
Kind mit Gesund-heitsproblem
?
ICF
Gesamtprofil des Kindes nach ICF-Komponenten
Ziele von Kind und Eltern formuliert
Handlungsplan
=
Teilhabe im Alltag
Expertin führt Gespräch und Kind/Eltern sind aktiv und verantwortlich & entscheiden gemeinsam.

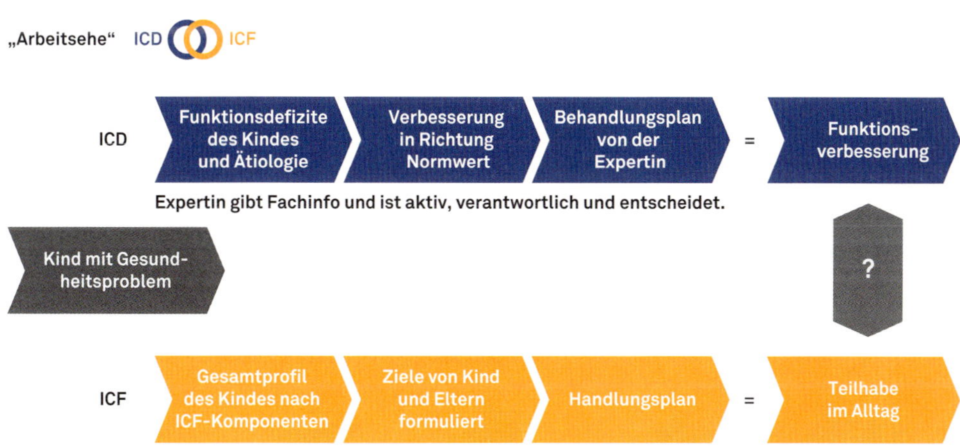

Abbildung 3-5: Merkmale des Vorgehens nach dem ICD-Konzept und dem ICF-Konzept im Vergleich und in Ergänzung.

1

Beim **Vorgehen nach ICF** werden alle Aspekte gesammelt, die für das chronisch kranke Kind im Alltag eine Rolle spielen und nach dem ICF-Komponentenschema (s. auch Kap. 3.4 und Kap. 4.3) sortiert. Die ICF-Komponenten sind „Sammeltöpfe“ für folgende Rubriken:

- Körperstrukturen und -funktionen (überlappend mit Vorgehen nach ICD), Aktivitäten (z. B. Kind äußert Mehr-Wort-Sätze),
- Teilhabe (z. B. Kind erzählt einem Freund in Nachbars Garten, was er spielen möchte),
- Umweltfaktoren (z. B. welche Personen wirken wie mit oder welche Dinge braucht es, wie z. B. ein kindgerechtes Geländer an der Treppe, geeignete Spielsachen, Medikamente, Bescheinigungen)
- und die persönlichen Merkmale wie Temperament, Wertevorstellungen, Alter.

Dazu ist es wichtig zu wissen, was im Alltag gut funktioniert (Aktivitätskompetenz) und was nicht funktioniert.

Durch das Gespräch über diese Aspekte entwickeln Kind und Eltern Wünsche und Ziele, die im Alltag besser gelingen sollen. Daran orientiert wird gemeinsam darüber entschieden, welche Maßnahmen helfen könnten und wer der Beteiligten was bis wann machen wird, damit die Teilhabeziele des Kindes erreicht werden können. Es wird gemeinsam ein Handlungsplan erstellt.

Worum geht’s?

Partizipative Entscheidungsfindung

Kinder und Eltern wissen über das, was im Alltag bezogen auf die chronische Erkrankung am wichtigsten ist am besten Bescheid, deshalb setzen sie nur das von den fachlichen Empfehlungen um, was ihren Vorstellungen entspricht. Daraus ergibt sich die Notwendigkeit, Kinder und Eltern am Entscheidungsprozess zu beteiligen.

Die Beteiligung am Entscheidungsprozess fordert von allen Beteiligten eine Auseinandersetzung mit der Tatsache, dass die beteiligten Personen sehr unterschiedliche Sichtweisen auf die Dinge haben und dass sie von unterschiedlichen Erfahrungen, inneren Vorstellungen und Werten geleitet werden. Das macht den Austausch einerseits bunt und bereichernd und andererseits auch anstrengend. Der Lohn für die Anstrengungen ist ein besseres Ergebnis.

3.1.4 Persönliche Verortung zum Thema Perspektivenvielfalt

Während sich die Fachpersonen beim direktiven Vorgehen überwiegend auf die fachlichen Aspekte konzentrieren können, müssen sie sich für die Beteiligung von Kind und Eltern am Entscheidungsprozess in die Lebenswelten und Sichtweisen der Betroffenen hineindenken. Das bedeutet, dass Fachpersonen ihre eigene Perspektive auf die Situation um die Perspektive der Betroffenen ergänzen müssten, bevor sie für sich selbst in den Entscheidungsprozess eintreten dürften.

Es hieße also, sich zu einer Unvoreingenommenheit und neutralen, sammelnden Haltung zu verpflichten, um erstmal ein Bild ohne Wertung von der Situation entstehen zu lassen. Es hieße zudem, geduldig einen gemeinsamen Erkenntnisprozess entstehen zu lassen, indem dann eine gemeinsame, von allen getragene Entscheidung getroffen werden kann. Die eigene Wertung würde dann lediglich dazugegeben und keinesfalls als Maßgabe vorgegeben werden.

Bezogen auf die Rolle der Fachperson würde es bedeuten, dass sie das Gespräch in der genannten Weise führt und leitet aber nicht dominiert. Nach unserer Erfahrung bedarf es dafür des Erwerbs moderativer Gesprächsführungskompetenzen, die meistens nicht ausreichend in den Grundausbildungen erworben werden (s. auch Kap. 2.6 und Kap. 6).

3.2 Zweite Voraussetzung (2 im BPM) Schritt 2

Teilhabebedarfsermittlung verstehen

3.2.1 Wichtige Begriffe

Wenn es um Selbstbestimmung und Teilhabe geht, werden bestimmte Begriffe verwendet. Wir haben die Begriffe für uns im Gebrauch geordnet und stellen Ihnen hier unser Begriffsverständnis vor.

Teilhabebedarf

Merke

Teilhabebedarf entsteht aus einem Mangel an Teilhabe und dem Wunsch des Kindes teilzunehmen und beteiligt zu sein. Wird der Teilhabebedarf gedeckt, kommt es zur Befriedigung des kindlichen Bedürfnisses teilzunehmen und beteiligt zu sein.

Diese Formulierung mag auf den ersten Blick kompliziert klingen und hat doch ihre Berechtigung, wie wir nachstehend beleuchten werden. Einfach gesprochen bedeutet **Teilhabebedarf,** dass ein krankes* Kind im Alltag etwas nicht kann und tut, was ein gesundes* Kind kann und tut (*siehe Exkurs: Begriffe „gesund“ und „krank“).

Exkurs

Begriffe „gesund“ und „krank“

Um Missverständnissen an dieser Stelle vorzubeugen, machen wir an dieser Stelle einen kurzen Ausflug zu den Themen: **gesund** versus **krank** und **funktionsfähig/funktional gesund** versus **beeinträchtigt/behindert**. Detailliert gehen wir darauf im Kap. 3.4.2 (Wann gilt ein Mensch als behindert) und Kap. 3.4.3 (chronisch krank – gefühlt gesund – das Konzept der funktionalen Gesundheit) ein.

Bis heute gibt es zu den Begriffen verschiedene Definitionen, die von aus verschiedenen Perspektiven und von verschiedenen Organen beschrieben werden. Letztlich geht es inzwischen darum, Gesundheit weiter zu fassen als die bloße Abwesenheit einer Krankheit. Und zugleich müssen wir in unserem Buch mit bestimmten Begriffen hantieren, um wichtige Aspekte verständlich für den Praxisgebrauch beschreiben zu können. Wir erläutern deshalb hier kurz, auf was wir uns bei der Benutzung der Begriffe „gesund“ und „krank“ beziehen und was wir damit meinen.

a) gesund versus krank

Wir benutzen „gesund“ streng im medizinischen Sinne der ICD wie es im Oxford Dictionary beschrieben ist als „keine Störung im körperlichen, psychischen und geistigen Wohlbefinden aufweisend; durch Krankheit nicht beeinträchtigt, keine Schäden durch Krankheit aufweisend“ und „krank“ als das Gegenteil davon.

b) funktionsfähig/funktional gesund versus beeinträchtigt/behindert

Von Behinderung sprechen wir im Sinne der Definition im SGB IX von 2018: „Menschen mit Behinderungen sind Menschen, die körperliche, seelische, geistige oder Sinnesbeeinträchtigungen haben, die sie in Wechselwirkung mit einstellungs- und umweltbedingten Barrieren an der gleichberechtigten Teilhabe an der Gesellschaft mit hoher Wahrscheinlichkeit länger als sechs Monate hindern können“.

Von beeinträchtigt sprechen wir, wenn es aufgrund einer Krankheit nach ICD im Bereich der Körperstrukturen eine Schädigung und im Bereich von Körperfunktionen & Aktivitäten eine Beeinträchtigung gibt, die durch Wechselwirkungen untereinander und letztlich mit den Umweltfaktoren zur Teilhabeeinschränkung, also einer Behinderung im Sinne des SGB IX führen.

Von funktionsfähig bzw. funktional gesund sprechen wir, wenn ein Kind trotz dieser Beeinträchtigungen und trotz seiner Erkrankung im Alltag so teilnehmen kann wie ein gesundes und nicht beeinträchtigtes Kind (Kap. 3.4.3).

Vor Einführung der Teilhabeorientierung nach ICF als Qualitätsmerkmal der Versorgung chronisch kranker Kinder, war es üblich, den Teilhabebedarf direkt aus der Diagnose abzuleiten. Ein Kind mit Intelligenzminderung bedarf einer sonderpädagogischen Beschulung, ein Kind mit Blindheit bedarf eines Langstocks, ein Kind mit Cerebralparese eines Rollstuhls etc.

Dass das zu kurz greift, war der WHO bereits hinlänglich bekannt, sodass die WHO bereits vor 20 Jahren begann, in Ergänzung zur ICD-Klassifikation die ICF-Klassifikation zu entwickeln. Hierdurch wird eine Differenzierung möglich, die durch die Unterscheidung des Maßes von funktionellen und strukturellen Beeinträchtigungen durch eine Erkrankung sowie durch die Berücksichtigung von individuell verschiedenen Kontextfaktoren den tatsächlichen Teilhabebedarf sichtbar macht.

Teilhabeeinschränkung und Teilhabestatus

Die Erkenntnis, dass ein krankes Kind im Alltag etwas nicht kann und nicht macht im Vergleich zu einem gesunden Kind, beschreibt zunächst mal nur eine **Teilhabeeinschränkung**. Die Teilhabeeinschränkung entspricht noch nicht dem Teilhabebedarf, sondern ist die Voraussetzung dafür, dass ein Bedarf vorliegen könnte, den es zu prüfen gilt. Die Teilhabeeinschränkung wird am besten über zwei Schritte erfasst:

1. Was macht das Kind im Alltag
2. Wo gibt es Einschränkungen?

Wir nennen das **„den Teilhabestatus erheben“** (s. auch Kap. 3.2.3).

> **Merke**
>
> Eine Teilhabeeinschränkung ist zwar die Voraussetzung für einen Teilhabebedarf, löst aber nicht zwangsläufig einen Teilhabebedarf aus.

Jeder von uns hat Teilhabeeinschränkungen, ohne einen Teilhabebedarf zu haben. Der eine von uns ist redegewandt aber feinmotorisch ungeschickt und arbeitet deshalb erfolgreich im Verkaufswesen und nicht als Zahnarzt; der andere ist mathematisch begabt und froh beruflich keine längeren Texte als Journalist verfassen zu müssen und sondern erfolgreich in der IT-Branche arbeiten zu können. Objektiv gesehen hätte die Verkäufer:in aufgrund ihrer Defizite in der Feinmotorik eine Teilhabeeinschränkung, wenn sie als Zahnärzt:in arbeiten sollte und das Gleiche würde für die IT-Expert:in zutreffen, müsste sie als Journalist:in arbeiten. Wir gehen also mit unseren umschriebenen Teilhabeeinschränkungen so um, dass wir unser privates und berufliches Handeln an den Aktivitäten orientieren, die wir gut können und gerne machen. Das ist prinzipiell für Kinder nicht anders. Es wird zudem deutlich, dass eine Teilhabeeinschränkung in der Wechselwirkung unseres Aktivitätsprofils mit den Umweltbedingungen entsteht. Sie ist folglich in zweierlei Weise zu beeinflussen: einmal über die Verbesserung der Aktivitätskompetenz und einmal über die Umgestaltung der Umweltfaktoren. Beide Herangehensweisen sind jeweils zu prüfen, um festzustellen wie am besten die Teilhabeeinschränkung beseitigt werden kann. Ein alleiniges stetiges Üben am Funktionsdefizit der Verkäufer:in oder der IT-Expert:in wäre ein unnötig aufwendiger Weg. Die Umweltanpassung durch die geeignete Berufswahl erscheint als smartere Lösung.

Teilhabepräferenz

Teilhabepräferenz bedeutet, dass ein Kind oder seine Eltern sich eine bestimmte Art und Weise wünschen, wie und woran das Kind im Alltag teilnimmt und beteiligt ist.

Betrachten wir Lisa: Lisa hat Lähmungen in den Armen wegen einer Muskelerkrankung und kann keinen Ball fangen.

Besteht bei Lisa ein Teilhabebedarf, wenn sie gar nicht Ball spielen möchte? Wenn sie stattdessen in ihrer Freizeit vielleicht lieber mit anderen Kindern singen und sich nicht mit ihrem motorischen Defizit abmühen möchte? Analog zu den Erwachsenen besteht kein Teilhabebedarf. Das heißt, neben dem objektiven funktionellen Defizit muss auch ein subjektives Bedürfnis bestehen, eine Tätigkeit im Alltag trotz funktionellem Defizit machen zu wollen. Das beschreibt die **Teilhabepräferenz,** die eine zweite Voraussetzung für einen Teilhabebedarf ist (s. auch Kap. 3.1.1, Teilhabekonzept nach Imms).

Teilhabewunsch

Teilhabewunsch und Teilhabepräferenz drücken etwas sehr Ähnliches aus und sind mit der inneren Motivation und einer positiven Stimmung verknüpft. Wunsch betont die Hoffnung auf etwas, während die Präferenz eher daraufhin weist, dass das Kind und seine Eltern eine Wahl haben, also unter mehreren Möglichkeiten auswählen können und müssen. Teilhabepräferenz beschreibt somit, mehr als der reine Wunsch, bereits erste konkrete Vorstellungen. Wünsche sind oft erstmal ungenauer und der ideellen Welt zugehörig. Wie im Teilhabemodell von Imms benutzen wir deshalb in unseren Darstellungen bevorzugt den Begriff der Teilhabepräferenz (mehr zur konkreten Anwendung s. Kap. 4.2).

Weil aber zunächst **Wünsche,** Sehnsüchte, Sorgen, Ängste, Probleme, Gedanken, innere Werte das Handeln von Kind und Eltern bestimmen, ohne dass sie sich darüber bewusst sein müssen, lohnt es sich diese zunächst zur Sprache zu bringen, zu würdigen und für Kind und Eltern sowie alle Beteiligten sichtbar zu machen. Dadurch entsteht ein vertrauensvoller gemeinsamer Zugang zu den Aspekten, die im Weiteren wirksam und wichtig werden. Im Motivational Interviewing kommt diesem **Prozess der Fokussierung,** der gemeinsamen Ausrichtung auf ein (oder priorisierte) **Anliegen,** eine große Bedeutung zu (s. auch Kap. 6.2). Auf diesem Boden kann dann nach Präferenzen geforscht werden und durch eine gute Abwägung des Für und Wider die Basis für tragfähige Entscheidungen bereitet werden.

Thema

Das Gespräch zur Teilhabe beginnt oft zunächst mit der Besprechung eines **Themas,** das im Zusammenhang mit dem Vorstellungsgrund steht. Im Sprechen darüber – beim Explorieren – tauchen zumeist die **„Themen hinter den Themen"** auf. Das bedeutet, dass es sich lohnt, den „Kern der Zwiebel" zu finden, das, worum es eigentlich geht. Solange das Gespräch noch nicht so weit ist, wissen wir und evtl. auch das Kind und die Eltern noch nicht, welche Bedeutung

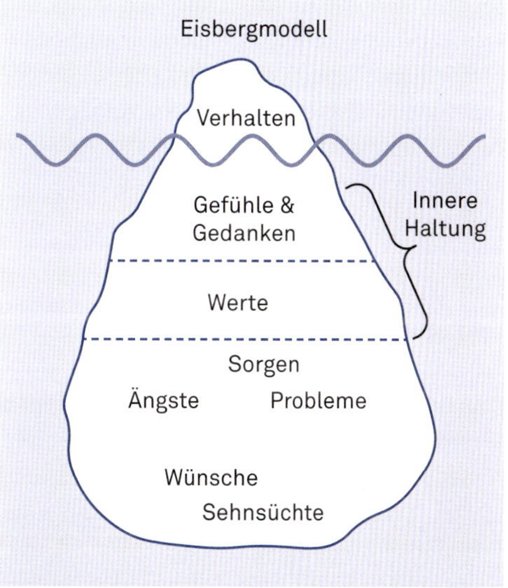

Abbildung 3-6: Der „innere Unterbau" unseres Verhaltens und unserer Entscheidungen. Aus dem Wasser ragt die Spitze des Eisbergs, das, was wir bewusst äußern oder tun. Unterhalb der Wasseroberfläche befindet sich das, was wir mit dem Gesagten (auch) meinen. Dies gilt es durch offene Fragen zu erkunden und v. a. durch vertiefendes Aktives Zuhören so zu spiegeln, dass es für beide Seiten verstehbar wird.

und Verankerung im Herzen das Thema hat. Ist damit wirklich eine innere Sehnsucht, ein Wunsch verbunden? Damit die Entscheidungen zum Thema Teilhabe zum Erfolg führen und Kind und Eltern aktiv daran mitwirken, bedarf es der Verankerung des Themas in der inneren Welt von Kind und Eltern, siehe dazu das Bild vom Eisbergmodell (Abbildung 3-6).

Anliegen

Der Begriff **„Anliegen"** wird alltagsprachlich sehr allgemein verwendet. Hier beziehen wir uns auf diejenigen Teilhabethemen, die in der inneren Welt von Kind und Eltern verankert sind und somit genügend Motivation im Sinne von Antriebsenergie vorhanden ist, um einen Veränderungsprozess voranzubringen.

In der Gesprächsführung bezeichnet das Anliegen diejenigen herausgearbeiteten Themen, auf die sich die Gesprächspartner:innen gemeinsam fokussieren. Das bedeutet auch, dass wir für diese Themen den Auftrag haben, sie gemeinsam zu besprechen. Für diese Anliegen erkunden wir die Motivation mit all den Facetten der Ambivalenzen, die bei Veränderungsthemen naturgemäß auftauchen.

Teilhabeziele

Erst nach Klärung von Wunsch und Anliegen können gemeinsam wirkliche **Teilhabeziele** passend zum Teilhabebedarf formuliert werden.

Der **Teilhabebedarf** entsteht, wenn eine Teilhabeeinschränkung vorliegt und ein Änderungswunsch hin zu einer gelingenden Teilhabe bei Kind und Eltern besteht.

Teilhabeziele geben dem Wunsch und Anliegen eine Richtung; Ziele drücken aus, was erreicht werden soll. Teilhabeziele sind damit konkret, nachvollziehbar und geben eine Orientierung. Wenn diese gut gewählt sind, führen sie bei Erreichen zu einer Befriedigung von Bedürfnissen des Kindes.

Vom Vorstellungsgrund zum Ziel

Die oben genannten Begriffe im Prozess „vom Vorstellungsgrund über den Wunsch zum Ziel" (gemeint ist ein Teilhabeziel) werden anhand des folgenden Beispiels aus der Praxis veranschaulicht.

Betrachten wir Felix: Felix, 6 Jahre alt, kommt zur Logopädie und spricht in 2- bis 3-Wortsätzen.

- **Vorstellungsgrund:** Sprachstanderhebung
- **Teilhabepräferenzen/Wunsch des Vaters:** „... damit er mal besser sprechen kann."
- **Anliegen:** „... nach der Schule wirkt er oft gestresst und er sagt uns nicht, was in der Schule los war. Wir würden ihn gerne verstehen."
- **Bedürfnis des Vaters:** seinem Sohn helfen zu können.
- **Bedürfnis von Felix:** sich entlasten.
- **Bedarf:** Felix drückt sich zu Hause sprachlich so aus, dass er berichten kann, was ihm im Alltag passiert ist.
- **Ziel:** Felix erzählt nach der Schule den Eltern, was in der Schule passiert ist.
- **Etappenziel:** Felix erzählt mit seinem Talker, den sein Freund in der Schule besprochen hat, was in der Schule passiert ist.

3.2.2 Teilhabebedarf ermitteln

Worum geht's?

Auch im Kindesalter gilt: Wenn bei einer objektiv bestehenden Teilhabeeinschränkung die Kinder keinen Mangel empfinden, also keinen Wunsch nach Veränderung haben, besteht kein Teilhabebedarf und damit auch kein Handlungsbedarf.

Teilhabeeinschränkung und **Teilhabepräferenz** sind die zwei wichtigen Voraussetzungen für einen **Teilhabebedarf**.

Aber: Das Prinzip der ausschließlichen Selbstbestimmung im Kindesalter wird durch das Niveau an Mündigkeit und Fähigkeiten eingeschränkt. In Anforderungssituationen – wie z.B. Zähneputzen, nicht dazwischenreden, wenn andere sprechen, Hausaufgaben machen – müssen wie bei anderen nicht betroffenen Kindern auch, Präferenzen zurückstehen. Auch beim Thema „sich Anforderungen stellen" möchten die meisten Kinder nicht außen vorgehalten werden, d.h. wegen ihrer Erkrankung geschont werden. „Anforderungen erfüllen" ist auch Teilhabe und entgegen der üblichen Annahme sehr wohl oft eine Teilhabepräferenz von Kindern. Sie benötigen jedoch mehr unterstützende Handlungsbedingungen, damit sie zum Erfolg kommen.

Teilhabebedarfsermittlung

Was macht das Kind im Alltag? Gibt es Einschränkungen?

Schritt 1: Teilhabestatus erheben

Schritt 2: Teilhabepräferenz entlocken

- Wo und wann und wie möchte das Kind im Alltag teilnehmen?
- Was möchten die Eltern?

Schritt 3: individueller konkreter Bedarf → Ziele

Im Falle von Teilhabeeinschränkungen geht es also im ersten Schritt darum, zu verstehen, was das Kind konkret im Alltag macht und worin die Einschränkung besteht und in einem zweiten Schritt darum, die Wünsche bzw. fachlich ausgedrückt die Teilhabepräferenzen des Kindes und der Eltern dazu zu erfragen und den Teilhabebedarf zu formulieren. Für den Fall, dass die Teilhabevorstellungen von Kind und Eltern auseinanderliegen, stellt sich die Frage eines geeigneten Umgangs damit.

Der Einbezug der Kinder bezüglich ihrer Teilhabepräferenzen, dem daraus resultierenden Teilhabebedarf und der gelingenden Teilhabe, muss sich am Entwicklungsalter der Kinder orientieren. Es ist wichtig, die Sichtweisen, Wünsche und Anliegen der Kinder in jedem Fall hervorzulocken und in Einklang mit denen der Eltern zu bringen. Nur so können Kinder eine Zufriedenheit mit ihrer Teilhabe und Alltagssituation erlangen und das ist ein Kinderrecht. Erfahrungsgemäß sind Kinder, deren Wünsche und Anliegen ernst genommen und gehört werden, deutlich bereiter, Anstrengungen zu unternehmen bei den Themen, die von den Eltern eingebracht werden.

Bezüglich des Wissens um alterstypische Handlungs- und Entscheidungsmöglichkeiten und Erlebenswelten von Kindern verweisen wir auf die entwicklungspsychologische, -neurologische und -pädagogische Fachliteratur. Eine vertiefte Darstellung dieser Themen ginge über den Rahmen dieses Buches hinaus. Wir veranschaulichen die unterschiedlichen altersangepassten Vorgehensweisen anhand unserer Praxisbeispiele.

Stolperstein

Wer bestimmt nun die Teilhabepräferenz und den Teilhabebedarf bei Kindern?

Für mündige Erwachsene gilt uneingeschränkt das Prinzip der Selbstbestimmung, ungeachtet dessen, wie vernünftig die Entscheidungen sein mögen. Wenn ein Erwachsener festlegt, dass er an bestimmten Aktivitäten im Alltag nicht teilnehmen möchte, dann ist dem stattzugeben und es werden dem Erwachsenen die Konsequenzen zugemutet.

Das ist für Kinder anders. Im Kindesalter kommen im Alltag Situationen vor, in denen die Selbsteinschätzungsfähigkeit der Kinder bezogen auf das, was vernünftig und was in diesem Sinne gut für die Kinder wäre, eingeschränkt ist. Es ist dann an den Eltern, für ihre Kinder zu entscheiden. Die Herausforderung liegt darin, den Kindern trotzdem, so weit als möglich, selbstbestimmtes Handeln einzuräumen und deren Teilhabepräferenzen zu berücksichtigen. Die Selbsteinschätzungsfähigkeit von Kindern zu den Teilhabethemen hängt grundsätzlich von ihrem chronologischen und entwicklungsbezogenen Alter ab.

Worum geht's?

Kinder sind je nach ihren persönlichen Möglichkeiten und ihrem Entwicklungsstand an der Teilhabebedarfsermittlung zu beteiligen. Die Teilhabepräferenzen der Eltern sind mit den Teilhabepräferenzen der Kinder in Einklang zu bringen.

Die Berücksichtigung der Teilhabepräferenz des Kindes stärkt die Alltagserfahrungskompetenz als wichtiger Wirkfaktor für gelingende Teilhabe.
Je nach Lebensalter verfügen die Kinder über eine unterschiedliche Menge und Arten an Erfahrungen im Alltag. Je nach persönlichem Erfahrungsumfang der Kinder gelingt es, mal schwerer, mal leichter, Kinder an der Teilhabebedarfsermittlung zu beteiligen. Wenn Kindern bereits gute Erfahrungen mit gelingender Teilhabe und Beteiligung in der Entscheidungsfindung (Kap. 3.1.3, partizipative Entscheidungsfindung) gemacht haben und im Weiteren darauf aufbauen können, ist das von Vorteil. Die guten Erfahrungen bedeuten, dass das Kind über ein bestimmtes Level an Aktivitätskompetenzen – im Schema von Imms et al. „activity competence" (Befähigung) genannt (Kap. 3.1.1) – und Selbstwahrnehmung verfügt, auf die dann in der nächsten Teilhabebedarfsplanung aufgesetzt werden kann. Die Kinder nutzen ihre erlebten Erfolge in Sinne von: „Ah, wenn ich das kann, dann kann ich vielleicht auch das."

Gerade bei Schulkindern mit Schulschwierigkeiten wirkt die Aktivierung der eigenen Kompetenzen und Selbstwirksamkeit im Alltag als ein wirksamer Motor von gelingender Teilhabe, und zwar in folgender, sich selbstverstärkender Schleife: als Vorausetzung von gelingender Teilhabe und dann als Erfolg und erneute Voraussetzung für die nächste Bedarfsplanung.

Betrachten wir Jan: Jan ist ein Schulkind mit ADHS, der seine Hausaufgaben nicht innerhalb der vorgesehenen 15 Minuten zu Ende bringt.

Hat Jan einen Teilhabebedarf, wenn er angibt (vorgibt?), kein Interesse an der zügigen Erledigung seiner Hausaufgaben innerhalb der vorgesehenen Zeit zu haben? Es fehlt formal das Kriterium der Teilhabepräferenz – also besteht kein Teilhabebedarf?

Seine Eltern hingegen haben ein Interesse daran. Das Kriterium der Teilhabepräferenz auf Seiten der Eltern für das Kind ist erfüllt. Reicht das aus?

Antwort: formal ja – inhaltlich nein.

Es gilt der Grundsatz für gelingende Teilhabe, dass die Teilhabepräferenzen von Kindern und Eltern in Einklang zu bringen sind – zumal Jan bereits die Mündigkeit des Schulalters erreicht hat und Erwachsene sich nicht über seine Sicht der Dinge einfach hinwegsetzen sollten.

Folgende Überlegungen könnten hilfreich sein:

Für Jan ist anzunehmen, dass er das gleiche Bedürfnis wie andere Kinder hat, seine Hausaufgaben möglichst schnell zu erledigen, damit er spielen gehen kann. Aufgrund seiner krankheitsbedingten Funktionsbeeinträchtigung im Bereich der Aufmerksamkeitssteuerung und seinen vielfältigen negativen Alltagserfahrungen ist er vermutlich frustriert, weil er oft erlebt hat, dass es ihm nicht gelingt. Er gibt deshalb lieber vor, keinen Wunsch zu haben, die Hausaufgaben zügig zu erledigen, um mit sich innerlich im für ihn angenehmeren Gleichgewicht zu bleiben. Mit den Begriffen des Teilhabemodells nach Imms gesprochen, ist das Niveau seiner „activity competence" und „sense of self" zum Thema Erledigen von Hausaufgaben bisher gering. Jan hat bisher nicht die Möglichkeit und Erfahrung machen können, dass eigene Anstrengungen, die zum Erfolg führen, ihm das Gefühl von Stärke und Können ermöglichen. Jan in diese positive Alltagserlebensschleife hereinzubringen, darum würde es gehen (Kap. 3.1.1, Imms-Modell).

Wie wäre das Vorgehen bei Jan? Jan würde zu seinen Wünschen, Bedürfnissen und Teilhabepräferenzen, Sorgen und Befürchtungen in vertraulichen Gesprächen befragt werden. Er wäre

Exkurs

„Wollen und Können" aus motivationspsychologischer Sicht

Von MI wissen wir, dass eine Verhaltensänderung nie nur durch entweder „Wollen" oder „Können" allein entstehen kann. Es braucht beides. Die „Formel" dazu lautet:

Verhalten (Änderung) = Wollen × Können.

Ist ein Faktor gleich 0, so ist in der Gleichung auch das Ergebnis 0.
Wesentlich leichter für das innere Selbstbild ist es, etwas nicht zu wollen. Etwas nicht zu können bedeutet das schmerzliche Auseinandersetzen mit einem Defizit. Für ein solches Gespräch brauchen wir zunächst Methoden im Geschmeidigen Umgang mit Widerstand, Wertschätzung, offene Fragen und Aktives Zuhören, ChangeTalk und v.a. ConfidenceTalk, um die Zuversicht zu entlocken, dass es (mit Unterstützung) gelingen kann (Kap. 6.2).

in die Teilhabezielformulierung aktiv mit eingebunden. Seine intrinsische Motivation würde hervorgelockt werden und durch die gemeinsame Planung und Verantwortungsübernahme der Hausaufgabengestaltung könnte diese kleinschrittig zum Erfolg der gelingenden Teilhabe geführt werden.

Die gemeinsame Zielsetzung und Handlungsplanung könnten so aussehen:

„Ich erreiche mein Etappenziel ‚Ich erledige 50 % meiner Hausaufgaben allein in 15 Minuten' indem ich zuvor die Aufgaben kurz mit meiner Mutter durchspreche, mir jedes Fach in jeweils einen eigenen Stapel strukturiere und mich an einen aufgeräumten Schreibtisch allein ohne Handy in mein Zimmer setze".

Als Verstärker wirken ein verabredetes Bonuspunktesystem zu Hause und in der Schule und das Erfolgserlebnis, genauso schnell zum Spielen gehen zu können, wie seine Freunde (über das Gefühl von Anerkennung und Stolz).

Das würde Jans „activity competence" und „sense of self" erhöhen. Bei Kindern wie Jan müsste erfahrungsgemäß zusätzlich ein solches Planungsgespräch auch mit seinen Eltern geführt werden. Und abschließend müssten in einem gemeinsamen Gespräch die Teilhabepräferenzen, die Zielformulierung und das gemeinsame Vorgehen von Jan und seinen Eltern in Einklang gebracht werden.

Fazit: Bei Jan ging es also darum, seine Angabe, seine Hausaufgaben nicht in der vorgesehenen Zeit erledigen zu wollen, als eine Art Ausrede zu erkennen und stattdessen sein verdecktes Bedürfnis zum Vorschein zu bringen. Damit würde ihm eine Brücke zum Erfolgserlebnis der gelingenden Teilhabe gebaut. So wären dann die Teilhabepräferenzen von Kind und Eltern in Einklang gebracht worden. Wie alle Beteiligten wissen, ist das ein nicht ganz einfacher Weg, aber in jedem Fall erfolgreicher, als über die Teilhabepräferenzen von Jan hinwegzugehen und von ihm formal die Interessenserfüllung seiner Eltern zu verlangen.

Stolperstein

Wie steht es um den Teilhabebedarf, wenn ein Kind kein Interesse hat, die Division in der 3. Klasse zu erlernen oder im Kindergarten seine Jacke selbstständig auszuziehen und an den Haken zu hängen. Bei mangelndem Interesse ist zu prüfen, ob eine krankheitsbedingte Überforderungssituation vorliegen könnte wie bei Jan. Das könnte der Fall sein, wenn das Kind im Beispiel der Division eine Dyskalkulie oder im Beispiel des Anziehens der Jacke eine motorische Entwicklungsstörung hätte. Das bedeutet, dass die vorhandene Aktivitätskompetenz nicht zu den Anforderungen passt. Ansonsten kommt Unlust als Ursache von Anforderungsverweigerung bei chronisch kranken ebenso wie bei gesunden Kindern vor und sollte auch so gehandhabt werden (s. pädagogische Fachliteratur). Unlust hat dann mit Teilhabeeinschränkung per se nichts zu tun.

Bei einem Kind mit erklärender Funktionsbeeinträchtigung wie Jan können Unlust und Überforderung zusammen vorliegen. Es gilt dann sowohl dem Nicht-Wollen als auch dem Nicht-Können zu begegnen. Das gelingt am besten über

- den Prozess der partizipativen Entscheidungsfindung mit Erkundung der kindlichen inneren Welt mit seinen Vorstellungen, Wünschen und Sorgen und
- durch Berücksichtigung der fachlich erhobenen Funktionsfähigkeit mit
- Einordnung dessen, was dem Kind leicht und was dem Kind schwerfällt und
- wie daraus ein tragfähiger Handlungsplan erstellt werden kann.

2

Worum geht's?

Der Teilhabebedarf kann niemals von einer Fachperson allein ohne Beteiligung von Kindern und Eltern anhand von ICD-Diagnosen ermittelt werden. Die Fachperson kann über ein Anamnesegespräch, also eine Befragung zu dem, was das Kind im Alltag macht und wo es Einschränkungen gibt (Kap. 4.2) – zusammen mit Kind und Eltern – die Teilhabeeinschränkungen erkennen. Die Teilhabepräferenzen werden von den Betroffenen selbst festgelegt.

Wie können Teilhabepräferenzen erkannt werden, wenn Kinder sehr ausgeprägte Funktionseinschränkungen haben und sich nur minimal äußern können?

Die Berücksichtigung von Teilhabepräferenzen und die Beteiligung an der Entscheidungsfindung ist bei Kindern mit ausgeprägten Beeinträchtigungen wie Intelligenzminderung, Sprachstörung, Blindheit, Taubheit, frühkindlichem Autismus und schweren Bewegungseinschränkungen schwieriger, zum Teil nur mit Hilfsmitteln und besonderen Herangehensweisen und manchmal nur annähernd möglich.

Betrachten wir dazu im Folgenden Amalia, Elias und Clara.

Betrachten wir Amalia: Teilhabepräferenz anhand von Gestik, Mimik und Verhalten des Kindes entwickeln.

Amalia ist 8 Jahre alt und verbringt ihr Leben aufgrund einer schweren Hirnfehlbildung (Lissencephalie) im Liegen oder im Sitz. Sich Fortbewegen und zielgerichteter feinmotorischer Handgebrauch gelingen nicht. Das Sehvermögen ist stark eingeschränkt. Amalia spricht nicht und versteht Situationen über ihre Empfindungen. Bedürfnisse äußert sie über Laute und ihr Verhalten, indem sie den Kopf ab- oder hinwendet, lächelt, weint oder sich aufbäumt. Die Teilhabebeeinträchtigungen sind vielfältig und offensichtlich. Wie aber wird jetzt der Teilhabebedarf ermittelt? Wie kann Amalia selbst bestimmen? Um im Modell nach Imms zu bleiben, ist Amalias Wissen um sich selbst und was sie bewirken kann („sense of self") nur auf dem Niveau von ganz basalen Empfindungen möglich, die an ihrer Mimik, ihren Lauten und ihrem Verhalten von vertrauten Personen ablesbar ist (Kap. 3.1.1). Die Aktivitätskompetenz basiert ebenfalls nur auf Gefühls- und Sinneserinnerungen an Alltagserfahrungen, die sich gut oder schlecht angefühlt haben.

Entsprechend kann die Bestimmung von Teilhabepräferenzen nur entlang des gesunden Menschenverstands erfolgen, indem man die menschlichen Grundbedürfnisse (Essen, Trinken, Schlafen, Körperkontakt, Lernen und Anregung entlang der 9 Lebensbereiche der ICF, Kap. 3.2.4) für Amalia durchdenkt und bespricht. Über Ausprobieren im Alltag und „Lesen" des Verhaltens, der Mimik und den Lauten von Amalia kann herausgefunden werden, was Amalia zu den einzelnen Themen und Bedürfnissen machen und erleben möchte und welche Angebote dazu passen. Hierzu können Beiträge von verschiedenen Personen und Beobachtungen hilfreich sein. Die Einschätzungen der Eltern spielt sicherlich die Hauptrolle. Fachpersonen können wichtige Anregungen durch fachlich erprobtes Wissen geben, wie Amalia vermutlich über ihre Sinneskanäle ihre Umgebung wahrnimmt und wie deshalb die Umgebung zu gestalten wäre. Oft gelingt es den Außenstehenden leichter für solche Kinder Teilhabepräferenzen zu formulieren, wenn sie sich die Frage stellen: „Wenn Amalia sprechen könnte, was würde sie uns jetzt wohl sagen oder womit würde sie uns beauftragen?"

Ein Beispiel für „Teilhabepräferenz erkennen" war, sich die Frage zu stellen, wann Amalia für sich alleine in Ruhe und wann inmitten der Kinderschar in der Schule sein möchte. Der Teilhabebedarf zu den Themen „Erfahrung von Anregung über interpersonelle Kontakte (7. Lebensbereich der ICF)" und „sinnliche Wahrnehmung der Schulumgebung" (1. Lebensbereich der ICF) war für alle schnell an ihrem Verhalten erkennbar. Es wurden daraufhin Möglichkeiten geschaffen, Amalia einen Wechsel von Ruhe zu Gesellschaft und zurück zu ermöglichen, sobald ihr Verhalten das zeigte. Mit der Zeit lernten alle Bezugspersonen, dieses Bedürfnis durch feine Körperzeichen von anderen Bedürfnissen zu unterscheiden.

Betrachten wir Elias im Alter von 4 und 12 Jahren: Teilhabepräferenz über die Jahre anhand von langsamer Steigerung der Erlebnisfähigkeit entlang des Teilhabeschemas nach Imms entwickeln.

Elias hat ein Fehlbildungssyndrom (Micro-Warburg-Syndrom) mit Blindheit. Er kann mit der rechten Hand und seinem Arm einen Gegenstand ergreifen, zum Mund führen und lustvoll mit schwenkenden Bewegungen mit dem Mund erkunden. Der linke Arm und die linke Hand werden zum Betasten der Umgebung eingesetzt. Leider hat Elias noch eine fortschreitende Störung der Nerven (Polyneuropathie) im Bereich seiner Beine und Armen. Das zusammen führt zu einer immer stärker werdenden Gefühlseinschränkung, einer Kraftminderung und der zunehmenden Fehlstellung von Händen und Füßen. Elias zeigt sich zufrieden, wenn einfach abgestützt hingesetzt oder hingelegt wird. Er kann sich nicht fortbewegen oder aufrichten. Er zeigte von Anfang an wenig Initiative zur Eigenbewegung. Folgendes Grundbedürfnis im Bereich Mobilität (4. Lebensbereich der ICF) und Wissenserwerb (1. Lebensbereich der ICF) wurde über die Zeit von allen Beteiligten zusammen für Elias erarbeitet: Elias erfährt seine Selbstwirksamkeit und steigert damit seine Initiative, indem er sich gezielt im Raum fortbewegt, diesen erkundet, obwohl er blind ist und mäßig hört (Teilhabepräferenz).

Die eigenständige Fortbewegung bäuchlings auf einem Rollbrett liegend wurde erfolgreich durch ständiges Üben über die Jahre innerhalb der Wohnung erreicht. Elias zeigte schließlich nach Jahren endlich Freude an diesem Angebot. Zuvor hatte er nur halbherzig mitgemacht. Im mittleren Schulalter konnte ihm durch einen besonderen Rollstuhl in Leichtbauweise, den er selbst steuern konnte, die lustvolle Erkundung eines Raumes trotz fortschreitender Nervenerkrankung bis heute (12 Jahre) auch im Internat ermöglicht werden. Und obwohl seine Arme und Hände sehr schwach geworden sind und in Fehlstellung stehen, macht er weiterhin von diesem Angebot freudvoll gebrauch und strengt sich dafür an.

Das bedeutet, dass Elias entgegen der Schwere seiner Erkrankung und funktionellen Beeinträchtigung durch seine Initiative und Aktivitätskompetenz, die er durch die geduldige, langjährige Einübung und dem wiederholten Erlebnis von gelingender Teilhabe entwickeln konnte, seine Teilhabepräferenz „einen Raum selbstbestimmt durch eine unterstützte Mobilität erkunden" entwickelt hat. Es kann also bei schwer beeinträchtigten Kindern sehr lange dauern, bis eine Teilhabepräferenz erkennbar wird und ein Kind erfolgreich das Teilhabeschema nach Imms (Kap. 3.1.1) durchläuft und verstetigt: von den Eltern vermutete Teilhabepräferenz → Erlebnis der gelingenden Teilhabe → Erlebnis der Befähigung und Selbstwirksamkeit → Bestätigung der von den Eltern vermutete Teilhabepräferenz →Erlebnis der gelingenden Teilhabe → usw.

Betrachten wir Clara: Teilhabepräferenz anhand von Mitteln der Unterstützten Kommunikation und repetitivem Üben ermitteln. Umgang mit Teilhabepräferenzen der Eltern, die möglicherweise nicht den Teilhabepräferenzen des Kindes entsprechen.

Clara ist 7 Jahre alt und hat eine ausgeprägte frühkindliche Autismus-Spektrum-Störung, eine Sprachentwicklungsstörung (fehlende expressive Sprache bei alltagstauglichem Sprachverständnis) und eine mittelschwere Intelligenzminderung. In den ersten vier Lebensjahren lief Clara unruhig in Räumen hin und her, konnte kaum mal kurz ruhig auf dem Stuhl sitzen, räumte Dinge raus und rein, hoch und runter, ohne dass sie an ein funktionelles Spiel herangeführt werden konnte. Sie war dabei in einer neutralen Stimmung. Es war weder Ärger noch Freude zu erkennen. Sie wirkte allerdings sehr getrieben und angespannt. Die Eltern haben dann neben anderen Förderungen zu Hause ein alltagsangepasstes Training 16–20 h/Woche nach der Applied Behavior Analysis-Methode (ABA) unter der Mithilfe von zwei Studentinnen etabliert. Im Alter von 5 Jahren saß Clara am Boden des Untersuchungszimmers und spielte mit verschiedenen kleinen Spielsachen (Tiere, Kugeln, Kordeln) versunken für sich, indem sie die Spielsachen anschaute, betastete, gruppierte, aus der Hand fallen ließ und wieder aufnahm. Sie schien dabei in einer neutralen, für sie angenehmen gelassenen Stimmung zu sein. Auf Aufforderung kam sie zur Mutter, setzte sich zu uns an den Tisch und blieb dort die Mutter betrachtend eine ganze Weile ruhig sitzen.

Im ABA-Förderprogramm wurden eine Fülle von kleinschrittigen Teilhabepräferenzen und Ziele mit Hilfe von Bildkarten formuliert und Kompetenzen dafür durch viele Wiederholungen und Belohnungen eingeübt. Die Mutter brachte bei jedem Termin wieder neue Ideen für Teilhabepräferenzen aus ihrer Sicht mit. Ihr Ziel war es, mit der vierköpfigen Familie (jüngerer Bruder mit Diabetes mellitus Typ I) ein möglichst normales Leben zu führen.

Ein nächstes Ziel sollte mit 7 Jahren der erfolgreiche Toilettengang sein, damit Clara nicht ihr Leben lang gewickelt werden muss. Die Mutter empfindet es verständlicherweise als sehr anstrengend, in allen möglichen Alltagssituationen ihre jetzt große Tochter nach dem Stuhlgang in der Öffentlichkeit wickeln zu müssen. Der eigene Toilettengang würde später einmal auch das betreute Wohnen erleichtern. Aus Claras Sicht wäre es wahrscheinlich egal, ob sie den Stuhlgang in die Windel macht oder auf die Toilette. Damit die Kosten für die aufwendige ABA-Maßnahme zur Erreichung dieses Teilhabeziels (5. Lebensbereich der ICF) genehmigt werden, bat mich die Mutter um eine schriftliche Befürwortung. Ich empfand diese Entscheidung als eine Herausforderung und war zunächst unsicher, ob dies ein angemessenes Teilhabeziel für Clara ist.

Was wäre jetzt die richtige Entscheidung? Die Befürwortung für eine teure und aufwendige Maßnahme schreiben, obwohl streng genommen aus kindlicher Sicht wahrscheinlich kein Teilhabebedarf besteht? Aus der anderen Sicht liegt eindeutig eine krankheitsbedingte Teilhabebeeinträchtigung im Vergleich zu altersgleichen gesunden Kindern vor. Auch von gesunden Kindern wird gerade in der Schule der Erwerb von Kompetenzen gefordert, für die die Kinder evtl. nie eine Teilhabepräferenz entwickeln und sie sich trotzdem dafür anstrengen müssen. Das gleiche gilt zu Hause für z. B. die Anforderung die Zähne morgens und abends zu putzen.

Mit Blick auf das Erwachsenenalter hat Clara vermutlich eine bessere Teilhabe, wenn sie bei begleiteten aushäusigen Unternehmungen die öffentliche Toilette benutzen kann. Das heißt, auch eine in der Zukunft zu erwartende Teilhabepräferenz müsste ich in Betracht ziehen.

Ich habe die Therapie dann befürwortet, u. a. auch deswegen, weil ich den Eindruck hatte, dass die ABA-Therapie sehr kindgerecht im Alltag von Clara durchgeführt wird und keinen nennenswerten Leidensdruck erzeugt. Das Wohlergehen während der Maßnahme erscheint mir deshalb ein weiteres sinnvolles Kriterium zu sein, um zu entscheiden, ob und welche Anforderungen chronisch kranken Kindern zugemutet werden sollten. Vorübergehenden Unmut, Frust und Enttäuschung würde ich, wie bei gesunden Kindern auch, für zumutbar halten.

Für weitere Techniken und Hilfsmittel zur Entlockung von Anliegen und Teilhabepräferenzen bei nicht sprechenden oder geistig eingeschränkten Kindern siehe Kap. 4.1.6.

3.2.3 Teilhabestatus erheben

Teilhabethemen eine allgemeinverständliche und allgemeingültige Ordnung geben

Worum geht's?

Wie können einfach und übersichtlich die Alltagsthemen nach einem universell etablierten Schema gesammelt und geordnet werden?

Bisher ist es so, dass von den Fachpersonen frei nach Teilhabethemen gefragt wird und die Schilderungen in einem narrativen Freitext dokumentiert werden. Das macht es gerade bei komplexen Störungen oder Lebenssituationen sehr unübersichtlich und aufwendig, weil die Beteiligten sich durch einen langen Text ohne Ordnungsstruktur durcharbeiten müssen, bevor sich ein Bild machen können.

Bei der Erfassung der Teilhabethemen ist es ohne gut gegliedertes Schema mühselig, die Teilhabethemen zusammenzutragen, ohne einerseits sicherzustellen, alles Wesentlich erfasst zu haben und andererseits sich nicht im Detail zu verlieren. In der Medizin sind die Fachpersonen sehr gut ausgebildet, bei der Anamnese die Informationen entlang von Checklisten zu erfragen. Wenn z. B. ein Kind mit einem epileptischen Anfall kommt, geht vor dem inneren Auge einer Ärztin oder eines Arztes ein Schema auf, das er abfragen muss: Dauer des Anfalls? Bewusstseinsgrad? Vorläuferzeichen? In welchen Körperregionen gab es Steifigkeiten, Zuckungen? Augen auf oder zu? Fieber? Epilepsie in der Familie? Bei der Aufforderung, nach der Teilhabe zu fragen, geht vor dem inneren Auge einer Ärztin oder eines Arztes derzeit meistens noch ein leeres weißes Blatt auf.

Damit die vielen Beteiligten sich einfacher zu einem chronisch kranken Kind zum Thema Teilhabe austauschen können, wäre es **für die Erhebung des Teilhabestatus** sinnvoll, ein **gemeinsames für alle gültiges Schema** zu verwenden. Ein solches Schema stellt uns die ICF der WHO mit ihren **9 Lebensbereichen** zur Verfügung (Kap. 3.2.4 und Abbildung 3-7).

Exkurs

Was gibt's bereits zum Thema „Teilhabestatus erheben"?

Manche Professionen ordnen den Teilhabebericht nach den Orten des Geschehens (zu Hause, in der Freizeit, in der Kita oder Schule [21]) oder nach den Lebensbereichen Selbstversorgung, Freizeit oder Betätigung (s. COPM, Ergotherapie – durch Betätigung und Klientenzentrierung Teilhabe verbessern und PEAP unter weiterführende Literatur). Der CASP (Child and Adolescent Scale of Participation), ein Fragebogen zur Teilhabe, beispielsweise sortiert nach zu Hause, in der Nachbarschaft, in der Kita oder Schule und Alltagsaufgaben [22, 23].

In der Medizin ist es üblich nach Entwicklungsfeldern zu berichten: Sprache, Kognition, Grob- und Feinmotorik, Verhalten, wobei hier üblicherweise eher Funktionen und Aktivitäten (spricht verwaschen, ist intelligenzgemindert, läuft ungeschickt, malt noch nicht figürlich, ist impulsiv) und weniger Aktivitäten mit Alltagsbezug aufgeführt werden.

3.2.4 Die 9 Lebensbereiche der ICF

Struktur des LAKMoSHIBeG-Schemas

Worum geht's?

Was genau verbirgt sich hinter den **9 Lebensbereichen der ICF** „LAKMoSHIBeG" und wie können sie für die Erhebung des **Teilhabestatus** genutzt werden? Teilhabestatus erheben heißt, erfassen was das Kind im Alltag macht und wo es Einschränkungen gibt.

Die 9 Lebensbereiche der ICF sind die Kapitelüberschriften im Hauptkapitel „Aktivitäten und Teilhabe" (kleine orange Kreise in Abbildung 3-7), das die WHO mit der Gesamtüberschrift „Lebensbereiche" (großer oranger Kreis) überschreibt. Lebensbereiche, Aktivitäten und Teilhabe gliedern sich in die gleichen 9 Kapitel auf. Die WHO bezeichnet die Hauptkapitel als Komponenten (s. unten, auch Abbildung 2-5, Kap. 2.5.2). Die anderen Hauptkapitel (Komponenten) lauten: Körperstrukturen, Körperfunktionen, Umweltfaktoren und personbezogene Faktoren.

Die 9 Lebensbereiche (Kapitel) gliedern sich in weitere Unterkapitel und schließlich bis zum Einzelitem auf. Zur Erfassung, was das Kind im Alltag macht und wo es Einschränkungen gibt, würde zunächst einmal genügen, dass Sie sich mit den Definitionen und den Inhalten der Kapitel und Unterkapitel bis Ebene II vertraut machen (Abbildung 2-6, Kap. 2.5.2). In den Abbildunegn 3-8 bis 3-16 sind zu den Unterkapiteln die ICF-alphanumerischen Codes (englischer Abkürzungsbuchstabe und die Nummer des Unterkapitels) für Ihren ersten Eindruck aufgeführt. Grafikbeispiele veranschaulichen, was gemeint ist. Inwieweit es für Sie sinnvoll ist, in Ihren Dokumentationen des Teilhabestatus zusätzlich zur Zuordnung zu den Lebensbereichen einzelne Items mit einem Vollcode aufzuführen, hängt von verschiedenen Faktoren ab, die wir im Abschnitt „Dokumentieren und Codieren" näher erläutern (Kap. 5).

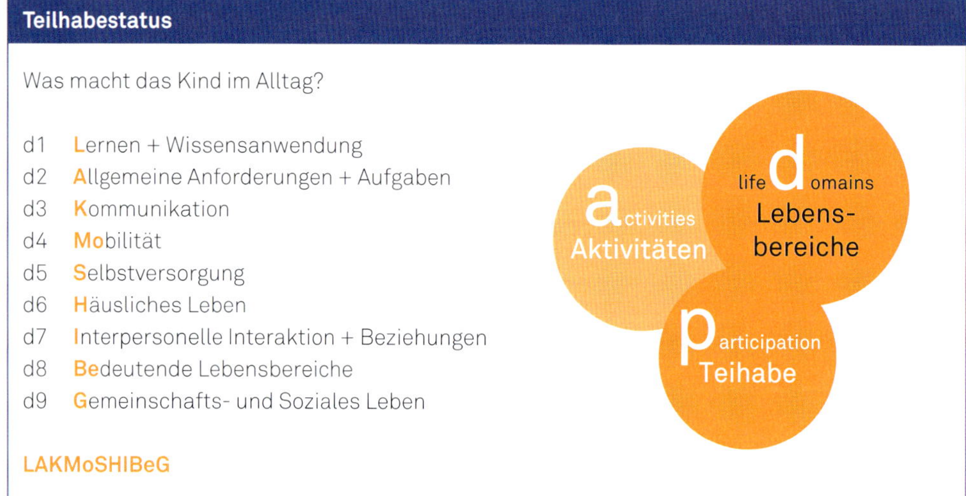

Abbildung 3-7: Die 9 Lebensbereiche (life domains, d ist der Abkürzungsbuchstabe) der ICF als Strukturhilfe für das Sammeln und Ordnen von Teilhabethemen (participation, p ist der Abkürzungsbuchstabe) und Alltagsaktivitäten (activities, a ist der Abkürzungsbuchstabe). Die Anfangsbuchstaben der 9 Lebensbereiche ergeben das Akronym LAKMoSHIBeG. Indem von d1 bis d9 zusammengetragen wird, was das Kind im Alltag macht, wird der Teilhabestatus erhoben. Das kann vollständig oder Themen-/Anliegen-orientiert teilweise erfolgen.

Stolperstein

Die 9 Lebensbereiche (LAKMoSHIBeG) gelten ortsübergreifend. Das bedeutet, dass unter **Lernen und Wissensanwendung (1. Lebensbereich)** sowohl das zusammengetragen wird, was in der Schule passiert, als auch wenn Kinder zu Hause beim gemeinsamen Tischspiel lernen, Regeln einzuhalten. Das bedeutet vor allem im **6. Lebensbereich „Häusliches Leben"**, dass dort nicht all das hingehört, was das Kind zu Hause macht. Der Ort, an dem Teilhabe stattfindet ist folglich kein Ordnungsprinzip in LAKMoSHIBeG der ICF. Die Orte müssen beschreibend bei den jeweiligen Lebensbereichen hinzugefügt werden.

d1 Lernen und Wissensanwendung

Zu d1 Lernen und Wissensanwendung würden beispielsweise gehören (Abbildung 3-8):

- Für ein Schulkind Themen wie *Lesen lernen*, seine *Aufmerksamkeit fokussieren*.
- Für ein Kita-Kind Themen wie *Basteln* und *Liedertexte lernen*.
- Für ein geistig eingeschränktes Schulkind Themen wie *Symbolische Kompetenzen erwerben*.

Nicht hierher gehört beispielsweise, welche Schule aktuell in welchem Bildungszweig mit welchem Erfolg besucht wird, oder ob ein Kind in der Kita mit oder ohne eine Integrativmaßnahme teilhaben kann. Diese Themen gehören in das 8. Kapitel „Bedeutende Lebensbereiche".

d2 Allgemeine Anforderungen und Aufgaben

Bei d2 Allgemeine Anforderungen geht es darum, inwieweit ein Kind einzelne oder eine ganze Abfolge von Aufgaben planen, vorbereiten und durchstehen kann (Abbildung 3-9). Beispiele für einfache oder komplexe Einzelaufgaben sind:

- *sich ankleiden*
- *sein Bett machen* (d.h. Schlafanzug zusammenlegen, Kissen aufschütteln, Bettdecke richten) oder
- *seine Hausaufgaben machen* (d.h. den Schreibtisch freiräumen, die Materialien und Bücher aus dem Ranzen holen, Stifte spitzen, Lineal bereitlegen, Aufgaben durchführen und alles wieder an seinen Platz räumen).

Eine Mehrfachaufgabe hingegen bedeutet beispielsweise sich selbstständig je nach Wetterlage mit den passenden Kleidungsstücken zu kleiden. Das bedeutet, dass hierzu mehrere Dimensionen beachtet werden müssen.

Das Unterkapitel *„Tägliche Routinen durchführen"* bedeutet prinzipiell auch das Durchführen von Einzel- oder Mehrfachaufgaben – diese Rubrik sollte gewählt werden, wenn es vor allem um sich täglich wiederholende Aufgaben und um Anpassungsleistungen innerhalb eines Anforderungs- oder Tagesplans geht. Beispiel: Wenn es um die Fertigkeit geht, prinzipiell sein Bett zu machen, dann wäre das eine Einzelaufgabe. Wenn es aber darum geht, dass das Kind innerhalb der Morgenroutine und der dafür vorgesehenen Zeit aufstehen, sich anziehen und sein Bett machen soll, dann würde es unter die täglichen Routinen fallen.

„Mit Stress und psychischen Anforderungen umgehen" meint neben der inhaltlichen Erfüllung einer Aufgabe die damit verbundenen psychischen Belastungen, wie unerwartete Änderungen, Krisen und Verantwortungsübernahme bewältigen zu können. Beispiel: trotzdem pünktlich den Bus zu erreichen, obwohl das Marmeladenbrot aufs weiße T-Shirt gefallen ist oder die Toilette unerwartet von einem anderen Familienmitglied blockiert wird, gerade wenn das Kind selbst dringend auf Toilette muss.

„Sein Verhalten steuern" meint sein Verhalten auf Änderungen im Kontext anpassen und die Gefühle entsprechend steuern zu können. Eine Kontextänderung könnte eine unerwartete Änderung der Aufgabenstellung sein, wie z.B. in der Morgensituation ausnahmsweise heute zum Frühstück einmal Marmeladenbrötchen anstatt wie gewohnt Müsli zu essen weil Müsli aus ist. Oder wenn zu einer Spielverabredung überraschend noch ein weiteres Kind unabgesprochen dazu eingeladen wurde. Es bedeutet auch verlässlich zu handeln.

2

Teilhabestatus – d1
Lernen und Wissensanwendung
Mit was beschäftigt sich Ihr Kind? Was und mit was spielt Ihr Kind?
Kann Ihr Kind längere Zeit bei einer Sache bleiben oder ist es schnell abgelenkt, sprunghaft?
Gibt es Schwierigkeiten beim Lernen? Welche?
Speziell bei Schulkindern: Lesen/Schreiben/Rechnen?
Bewusste sinnliche Wahrnehmungen d110 - d129
Elementares Lernen d130 - d159
Wissensanwendung d160 - d179

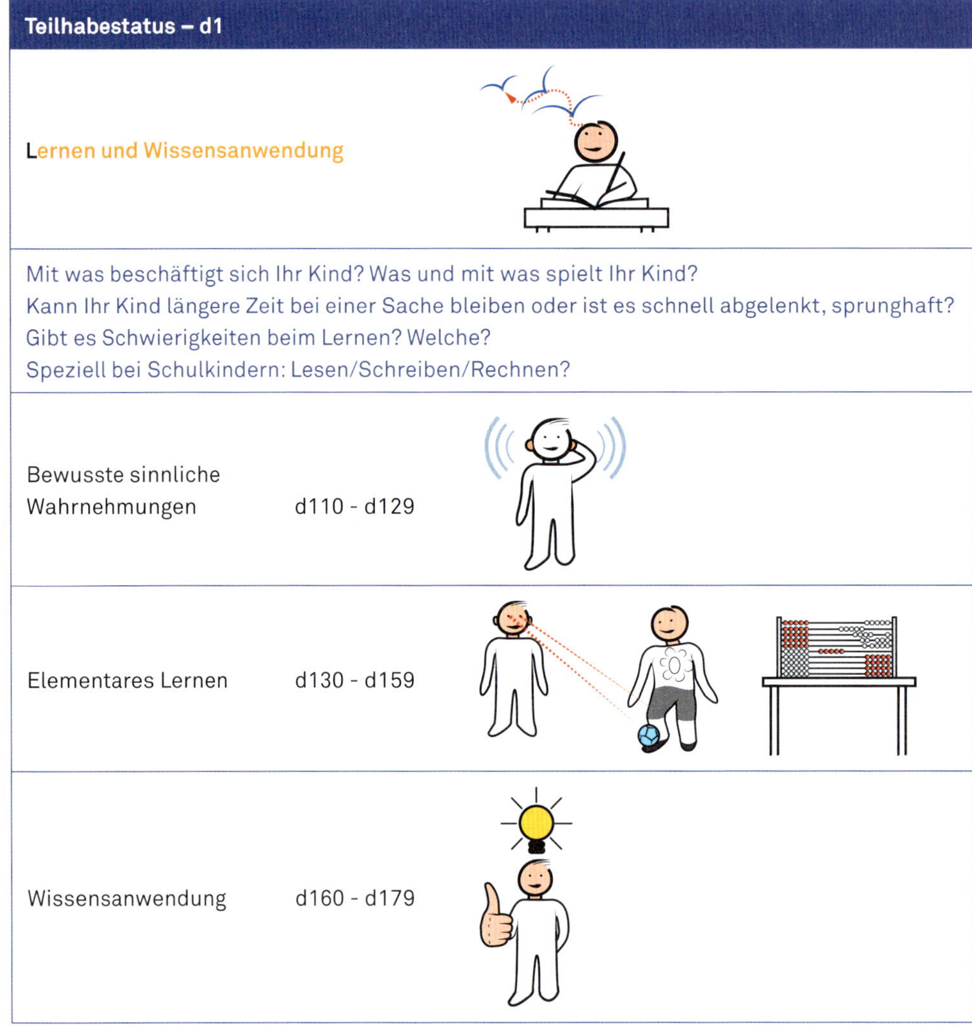

Abbildung 3-8: Kapitel 1 „L" der 9 Lebensbereiche LAKMoSHIBeG.

d3 Kommunikation

Dieses Kapitel ist wie in Abbildung 3-10 dargestellt selbsterklärend.

d4 Mobilität

Diese Kapitel umfasst, wie vom Begriff her zu erwarten, den Bereich der Bewegungen, aber zugleich noch zwei weitere Bereiche (Abbildung 3-11): der Bereich des feinmotorischen Handgebrauchs im weiteren Sinne und die Benutzung von Transportmitteln.

Kurz gefasst gehören hier 3 Themen hin:

- Ich bewege etwas.
- Ich bewege mich.
- Ich lasse mich (fort-)bewegen.

d5 Selbstversorgung

Dieses Kapitel ist wie in Abbildung 3-12 dargestellt selbsterklärend. Zu merken wäre, dass hier auch „auf seine Gesundheit und Sicherheit achten" dazugehört, also Aspekte wie „sich um Ernährung kümmern" und „für eine gute

Teilhabestatus – d2		
Allgemeine Aufgaben und Anforderungen		
Wie beruhigt sich Ihr Kind selbst? Wie geht Ihr Kind mit Stress um? Wie gut gelingen tägliche Routinen? (An/Ausziehen, Mahlzeiten, Einschlafen, Wege) Kann Ihr Kind einfache oder komplexe Aufgaben übernehmen? Welche?		
Eine Einzelaufgabe übernehmen	d210	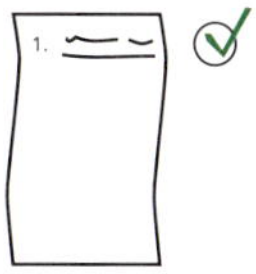
Mehrfachaufgaben übernehmen	d220	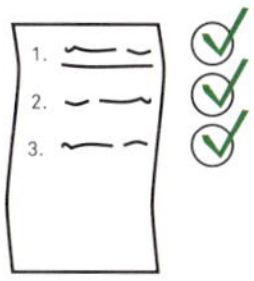
Tägliche Routine durchführen	d230	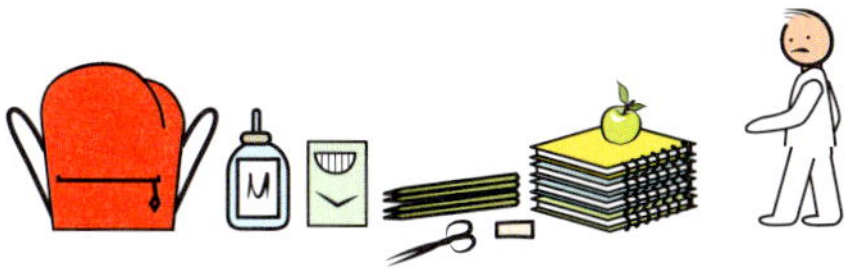
Mit Stress und anderen psychischen Anforderungen umgehen	d240	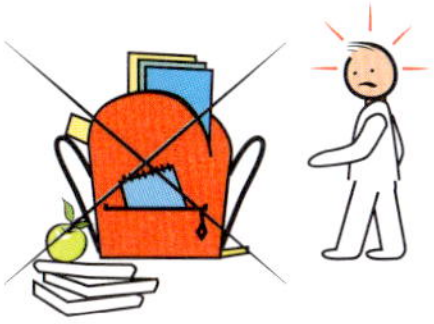
Sein Verhalten steuern	d250	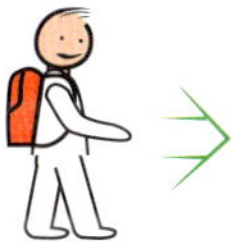

Abbildung 3-9: Kapitel 2 „A" der 9 Lebensbereiche LAKMoSHIBeG.

Schlafumgebung sorgen". Bei Kindern übernehmen je nach Entwicklungsalter zunächst die Eltern die Fürsorge dafür. Es ist dann trotzdem ein Teilhabethema des Kindes.

d6 Häusliches Leben

Hiermit sind Tätigkeiten gemeint, die auch an Servicepersonal, wie eine Putzhilfe, eine Haushälter:in, eine Gärtner:in, den „Doggywalker", ein „Au pair", einen Pflegedienst delegiert werden könnten (Abbildung 3-13).

d7 Interpersonelle Interaktion und Beziehungen

Dieses Kapitel ist wie in Abbildung 3-14 dargestellt selbsterklärend.

d8 Bedeutende Lebensbereiche

Hier geht es um Bildung, Beruf und das wirtschaftliche Leben (Abbildung 3-15).

Unter der Rubrik „*Bildung*" sind die Aktivitäten gemeint, die dazu führen, dass ein Kind in ein Bildungsprogramm (Kita, Vorschule,

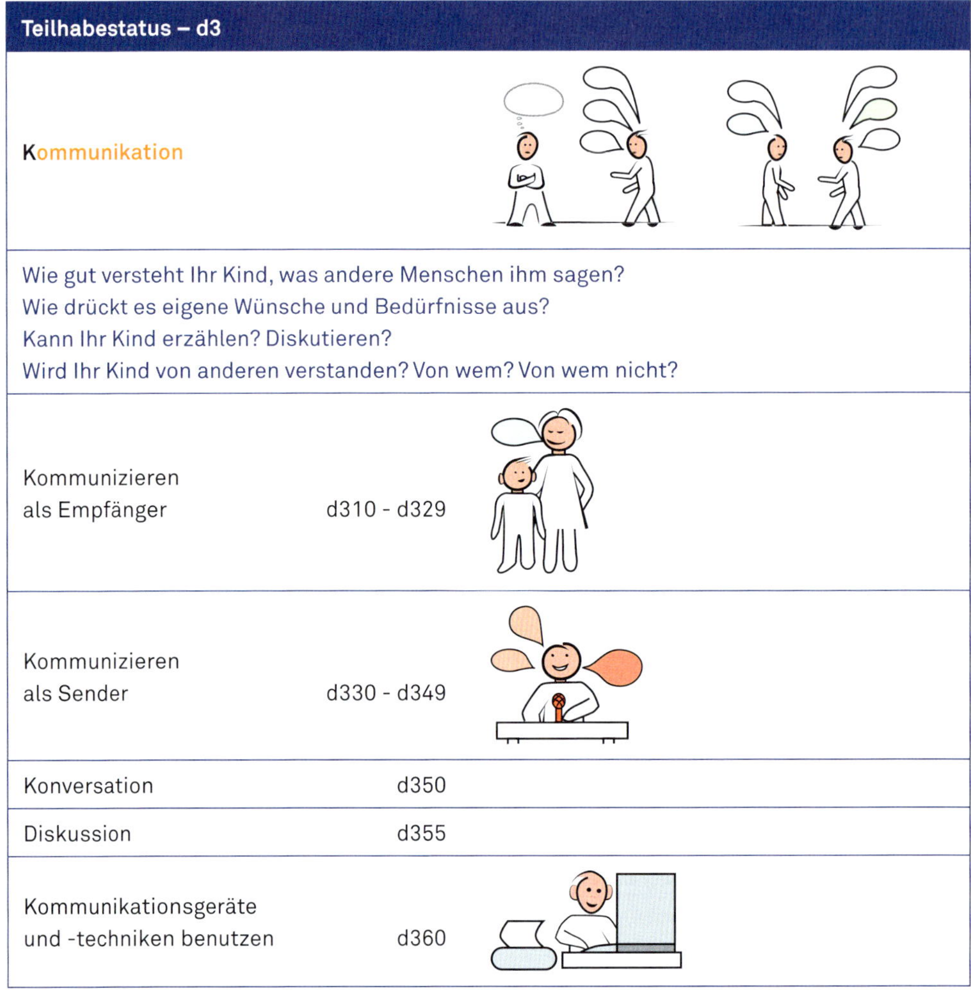

Teilhabestatus – d3		
Kommunikation		
Wie gut versteht Ihr Kind, was andere Menschen ihm sagen? Wie drückt es eigene Wünsche und Bedürfnisse aus? Kann Ihr Kind erzählen? Diskutieren? Wird Ihr Kind von anderen verstanden? Von wem? Von wem nicht?		
Kommunizieren als Empfänger	d310 - d329	
Kommunizieren als Sender	d330 - d349	
Konversation	d350	
Diskussion	d355	
Kommunikationsgeräte und -techniken benutzen	d360	

Abbildung 3-10: Kapitel 3 „K" der 9 Lebensbereiche LAKMoSHIBeG.

Schule, Ausbildung, Studium, Weiterbildung) eintritt, verbleibt, vorankommt, es erfolgreich abschließt und ggf. an damit verbundenen Zusatzaufgaben mitwirkt (z. B. in der Schülervertretung mitwirken).

Die Rubrik *„Arbeit und Beschäftigung"* ist selbsterklärend und spielt im Kindesalter eine untergeordnete Rolle.

Unglücklicherweise wurde in der aktuellen ICF für Kinder und Jugendliche hierunter auch *„sich mit Spielen beschäftigen"* zugeordnet. Eigentlich gehört Spielen in das 9. Kapitel, wie es in der nächsten Version der ICF auch sein wird.

Also müssen Sie sich noch vorübergehend die aktuelle Definition des Spielens unter dem 8. Kapitel aneignen. Gemeint ist der Aspekt des Spielens, wenn es darum geht, sich spielend oder mit Spielen für eine bestimmte Dauer zu beschäftigen. Das kann allein oder zusammen mit anderen interaktiv oder nur als Parallelspiel stattfinden.

Wenn Spielen im Sinne davon gemeint ist, dass das Kind etwas dabei lernt, dann gehört es in das Kapitel d1 Lernen und Wissensanwendung. Wenn es um den feinmotorischen Handgebrauch von bestimmten Spielen wie

Teilhabestatus – d4		
Mobilität		
Wie bewegt sich Ihr Kind beim Stehen/Laufen/Gehen/Rennen/Klettern/Schwimmen/ Fahrrad fahren (grobmotorische Aktivitäten)? Wie hantiert Ihr Kind mit Gegenständen, Stift und Spielzeug? Beim Basteln, Besteck benutzen, Schleife binden, Ball Werfen und Fangen (fein- & grafomotorische Aktivitäten)? Kann Ihr Kind öffentliche Wege/Verkehrsmittel nutzen? Welche Unterstützung wird benötigt?		
Körperposition ändern und aufrecht erhalten	d410 - d429	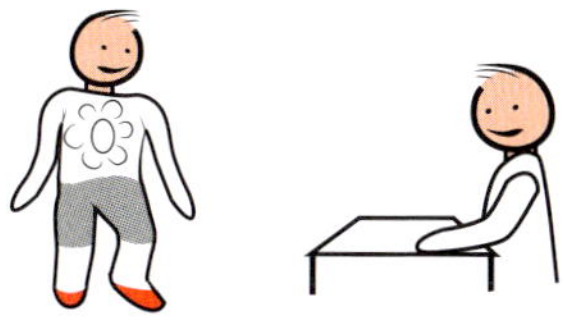
Gegenstände tragen, bewegen, handhaben	d430 - d449	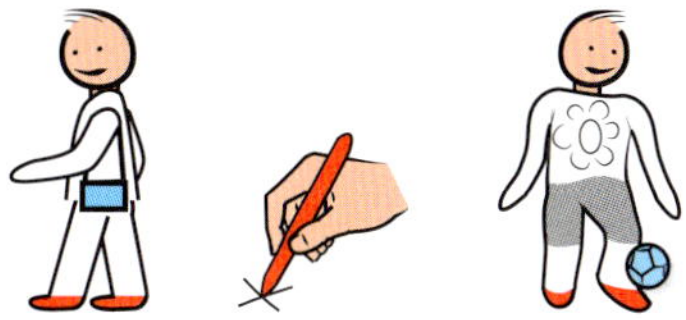
Gehen und sich fortbewegen	d450 - d469	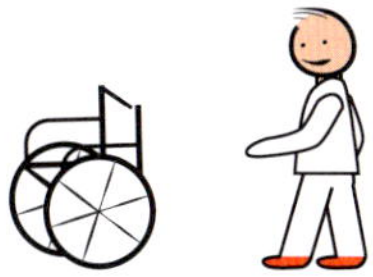
Sich mit Transportmitteln fortbewegen	d470 - d489	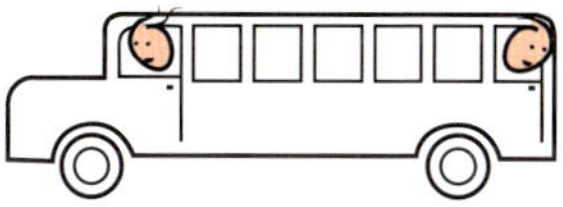

Abbildung 3-11: Kapitel 4 „Mo" der 9 Lebensbereiche LAKMoSHIBeG.

Perlen auffädeln geht, gehört es in das Kapitel d4 Mobilität.

d9 Gesellschaftliches, soziales und staatsbürgerliches Leben

Das 9. Kapitel umfasst viele verschiedene Aspekte, die bis auf das Thema „Erholung und Freizeit" nur für einige wenige Kinder zutreffen (Abbildung 3-16). Deshalb ist dieses Kapitel für Personen, die für Kinder zuständig sind, meist am schwierigsten zu merken.

Zu *„Erholung und Freizeit"* gehören sämtliche formellen und informellen Freizeitspiele, Sport, Kultur, Hobbys, Sich treffen und auch einfach „Abhängen" und Faulenzen.

Unter *„Gemeinschaftsleben"* ist das Mitwirken innerhalb von sozialen und gesellschaftlichen Interessensgemeinschaften oder Fachgruppierungen gemeint. Das ist im Kindesalter so selten, dass wir aus der Praxis kein Beispiel nennen können. Gleiches gilt für das Engagement in Politik und Menschenrechten.

Für die *„religiöse oder spirituelle Betätigung"* kennen wir Kinder, für die das Thema, meist im Rahmen ihres Familienlebens, ein Teilhabethema ist.

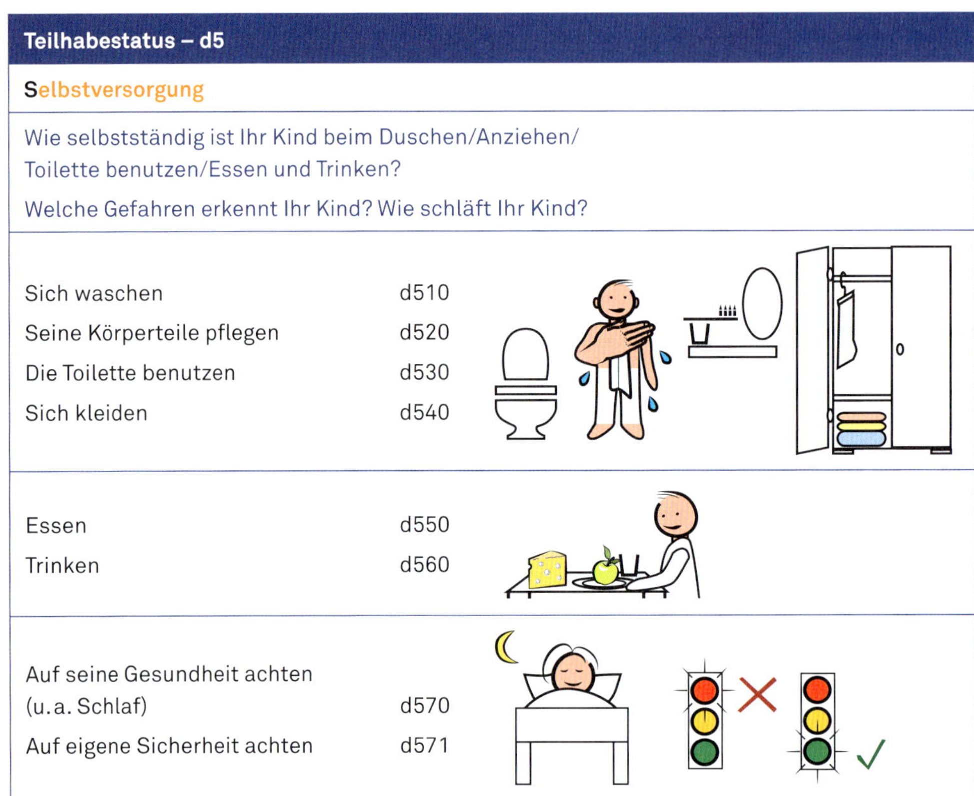

Teilhabestatus – d5	
Selbstversorgung	
Wie selbstständig ist Ihr Kind beim Duschen/Anziehen/ Toilette benutzen/Essen und Trinken? Welche Gefahren erkennt Ihr Kind? Wie schläft Ihr Kind?	
Sich waschen	d510
Seine Körperteile pflegen	d520
Die Toilette benutzen	d530
Sich kleiden	d540
Essen	d550
Trinken	d560
Auf seine Gesundheit achten (u.a. Schlaf)	d570
Auf eigene Sicherheit achten	d571

Abbildung 3-12: Kapitel 5 „S" der 9 Lebensbereiche LAKMoSHIBeG.

Tipps zum LAKMoSHIBeG-Schema

Fragetechnik

Worum geht's?

Frage: „Muss das LAKMoSHIBeG-Schema immer vollständig angewendet werden?"
Antwort: „Nein".

Nach unserer Erfahrung braucht es etwa ein bis zwei Jahre Praxisanwendung bis Sie die Inhalte des Schemas so verinnerlicht haben, dass Sie kreativ und gelassen dem Erzählenden zuhören können und wie von selbst das Gesagte den einzelnen Lebensbereichen zuordnen. Das ist das Stadium, wo das Schema das Arbeiten erleichtert, eine flexible Anwendung ermöglicht und allen Beteiligten richtig Freude bereitet.

Bis dahin kann in zweierlei Weise vorgegangen werden.

- Sie legen sich das LAKMoSHIBeG-Schema auf den Tisch oder hängen es auf und befragen die Eltern und Kinder der Reihe nach dazu.
- oder Sie fragen in der Reihenfolge und Art und Weise nach dem Alltag, wie Sie es gewohnt sind und ordnen die Aspekte nachträglich bei der Dokumentation zu.

Mit der Zeit werden Sie Ihren Weg finden, mit welchem Vorgehen und mit welcher Fragetechnik Sie zum Ziel kommen, ohne dass die Eltern oder Kinder den Eindruck haben, abgefragt worden zu sein.

Teilhabestatus – d6		
Häusliches Leben		
Welche Aufgaben übernimmt Ihr Kind im Haushalt?		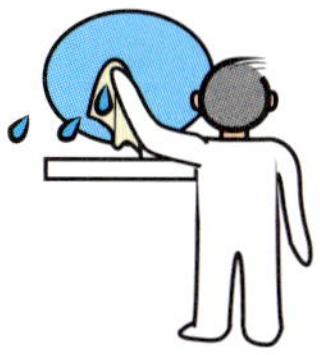
Beschaffung von Notwendigkeiten	d610 - d629	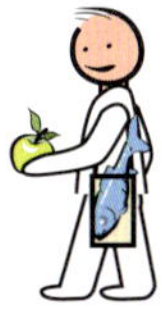
Haushaltsaufgaben	d630 - d649	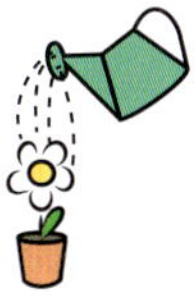
Haushalts-gegenstände pflegen und anderen helfen	d650 - d669	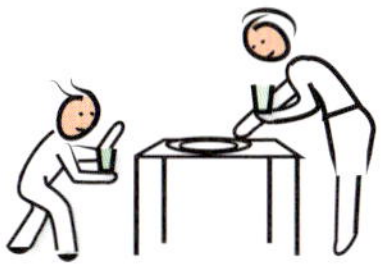

Abbildung 3-13: Kapitel 6 „H" der 9 Lebensbereiche LAKMoSHIBeG.

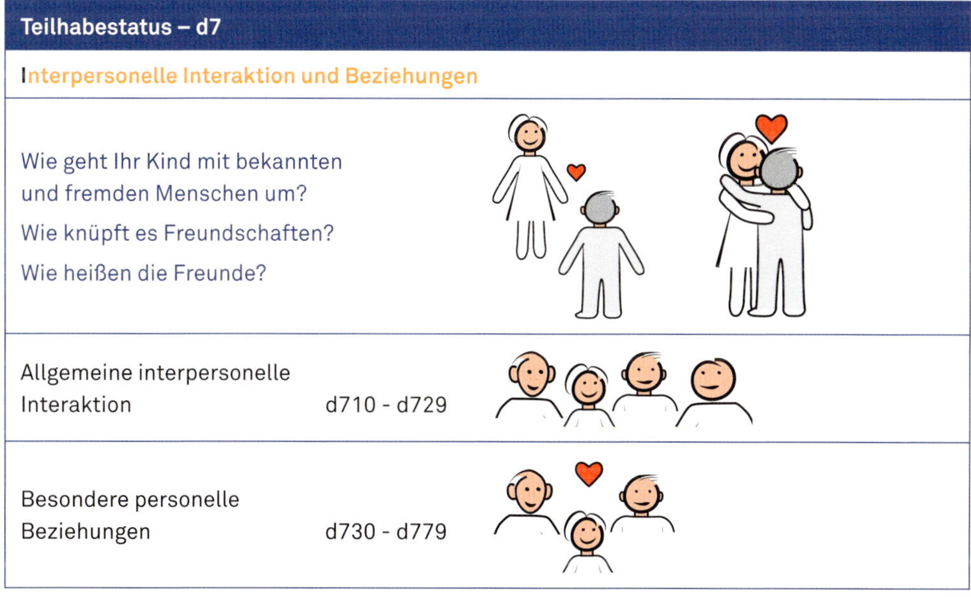

Teilhabestatus – d7		
Interpersonelle Interaktion und Beziehungen		
Wie geht Ihr Kind mit bekannten und fremden Menschen um? Wie knüpft es Freundschaften? Wie heißen die Freunde?		
Allgemeine interpersonelle Interaktion	d710 - d729	
Besondere personelle Beziehungen	d730 - d779	

Abbildung 3-14: Kapitel 7 „I" der 9 Lebensbereiche LAKMoSHIBeG.

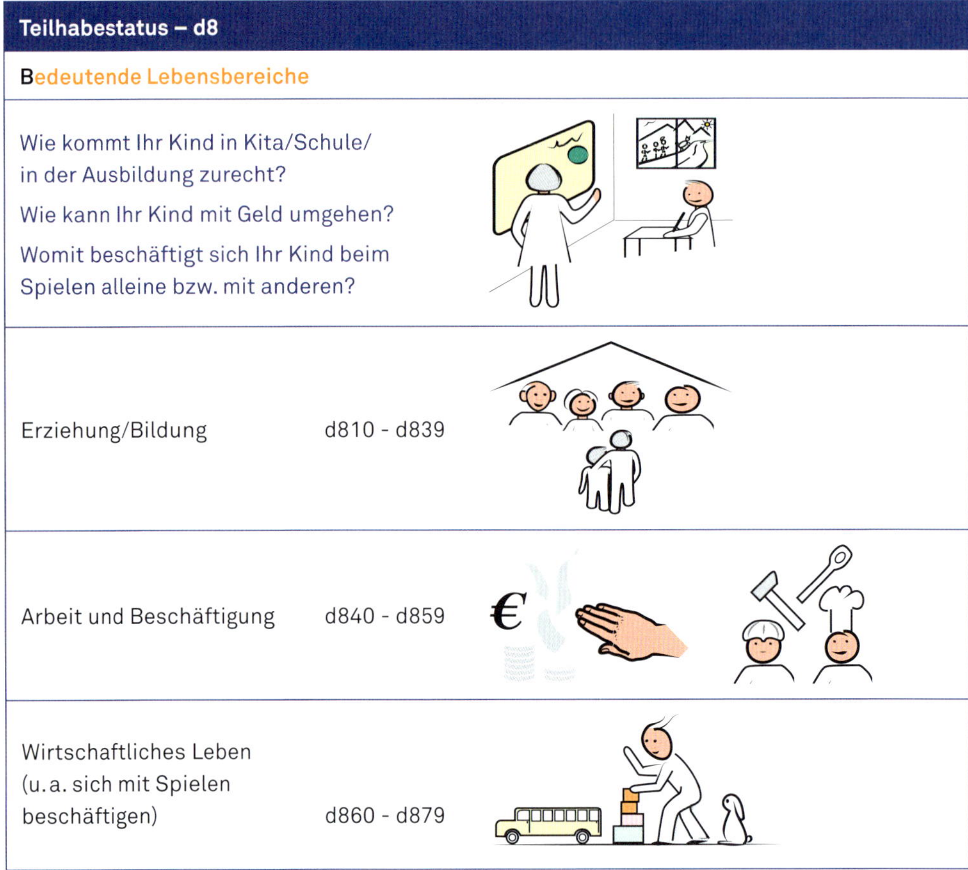

Teilhabestatus – d8	
Bedeutende Lebensbereiche	
Wie kommt Ihr Kind in Kita/Schule/in der Ausbildung zurecht? Wie kann Ihr Kind mit Geld umgehen? Womit beschäftigt sich Ihr Kind beim Spielen alleine bzw. mit anderen?	
Erziehung/Bildung	d810 - d839
Arbeit und Beschäftigung	d840 - d859
Wirtschaftliches Leben (u.a. sich mit Spielen beschäftigen)	d860 - d879

Abbildung 3-15: Kapitel 8 „Be“ der 9 Lebensbereiche LAKMoSHIBeG.

Der Eindruck von „abgefragt werden“ entsteht üblicherweise bei der Aneinanderreihung von geschlossenen Fragen. Die 9 Lebensbereiche sind vorgegebene Bereiche, die uns dazu verleiten könnten, sie einfach mit geschlossenen Fragen „abzuklopfen“ („Kannst du Rad fahren?“). Viel mehr Einblick in die Lebensbereiche bekommen wir, wenn wir sie wie einen unbekannten Kontinent erkunden mit offenen Fragen („Wie kommst du zur Schule?“ „Wie bewegst du dich gerne?“). Siehe auch Kap. 4.1 und Buchteil III.

Je nachdem in welcher Rolle und bei interdisziplinären Arbeiten zu welchem Zeitpunkt Sie fragen, können Sie sich auf einzelne Lebensbereiche begrenzen und diese in die bestehende Dokumentation der Voruntersuchenden ergänzen.

Bei Familien, die Sie länger kennen und denen das teilhabeorientierte Arbeiten bereits vertraut ist, können Sie sich am Anliegen orientiert auf bestimmte Lebensbereiche beschränken.

Teilhabestatus – d9		
Gemeinschafts-, soziales und staatsbürgerliches Leben		
Besucht Ihr Kind Vereine? Welche AGs in der Schule? Welche Hobbys hat Ihr Kind? Spielt es mit anderen Kindern in der Nachbarschaft? Was unternehmen Sie mit der Familie?		
Gemeinschaftsleben	d910	
Erholung und Freizeit (Spiel, Sport, Hobbys)	d920	
Religion und Spiritualität	d930	
Menschenrechte	d940	
Politisches Leben und Staatsbürgerschaft	d950	

Abbildung 3-16: Kapitel 9 „G" der 9 Lebensbereiche LAKMoSHIBeG.

Zuordnung eines Themas

Worum geht's?

Frage: „Erlauben die 9 Lebensbereiche eine eindeutige Zuordnung oder gibt es nicht vielmehr beliebig viele Möglichkeiten, wo ich beispielweise ‚Spielen' einordnen kann?"
Antwort: „Die ICF-Klassifikation ermöglicht, dass Sie ein Thema an vielen Stellen zuordnen können und doch ist sie eindeutig."

Wie erklärt sich das? Wenn Sie nicht sicher sind, wo genau ein Thema zugeordnet gehört, hilft Ihnen der Blick in die Originalversion der ICF-CY mit ihren genauen Beschreibungstexten pro Item sehr gut weiter (als Buchform erhältlich [1] oder kostenfrei online über die ICF-CY-Web-App, siehe Literatur/Weblinks).

Sie werden merken, dass der gleiche Begriff mehrfach in der Klassifikation auftaucht. Anhand dessen, was Sie genau meinen, müssen Sie entscheiden, welche Zuordnung richtig ist.

Betrachten wir das Beispiel „Spielen":

- Wenn es um das *Erlernen* geht
  - d137 sich durch Spielen Konzepte aneignen wie z.B. Formen- oder Farben erkennen.
  - d155 Spiele erlernen

- Wenn es um das *Erfüllen einer Einzelaufgabe* geht:
  - d210 Verstecken spielen
- Wenn es um *den feinmotorischen Handgebrauch des Spiels* geht:
  - d440 Perlen auffädeln
- Wenn es um *den Bildungsaspekt im informellen Kontext* von Spielen geht:
  - d810 mit dem Opa spielerisch den Tisch neu streichen (wenn der Fokus auf dem informellen Kontext „mit Opa" liegt gehört es hierher, wenn der Fokus auf „Anmalen erlernen" liegt, würde es zu d137 gehören)
- Wenn es um den *Beschäftigungsaspekt* geht:
  - d880 Spielen (Anmerkung: wird richtigerweise in der nächsten ICF-Version aufgelöst und in das 9. Kapitel integriert, z. B. d920)
- Wenn es um den *Erholungs- und Freizeitaspekt* geht:
  - d920 auf dem Spielplatz spielen aber auch Tennis spielen, mit anderen spielen

3.3 Dritte Voraussetzung (3 im BPM) Schritt 3

Interdisziplinarität gestalten

3.3.1 Interdisziplinarität – eine Notwendigkeit

Der erste Kontakt in Bezug auf die chronische Erkrankung ist die Ärzt:in, die die Diagnose stellt und über die Chronizität der Erkrankung aufklärt. In dieser Phase der Erkrankung geht es darum, die Diagnose zu sichern, den individuellen Verlauf und die Ausprägung der Erkrankung kennen- und einschätzen zu lernen. Innerhalb des Gesundheitswesens sind oft Kontakte zu unterschiedlichen Fachdisziplinen erforderlich. Das Kind und die Eltern lernen verschiedene Fachärzt:innen und medizinische Expert:innen kennen. Bei einer onkologischen Erkrankung kann das die Onkolog:in, die Radiolog:in, die Intensivmediziner:in, die Chirurg:in, die Psycholog:in sein; bei einer neurologischen Erkrankung die niedergelassene Kinderärzt:in, die Neuropädiater:in, die Radiolog:in, die Augenärzt:in, die Orthopäd:in, die Physiotherapeut:in und bei einer Entwicklungs-oder Verhaltensstörung kann das die Kinderärzt:in, die Psycholog:in, die Kinder- und Jugendpsychiater:in, die Ergotherapeut:in, die Logopäd:in sein. Bereits hier startet die Interdisziplinarität.

Worum geht's?

Sobald die akute Phase der chronischen Erkrankung vorüber ist, stellt sich für das Kind und seine Familie die Frage: „Wie können wir nun mit den bleibenden Beeinträchtigungen (unseres Kindes) in unserem Alltag und auch auf die Zukunft gesehen gut leben?"

Neben der regelmäßigen Konsultation der medizinischen Fachpersonen wird den Familien spätestens jetzt klar, dass sie das Thema der chronischen Erkrankung, der bleibenden Beeinträchtigung des Kindes im erweiterten Familienkreis, d.h. mit Geschwistern, Großeltern, Tanten, Onkeln, Cousinen/Cousins und mit der Nachbarschaft ansprechen müssen. Als nächste dringliche Ansprechpartner:innen kommen die Erzieher:innen in der Kita oder die Lehrer:innen in der Schule in den Fokus.

Schnell erweitert sich der Kreis um die direkten Behandler:innen und Förder:innen, sowie die Institutionen, die Leistungen bewilligen, wie die Krankenkasse, das Jugend- und Sozialamt und der öffentliche Gesundheitsdienst (Abbildung 3-17).

Stolperstein

Jede Institution, jedes Fachteam, jede Fachperson hat entlang ihres individuellen Fachverständnisses eine eigene strukturell gewachsene Vorgehensweise und gemäß der Fachkunde zu erfüllende Standards, die die Gestaltung von Teilhabe unterschiedlich gut unterstützen. Für Kinder und Eltern ist das oft sehr anstrengend bis unmöglich, die verschieden lautenden Angebote zu verstehen und zu einem im Alltag für das Kind wirksamen Portfolio zusammenzufügen. Selbst wenn die einzelnen Fachdisziplinen prinzipiell zusammenarbeiten (würden), bleibt es schwierig, wenn der Fokus einmal auf Gesetze, einmal auf Diagnosen und einmal auf pädagogische Prinzipien gelegt wird, anstatt gemeinsam auf die Teilhabe.

3.3.2 Verschiedene Disziplinen – verschiedene „Sprachen"

Je nach Fachdisziplin und Fachstandard führen die jeweiligen Denkmodelle zu einer eigenen Fachsprache (Abbildung 3-18), die sich im Gespräch und in der Dokumentation ausdrückt. Zum Erwerb der jeweiligen Fachsprache haben sich die Fachpersonen während einer Aus- und Weiterbildung oder einem Studium bestens

Für Teilhabe Verantwortliche

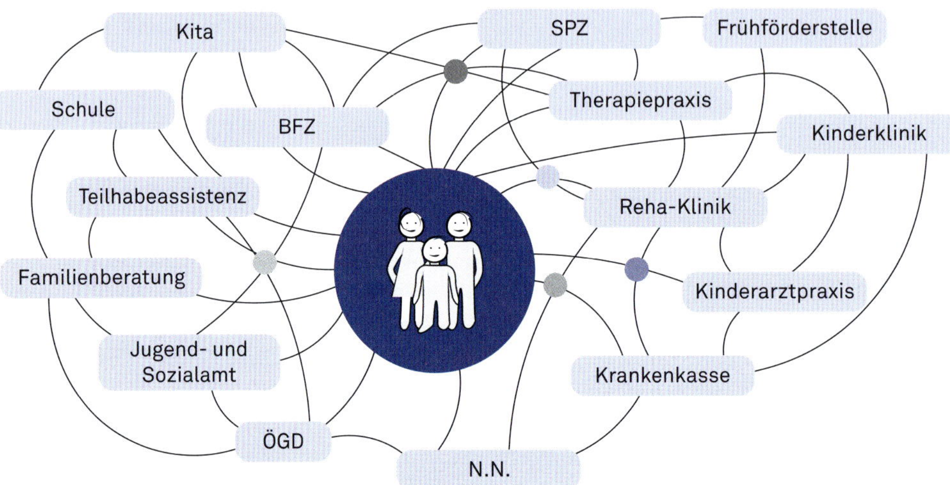

Abbildung 3-17: Netzwerk der Institutionen, die an der Versorgung eines chronisch kranken Kindes beteiligt sind. BFZ: Beratungs- und Förderzentren, SPZ: Sozialpädiatrische Zentren, N.N. steht stellvertretend für alle nicht genannten Institutionen, die zudem beteiligt sein können.

Sprachen der Verantwortlichen

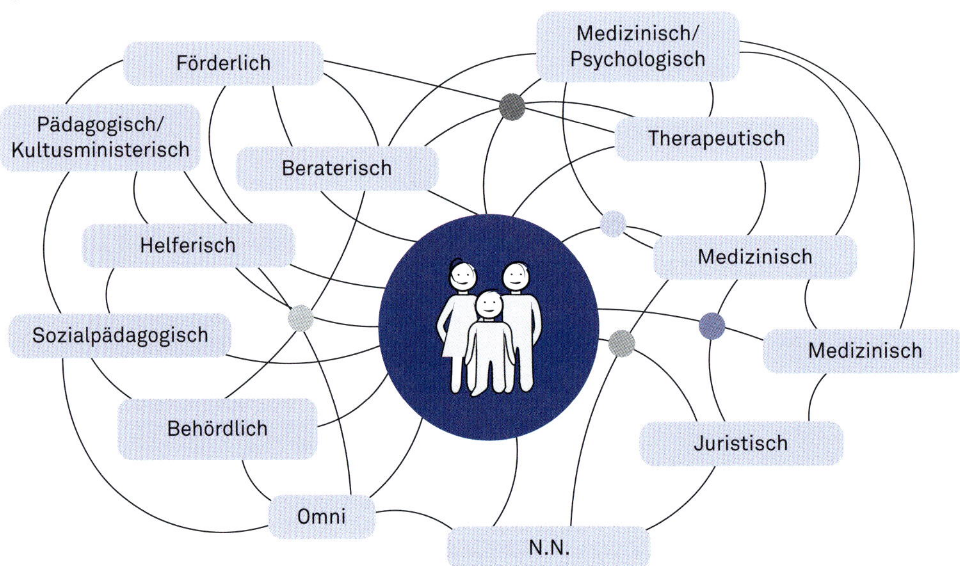

Abbildung 3-18: Sprachen der an der Versorgung chronisch kranker Kinder Beteiligten.

qualifiziert. Für die Kommunikation unter den gleichen Fachkolleg:innen stellt die eigene Fachsprache eine Erleichterung dar. Für Kinder, Eltern und Fachkolleg:innen eines anderen Fachgebiets ist diese Sprache oft gar nicht verständlich.

Historisch gewachsen richtete sich in der Vergangenheit die benutzte Sprache auch nach den Anforderungen der Personen, denen berichtet wird. Ein Arztbrief ist beispielsweise an die mitbehandelnden ärztlichen Kolleg:innen gerichtet und damit für nichtärztliche Personen nur schwer verständlich. Und obwohl Eltern ein Einsichtsrecht haben, verstehen sie viele Aspekte eines Arztbriefs nicht. Andererseits sind juristische Begründungen von Seiten der Krankenkassen oder Behörden für die Bewilligung oder Ablehnung von Hilfen von Eltern und Ärzt:innen kaum nachzuvollziehen.

Sachbearbeiter:innen oder Sozialarbeiter:innen bei einem Amt zur Bewilligung von Hilfen bedienen sich der Behördenterminologie, sodass Entscheidungen juristisch von Vorgesetzten und Prüfgremien prüffähig sind. Personen der Frühförderung und Therapeut:innen sprechen die einfach verständliche Alltagssprache von Kind und Eltern, sodass sie von diesen gut verstanden werden. Die wichtigen Dinge werden also gesprochen und nicht schriftlich festgehalten. Schriftliche Dokumentationen erfolgen meist durch handschriftliche Notizen nur zur eigenen Orientierung oder stichpunktartig im Förder- und Behandlungsplan bzw. Therapiebericht in Fachsprache gegenüber dem Auftraggeber (Träger der Eingliederungshilfe bzw. zuweisende Ärzt:in). Ärzt:innen schreiben ihre Berichte in der medizinischen und damit nicht allgemeinverständlichen Terminologie, damit die Fachkolleg:innen präzise und zugleich umfassend über die medizinischen Sachverhalte informiert sind.

Eltern von chronisch kranken Kindern brauchen die Unterstützung von vielen der genannten Fachdisziplinen. Mühselig arbeiten sie sich notwendigerweise in die vielen Sprachen und Logiken der Expert:innen ein und vergeuden damit häufig wertvolle Energie und Zeit. Wenn wir die Qualität der Versorgung von chronisch kranken Kindern und deren Eltern durch eine interdisziplinäre Versorgung verbessern wollen, benötigen wir die Aneignung und Nutzung einer gemeinsamen Sprache im Sinne **einer** (!) universellen Terminologie und Klassifikation, die von allen Beteiligten problemlos verstanden wird. Diese steht mit der ICF weltweit zur Verfügung.

Für den Erwerb der Anwendung der ICF und den interdisziplinären Dialog sind Verantwortliche der Krankenkassen und Rehabilitationsträger sowie die Politik aufgefordert, die notwendigen Mittel und juristischen Rahmenbedingungen bereitzustellen. Mit der Verankerung der ICF im neuen Bundesteilhabegesetz ist ein allererster Schritt getan. Bis die ICF von allen Beteiligten verstanden und gekonnt wird, wird es noch einige Jahre dauern. Es wird einige Anstrengungen benötigen, damit wir nicht nur an die Kinder neue Etiketten hängen bzw. eine neue Währung einführen, aber sich substanziell an der Versorgungsqualität nichts verbessert, weil die ICF in ihrer Gänze und Tiefe von den Anwender:innen nicht durchdrungen wurde.

Worum geht's?

Um interdisziplinär für Kinder mit chronischen Erkrankungen gemeinsam handeln zu können, muss sich jede Fachperson verpflichtet fühlen, sich über die eigene Fachlichkeit hinaus anderen Fachdisziplinen und sowie Kindern und Eltern verständlich zu machen, indem sie sich die universell gültige Terminologie und Klassifikation der ICF aneignet.
Eine Unterstützung von Seiten der Kostenträger, der Leistungserbringer und der Politik ist dafür notwendig.

3.3.3 Status quo der Teilhabeorientierung

Die einzelnen Fachdisziplinen beziehen Aspekte der Teilhabe aktuell unterschiedlich stark in ihre Vorgehensweise ein.

Die aktuelle Arbeitsweise der Bereiche Gesundheitswesen, Sozialwesen und Bildungswesen stellen wir Ihnen exemplarisch, anhand dessen, wie wir die Kolleg:innen in der Praxis und während unserer ICF-Schulungen erlebt haben, im Folgenden dar.

Einbezug von Teilhabe im Gesundheitswesen

Kinderärzt:innen in Klinik und Praxis sprechen die Sprache der ICD-Diagnosen und dokumentieren damit die Ursache einer Erkrankung (soweit bekannt), welche Strukturen des Körpers dadurch beschädigt sind und welche Funktionen eingeschränkt sind (Abbildung 3-19). Sie empfehlen diagnostische Schritte, wie sie in medizinischen Fachbüchern, Qualitätspapieren und Leitlinien empfohlen sind. Für die Behandlung verschreiben sie Medikamente, verordnen Heilmittel, führen bestimmte medizinische Prozeduren durch oder veranlassen eine Operation mit dem Ziel, die funktionellen und strukturellen Defizite möglichst zu beheben oder zumindest zu vermindern. Sie informieren und beraten Kind und Eltern über diese Vorgehensweisen. Kinderärzt:innen in Klinik und Praxis empfehlen den Kindern mit chronischen Erkrankungen und ihren Eltern, entsprechende Beratungsstellen, Ämter (u.a. Jugend- und Sozialamt) oder nützliche Vereinigungen (u.a. Selbsthilfegruppen) aufzusuchen.

Für die Teilhabe des Kindes fühlen sich Kinderärzt:innen in Kliniken und Praxis in den allermeisten Fällen noch nicht zuständig oder sie sind der Überzeugung, dass sich die Teilhabe nach erfolgreicher medizinischer Behandlung und Beratung von selbst einstellt.

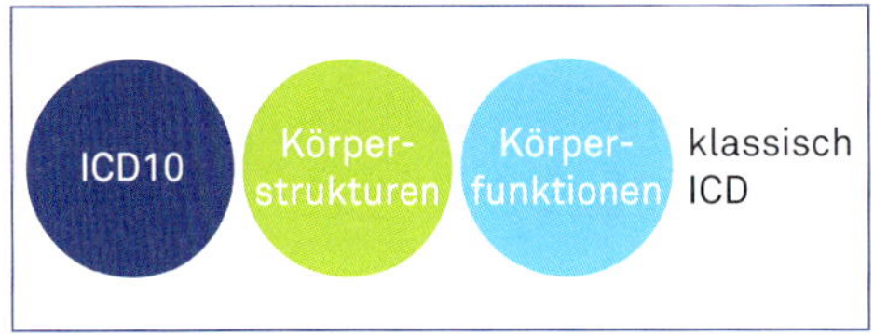

Abbildung 3-19: Medizinische Versorgung nach ICD-Diagnosen.

Kinderärzt:innen und Therapeut:innen in Sozialpädiatrischen Zentren (SPZ) und Rehabilitationskliniken führen zunächst in gleicher Weise die klassischen Erhebungen und Maßnahmen entlang der ICD-Diagnose durch und ergänzen dieses Vorgehen um das Sammeln von Informationen zu Aktivitäten im Alltag, der individuellen Situation des Kindes und der Familie sowie den Umweltbedingungen. Damit erfahren sie etwas über die Teilhabe der Kinder im Alltag (Abbildung 3-20). Sie sammeln die Informationen zur Teilhabe narrativ und in einem frei formulierten Fließtext, der einen Eindruck über die Aktivitäten, die im SPZ oder der Rehabilitationsklinik beobachtet wurden, wiedergibt. Konkrete Schilderungen von Alltagssituationen und deren Kontextfaktoren aus dem Leben der Kinder finden sich in den Dokumenten selten. Heilmittel (Physiotherapie, Ergotherapie und Logopädie) werden entlang funktioneller und allgemeiner Ziele, wie sie der Heilmittelkatalog vorsieht, verordnet und durchgeführt. Beispiele für funktionelle Ziele sind: Verbesserung der Aussprache, der Gelenkbeweglichkeit, der Konzentration oder der Handgeschicklichkeit. Teilhabeziele (Kap. 4.4) werden selten formuliert.

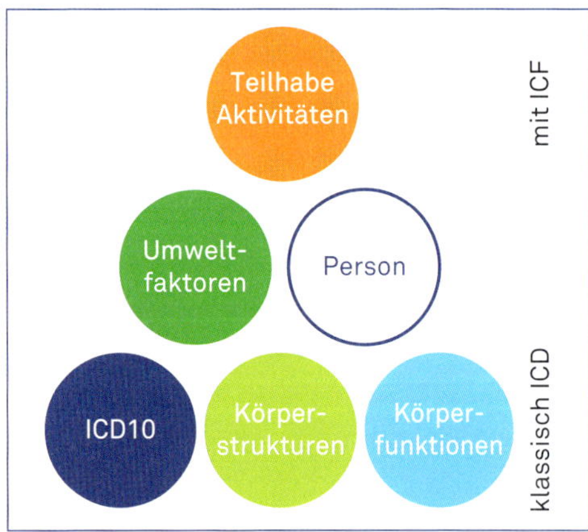

Abbildung 3-20: Medizinische Versorgung nach ICD-Diagnosen um die Aspekte von Umweltfaktoren, personbezogenen Faktoren und Aktivitäten bzw. Teilhabe erweitert.

Einbezug von Teilhabe im Sozialwesen

Sozialpädagog:innen in der Frühförderung oder Erziehungsberatung fragen Kind und Eltern bezüglich ihrer persönlichen Situation und welches Anliegen sie haben. Sie beobachten das Kind und seine Eltern in einer freien oder teilstrukturierten Spielsituation in der Institution oder bei aufsuchendem Vorgehen in der Wohnung der Familie. Sie gewinnen somit ein Bild des Kindes an seinen Lebensorten Familie, Kita und Freundeskreis. Sie sammeln damit implizit viele Informationen zur Teilhabe des Kindes. Darauf basierend beraten und fördern Sozialpädagog:innen hypothesengeleitet entlang ihrer sozialpädagogischen Expertise die Kinder und Eltern in Richtung einer Verbesserung oder Erhalt von Fähigkeiten. Mit Einführung des Bundesteilhabegesetzes (BTHG) streben die Sozialpädagog:innen nun an, am Teilhabeplan der Leistungsträger nach ICF mitzuwirken und Teilhabeziele mit dem Kind und seinen Eltern zu formulieren.

Das Augenmerk von Sozialpädagog:innen liegt somit seit jeher auf dem Kind (im Schaubild als Person bezeichnet, s. Abbildung 3-21), den Eltern und den Aktivitäten im Alltag (im Schaubild als Teilhabe und Umweltfaktoren bezeichnet). Für die Bedeutung der Diagnosen sowie die strukturellen und funktionellen Aspekte fühlten sich Sozialpädagog:innen nicht zuständig. Sie überließen diese Themen den Kinderärzt:innen. Für einen gelingenden interdisziplinären Austausch sind sie nun aufgefordert, sich mit diesen Aspekten und ihren Wechselwirkungen zu den bisher fokussierten Aspekten zu befassen und mitzudenken.

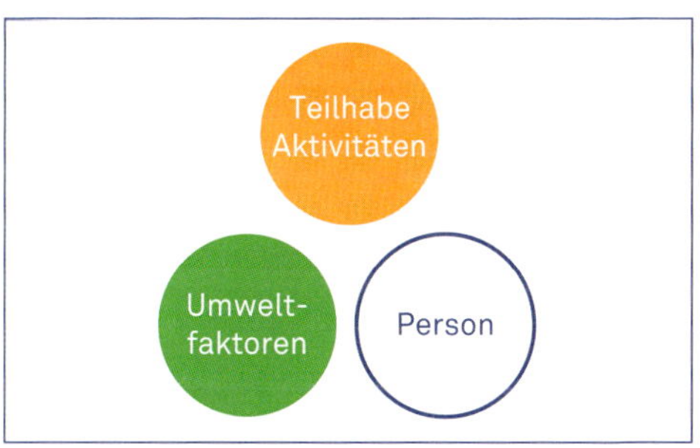

Abbildung 3-21: Sozialpädagogische Versorgung entlang des personenzentrierten Ansatzes mit Hinzunahme der Teilhabe – vor allem seit Inkrafttreten des Bundesteilhabegesetzes 2020.

Was gibt es bereits? Das Bundesteilhabegesetz ist 2020 in seinen wesentlichen Teilen in Kraft getreten und fordert die Rehabilitationsträger gemeinsam mit den Leitungserbringern auf, den Teilhabebedarf von Kindern nach dem ICF-Konzept zu ermitteln und die Hilfen entsprechend zu gewähren. Das Teilhaberecht hat das Fürsorgeprinzip abgelöst.

Einbezug von Teilhabe im Bildungswesen

Erzieher:innen in der Kita und Lehrer:innen in der Schule sind derzeit zwar aus berufsethischen Gründen auch aufgefordert, sich mit der Teilhabe von Kindern zu befassen, eine gesetzlich verankerte Verpflichtung besteht in Deutschland allerdings nicht.

Erzieher:innen in Kitas, die Integrativplätze anbieten, müssen sich inhaltlich damit befassen, weil sie in den meisten Bundesländern diejenigen sind, die für die Eltern den Antrag auf Bewilligung eines Intergrativplatzes nach dem BTHG stellen. Die Erzieher:innen sind bundesweit auf dem Weg, die Teilhabe in ihre Arbeit zu integrieren, wie an den Fortbildungsangeboten für Kitas zu erkennen ist [24].

Lehrer:innen von Regelschulen, insbesondere die weiterführenden Schulen jenseits der Grundschule, haben derzeit in Deutschland keine Berührungspunkte mit Teilhabe und ICF. In den Kultusministerien spielen Teilhabe und ICF derzeit keinerlei Rolle (Ergebnis einer eigenen Anfrage an das Kultusministerium und städtische Schulämter). In der Schweiz sieht das regional bereits sehr viel positiver aus [25]. Die eingangs durchzuführenden Standortgespräche werden nach ICF strukturiert.

Lediglich Sonderpädagog:innen machen in Deutschland erste Verstehensschritte und Praxiserprobung [26] auf dem Gebiet von Teilhabe und ICF, wie an einem kürzlich publizierten Sonderheft der Zeitschrift „Sonderpädagogik" sichtbar wird [27].

Allen pädagogischen Fachkräften ist gemeinsam, dass ihnen eine aktive Beteiligung von Eltern und Kindern an Förderplänen fremd ist. Falls sich die pädagogischen Fachkräfte zukünftig auf den Weg des teilhabeorientierten Arbeitens machen würden, würde ihnen der Zugang zu den strukturellen und funktionellen Beeinträchtigungen der chronisch kranken Kinder, vergleichbar wie den Sozialpädagog:innen, am schwersten fallen. Bezogen auf die personbezogenen Faktoren wäre für sie neu, dass neben der Beurteilung der Kinder durch sie selbst eine Befragung, Anhörung und ein Einbeziehen der Kinder in Entscheidungen notwendig wäre. Schuleingangsgespräche und Zwischengespräche müssten von Grund auf renoviert werden. Die Fördergutachten müssten um die persönlichen Einschätzungen von Eltern und Kinder in Ergänzung zu Leistungstestungen erweitert werden. Die Umweltfaktoren außerhalb von Schule in ihrer Unterrichtsplanung und -gestaltung mit zu berücksichtigen, wäre völliges Neuland.

Im Rahmen von inklusiven Schulprojekten, wo es darum geht, Kinder mit Einschränkungen bedarfsgerecht im Regelunterricht individuell zu fördern, zeigt sich zudem leider, dass es bisher nicht gelingt, die erforderlichen Ressourcen in Form von einer ausreichenden Zahl an Lehrer:innen, Psycholog:innen und Sozialarbeit:innen, Kinderkrankenpfleger:innen mit den notwendigen Kompetenzen und Programmen an den Schulen bereitzustellen, damit Inklusion gelingen kann.

Stolperstein

Die Praxiserfahrung zeigt, dass die Expert:innen aus Gesundheits-, Sozial- und Bildungswesen aufgrund ihrer unterschiedlichen Fokussierungen, entweder auf Körperstrukturen und -funktionen oder auf die Person und ihre Umweltbedingungen, Gefahr laufen, während des interdisziplinären Austausches ihre eigene Sichtweise und Expertise als die überwertige zu empfinden. Insbesondere im Bildungswesen herrscht derzeit noch überwiegend die unerschütterliche Haltung vor, dass es außerhalb der pädagogischen Fachexpertise keine weitere Perspektive auf die Kinder und auch keine anderen Vorgehensweisen im Sinne einer Beteiligungskultur benötigt.
Diese Phänomene behindern die interdisziplinäre Versorgung von chronisch kranken Kindern erheblich.

3.3.4 ICF als gemeinsame Sprache

Worum geht's?

Den Nutzen des ICF-Konzepts als gemeinsame Sprache zur effektiven und effizienten Gestaltung der interdisziplinären Versorgung von chronisch kranken Kindern zu erkennen.

ICF-Struktur verinnerlichen

Als ersten Schritt geht es darum, sich den prinzipiellen Aufbau der ICF vor Augen zu führen.

Die Überschriften der **Hauptkapitel der ICF** lauten (s. auch Abbildung 3-35):

- Körperfunktionen (z.B. Sehen)
- Körperstrukturen (z.B. das Auge)
- Aktivitäten & Teilhabe, zusammen als Lebensbereiche benannt (z.B. Tiere im Buch betrachten & abends mit der Mutter zusammen im Bett das Tierbuch anschauen)
- Umweltfaktoren (z.B. Tierbuch, abends, Bett, Zuwendung von der Mutter)
- Personbezogene Faktoren (z.B. „Das Kind ist tierlieb und kuschelt gerne")

Mit diesen fünf Kapiteln können alle Aspekte, die für die Organisation von Teilhabe chronisch kranker Kinder notwendig sind, in einfachen und verständlichen Worten übersichtlich abgebildet werden (Kap. 3.4).

ICD-Diagnose und ICF-Einsortierung

Worum geht's?

Neben der Diagnose nach ICD müssen also die beteiligten Fachexpert:innen ihre fachlichen Aspekte nach den fünf Kapitelüberschriften der ICF sortieren und den Bezug zueinander erläutern. Anschließend ist zu klären, in welchem Lebensbereich der ICF die Teilhabe des Kindes gemeinsam wie organisiert werden muss.

Dabei ist wichtig: Jedes chronisch kranke Kind hat eine oder mehrere ICD-Diagnosen. Die ICD bildet dabei neben der Ursache (Ätiologie) die funktionellen Störungen und Schädigungen von Körperstrukturen ab. Insofern überlappen ICD und ICF. Das bedeutet, dass die Körperfunktionen und die Körperstrukturen sowohl in der ICD als auch in der ICF abgebildet werden können. Die Abbildung in der ICF hat den Vorteil der einfachen, für jeden verständliche Sprache, wie das Beispiel in Tabelle 3-2 zeigt.

Zudem können mit der ICF nicht nur eine Schädigung und ein Defizit wie mit der ICD klassifiziert werden, sondern zusätzlich positive Aspekte wie z. B. „versteht Brailleschrift" ICF b1708.

Anhand der Abbildung 3-22 möchten wir erläutern, wie die ICF in Ergänzung zur ICD angewendet werden kann.

Im Beispiel (Tabelle 3-2) haben wir gezeigt, welchen Effekt es hat, wenn die gleichen Aspekte von Körperfunktionen und Körperstrukturen mit der ICD und der ICF codiert werden. Die Aspekte der Teilhabe, dazu gehören die Aktivitäten im Alltag und die Umweltfaktoren können nur mit der ICF klassifiziert werden. Die persongebundenen Informationen können aus ethischen Gründen nicht klassifiziert werden und müssen als Freitext notiert werden. Die ICF fordert deren Berücksichtigung – anders als die ICD – allerdings explizit ein.

Ohne die ICF können Sie die Teilhabe nur in längeren prosaischen Texten erfassen. Das birgt die Gefahr, dass der Text lang und unübersichtlich wird und jeder es anders macht. Diese Viel-

Tabelle 3-2: Beispiel zur unterschiedlichen Abbildung von Störungen und Schädigungen in der ICD und der ICF.

ICD-Sprache	Gleiches Beispiel in ICF-Sprache
Mittelschwere Amaurosis (H54.2)	Mittelschwere Beeinträchtigung des Sehens (b210)
Hereditäre Retinadystrophie (H35.5)	Vererbter Abbaudefekt der Netzhaut (s2203)

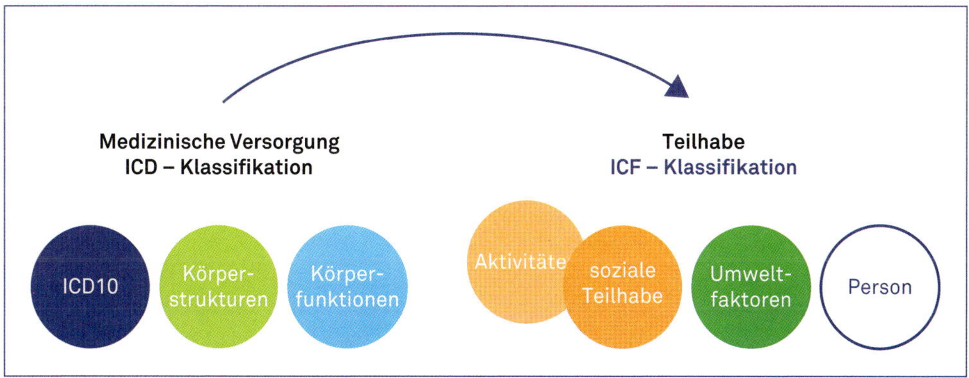

Abbildung 3-22: Wie sich ICD- und ICF-Klassifikation ergänzen und überlappen.

falt der freien Berichterstattung ist zeitaufwendig und ermüdend und umfasst möglicherweise doch nicht alle Aspekte. Die Zuordnung zu den Orten der Geschehnisse wie Teilhabe zu Hause, in der Nachbarschaft, im Sportverein, in der Kita oder der Schule, wie sie teilweise vorgenommen wird, lindert das Problem, bleibt aber letztlich zu grob. Präzision und Klarheit können nur über die Anwendung einer differenzierenden Klassifikation erreicht werden. Aktuell gibt es weltweit derzeit nur die ICF als ausgereifte und international gültige Klassifikation zum Thema Teilhabe.

Ein nach allgemeingültigen Regeln strukturierter Bericht reduziert den Aufwand für die Leser erheblich. Zum Leben der Interdisziplinarität brauchen wir dringend Mittel, die uns die Arbeit erleichtern. Wie die Aneignung der ICF berufsbegleitend gelingen kann, regen wir im Kapitel der speziellen Anwendung (Kap. 4) an und wir haben einen Überblick für ein geeignetes Vorgehen im Buchteil IV „Lernen und Implementieren" zusammengestellt.

Stolperstein

Für Kolleg:innen des Gesundheitswesens

Zu Beginn der Auseinandersetzung mit der ICF kommt es gerne zu dem Missverständnis, man müsse seine fachlichen Klassifikationen und Evaluationsmethoden über Bord werfen und durch die ICF ersetzen. Das genau wäre unsinnig. Es geht darum, sein Vorgehen um die Teilhabeperspektive nach ICF zu erweitern. Das heißt, Sie machen zunächst genau das, was Sie immer gemacht haben und erweitern Ihren Blick um die Teilhabe. Mit der Zeit haben Sie genügend Erfahrung, um entscheiden zu können, in welchen Situationen ein funktionelles Test- und Evaluationsverfahren der ICD durchgeführt werden muss, bevor Sie die Teilhabe betrachten und wann Sie direkt mit der Betrachtung der Teilhabe beginnen können, ohne auf einen Test oder ein Evaluationsverfahren zurückgreifen zu müssen. Darin liegt dann begründet, warum letztlich die Anwendung von ICD und ICF nicht aufwendiger ist, als wenn Sie nur die ICD nutzen und die Teilhabe und ihre Aspekte frei schwebend erfassen.

Worum geht's?

Wir neigen dazu, nur die innerhalb unserer Fachlichkeit gebräuchlichen Klassifikationen zu verwenden. Wir sollten aber für die Erfassung der Aspekte von Teilhabe die ICF können und anwenden, um die Gesamtversorgung auf das gleiche professionelle Niveau wie die rein fachliche Versorgung zu heben.

Anhand von zwei Abbildungen möchten wir Ihnen die Anwendung von ICD und ICF noch weiter erläutern. In Abbildung 3-23 sind die Kapitel der ICF zusammen mit der ICD um Kind und Familie angeordnet. Dies soll zeigen, dass Sie bezogen auf die Lebens- und Alltagssituation des Kindes alle so sortierten Aspekte untereinander in Beziehung setzen, in ihrer Bedeutung für die Teilhabe des Kindes bewerten und das weitere Vorgehen daraus ableiten. Gedanklich setzen Sie sich dafür mit den Beteiligten an einen Tisch (Abbildung 3-24) und legen zum Sortieren das Komponentenmodell bildlich gesprochen als Tischdecke auf. Damit der Tisch ausreichende Stabilität hat, setzen Sie bildlich gesprochen die Tischplatte auf Ihre fachliche Evaluation auf. Je mehr Beteiligte hier ihre Erkenntnisse in den Tischbeinen zusammentragen, desto stabiler ist der Tisch. Manchmal sitzen Sie nur in kleiner Gruppe, beispielsweise nur mit einem Elternteil und dem Kind am Tisch und manchmal bilden Sie eine große Runde im Rahmen von verabredeten Runden-Tisch-Gesprächen.

Damit die wertvollen Erkenntnisse, die bei einem solchen Auswertungsgespräch zu Tage kommen, auch nach dem Gespräch für alle zur Verfügung stehen, müssen die wichtigsten Aspekte protokolliert werden.

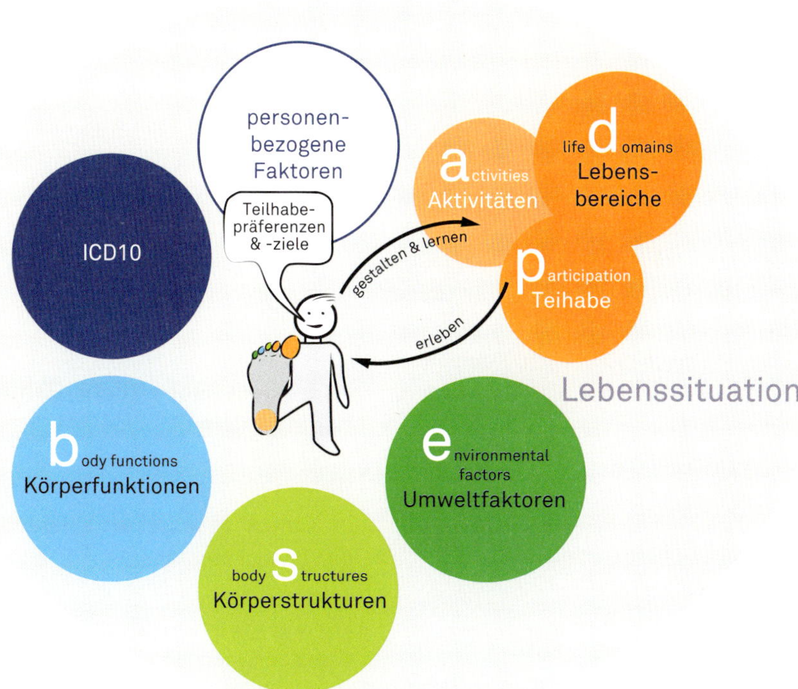

Abbildung 3-23: Dimensionen der Teilhabe im Komponentenmodell der ICF als Rosette dargestellt mit dem Kind und seinen Teilhabepräferenzen und -ziele im Zentrum und in Bezug auf sein Erleben, Gestalten und Lernen im Alltag.

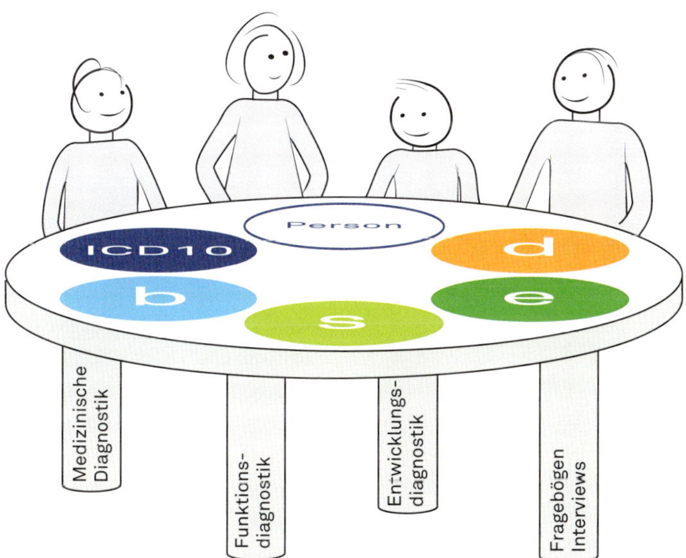

Abbildung 3-24: Beispiel, wie die ICF-Komponenten im Gespräch und Planungsprozess „an einem Tisch sitzen" eingesetzt werden können.

3

TAZ WI HaPla-Schema

Zur Dokumentation eines solchen Gesprächs sollte ein einheitliches Schema verwendet werden. Aufgrund unserer mehrjährigen Schulungserfahrungen mit unterschiedlichen Berufsgruppen empfehlen wir die Nutzung des **TAZ WI HaPla-Protokolls** (s. auch Kap. 5 Codieren und dokumentieren). Innerhalb dieses Schemas können mit der ICF-CY-Web-App (siehe Literatur/Weblinks) die Aspekte durch Vergabe von ICF-Codes entsprechend der ICF-Komponenten und 9 Lebensbereiche strukturiert werden.

TAZ WI HaPla

Dokumentation eines (Runden-Tisch)-Gesprächs/eines Fachaustauschs
Aufbau:
1. **T**hemen/**A**nliegen – **Z**iele
2. **W**ichtige **I**nformationen
3. **Ha**ndlungs**Pla**n – Maßnahmen

Beim TAZ WI HaPla-Protokoll handelt es sich um ein Ergebnisprotokoll. Das Akronym beschreibt den Ablauf:

- Zunächst werden die **T**hemen gesammelt, die möglicherweise bereits den **A**nliegen von Kind und Eltern entsprechen.
- Anschließend werden unter den Beteiligten die dazu gehörenden wesentlichen Informationen ausgetauscht und unter **W**ichtige **I**nformationen notiert.

Worum geht's?

Um Kinder zur Mitarbeit zu motivieren, ist es essenziell, dass Ziele letztendlich auf Teilhabeebene formuliert werden, weil nur dann die Ziele durch den erlebten Zugewinn im Alltag für das Kind bedeutungsvoll sind. Funktionelle und strukturelle Ziele sind auch bedeutsam für das weitere Leben, können aber nur von den Erwachsenen nachvollzogen werden (Abbildung 3-25).

- Danach wird zusammen überlegt, welche Präferenzen bzw. Wünsche Kind und Eltern im Alltag haben und diese unter Zielen formuliert.
- Im **H**andlungs**Pl**an wird dann bezogen auf die als potentiell wirksam identifizierten Maßnahmen konkret verabredet, was wer bis wann macht, damit das Kind seine **Z**iele (gemeint sind Teilhabeziele, s. Kap. 4.4) erreichen kann.

3.3.5 Gesellschaftliche Rahmenbedingungen

Hürden für die gelebte Interdisziplinarität im Kontext gesellschaftlicher Entwicklungen besser verstehen

Wir würden uns natürlich wünschen, dass die Umsetzung der teilhabeorientierten Versorgung nach ICF und damit die interdiziplinäre Versorgung mit dem Fokus auf Teilhabe möglichst rasch und flächendeckend gelingt. Die Realität zeigt uns hingegen, dass es Zeit brauchen wird, bis das gelingt. Wir möchten nachfolgend ein paar gesamtgesellschaftliche Entwicklungen kurz beleuchten, die erklären, warum Umstellungsprozesse dieser Art eine gute Portion mehr Zeit und Geduld brauchen als erwartet.

Die Idee, dass durch eine multiperspektivische Sicht auf die Dinge bessere Ergebnisse zu erreichen sind, hat auch in den politischen Alltag zur Beantwortung komplexer gesellschaftsrelevanter Fragestellungen wie beispielsweise zu Klimawandel und sozialer Gerechtigkeit Einzug erhalten. Und es zeigt sich deutlich, welcher Aufwand und welche Zeitkorridore für die notwendige Debatte und Konsensfindung benötigt werden. Zu diesem Vorgehen gibt es leider keine Alternative, weil offensichtlich ist, dass einzelne Koryphäen oder Expertengruppen allein nichts ausrichten können.

Die zunehmend zu beobachtende Besetzung von Leitungsstellen durch paritätische Doppelspitzen oder die Etablierung von Leitungsteams

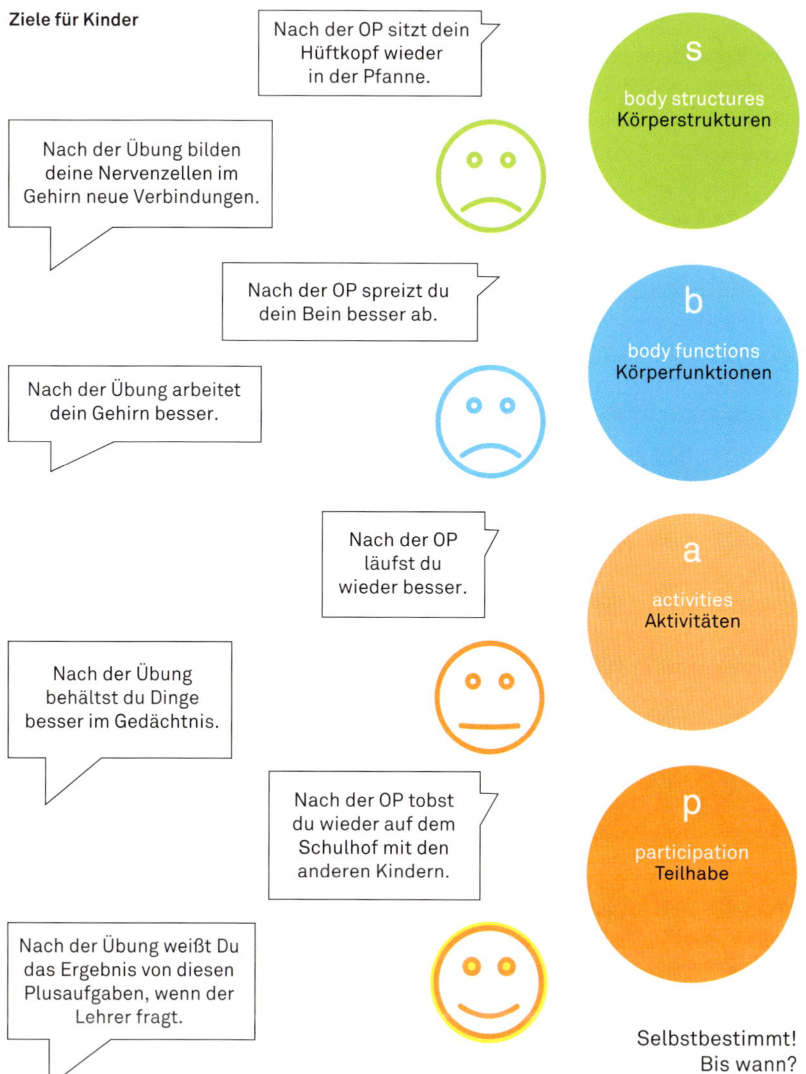

Abbildung 3-25: Bedeutung von Zielen für Kinder in Abhängigkeit von der Formulierung auf den verschiedenen Ebenen der ICF-Komponenten am Beispiel eines Kindes mit ADHS und eines Kindes mit Cerebralparese.

sind gleichfalls dieser Erkenntnis geschuldet. Als Beispiel sei hier die präsidiale Besetzung der DGSPJ (Deutsche Gesellschaft für Sozialpädiatrie und Jugendmedizin) seit 2023 durch eine paritätische Doppelspitze und einem weiterem Präsidiumsmitglied genannt [28].

Bei der Betrachtung von erfolgreichem interdisziplinärem teambasiertem Arbeiten und Leiten mit Beteiligungskultur wird sichtbar, dass überproportional Frauen und Vertreter der jüngeren Generation an der Umsetzung beteiligt sind. Man könnte deshalb vermuten, dass eine feminine und jüngere Sozialisation ein solches Handeln begünstigt. Wenn das so wäre, würde es sich vielleicht lohnen, etwas genauer hinzuschauen, um förderliche Erkenntnisse für alle abzuleiten. Wir sind deshalb der Frage nachgegangen: **„Was genau können einige Frauen und jüngere Menschen vielleicht besser als die meisten Etablierten, um eine Beteiligungskultur zu gestalten?“**

Hierzu haben wir unsere persönlichen Beobachtungen während der Schulungen von Teams, die eine Beteiligungskultur in ihrer Institution erfolgreich leben, zusammengetragen.

Folgende Merkmale konnten wir erkennen:

- Ein Selbstverständnis von lebenslangem Lernen und gemeinsamem „Machen“. d.h. die Bereitschaft die Macht zu teilen.
- Ein Rollenverständnis, dem gemeinsamen übergeordneten Auftrag zu dienen.
- Eine Selbstdisziplin, sich und seine persönlichen Interessen zurückzunehmen, bzw. nach vorne zu gehen, wenn es dem gemeinsamen Auftrag dient und nicht entlang des eigenen Befindens zu handeln.
- Die Fähigkeit und der Anspruch zur Selbstreflektion.
- Der Mut zur „Lücke“, also Neues zu wagen und eigene Fehler als etwas Dienliches zu verstehen.
- Eine offene und ehrliche Kommunikation.

Diese Merkmale stehen im Kontrast zu dem an vielen Orten noch üblichen patriarchalischen bzw. matriarchalischen Führungs- und Umgangsverständnis.

So wie die ICF- und Teilhabeidee den Betroffenen aus gutem Grund mehr Macht und Verantwortung überträgt, so bräuchte es den Einzug des Prinzips der partizipativen Entscheidungsfindung innerhalb und zwischen den Institutionen, wenn eine teilhabeorientierte Versorgung mit ICF für Kinder und deren Eltern gelingen soll (s. Buchteil IV).

In Anbetracht dessen, dass im interdisziplinären und komplexen Alltagsmiteinander vieles das geändert gehört, nicht in unserem raschen Zugriff liegt, sollten wir einen geduldigen und langen Atem haben. Oder, um es mit den Worten des Soziologen, Hartmut Rosa, zu sagen, benötigen wir bei allem gerechtfertigtem Engagement, etwas ändern und erreichen zu wollen, die Anerkennung des Unverfügbaren und Unkontrollierbaren in komplexen Lebenswelten [29], um uns nicht unnötigerweise zu frustrieren.

Das patriarchalische bzw. matriarchalische Organisationsprinzip hat uns im Unterschied zum Prinzip der partizipativen Beteiligungskultur die Akzeptanz des Unverfügbaren nicht so sehr abverlangt, weil die Entscheidungswelten sowohl für die Leitenden als auch die Unterstehenden, sehr viel weniger dimensional waren. Für jeden einzelnen war es viel einfacher, den Überblick über den eigenen Schaffensspielraum zu behalten und sich als erfolgreich zu erleben.

Das Angenehme der einfacheren Entscheidungswelt im Patriachat oder Matriarchat könnte also ein wichtiger Wirkfaktor sein, warum die Änderung hin zur partizipativen Beteiligungskultur langsam verläuft. Zudem wirkt sich wohl auch die Widerstandskraft von Gewohntem und Vertrautem bremsend aus.

Wesentliche gesellschaftliche Fragestellungen, wie beispielweise der Umgang mit chronisch kranken Kindern und Menschen, können jedoch nicht mehr mit dem Prinzip des nebeneinander Arbeitens, das von oben gelenkt wird, gelöst werden. Es braucht dafür ein interdisziplinäres Handeln und eine Kultur des voneinander Lernens. Für beides zusammen wurde neuerlich der Begriff der Transdisziplinärität vorgeschlagen [30].

Mit dem gemeinsamen Bezug auf die Teilhabe des Kindes als gemeinsamer Auftrag besteht die Chance, dass alle Fachpersonen, die sich auf den Weg in Richtung teilhabeorientierte Versorgung mit ICF machen, eine gleichwertige Rolle einnehmen, um sich mit dem nötigen fachlichen Respekt zu begegnen und sich und ihre Professionalität in den Dienst des Teilhabebedarfs von Kindern zu stellen (s. auch Kap. 3.1.3 Persönliche Verortung zum Rollenverständnis und Kap. 4.1.6 „Zwei Hüte aufhaben“).

Auch wir als Autor:innen oder PART-CHILD-Referent:innen befinden uns in unserem Berufsalltag auf diesem Weg der Veränderung und

Entwicklung und haben unsere Schwierigkeiten bei der Umsetzung. Wir können jedoch berichten, wie wunderbar es sich anfühlt und wie leicht die Arbeit von der Hand geht, wenn durch eine interdisziplinäre Vorgehensweise und die Anwendung der ICF für Kind und Eltern zufriedenstellende Antworten auf komplexere Fragestellungen gefunden werden. Einmal eine gute Strecke auf diesem Weg unterwegs, kann und möchte man nicht mehr zum klassischen ICD-Vorgehen zurück.

Worum geht's?

Eine neue Haltung und mehr Respekt der jeweils anderen Fachlichkeit gegenüber sind gefragt. Alle Fachpersonen bringen ihren fachlichen Beitrag mit Bezug auf die gelingende Teilhabe des Kindes ein und wissen um den Mehrwert der Multiperspektivität und des interdisziplinären Arbeitens.

3.4 Vierte Voraussetzung (4 im BPM) Schritt 4

Das ICF-Konzept verstehen

Worum geht's?

Es geht darum, die Logik der ICF-Klassifikation in Ergänzung der ICD-Klassifikation zu verstehen, um für sich den Nutzen nachzuvollziehen, den die Anwendung der ICF für die Kinder und Eltern sich bringt.

3.4.1 Warum hat die WHO die ICF erfunden?

Problemstellung

4

Schauen wir uns dafür zwei Beispiele von zwei 5 Jahre alten Jungen, Said und Yassin, im Kontext von vier verschiedenen Informationsangeboten (A–D) an (s. Anhang 1 des Online-Zusatzmaterials). Bitte versuchen Sie anhand dieser Information zu beantworten, welchen Förder- und Therapiebedarf Said und Yassin haben und welche Maßnahmen Sie empfehlen würden, und lesen Sie unsere Kommentare dazu.

Worum geht's?

Aus den Diagnosen der ICD-Klassifikation lassen sich die Förder-, Therapie und Teilhabebedarfe nicht ableiten. Dafür bedarf es in Ergänzung zur ICD der Anwendung der ICF. Mit der ICF werden die Lebenssituation der Kinder und ihre Bedeutung für geeignete Maßnahmen profiliert und die wichtigsten Aspekte bezüglich ihrer Wechselwirkungen ausgewertet.
Zwei Kinder mit der gleichen Diagnose wie beispielsweise einer Cerebralparese (angeborene Lähmung mit Bewegungsstörung) können je nach ICF-Profil ganz unterschiedliche Dinge benötigen. Das eine Kind braucht für seinen Schulweg einen elektronischen Rollstuhl, weil es steil bergauf geht, das andere mit der gleichen Diagnose kann den Schulweg mit einem Walker bewerkstelligen, weil der Weg eben ist.

Die Lebenswelt der Kinder ist so komplex, dass Sie sich vielleicht fragen, ob wir den Kindern gerecht werden, wenn wir ihre Situation auf Codes reduzieren. Sie befürchten nicht ganz zu Unrecht, dass Sie mit einer mechanistischen Klassifizierung die seelische und individuell besondere Persönlichkeit der Kinder beschädigen. Und in der Tat ist es gut zu wissen, dass es hier nicht um ein „Entweder-Oder", sondern um ein „und zugleich" geht. Die Komplexität kindlicher Persönlichkeit und dessen Lebenswelt kann niemals in einer Klassifikation abgebildet werden. Und zugleich benötigen wir eine hilfreiche Struktur, um diese komplexen Sachverhalte besprechbar und zum Wohle des Kindes planbar zu machen sowie Verabredungen zu treffen. Es geht also um Praktikabilität. Wenn Sie die ICF mit Respekt vor der umfassenden Individualität der Kinder anwenden, um wesentliche und für Entscheidungen bedeutsame Aspekte zu erfassen, dann handeln Sie ethisch korrekt. Insbesondere wenn klar wird, dass wir nicht das Kind, sondern seine **Lebenssituation codieren** (Abbildung 2-8, Kap. 2.5.3) und dies stets gemeinsam mit den Eltern und wenn möglich auch mit den Kindern.

Stolperstein

Auf den ersten Blick mag es Ihnen einfach erscheinen „nur" einen Code mit Schlüsselwörtern zu vergeben. Auf einen zweiten Blick werden Sie merken, dass es durchaus anspruchsvoll ist, sich für wenige, die Situation präzisierende Codes zu entscheiden. Vielfach wird die Denkarbeit, die Präzision erfordert, unterschätzt.

Hierzu eine Anekdote: Während einer Visite habe ich den damaligen Oberarzt und Universitätsprofessor abschätzig beobachtet, wie er in seinem Kittel lediglich einen goldenen Kugelschreiber trug, während meine Kitteltaschen mit allerlei Hilfsmitteln wie Praxisleitfäden, Dosierungstabellen und Infoblättern gefüllt waren. Zudem musste ich jede Woche zum Gespräch über meine Arztbriefe, die gekürzt werden mussten. Die Kürzungen haben mich viel mehr Zeit gekostet als das Diktat der Briefe. Ihn darauf angesprochen antwortete er mir: „Ja, das hätte ich gut beobachtet, man müsse eben viel wissen und können, um sich auf das wenig Wichtige und Richtige beschränken zu können". Erst 10 Jahre später sollte es mir gelingen, meine Kitteltaschen zu leeren und meine Briefe kürzer zu fassen. Sein Niveau habe ich bis heute nicht erreicht. (Heike Philippi)

Entstehung der ICF

Worum geht's?

Den Weg der Entstehung der ICF-Klassifikation in Ergänzung der ICD-Klassifikation verstehen, um für sich den Nutzen besser nachzuvollziehen, den die Anwendung der ICF für die Kinder und Eltern mit sich bringt.

Die Erfindung der ICF war ein längerer Prozess, der die letztendliche Logik, den Aufbau und die Philosophie der ICF-Klassifikation nachvollziehbar macht (Abbildung 3-26).

Um 1900 gab die französische Regierung die erste Version der ICD im Sinne einer Todesursachenstatistik heraus. 1948 wurde die Weltgesundheitsorganisation (WHO) gegründet und gab die ICD-6 heraus, in der erstmals auch Krankheiten enthalten waren, die nicht zum Tode führten und Krankheiten psychischer Natur.

Die ICF wurde als internationales Klassifikationssystem der Funktionsfähigkeit, Behinderung und Gesundheit (International Classification of Functioning, Disability and Health) von der WHO 2001 offiziell definiert und verabschiedet. Sie wurde in Ergänzung der Klassifikation von Krankheiten, der ICD, entwickelt. Anders als die ICD bezieht sich die ICF als Neuerung auf den Begriff der Gesundheit und stellt Behinderung und Funktionsfähigkeit in den Kontext von Gesundheit. Dieser Fokus auf Gesundheit und weniger auf Krankheit begünstigt die Entwicklung einer neuen Sichtweise der Fachwelt auf chronisch kranke Kinder, die sich trotz ihrer krankheitsbedingten Einschränkungen gesund fühlen bzw. gesund fühlen wollen (Kap. 3.4.3).

Da die Besonderheiten der Entwicklung sowie die Funktionsstörungen und Lebenswelten von Kindern und Jugendlichen im ersten ICF-Modell nicht berücksichtigt waren, wurde 2007 eine ICF-Version für Kinder und Jugendliche als

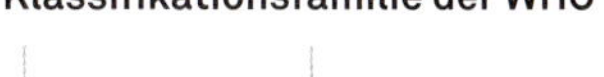

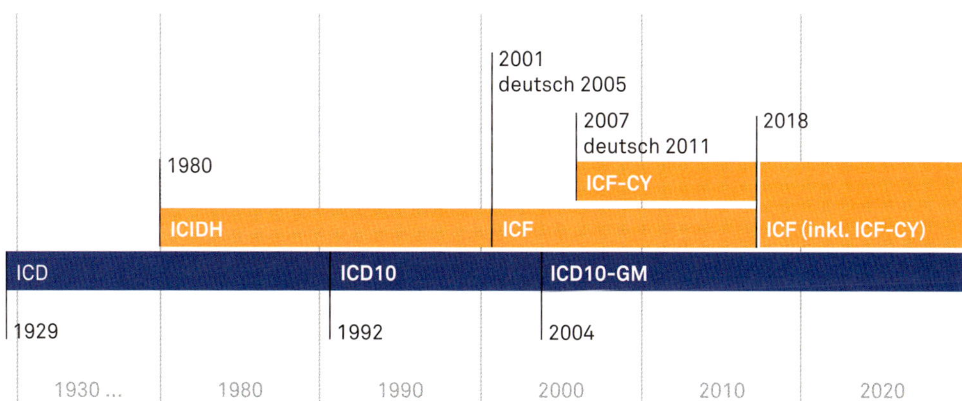

Abbildung 3-26: Überblick über die Konzeptentwicklung der ICF-Klassifikation.

ICF-CY (International Classification of Functioning, Disability and Health Children and Youth) und in Deutsch 2011 als die „Internationale Klassifikation der Funktionsfähigkeit, Behinderung und Gesundheit bei Kindern und Jugendlichen" erarbeitet.

Ganz aktuell wurde die ICF im Englischen wieder mit der ICF-CY zusammengeführt. Da diese völlig neue Version der ICF aktuell noch nicht in Deutsch vorliegt, beziehen wir uns im Buch auf die ICF-CY.

Für das Verständnis des Aufbaus der ICF lohnt sich die Betrachtung der verschiedenen Modelle, die die WHO den einzelnen Klassifikationen zugrunde gelegt hat. Die ICD beruht auf einem biomedizinisch ausgerichteten Krankheitsmodell.

Aus der Erkenntnis, dass biomedizinische Krankheiten zu Funktionsfähigkeitsstörung und damit zu sozialen Beeinträchtigungen und diese wiederum zu Behinderungen führen, entwickelte die WHO das Vorläufermodell der ICF, die ICIDH-Klassifikation (International Classification of Impairments, Disabilities and Handicaps) als sogenanntes Krankheitsfolgemodell (Abbildung 3-27). Es umfasste neben den biologischen auch die sozialen Aspekte.

Nach und nach wurde deutlich, dass das Ausmaß der Behinderung keineswegs nur abhängig von der krankheitsbedingten Funktionsstörung war, sondern auch von den sozialen und gesellschaftlichen Bedingungen. Die Sichtweise, dass Behinderung ein persönliches Attribut eines Menschen sei, kam ins Wanken. Den Merkmalen der medizinischen bzw. biologischen Sicht sind in Tabelle 3-3 die Merkmale der sozialen Sicht gegenübergestellt.

Der wechselseitige Einfluss von psychischer Verfassung und Behinderung kam daraufhin in den Fokus und führte dazu, dass der ICF das bio-psycho-soziale Modell von Engel (1977) zugrunde gelegt wurde. Damit war das Konzept der funktionalen Gesundheit geboren (Kap. 3.4.3) und die Defizitorientierung der ICD durch die Ressourcenbetrachtung der ICF ergänzt (Tabelle 3-4).

Das Krankheitsfolgemodell

von WOOD als Grundlage der ICIDH (1980)
International Classification of Impairments, Disabilities and Handicaps

Krankheit/Störung

führt zu

Schädigung
impairment

kann führen zu

Fähigkeitsstörung
disability

kann führen zu

Soziale Beeinträchtigung
handicap

kann zu Behinderung führen

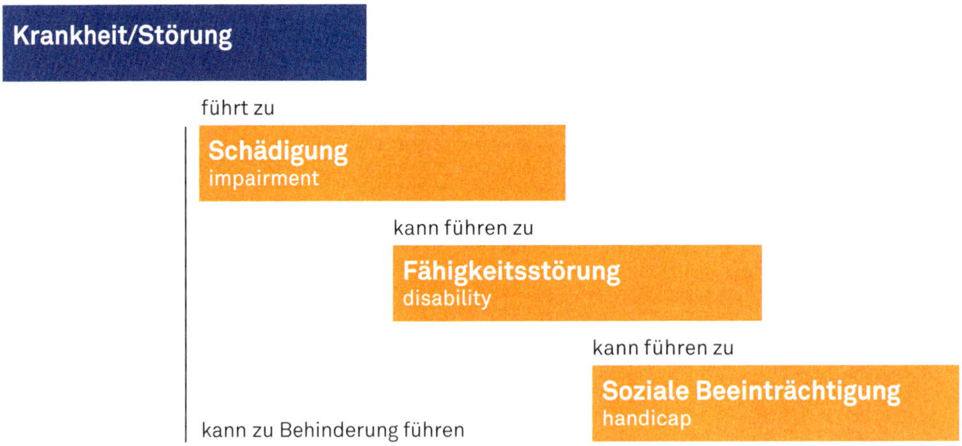

Abbildung 3-27: Aufbau der ICIDH (International Classification of Impairments, Disabilities and Handicaps).

Tabelle 3-3: Merkmale des medizinischen (bio) Modells in Gegenüberstellung zum sozialen Modell.

Medizinisches (bio) Modell	Soziales Modell
„Behinderung" ist Folge einer Krankheit, eines Traumas oder eines anderen Gesundheitsproblems	„Behinderung" ist hauptsächlich ein gesellschaftlich verursachtes Problem
„Behinderung" ist ein Problem der Person	„Behinderung" ist kein Merkmal der Person, sondern ein komplexes Geflecht von Bedingungen, von denen viele vom gesellschaftlichen Umfeld geschaffen werden
Rahmenbedingungen/Konsequenzen: • Behandlung des Betroffenen • Heilmittelverordnung • Thema der Gesundheitspolitik	Rahmenbedingungen/Konsequenzen: • Veränderung der Einstellungen • Durchsetzung der Menschenrechte • Politisches Thema

Tabelle 3-4: Gegenüberstellung der Merkmale von ICIDC und ICF.

	ICIDH	ICF
Konzept	Kein übergreifendes Konzept	Konzept der funktionalen Gesundheit
Grundmodell	Krankheitsfolgemodell	Bio-psycho-soziales Modell der Komponenten von Gesundheit
Orientierung	• Defizitorientiert • es werden Behinderungen klassifiziert	• Ressourcen- und defizitorientiert • es werden Bereiche klassifiziert, in denen Behinderungen auftreten können • es können positive und negative Bilder der Funktionsfähigkeit erstellt werden

Stolperstein

In vielen Schulungen sind wir der Vorstellung begegnet, dass die ICF die ICD ersetzen soll. Das ist nicht das Ansinnen der WHO – im Gegenteil, es handelt sich um sich ergänzende Klassifikationen. Wir sprechen deshalb sinnbildlich von einer Arbeitsehe (s. auch Abbildung 3-5). Im Kapitel Anwendung (Kap. 4) gehen wir im Detail auf die Verwendung beider Klassifikationen ein und geben Empfehlungen zum Umgang mit den Teilen, die sich überlappen.

3.4.2 Wann gilt ein Mensch als behindert?

Parallel zur Entwicklung der Klassifikationen hat sich in unserer Gesellschaft das Verständnis von Behinderung über die Zeit gewandelt.

Das ist der Grund, warum die Bundesregierung in Deutschland in ihrer Sozialgesetzgebung den Begriff der Behinderung im Jahr 2018 neu gefasst hat. Es kommt auf die Wechselwirkung zwischen einstellungs- und umweltbedingten Barrieren und dem Teilhabebedarf an der Gesellschaft an.

Worum geht's?

Behinderung ist nicht länger ein persönliches Attribut oder Eigenschaft, sondern entsteht, wenn ein Mensch krankheitsbedingt in seiner Funktionsfähigkeit beeinträchtigt ist und im Alltag auf Umstände oder Verhaltensweisen anderer Menschen trifft, die ihn daran hindern, das zu tun, was Menschen ohne eine Erkrankung im Alltag selbstverständlich und meistens regelmäßig tun.

Behindertenbegriff Definition SGB IX (2018)

§ 2 Abs. 1
„Menschen mit Behinderungen sind Menschen, die körperliche, seelische, geistige oder Sinnesbeeinträchtigungen haben, die sie in *Wechselwirkung mit Einstellungs- und umweltbedingten Barrieren an der gleichberechtigten Teilhabe an der Gesellschaft* mit hoher Wahrscheinlichkeit länger als sechs Monate hindern können.
Eine Beeinträchtigung nach Satz 1 liegt vor, wenn *der Körper- und Gesundheitszustand vom dem für das Lebenalter typischen Zustand abweicht.*
Menschen sind von Behinderung bedroht, wenn eine Beeinträchtigung nach Satz 1 zu erwarten ist."
(Menschen mit Behinderung sind Leistungsberechtigte von Leistungen der Eingliederungshilfe § 99 SGB IX)

Zudem wurde in der **UN Behindertenrechtskonvention** (UNBRK), die im Jahr 2016 in Deutschland ratifiziert wurde, die volle und wirksame Teilhabe an der Gesellschaft und Einbeziehung in die Gesellschaft als Grundsatz festgelegt.

UN Behindertenrechtskonvention BRK

Artikel 3 – Allgemeine Grundsätze

a. die Achtung der dem Menschen innewohnenden Würde, seiner individuellen Autonomie, einschließlich der Freiheit, eigene Entscheidungen zu treffen, sowie seiner Unabhängigkeit;
b. die Nichtdiskriminierung;
c. die volle und wirksame Teilhabe an der Gesellschaft und Einbeziehung in die Gesellschaft;
d. die Achtung von der Unterschiedlichkeit von Menschen mit Behinderungen und die Akzeptanz dieser Menschen als Teil der menschlichen Vielfalt und der Menschheit;
e. die Chancengleichheit;
f. die Zugänglichkeit; ...

Wir sind damit als Gesellschaft, jeder einzelne und als Fachpersonen aufgefordert, neben der Erhaltung oder Verbesserung der Funktionsfähigkeit der Kinder mit einer chronischen Krankheit vor allem auf notwendige Anpassungen der Lebenswelt des Kindes hinzuwirken.

Merke

Die Begriffe Behinderung und Beeinträchtigung sollten im Sprachgebrauch auseinandergehalten werden. Kinder mit Beeinträchtigungen können sehr wohl eine gelingende Teilhabe leben und sind damit vom Begriff her nicht behindert (Kap. 3.2.1).

Stolperstein

Auch wenn unser Bewusstsein in den letzten Jahren sich von der Vorstellung der Behinderung als persönliches Attribut weg entwickelt hat, benötigen unser Sprachgebrauch und unser Denken etwas mehr Zeit, um sich an diese Wirklichkeit anzupassen. Umgangssprachlich sprechen wir noch immer von olympischen Spielen für Behinderte, der Behindertentoilette oder dem Behindertensport. Begriffe wie Paralympics, Toilette für Rollstuhlfahrer oder Rolli-Tennis setzten sich erst langsam durch. Das Gefühl des Mitleids ist nach wie vor eine der ersten Reaktionen, wenn wir Menschen sehen, die offensichtlich „behindert" sind. Und genau das möchten Kinder zu Recht nicht, weder von Fremden noch von Familienangehörigen und Freunden. Sie sind zwar chronisch krank aber gefühlt gesund (Kap. 3.4.3).

GdB im Schwerbehindertenausweis

Worum geht's?

Bei der Zuerkennung des Grads der Behinderung (GdB) im Schwerbehindertenausweis wird der Begriff der Behinderung und der Teilhabe zwar grundsätzlich berücksichtigt, aber anders als bei der teilhabeorientierten Versorgung nach ICF bei der Festlegung des Ausmaßes bewertet. Der GdB ist nicht mit dem Ausmaß der eingeschränkten Leistungsfähigkeit eines Kindes mit chronischer Erkrankung gleichzusetzen.

Die Sozialgesetzgebung in Deutschland hat in der 2009 erlassenen Versorgungsmedizin-Verordnung (VersMedV) die Festlegung des Grads einer Behinderung (GdB) im Schwerbehindertenausweis geregelt. Durch die Anerkennung eines GdB sollen Menschen mit chronischen Gesundheitsstörungen durch besondere Rechte, Leistungen und Nachteilsausgleiche entschädigt werden. Dabei wird auf Erfahrungswerte von Erkrankungen und Gesundheitsstörungen zurückgegriffen und zunächst der Grad der Schädigungsfolge (GdS) von Erkrankungen und Gesundheitsstörungen bestimmt. Neben der Beeinträchtigung der Teilhabe werden zusätzlich seelische Begleiterscheinungen (u.a. die zu seelisch zu tragende Mehrbelastung) und Schmerzen, die erfahrungsgemäß mit der Gesundheitsstörung einhergehen, und nicht im Einzelfall nachgewiesen werden müssen, berücksichtigt.

Dabei ist es bedeutungslos, ob ein Kind beispielweise durch Training, Resilienzfaktoren oder Hilfsmittel eine gelingende Teilhabe erreicht.

Der GdB (finales Ergebnis) und GdS (kausaler Zusammenhang mit der Gesundheitsstörung) werden anhand von „Organtabellen", die Schädigungen und Störungen von Organen auflisten, abgeschätzt.

„Behinderung" im ICF-Konzept

Die ICF bietet die Möglichkeit darzustellen, wie die Behinderung eines Kindes verursacht wird. In der Betrachtung der mitwirkenden Aspekte sortiert nach Körperstrukturen, Körperfunktionen, Umweltfaktoren, personbezogenen Faktoren und Aktivitäten & Teilhabe und der Bewertung der untereinander bestehenden Wechselwirkungen können die Behinderung differenziert beschrieben und geeignete Maßnahmen zur „Heilung" gebracht werden. Das heißt, im ICF-Konzept gilt ein Kind mit rechtlich anerkannter Behinderung nach dem SGBIX nicht mehr als behindert, sobald es teilhat. Wir sprechen dann von funktionaler Gesundheit.

3.4.3 Funktionale Gesundheit

Chronisch krank und gefühlt gesund – das Konzept der funktionalen Gesundheit

Wir starten zu diesem Thema mit einem Brief von Zak an den damaligen Bundesgesundheitsminister Spahn, der im Jahr 2018 anlässlich eines Fernsehbeitrags das SPZ in Frankfurt besuchte und mit Zak ein Zwiegespäch führte (Abbildung 3-28).

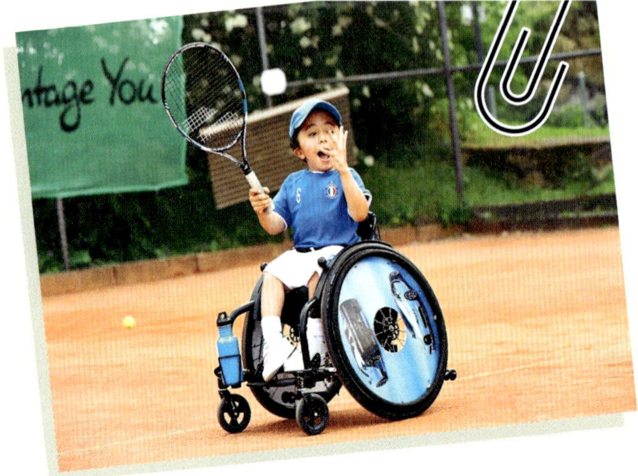

Hallo Herr Spahn,

es hat mich gefreut, dass Sie das SPZ und mich besucht haben.

Ich finde es toll, dass Sie versprochen haben, dass Sie uns weiterhelfen wollen, damit ich z.B. mein Therapierad schneller (und nicht in 12 Monaten) bekomme. Ich habe Ihnen ja erzählt, dass es für mich wichtig ist, im Tennis einen Sportrollstuhl zu haben. So fühle ich mich im Tennis wendiger und komme auch besser an die Bälle ran. Ich bin nämlich nicht so gut im Verlieren 😊

Ich habe die Reportage im Fernsehen gesehen und finde es unverschämt, dass die Reporter im Fernsehehen nicht so gut über mein Krankheitsbild informiert worden sind. Was ich am blödesten fand war, dass die Reporterin behauptet hat, dass ich „schwer krank" bin. Ich bin nämlich nicht schwer krank, sondern habe durch meine Glasknochen bestimmte Einschränkungen. Ansonsten finde ich mich so gut wie ich bin.

Mir wäre es lieber, dass ich kein unnötiges Mitleid bekomme. Ich bin ein Kind wie jedes andere und möchte genauso behandelt werden.

Da Sie ein großer Politiker sind, können Sie bestimmt etwas an der Warnehmung unserer Gesellschaft über Kinder, die in einer ähnlichen Situation wie ich sind, ändern.

Ich denke auch darüber nach, Ihnen wenn ich 18 Jahre alt bin meine Stimme zu geben. Das ist schon in 8 Jahren 😉

Sportliche Grüße aus Frankfurt

Dein Zak

PS: Es ist nicht per Hand geschrieben, weil es einfacher für mich war es zu tippen!!

Abbildung 3-28: Ein Brief von Zak an den Bundesgesundheitsminister als Beispiel für funktionale Gesundheit.

Worum geht's?

Es geht darum, dass Kinder nicht bemitleidet, sondern wie jedes andere Kind behandelt werden wollen. Sie wissen meistens um ihre Erkrankung und Beeinträchtigung und fühlen sich dennoch gesund. Sie wollen alles das machen, was andere Kinder ohne Erkrankung und Beeinträchtigung auch machen. Das nennt die ICF „Funktionale Gesundheit".

Zak spielt in seiner Freizeit Rolli-Tennis und macht sich wie jedes andere Tennis spielende Kind Gedanken über sein Equipment – nicht mehr und nicht weniger (Abbildung 3-28). Dass er ein besonderes Equipment benötigt und neben dem Tennistraining bei der Eintracht Frankfurt regelmäßig seine Muskeln und Bewegungsapparat mit einer Physiotherapeutin trainieren muss, bedarf zwar des medizinischen Sachverstands und bedeutet einen erhöhten Aufwand, löst bei Zak aber kein Krankheitsgefühl aus. Und das gilt es in unserer Haltung im Umgang mit beeinträchtigten Kindern zu würdigen und zu respektieren.

Mit einem Augenzwinkern gesehen könnte sich Zak mit seinem Physiotherapeuten bereits als richtiger Profi fühlen, weil die Profitennisspieler auch ihren „Physio" haben.

Worum geht's?

Funktionale Gesundheit bedeutet, dass ein Kind trotz seiner krankheitsbedingten Funktionsbeeinträchtigung im Alltag so teilnimmt wie ein Kind ohne Erkrankung. Dabei hat das Kind einen Anspruch darauf, dass alle einstellungs- und umweltbedingten Barrieren dafür beseitigt werden und dass es bestimmen darf, wie es teilnehmen möchte. Das heißt, dass das Kind das Recht hat, seine Teilhabe evtl. anders zu gestalten als ein Kind ohne Erkrankung (Kap. 3.2.1 Teilhabepräferenz).

Die WHO hat deshalb der ICF-Klassifikation das **Konzept der funktionalen Gesundheit** als Basis gegeben.

3.4.4 Grammatik der ICF

Worum geht's?

Ganz ohne „Ingenieurswissen" zur ICF-Klassifikation geht es leider nicht. Sie werden die ICF-Klassifikation mit Freude und Kreativität für eine bessere Präzision in der Versorgung der chronisch kranken Kinder nur nutzen können, wenn Sie sich den Aufwand zumuten, das grammatikalische Regelwerk nachzuvollziehen.
Das Motto dieses Kapitel lautet folglich: „Trocken aber wertvoll."

„Baukasten" der ICF-Klassifikation

Zur Sprache der ICF s. auch Kap. 2.5.2.
Die ICF klassifiziert Komponenten von Gesundheit. Übergeordnet ist die ICF als Klassifikationssystem in **zwei Teile** gegliedert (s. Abbildung 2-7):

Teil 1 umfasst **Funktionsfähigkeit und Behinderung**. 2 Sektionen mit 4 Komponenten:

- Sektion des Körpers:
  - Körperfunktionen b
  - Körperstrukturen s
- Sektion der Lebensbereiche d
  - Aktivität a
  - Partizipation p

Teil 2 umfasst die **Kontextfaktoren.** 2 Komponenten:

- Umweltfaktoren e
- Personbezogene Faktoren

Alle sechs Komponenten sind für den Parallelgebrauch gedacht. Es können zu jeder Komponente außer den personbezogenen Faktoren jeweils der positive und negative Aspekt dargestellt werden.

Stolperstein

Die offizielle Version der ICF benutzt als Überbegriff von Teilhabe und Aktivitäten den Begriff der Partizipation. Allerdings bedeuten Partizipation und Teilhabe dasselbe. Im Englischen gibt es nur „participation". In der englischen Version der ICF heißt der Überbegriff von Teilhabe und Aktivitäten, life domains und wurde seiner Zeit nicht mit „Lebensbereiche", sondern unglücklicherweise mit Partizipation übersetzt. Wir verwenden zur besseren Klarheit deshalb anstatt Partizipation als Überbegriff Lebensbereiche.

In der alltagspraktischen Anwendung geht es zunächst darum, die Klassifikation auf wesentlich, alltagspraktische Aspekte reduziert zu verwenden (Abbildung 3-29).

Vom Baukastenprinzip gedacht, sind die Komponenten die Hauptkapitelüberschriften. Darunter stehen die Kapitelüberschriften, die sich nun in Unterkapitel bis zum Einzelitem aufgliedern (Abbildung 2-6). Je nachdem bis zu welchem Unterkapitel Sie klassifizieren möchten, arbeiten Sie auf der jeweiligen **Ebene.**

Je nach Literaturangabe nutzt die WHO die Begriffe Kapitel und Kategorie bedeutungsgleich.

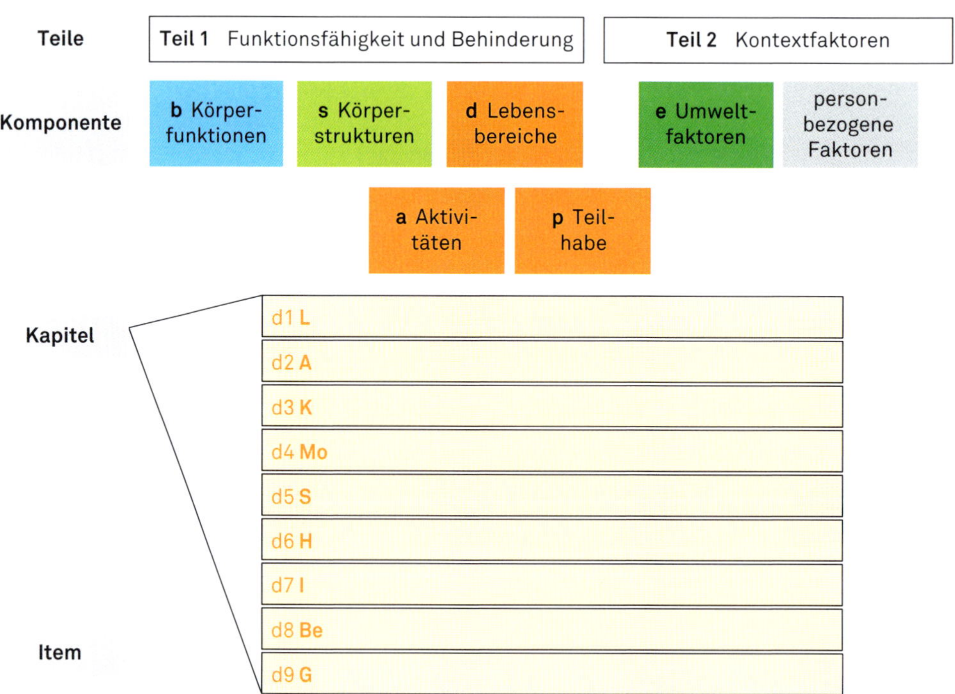

Abbildung 3-29: Auf die wesentlichen, alltagspraktischen Aspekte reduzierter ICF-Baukasten (mit freundlicher Überlassung von Carina Völlm). LAKMoSHIBeG: Akronym für die 9 Lebensbereiche des Kapitels Aktivitäten und Teilhabe (s. Abbildung 3-7).

Syntax der ICF-Codes

Die **Codes** beginnen mit dem Abkürzungsbuchstaben der jeweiligen Komponente.

Merke

Die Komponenten mit Präfixen

Körperfunktionen	**b** für **b**ody function
Körperstrukturen	**s** für body **s**tructures
Lebensbereiche	**d** für life **d**omains
Aktivitäten	**a** für **a**ctivities
Partizipation/Teilhabe	**p** für **p**articipation
Kontextfaktoren	
Umweltfaktoren	**e** für **e**nvironmental factors
personbezogene Faktoren	

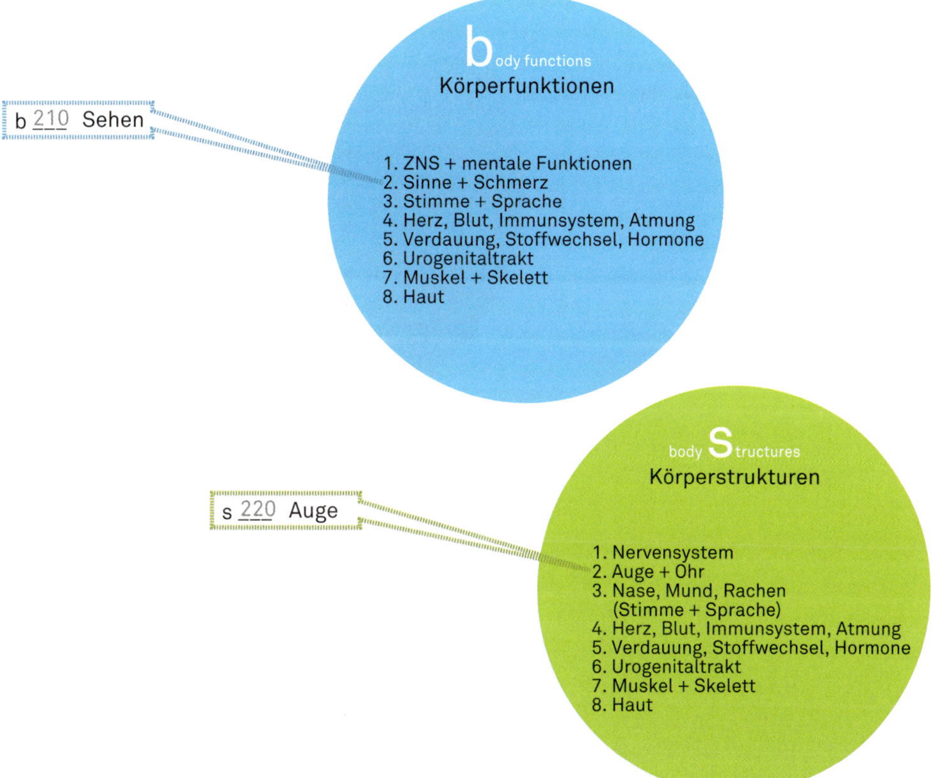

Abbildung 3-30: Inhaltsverzeichnis von Körperfunktionen und -strukturen am Beispiel s220 Auge und b210 Sehen, die jeweils dem 2. Inhaltskapitel zugeordnet sind.

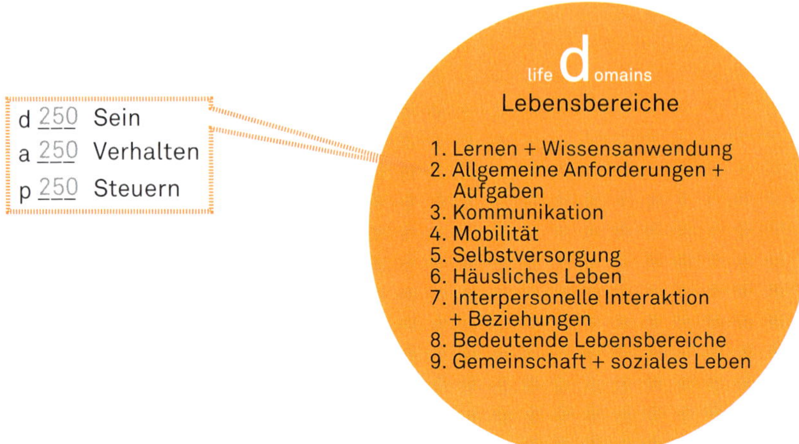

Abbildung 3-31: Inhaltsverzeichnis der Lebensbereiche, Aktivitäten und Teilhabe am Beispiel b250 Sein Verhalten steuern, das dem 2. Inhaltskapitel zugeordnet ist.

4

e 115 Besteck
environmental factors
Umweltfaktoren
1. Produkte + Technologien (u. a. Brille, Handy, Möbel, Spielsachen)
2. Natürliche, vom Menschen veränderte Umwelt (Spielplatz, Wiese, Tiere)
3. Unterstützung + Beziehungen
4. Einstellungen
5. Dienste + Systeme (Nahverkehr, Jugend- und Sozialhilfe)

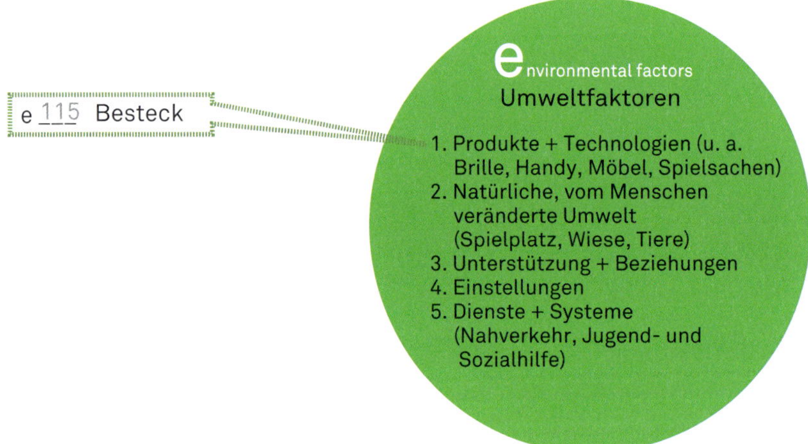

Abbildung 3-32: Inhaltsverzeichnis der Umweltfaktoren am Beispiel e115 Besteck.

Der zweite Platz nach dem Präfix der Komponente beginnt mit der Ziffer des nachfolgenden Kapitels aus dem Inhaltsverzeichnis der jeweiligen Komponente. Die Inhaltsverzeichnisse der Komponenten sind in Abbildung 3-30, Abbildung 3-31 und Abbildung 3-32 mit Beispielcodes bis zur zweiten Ebene dargestellt.

Die Inhaltsverzeichnisse von Körperfunktionen und -strukturen und die von Aktivitäten und Teilhabe sind prinzipiell identisch.

Möchten Sie noch genauer klassifizieren, müssen Sie in die Unterkapitel der einzelnen Komponenten hineingehen. Hier am Beispiel Sehen b201, qualitatives Sehen b2102, Farbsehen b21021 dargestellt, siehe Abbildung 3-33.

Durch die Bündelung von **Codes** verschiedener Komponenten können Sinneinheiten zu sogenannten **Domänen** zusammengefasst werden. Eine Domäne begründet sich dann auf eine physiologische Funktion, eine anato-

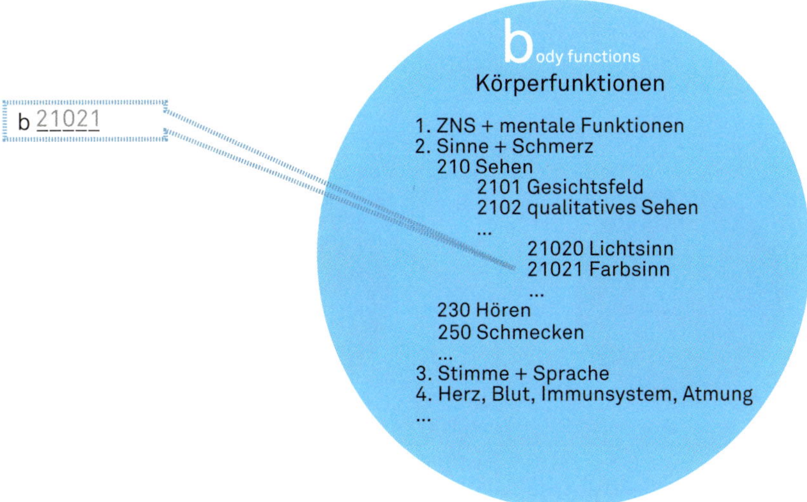

Abbildung 3-33: Inhaltsverzeichnis der Körperfunktionen, exemplarisch aufgeklappt bis zur IV. Ebene.

mische Struktur, eine bestimmte Aufgabe, zugehörige Umweltfaktoren, persönlicher Aspekt, damit die Teilhabe gelingen kann.

Ein **Beispiel** für eine **Domäne** wäre:
Sehen b, Auge s, Buch lesen a, Buch, abends und mit Mama e, Vorliebe für Tiere **Person**, um dann abends zusammen mit Mama ein Tierbuch zu betrachten p.

Die Idee der Domänenbildung ist ein Hinweis darauf, dass es der WHO darum ging, dass Aspekte der einzelnen Komponenten bezüglich ihrer Bedeutung und Teilhabeplanung in Beziehung zueinander gesetzt werden. Die WHO hat deshalb das Pfeildiagramm entworfen (s. Abbildung 2-4).

Zu besseren Handhabung im Praxisalltag haben wir das Pfeildiagramm in eine kreisförmige Grafik unter Hinzunahme der ICD-Diagnosen (im WHO-Schema: Gesundheitsproblem) überführt und das Kind mit seiner Familie in den Mittelpunkt gestellt (Abbildung 3-34). Die Lebensbereiche sind in Aktivitäten und Teilhabe untergliedert und zeigen damit an, dass bezogen auf das Ergebnis der ICF-Anwendung eine gelingende Teilhabe in der Lebenswelt des Kindes erreicht werden soll. Bezogen auf den Weg der Teilhabeplanung sind alle Komponenten gleich wichtig und gleichwertig.

Die kindbezogene Sicht in den Fokus rückend wurde dieses Modell weiterentwickelt (s. Abbildung 3-23).

In der Abbildung 3-35 stellen wir die Definitionen der ICF-Komponenten dar. Zur Veranschaulichung haben wir die Domäne „Buch betrachten“ auch grafisch dargestellt.

Manchmal ist es gar nicht so einfach zu entscheiden, was Aktivität und was bereits Teilhabe ist. Das ist auch der Grund, warum die beiden häufig zu den Lebensbereichen zusammengefasst werden.

Aktivitäten vs. Teilhabe

Was macht also den Unterschied zwischen Aktivitäten und Teilhabe?

Vergleichen Sie dafür die beiden Definitionen (Abbildung 3-36). Bei den Aktivitäten geht es vor allem um die Handlung an sich, die in Bezug zu bestimmten Umweltfaktoren stehen

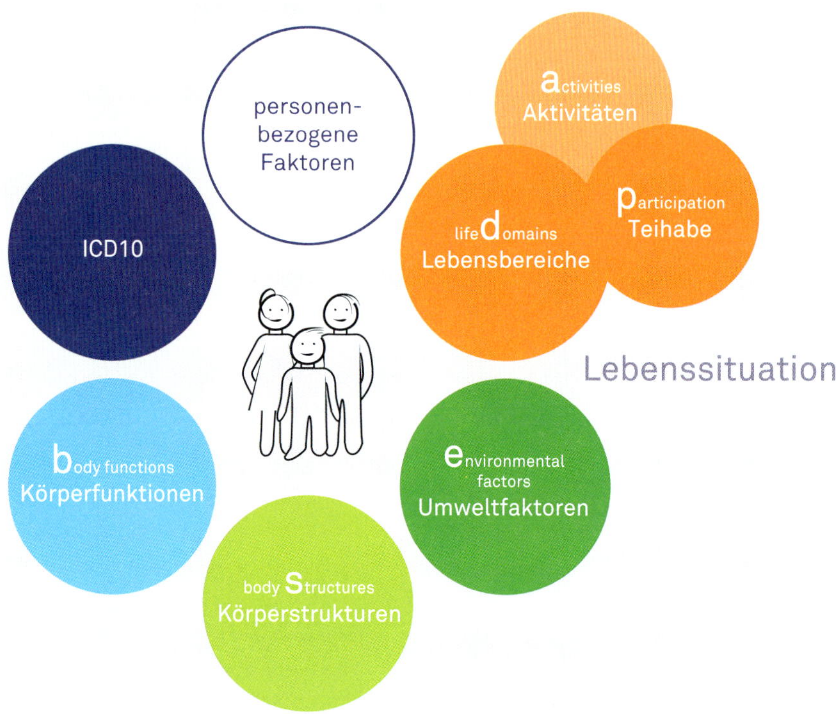

4

Abbildung 3-34: Das Komponentenmodell der ICF in Rosettenform aus PART-CHILD.

kann, ohne bereits Teilhabe zu sein. Wenn die Aktivitäten dazu führen, dass die Situation des Eingebundenseins erfüllt wird, sprechen wir von Teilhabe. Führen Kinder eine Aktivität gemeinsam durch und fühlen sich beteiligt, sprechen wir von Teilhabe.

Für diesen Fall empfiehlt die WHO beim Codieren das d für Lebensbereiche zu verwenden. In der Alltagspraxis gibt es nach unserer Erfahrung viele Situationen, wo es müßig ist, die Aufteilung vorzunehmen. Wir empfehlen deshalb, großzügig mit den Lebensbereichen zu arbeiten und die bedeutsamen Umweltfaktoren zusätzlich zu codieren.

Stolperstein

Erinnern wir uns an die beiden Teile von Partizipation nach Imms et al. (Kap. 3.1.1): es sind Teilnahme und Beteiligung bzw. Beteiligtsein. Beim Bild der spielenden Kinder (Abbildung 3-36) können wir vom bloßen Betrachten nicht sicher entscheiden, ob wirklich jedes der Kinder beteiligt ist oder eher nur für sich aktiv ist. Die Beteiligung hängt also von inneren Gefühlen und Wahrnehmungen ab, die erfragt werden müssen. Noch deutlicher wird es in Abbildung 3-37.

ICF-CY

b body functions **Körperfunktionen** sind die physiologischen Funktionen von Körpersystemen. Beispiel **Sehen** 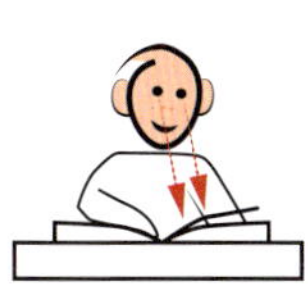 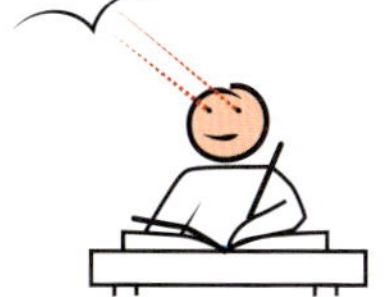	**personbezogene (persönliche) Faktoren** Eigenschaften und Attribute der Person (z. B. Alter, Ausbildung, Lebensstil, Motivation, Geschlecht, genetische Prädisposition) **Gesamter Lebenshintergrund einer Person** Beispiel **Kind liebt Tiere** 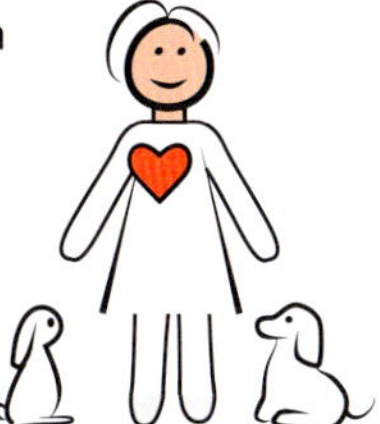
s body structures **Körperstrukturen** sind anatomische Teile des Körpers wie Organe, Gliedmaßen und ihre Bestandteile. Beispiel **Auge** 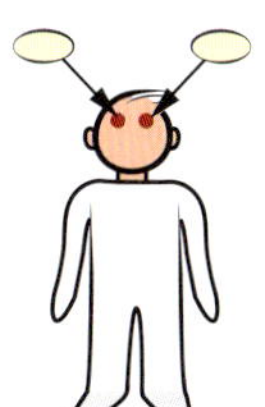	e environmental factors **Umweltfaktoren** Faktoren der materiellen, sozialen und einstellungsbezogenen Umwelt 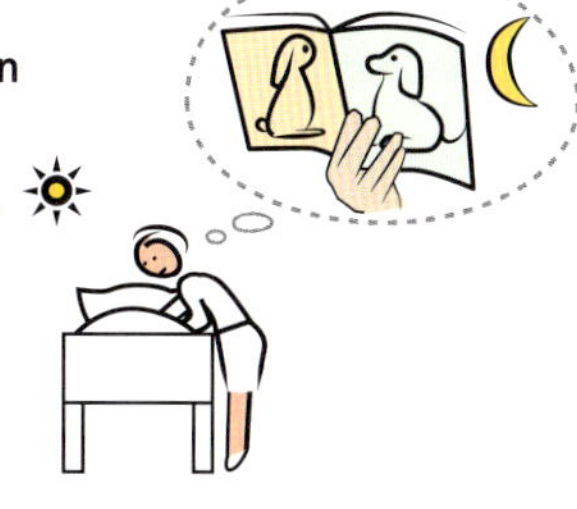 Beispiel **abends, Bett, Mutter, Buch, Fürsorge**
a activities **Aktivitäten** sind die Ausführung einer **Aufgabe** oder **Handlung** in einem Lebensbereich durch eine Person. Beispiel **Bilderbuch betrachten** 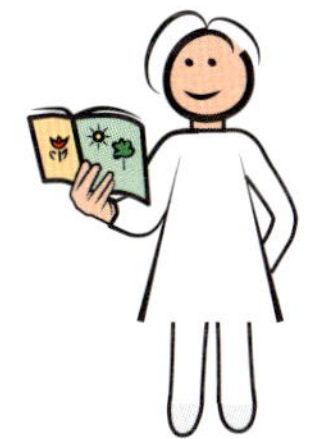	p participation **Teilhabe (Partizipation)** ist das Einbezogensein einer Person in eine Lebenssituation bzw. einen Lebensbereich. Beispiel **Abends im Bett Tierbuch mit Mutter betrachten** 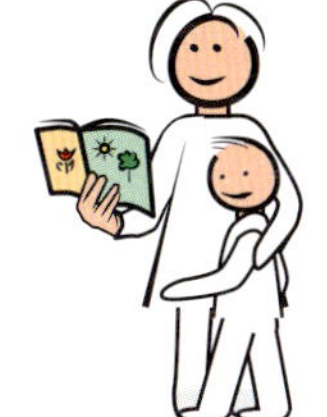 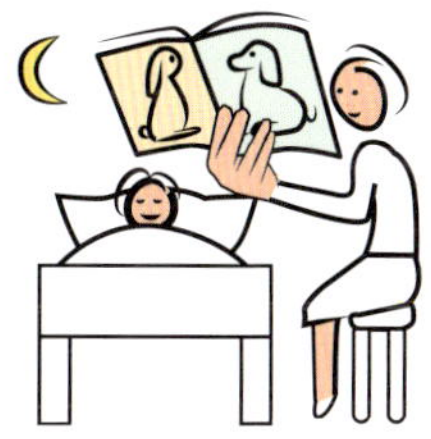

Abbildung 3-35: Definitionen der ICF-Komponenten.

4

ICF-CY

a

activities

Aktivitäten
sind die Ausführung einer **Aufgabe** oder **Handlung** in einem Lebensbereich durch eine Person.

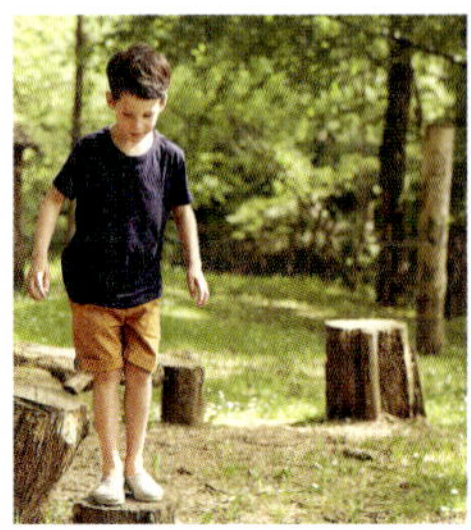

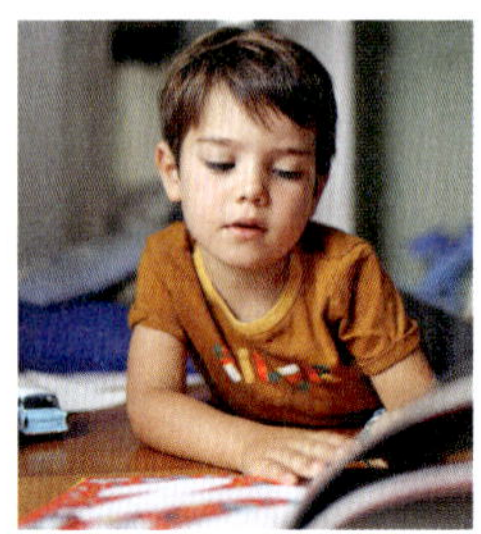

p

participation

Teilhabe (Partizipation)
ist das Einbezogensein einer Person in eine Lebenssituation bzw. einen Lebensbereich.

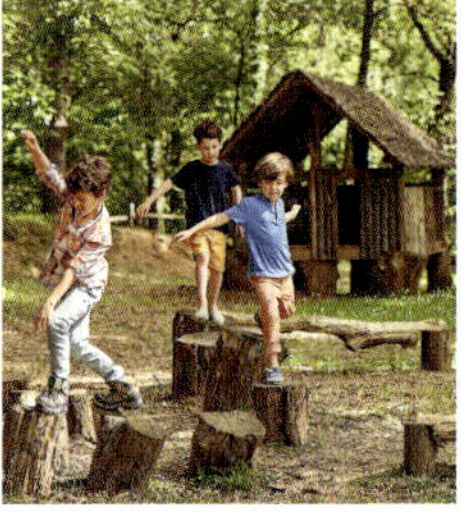

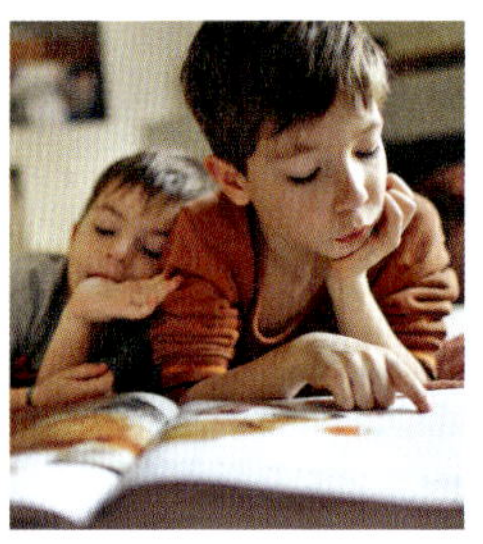

Abbildung 3-36: Der Unterschied von Aktivitäten und Teilhabe anhand von Bildern dargestellt.

Aktivitäten a oder Partizipation p ?

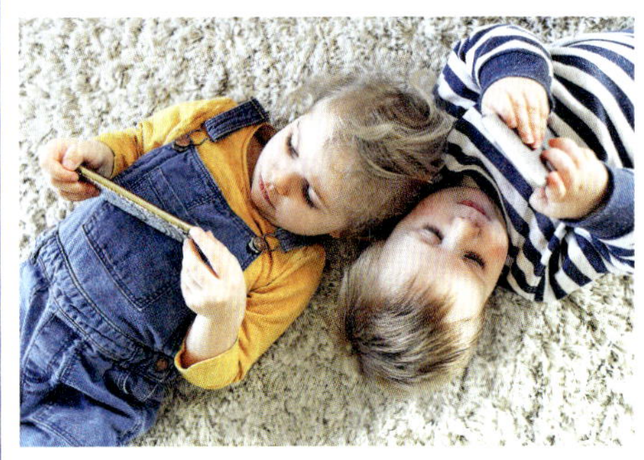

Abbildung 3-37: Lesende Kinder als Beispiel für Aktivitäten und/oder Partizipation.

Stolperstein

Handelt es sich um Aktivitäten oder Teilhabe, wenn ein Schulkind für sich allein nachmittags in seinem Zimmer Musik hören möchte? Die Antwort lautet, dass es sich trotz dessen, dass das Kind es allein machen möchte, um Teilhabe handelt. Die Aktivität wäre Musik hören. Der persönliche Wunsch des Kindes (Teilhabepräferenz) und der Kontext „nachmittags" und „in meinem Zimmer allein" als Spezifikation der Umweltfaktoren, machen die Aktivität zur Teilhabe.
Folglich bedeutet Teilnahme und Beteiligung, also Teilhabe, nicht immer, dass es in einem sozialen Kontext mit der Anwesenheit von anderen stattfinden muss.

Für alle, die noch wenig vertraut mit der Zuordnung zu den 9 Kapitelüberschriften der Lebensbereiche sind, sei hier nochmals darauf hingewiesen, dass unter den jeweiligen Überschriften Aktivitäten in bestimmten Lebenssituationen klassifiziert sind. Es gibt keine durchgehende Zuordnung zu Orten. Das heißt, Wissen erwerben im Lebensbereich 1 kann in der Kita, zu Hause, in der Schule, bei Freizeitaktivitäten gemeint sein. Wissen erwerben ist nicht örtlich gebunden. Selbst der Lebensbereich 6 Häusliches Leben meint nicht das was das Kind typischerweise zu Hause tut, sondern Aufgaben, die typischerweise eine Haushälterin übernehmen würde. Manche Aktivitäten des 8. und 9. Lebensbereichs sind definitionsgemäß an Orte gebunden, z.B. an den Ort Schule, wenn es um die Aktivität Realschulabschluss machen geht.

Umweltfaktoren

Der Begriff Umweltfaktoren lässt viele zunächst an die Beschaffenheit von Gebäuden, Gelände und Hilfsmittel denken. Gemeint sind zusätzlich jedoch auch das Handeln und Denken von wichtigen Bezugspersonen sowie Dienstleistungs- und Sozialangebote wie beispielsweise Erwerbsrente und Behindertenausweis. In Abbildung 3-38 können Sie einen Eindruck gewinnen, wie unterschiedlich Teilhabe in den abgebildeten Umgebungen mit ihren jeweiligen Kulturen aussehen wird.

Beurteilungsmerkmale

Für eine präzise Klassifikation ist neben dem Inhalt eines Items die Ausprägung genauso wichtig. Um dem Anspruch gerecht zu werden, muss es zudem zusätzliche Marker geben, um anzuzeigen, ob ein Item als positiver Aspekt oder als negativer Aspekt verwendet wird. Dafür sollen nach dem alphanumerischen Code mit einem

ICF-CY

e

environmental factors

Umweltfaktoren
Faktoren der materiellen, sozialen und einstellungsbezogenen Umwelt

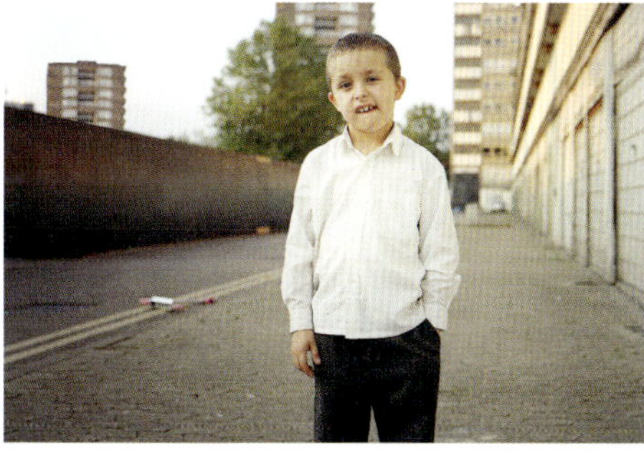

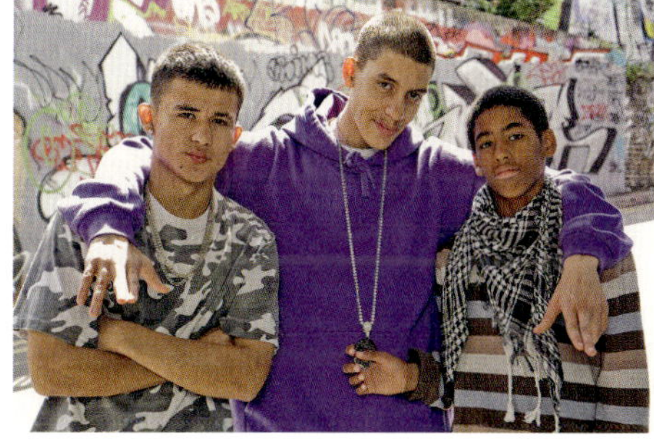

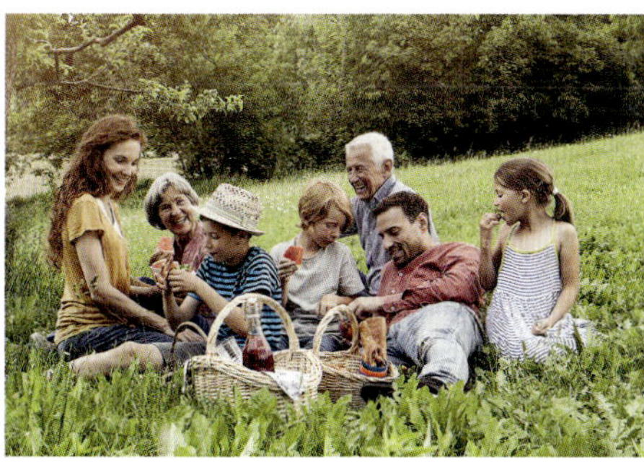

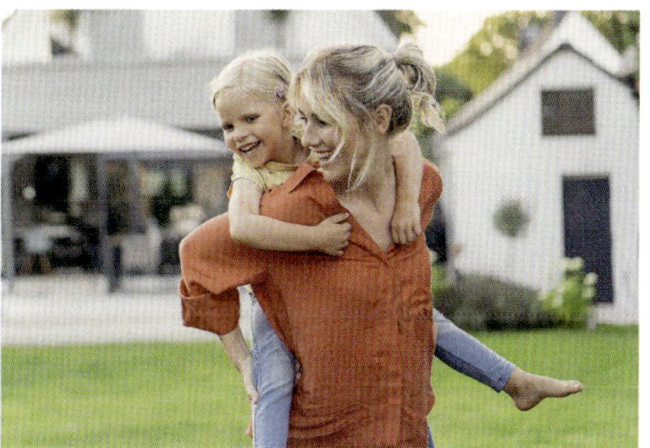

Abbildung 3-38: Spektrum von unterschiedlichen Umgebungen, die Teilhabe mitbestimmen.

Punkt abgetrennt sog. Beurteilungsmerkmale benutzt werden.

Die meisten der von der WHO vorgeschlagenen Beurteilungsmerkmale sind für wissenschaftliche Studien nützlich. Wobei auch hier angemerkt werden muss, dass Ausprägungen von Merkmalen auf einer sog. Visualanalogskala erfolgen und damit mehr eine Schätzung, denn eine Messung bedeuten. Die zu den Skalenwerten von 0–4 zugeordneten Prozentzahlen sollen lediglich die Abschätzung erleichtern, wirken allerdings so, als handle es sich um eine Messung.

Unsere Praxiserfahrung hat gezeigt, dass die Verwendung der Beurteilungsmerkmale in vielen Alltagssituationen nicht den Nutzen erbringt, den man sich durch die Verwendung erhofft (Kap. 5). Gerade für die Ausprägung von Körperfunktionen und Aktivitäten stehen sehr viel präzisere Skalen zur Verfügung. Beispiele: der GMFCS-Level für die grobmotorischen Funktionen bei einem Kind mit Cerebalparese oder der IQ zu Bestimmung der Intelligenz.

Nachfolgend erklären wir die Beurteilungsmerkmale kurz, damit Sie das Prinzip und unsere Empfehlungen dazu verstehen.

Worum geht's?

Lediglich für die Einschätzung des Ausmaßes der Teilhabe und ggf. in speziellen Situationen für die Bewertung von Umweltfaktoren kann die Verwendung von Beurteilungsmerkmalen im Praxisalltag sinnvoll und praktikabel sein. Die Beurteilungsmerkmale sollten dann stets gemeinsam im Konsens aller Beteiligter geschätzt werden.

Oft ist es gerade im Bereich von Funktionen und Aktivitäten schwierig zu entscheiden, ob die Ausprägung eine Fähigkeit oder eine Einschränkung ist. Beispiel: Wenn Said, der Junge mit Autismus (Kap. 4.1.8) ruhig auf dem Boden liegend Autos nach der Farbe sortiert, so kann das als störende Stereotypie oder als selbstberuhigende Fähigkeit eingestuft werden. Die Einschätzung des Ausmaßes ist dann unmöglich. Wir empfehlen deshalb, die Wertigkeit eher kurz mit wenigen Worten in Bezug zu den anderen Aspekten zu beschreiben. Für die genauere Messung der Ausprägung autistischer Verhaltensweisen stehen gut validierte Messverfahren zur Verfügung (u.a. MCHAT-R und FSK-Fragebogen, das Testverfahren ADOS und das Interview ADI-R).

Beurteilungsmerkmale für die Körperfunktionen und -strukturen: siehe Abbildung 3-39. Sowohl bei den Körperfunktionen als auch den Körperstrukturen soll an der ersten Stelle nach dem Punkt das Ausmaß der Beeinträchtigung bzw. Schädigung auf einer Skala von 0–4 abgebildet werden. Die Prozentangaben (hier nur bei Körperfunktionen dargestellt) können in gleicher Weise benutzt werden.

Bei den Körperstrukturen gibt es noch die Möglichkeit, an zweiter und dritter Stelle nach dem Punkt die Art und die Lokalisation der Schädigung zu codieren. Das ist aus unserer Sicht nur für wissenschaftliche Untersuchungen relevant und im Praxisalltag nicht nützlich.

Beispiel für die Nutzung der Beurteilungsmerkmale für Körperfunktion- und strukturen (Abbildung 3-39):

- b201(1).3 bedeutet, dass die Sehkraft erheblich eingeschränkt ist.
- s2201.472 bedeutet, dass das Auge „voll beschädigt" ist z. B. bei einer Degeneration der Netzhaut (4), dass es sich um eine qualitative Schädigung handelt (7) und dass es das linke Auge betrifft (2).

Beurteilungsmerkmale für Aktivitäten und Teilhabe: siehe Abbildung 3-40.
Nach dem Punkt soll auf der 0- bis 4-Punkte-Skala eingeschätzt werden, welche Einschränkung der Leistung das Kind im Alltag zeigt, d.h. wie die Aktivitäten in bestimmten Alltagssituationen eingeschränkt sind. Es handelt sich folglich um die Einschränkung der sog. Performanz im Unterschied zur Kapazität bzw. Leistungsfähigkeit. Letzteres bedeutet die Leistung, die ein Kind im Alltag eigentlich zeigen könnte, es aber

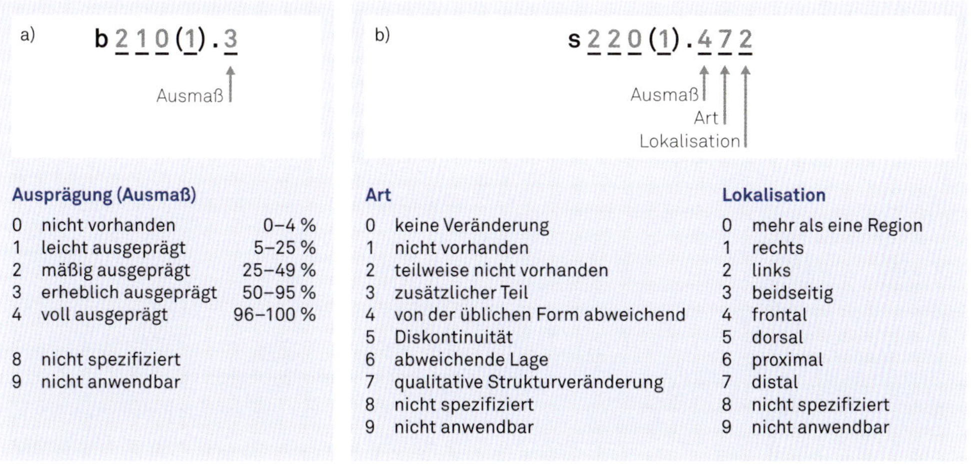

Abbildung 3-39: Darstellung des Beurteilungsmerkmals a) *Ausmaß* von Körperstrukturen und Körperfunktionen, sowie ergänzende Beurteilungsmerkmale b) *Lokalisation* und *Art* für Körperstrukturen.

aus welchen Gründen auch immer im Alltag nicht tut. Beispiel: Das Kind isst in der Therapiesituation bei optimaler Sitzposition mit dem Löffel, lässt sich zu Hause am Tisch aber füttern. Ein Grund könnte sein, dass die Mutter das Kind gerne verwöhnt und deshalb füttert oder es schneller gehen soll, weil noch ein weiteres Kind versorgt werden muss.

b 8 8 0 (3) . 3 3
a _ _ _ (_) . _ _
p _ _ _ (_) . _ _

Leistung (Performanz)
Leistungsfähigkeit (Kapazität)

Ausprägung (Ausmaß)

0	nicht vorhanden	0–4 %
1	leicht ausgeprägt	5–25 %
2	mäßig ausgeprägt	25–49 %
3	erheblich ausgeprägt	50–95 %
4	voll ausgeprägt	96–100 %
8	nicht spezifiziert	
9	nicht anwendbar	

Abbildung 3-40: Darstellung des Beurteilungsmerkmals *Ausmaß* von Aktivitäten, Teilhabe bzw. Lebensbereiche.

Die WHO sieht darüber hinaus noch zwei weitere Beurteilungsmerkmale vor, nämlich die Leistung und Leistungsfähigkeit mit Hilfsmitteln.

Für den Praxisalltag sehen wir nur den Gebrauch des ersten Beurteilungsmerkmals für sinnvoll, um das Ausmaß der Teilhabeeinschränkung zu quantifizieren.

Beurteilungsmerkmale für die Umweltfaktoren: siehe Abbildung 3-41.

Für die Umweltfaktoren ist ein Beurteilungsmerkmal zur Quantifizierung auf der 0- bis 4-Punkte-Skala vorgesehen. Da die Umweltfaktoren in Förderfaktoren und Barrieren unterschieden werden können, soll im Falle eines Förderfaktors ein + davorgesetzt werden und im Falle einer Barriere ein Platz freigelassen werden.

So bestechend diese Logik ist, so schwierig ist ihr Gebrauch im Praxisalltag. Im Fall des hier codierten Förderfaktors „Aufzug“ e150. + 3 oder auch der Barriere „Aufzug“ e150. 3 (Aufzug nicht vorhanden) können Sie sich vermutlich nur schwerlich vorstellen, was die Ausprägung 3 eigentlich bedeutet, weil sich das Phänomen Aufzug schlecht quantifizieren lässt.

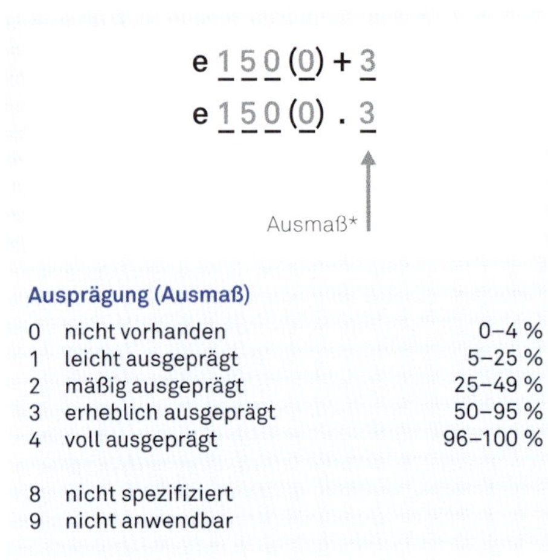

Abbildung 3-41: Darstellung des Beurteilungsmerkmals *Ausmaß* von Umweltfaktoren.

Codieren Sie z. B. e355. 3 und wollen damit ausdrücken, inwieweit die „Unterstützung durch die Logopädin" sich als Barriere auswirkt, kommen Sie in Erklärungsnöte gegenüber der Logopädin. Keine Bezugsperson möchte als Barriere klassifiziert werden. Wenn gemeint wäre, dass coronabedingt 6 der geplanten 10 Therapiestunden ausgefallen sind, dann wäre eine solche Codierung in Ordnung.

Im Praxisalltag benötigt die Verwendung von Beurteilungsmerkmalen für Umweltfaktoren eine Absprache des Gebrauchs bzw. einen erläuternden Text im Dokument und wird nur in sehr speziellen Situationen hilfreich sein.

3.4.5 Vokabular der ICF

Der gesamte „Wortschatz" der ICF-CY umfasst ca. 1500 Codes. Üblicherweise bräuchten Sie mehrere Jahre mit täglichem Gebrauch, um ihn zu beherrschen. Im Zeitalter von Online-Datenbanken, ist es glücklicherweise auch nicht notwendig, 1500 Codes auswendig zu kennen. Und doch braucht es gewisse inhaltliche Kenntnisse der Klassifikation, um die ICF mit Freude und Erfolg anwenden zu können.

Worum geht's

Das Wissen um die grammatikalischen Regeln führt nur in Ergänzung eines gewissen Vokabelschatzes dazu, dass Sie die „Sprache" ICF wirksam und erfolgreich „sprechen, lesen und schreiben" können.

Das ist vergleichbar mit dem Erwerb einer Sprache, auch wenn eine Klassifikation streng genommen keine Sprache ist (Kap. 2.5.2). Das Sprechen, beispielsweise im Rahmen einer Urlaubsreise nach Italien, macht erst Freude, wenn Sie zumindest ein paar Vokabeln und grammatikalische Grundkenntnisse beherrschen.

Sie können mit dem Erwerb des „Reisewortschatzes" beginnen, wenn Sie zunächst nur ab und an in das „Land der ICF" reisen. Sollte Ihnen das Freude auf mehr machen, können Sie den Erwerb des „Grundwortschatzes" in Augenschein nehmen. Den „Aufbauwortschatz" werden Sie vermutlich immer nachschlagen und sich dadurch das Vokabular in umschriebenen Facetten aneignen.

„Reisewortschatz"

Der Reisewortschatz würde bezogen auf die ICF-Klassifikation die Inhalte der Hauptüberschriften der ICF-Komponenten umfassen. Das sind also 8 Kapitelüberschriften für die Körperfunktionen und -strukturen, 9 Kapitelüberschriften für Aktivitäten und Teilhabe und 5 Kapitelüberschriften für die Umweltfaktoren, ergibt zusammen 22 komplexe „Vokabeln".

„Grundwortschatz"

Der Grundwortschatz entspricht bis zu 231 Vokabeln, wie sie in der ICF-Kindercheckliste (s. Literatur/Weblinks, Abbildung 3-42) aufgeführt sind. Zur besseren Veranschaulichung haben wir für Sie diese 231 Vokabeln in eine gut zu

Körperfunktionen

Mentale Funktionen						
		1	2	I	F	N
	Globale mentale Funktionen					
b110	Funktionen des Bewusstseins					
b114	Funktionen der Orientierung					
b117	Funktionen der Intelligenz					
b122	Globale psychosoziale Funktionen					
b125	Dispositionen und intrapersonelle Funktionen					
b126	Funktionen von Temperament und Persönlichkeit					
b130	Funktionen der psychischen Energie und des Antriebs					
b134	Funktionen des Schlafs					
	Spezifische mentale Funktionen					
b140	Funktionen der Aufmerksamkeit					
b144	Funktionen des Gedächtnises					
b147	Psychomotorische Funktionen					
b152	Emotionale Funktionen					
b156	Funktionen der Wahrnehmung					
b167	Kognitiv-sprachliche Funktionen					

Abbildung 3-42: Auszug aus der ICF-CY Kindercheckliste (s. Literatur/Weblinks; [20]). 1 = ohne Schädigung/ohne Beeinträchtigung, 2 = geschädigt/verzögert, I = weitere Informationen nötig, F = Zielbereich der Förderung, N = nicht anwendbar

handhabende, farbige Schlüsselwortliste (Abbildung 3-43) überführt. Diese liegt zusammen mit dem Gesamtcode zudem der ICF-CY-Web-App zugrunde (s. Literatur/Weblinks).

„Aufbauwortschatz"

Der „Aufbauwortschatz" umfasst alle Items und ihre Definitionen. Der „Aufbauwortschatz" steht aktuell in Buchform (ICF-CY, Hogrefe; s. Weiterführende Literatur) oder online (ICF-CY-Web-App, s. Literatur/Weblinks) zur Verfügung. Sie werden diesen als Nachschlagwerk nutzen müssen, um sich den „Reisewortschatz" oder „Grundwortschatz" anzueignen.

Was gibt's dazu bereits: Für bestimmte Erkrankungen stehen sog. Core-Sets zur Verfügung (s. Weiterführende Literatur). Core-Sets stellen die häufig zu benutzenden „Vokabellisten" im Kontext einer Erkrankung zur Verfügung und sollen so den Zugang zu diesen „Vokabeln" erleichtern. Das könnte für Sie dann interessant sein, wenn Sie im Rahmen von speziellen Zentren mit speziellen Aufgaben arbeiten.

Am Beispiel von Elias (s. auch Kap. 3.2.2) wird im Anhang 2 des Online-Zusatzmaterials gezeigt, wie das ICF-Konzept für eine Teilhabebedarfsermittlung angewendet werden kann.

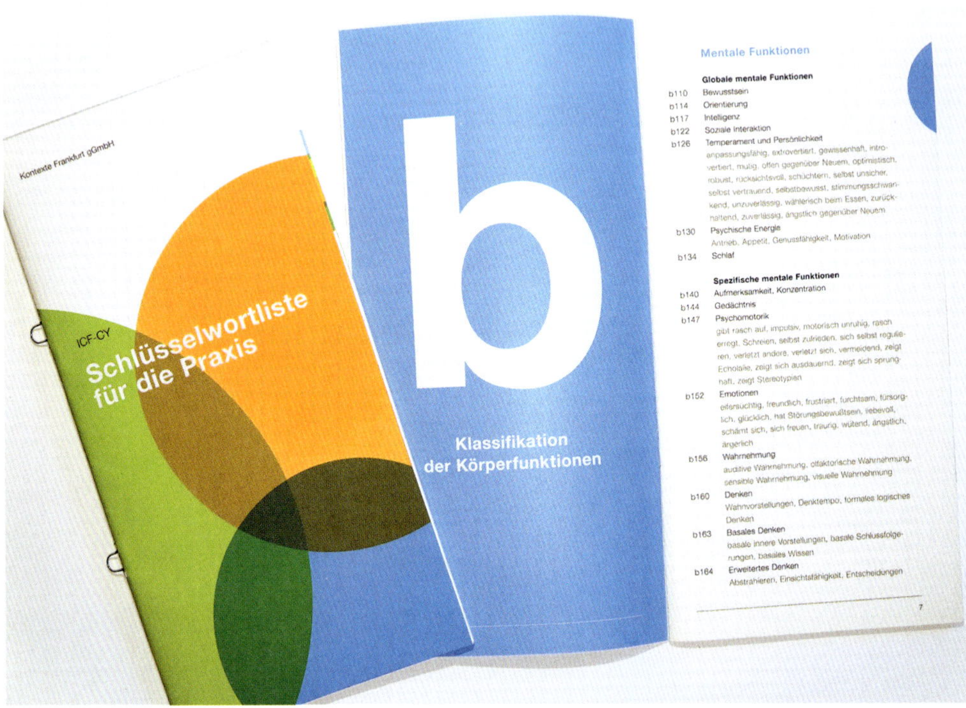

4

Abbildung 3-43: ICF-CY Schlüsselwortliste (erhältlich bei GK Quest Akademie, s. Literatur/Weblinks).

4 Best Practice Modell (BPM): Anwendungspraxis

Was es zu können und zu tun gilt

Nachdem Sie sich im Kap. 3.1 mit der Teilhabeorientierung befasst haben und sich als Teil des Kontextes des Kindes verstehen, die Funktionsfähigkeit bzw. die Behinderung als Ergebnis von Wechselwirkungen betrachten und sich als ein Mitglied im *„Team around the Family“* sehen, geht es jetzt darum, sich konkret mit der Anwendung im Praxisalltag zu befassen. Im Bild des Kochbuchs gesprochen, geht es jetzt an den Herd und an die Zubereitung von leckeren Speisen.

Im Best Practice Modell (s. auch vorderer Buchumschlag) ist das in der zweiten Reihe abgebildet (Abbildung 4-1).

Im aktuellen Kapitel der Anwendung geht es also jetzt konkret darum, auf dem Boden des verinnerlichten Wissens der Schritte 1–4 aus Kap. 3 (Teilhabeorientierung, Rollen- und Perspektiv-

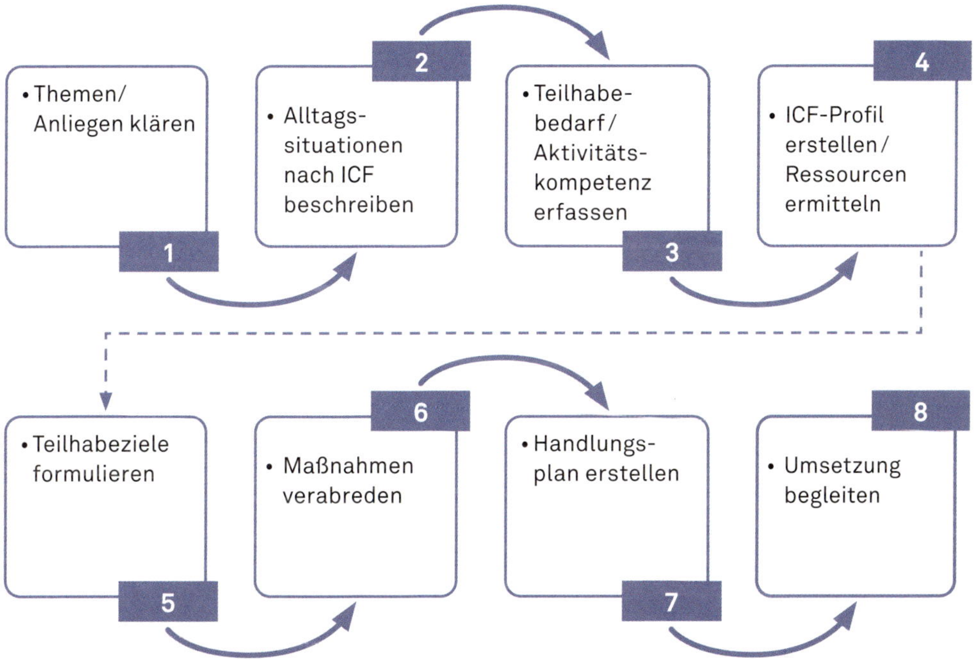

Abbildung 4-1: Pfad des Best Practice Modell „Teilhabeorientiertes Arbeiten mit ICF“. 2. Anwendungspraxis: Was es zu können und zu tun gibt (s. auch vorderer Buchumschlag).

wechsel, Teilhabebedarfsplanung, Interdisziplinarität, ICF-Konzept) sich Kompetenzen zu erwerben, wie Sie im Alltag vorgehen können.

Worum geht's?

Wie füllen Sie nun Ihr teilhabeorientiertes Vorgehen durch die Anwendung der ICF mit Leben und nehmen die betroffenen Kinder und deren Eltern dabei mit? Wie passen Sie dieses neue Vorgehen konkret in Ihr bisheriges Vorgehen ein?

Letztlich müssen Sie den für Sie und Ihr Team passenden Weg ausfindig machen. Unsere Anregungen, Beispiele und die exemplarische Darstellung von Prototypen sollen Sie hilfreich auf diesem Weg begleiten.

Stolperstein

Musterabläufe und Praxisbeispiele sind aus didaktischen Gründen immer auf das Wesentliche reduziert und geglättet. Sie bilden deshalb die Komplexität des Praxisalltags niemals vollständig ab. Insbesondere dient die lineare Darstellung der Prozessschritte ausschließlich der Ordnung in Ihrem eigenen Kopf, die auch dann nicht verloren geht, wenn Sie in der Praxis von Schritt 3 nach Schritt 1 zurück, dann zu Schritt 6 vor und mehrfach zwischen Schritt 4 und 5 hin und her springen und vielleicht in Ihrem Termin das von Ihnen angestrebte Ergebnis für die Familie nicht gleich erreicht wird.

Unsere Darstellungen und Empfehlungen sind nicht am grünen Tisch theoretisch erdacht, sondern fußen allesamt auf einer mehrjährigen Anwendungs- und Schulungspraxis. Zudem spiegeln diese unseren aktuellen eigenen Erkenntnisstand wider und sollen ausdrücklich durch Ihre Erfahrungen und Kreativität erweitert werden. Unser Verständnis des dargestellten Best Practice Modells entspricht einem aktuellen Screenshot aus einem stetig weiterlaufenden Film der Entwicklung. Wie die Stolpersteine zeigen, können auch wir nicht alle Schwierigkeiten im Alltagsgeschehen und berechtigte Zweifel stets vollständig beseitigen.

Merke

Unserer Erfahrung nach sollten zum Wohl von Kind und Eltern die Anwendungsschritte von Schritt 1 nach Schritt 8 (s. vorderer Buchumschlag) in individuell angepasster Abfolge durchlaufen werden. Ein arbeitsteiliges Vorgehen zwischen den einzelnen Fachkräften innerhalb und außerhalb der eigenen Institution erscheint dabei zweckmäßig.

Viele von Ihnen wenden einige der genannten Schritte möglicherweise bereits an, folgen dabei ggf. einem anderen Konzept oder benennen die Schritte anders. Andere nehmen das Konzept der gelingenden Teilhabe bisher weniger in den Blick. Das bedeutet, dass die Anpassungsleistungen an das ICF-Konzept individuell unterschiedlich aufwendig sein werden. Im Folgenden werden wir deshalb zu Ihrer Orientierung auf die uns bekannten Parallelen zu ähnlichen Konzepten und Begrifflichkeiten quer verweisen. Sie merken dann, dass Sie an Ihrem Vorgehen an dieser Stelle nichts ändern müssen, sondern lediglich, dem Ziel der gemeinsamen Sprache für alle Beteiligte dienend, die zur ICF passenden Begriffe verwenden sollten.

Den beiden Querschnittskompetenzen „Dokumentieren und Codieren“ und „Gesprächsführung“ widmen wir jeweils eigene Kapitel (Buchteil III, Kap. 5 und Kap. 6) und geben zugleich pro Anwendungsschritt 1–8 jeweils praktische Hinweise zu den Querschnittkompetenzen. „Im Kontext der Netzwerken planen“ haben wir im Kap. 3.3.1 Interdisziplinarität erläutert. Die Querschnittskompetenz „Fachexpertise einbringen“ bedarf keiner weiteren Erläuterung, weil das jede Fachkraft aus ihrer fachlichen Bildung mitbringt.

Im Anhang 3 des Online-Zusatzmaterials zeigen wir das **prototypische Praxisbeispiel „Moritz"** vollständig. Es zeigt die teilhabeorientierte Versorgung von Moritz – „vorgeturnt" vom „Anliegen" bis zur „Umsetzung begleiten" mit Hinweisen zur Dokumentation und Codierung, Gesprächsführung und Kontextplanung, eingeleitet mit der Darstellung der bisherigen klassischen ICD-Versorgung.

In den jeweiligen Kapiteln veranschaulichen wir die jeweiligen Inhalte und Vorgehensweisen an verschiedenen Praxisbeispielen, Said, ein Junge mit Autismus, Moritz, ein Junge mit Glasknochenerkrankung, Felix, ein Junge mit Sprachentwicklungsstörung, Frederik, ein Junge mit einer schweren Mehrfachbeeinträchtigung.

Die Anwendungskapitel sind stets in gleicher Weise wie folgt untergliedert.

1. **Beschreibung**
2. **Anforderungen und Qualitätsmerkmale**
3. **Formale Umsetzung**
4. **Konkretes Vorgehen**
5. **Gesprächsführung**
6. **Stolpersteine**
7. **Abgleich Qualitätsmerkmale und Praxis**
8. **Beispiele**
9. **Anwendungsmaterialien und Dokumente**
10. **Übungsaufgaben**

1

2

4.1 Anwendung Schritt 1 + 2

Anliegen/Themen klären und Alltagssituation nach ICF beschreiben

4.1.1 Beschreibung

Schritt 1: Anliegen klären

Grundlage jeglicher Unterstützung ist das Verstehen der Anliegen der Kinder und Eltern. Dies gelingt nur auf Basis eines vertrauensvollen Kontaktes. Der Aufbau der Beziehung zum Kind und zu den Eltern ist ein entscheidender Faktor und steht in direktem Zusammenhang damit, ob die Therapie zu Ende geführt wird und wie erfolgreich sie ist. Bei diesem Schritt gilt es, die Anliegen der Beteiligten so zur Sprache zu bringen, dass deutlich wird, worum es jedem geht und dass sich alle darauf als Grundlage der weiteren Zusammenarbeit verständigen und beziehen können.

Dieser Prozessschritt fußt auf einer stets auf Tragfähigkeit überprüften Kontaktqualität. Es benötigt meistens der wiederholten Betrachtung des Themas im Gesprächsverlauf oder in mehreren Gesprächen, bis das genannte Thema mit den inneren Wünschen und Sehnsüchten von Kind und Eltern klar ersichtlich wird und ein echtes Anliegen geäußert werden kann.

Während dieses Prozessschritts durchlaufen Kinder und Eltern einen Abwägungsprozess, inwieweit sie das wirklich wollen oder ob es sich lediglich um ein Thema handelt, das zwar sinnvoll erscheint, aber nach reiflicher Prüfung nicht zu ihrer inneren Motivation passt bzw. nicht die Priorität hat, es ernsthaft zu verfolgen. Spätestens wenn den Kindern und Eltern während des Prozessschrittes 7 *Erstellen eines Handlungsplans* klar wird, was sie tun müssten, um ihrem Anliegen zu entsprechen, kommen sie erneut ins Nachforschen, ob es ihnen wert ist, den mit der Zielerreichung verbundenen Aufwand zu betreiben. Möglicherweise werden Anliegen und Ziele dann neu überdacht. Und genau an dieser Stelle könnte der Prozessschritt 1 *Anliegen klären* erneut beginnen.

Im Laufe der weiteren Zusammenarbeit wird es zudem nötig sein, zu prüfen, ob die bislang besprochenen Anliegen weiterhin thematisch aktuell sind oder ob neue Anliegen relevant werden und das weitere Vorgehen bestimmen.

Insbesondere beim ersten Kontakt befinden sich Kinder und Eltern in aller Regel in einem weiteren Zwiespalt. Zum einen befürchten sie, dass etwas für sie „Schlimmes" passieren könnte und zum anderen hoffen sie, dass ihr „Problem" gelöst wird. Beides kann sich positiv oder negativ auf die aktive Mitwirkung von Kind und Eltern auswirken. Im ersten Fall könnten Kind und Eltern positiv motiviert sein, sich zu öffnen, weil sie ihr Leid endlich ausdrücken können. Negativ könnten sich die Befürchtungen dahingehend auswirken, dass sie sich im Sinne der Vermeidung ihrer Ängste zurückziehen. Im zweiten Fall könnte sich die Hoffnung auf die Lösung ihres Problems positiv motivierend auswirken oder aber im Angesicht ihrer bereits hohen Belastungen in einer negativ motivierten Anspruchshaltung an die Fachkräfte münden. Diese meist unausgesprochenen Konflikte und Widersprüche sind völlig normal und sollten zur Sprache kommen, denn nur durch die Auflösung der Ambivalenzen (und unser „Geleiten" dabei) wird die Energie für eine Veränderung frei.

Der beschriebene Inhalt des Prozessschritts erfordert folgende **Vorgehensweise:**

In einer dialogischen und beteiligenden Gesprächsführung werden Sehnsüchte, Sorgen, Ängste, Nöte, Bedenken, Wertvorstellungen, Wünsche und Hoffnungen zu einzelnen Themen entlockt und durch offenes und wertschätzendes Zuhören innere Such- und Abwägungsprozessen unterstützt, um zu einem konkreten Anliegen zu kommen.

Bezogen auf die Gesprächsführungstechnik MI (Motivational Interviewing) bedeutet das, dass die Beziehungsebene durch deutliche Signale der Wertschätzung und des Verstehen-Wollens vertrauensvoll gestaltet wird. Damit eine Anliegenklärung stattfinden kann, kommen zunächst die **Basismethoden,** die sog. **OARS,** zum Einsatz (s. auch Kap. 6.2.8):

- ein Wechselschritt aus offenen Fragen (O - Open questions)
- zusammen mit Wertschätzung (A - Affirmation) für sichtbar werdende Ressourcen
- mit mehrfachem reflektierendem Zuhören (R - Reflective listening),
- und einem längeren Aktiven Zuhören im Sinne einer Zusammenfassung nach wichtigen Sinneinheiten (S - Summarize), in denen besonders die Ambivalenzen Berücksichtigung finden.

Sofern eine Störung auf der Beziehungsebene vorliegt - was in jedem Stadium des Kontaktes auftreten kann - hat deren Beheben Vorrang vor der inhaltlichen Weiterarbeit, vgl. besonders zum „Geschmeidigen Umgang mit Widerstand" Kap. 4.4.5. Hier finden sich auch Hinweise zu besonderen Formen der Anliegenklärung, wenn z. B. die Fachkraft aus ihrer Fachlichkeit heraus auf Gefahren hinweisen möchte, d.h. ein eigenes Anliegen ins Gespräch einbringen möchte.

Schritt 2: Alltagssituation nach ICF beschreiben

Im Kontext einer teilhabeorientierten Versorgung, in der Sie arbeiten, werden die Themen und Anliegen, die zu Beginn des Gesprächs von Eltern und Kindern geschildert werden, letztlich immer einen Bezug zur Teilhabe des Kindes in seinem Lebensalltag haben. Während der Anliegenklärung auf der Basis eines vertrauensvollen Kontaktes werden also Alltagssituationen des Kindes besprochen. Die weitere Zusammenarbeit mit allen Beteiligten wird erleichtert, wenn die Alltagthemen nach ICF strukturiert werden.

Der beschriebene Inhalt dieses Prozessschritts erfordert folgende **Vorgehensweise:**

Sie sortieren während des Gesprächs gedanklich die Alltagsthemen nach den 9 Lebensbereichen der ICF (LAKMoSHIBeG, s. Kap. 3.2.4) und notieren diese jeweils unter der Überschrift des passenden Lebensbereichs. Anschließend suchen Sie, am besten gemeinsam mit Kind und Eltern, die wichtigsten Themen die passenden ICF-Codes mit Schlüsselwörtern heraus.

4.1.2 Anforderungen und Qualitätsmerkmale

Kernaufgaben:

1. Ein vertrauensvoller Kontakt wird hergestellt und gesichert.
2. Eltern und Kinder befassen sich mit ihren Vorstellungen zum Thema und zu ihrer Situation im Alltag.
3. Alle Beteiligten sind einbezogen.

Partizipatives Arbeiten:

1. Sichtweisen von Kind und Eltern werden durch offene Fragen entlockt.
2. Sichtweisen von Kind und Eltern werden durch Aktives Zuhören vertieft.
3. Sichtweisen und Entscheidungen von Kind und Eltern werden gewürdigt, auch wenn diese den eigenen Vorstellungen widersprechen.
4. Die Aspekte der Standpunkte werden mit Benennung der Ambivalenzen zusammengefasst

Notwendige Leistungen:

1. Themen und Anliegen von Kind, Eltern und weiteren Beteiligten werden formuliert, dokumentiert und auf Teilhabeebene nach ICF sortiert sowie mit Schlüsselworten kodiert.
2. Es wird möglichst genau beschrieben, was und wie das Kind die Dinge im Alltag macht, sodass eine bildhafte Vorstellung von der Teilhabe des Kindes im Alltag entsteht.
3. Mit dem Auftauchen von Ambivalenzen bei Kind und Eltern wird gerechnet. Das Für und Wider wird gewürdigt und der Abwägungsprozess von Kind und Eltern durch die Fachkraft unterstützt.

Förderliches Handlungskonzept:

1. Den Eltern und Kindern wird mit der Grundhaltung begegnet, dass jeder Mensch alle Ressourcen zum selbstbestimmten Handeln in sich trägt.
2. Der Kontext der Familie wird von Anbeginn an berücksichtigt.

4.1.3 Formale Umsetzung

Abbildung 4-2 veranschaulicht die Inhalte und das Vorgehen der Anliegenklärung. Der Prozess „Kontakt herstellen und sichern" trägt alle weiteren Schritte und verläuft dementsprechend überlappend zu allen weiteren Prozessen, so auch hier beim Anliegen klären. Streng genommen ist die Kontaktherstellung ein eigener Prozess, der simultan läuft, während wir nach den Lebenswelten von Kind und Eltern in Hinblick auf deren Themen fragen.

Organisatorisch: Das Setting für diesen Prozessschritt beinhaltet einen ungestörten Ort, eine einladende und funktionale Ausstattung sowie ausreichend Zeit und Vorbereitung durch die Fachkraft.

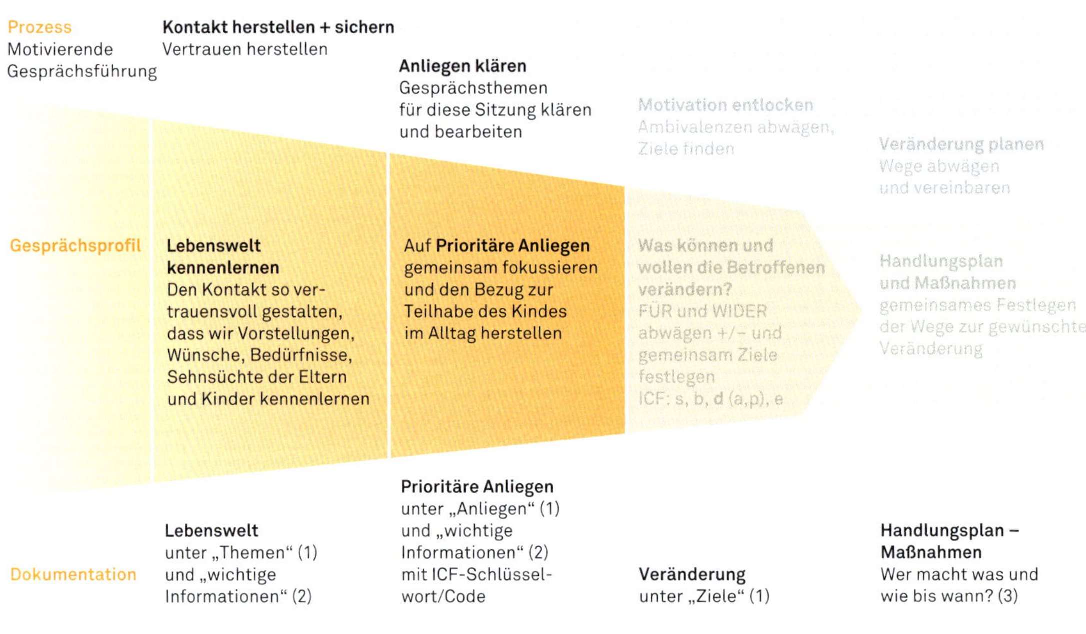

Abbildung 4-2: Ausschnitt aus der Gesamtabbildung „ICF-Gesprächsprofil" mit Fokus auf die Schritte „Kontakt herstellen und sichern sowie Anliegen klären". Dieser Schritt mündet dann später während der nachfolgenden Prozessschritte in den grau hinterlegten Prozess „Motivation entlocken" und „Veränderung planen". In der untersten Zeile ist die Zuordnung der einzelnen Schritte des Gesprächsprofils zum TAZ WI HaPla-Schema der ICF-CY-Web-App aufgeführt:
(1) Themen und Anliegen/Ziele
(2) Wichtige Informationen
(3) Handlungsplan mit Maßnahmen.

Fachlich: Dieser Prozessschritt setzt die Klarheit der eigenen Gedanken über das voraus, was getan werden soll (Kap. 4.1.1) sowie die Kenntnis daüber, wie ich als Fachkraft erkenne, wo das Kind, die Eltern und alle Beteiligte gerade im Prozess stehen und mit welcher Gesprächfühung ich die inneren Suchprozesse der jeweils Beteiligten, insbesondere aber von Kind und Eltern, anregen und unterstützen kann.

Kommunikativ: Entlang der Kompetenz einer personenzentrierten Gesprächsführung gelingt die Umsetzung dieses Prozessschrittes. Wir empfehlen die Anwendung von Motivierender Gesprächsführung (Kap. 6.2). Dabei bilden die OARS (Kap. 4.1.1, Kap. 6.2.8) den Grundrhythmus.

Nicht selten ist das „Sich eingestehen" eines Anliegens mit hoher emotionaler Anspannung und inneren Konflikten begleitet. Hilfreich ist die Kenntnis der Ambivalenz-Dynamik und der Methoden im geschmeidigen Umgang mit Widerstand (Kap. 4.4.5).

ICF-Anwendung: Für das teilhabeorientierte Arbeiten wären die Themen bzw. Anliegen mit der Bedeutung im Alltag und der Lebenssituation zu verknüpfen. Um bereits hier die ICF-Ordnung zu nutzen, sollte die Zuordnung zu den 9 Lebensbereichen der ICF erfolgen (Kap. 3.2.4). Erfahrungsgemäß können im zeitlichen Rahmen eines Termins ein bis drei Themen bzw. Anliegen betrachtet werden. Für den Fall, dass von Kind oder Eltern mehr Themen bzw. Anliegen genannt werden, muss eine Absprache getroffen werden, welches die prioritären Themen/Anliegen sind und wie mit den übrigen verfahren werden soll.

Dokumentation: Die Themen/Anliegen ggf. mit bereits zugeordneten ICF-Schlüsselworten/Codes in Bezug zur Lebenssituation sollten als Erinnerung und zur Orientierung für die weitere Zusammenarbeit aller Beteiligten schriftlich dokumentiert werden.

4.1.4 Konkretes Vorgehen

Vertrauensvoll Kontakt aufnehmen

Nach der Begrüßung und der persönlichen Vorstellung, kann ein erster rahmender Satz der Fachkraft allen Beteiligten als erster Ankerpunkt dienen, um sich auf den Kontakt gut einzulassen. Dieser Satz könnte lauten: „Wir sind hier die XY-Einrichtung und Sie haben sich auf Empfehlung von Person XY einen Termin mit ihrem Kind geben lassen."

O = offene Fragen: Der nächste Schritt wäre, mit ein bis zwei offenen Fragen nach den Gründen zu fragen, warum die Eltern mit ihrem Kind gekommen sind. Den offenen Fragen folgt geduldiges Warten, bis Eltern und Kind sich in Ruhe geäußert haben. Die offenen Fragen könnten lauten:

- Was führt Sie zu uns?
- Was haben Sie auf dem Herzen?
- Was beschäftigt Sie gerade?
- Was erhoffen Sie sich von dem heutigen Termin?

A = „Affirmation", Wertschätzung und Würdigung: Wichtig ist es, dann kleine „Perlen" rückzumelden: das Engagement der Eltern, dass sie viel auf sich nehmen, dass sie offen erzählen, dass sie mitdenken. Oder, dass Eltern bereit sind, über eine schmerzliche Situation zu sprechen (Mut, sich der Situation zu stellen). Die Energie fließt dorthin, wohin wir die Aufmerksamkeit geben. Geben wir sie zunächst zu den im Gespräch sichtbar werdenden positiven Aspekten im Kontakt.

Damit kann sich ein vertrauensvoller Kontakt und eine gute Beziehung als tragfähiges Fundament für die zukünftige Zusammenarbeit entwickeln. Denn auch für die medizinische Versorgung gilt, dass bei einem Klienten, der sich aktiv auf die Beziehung zur helfenden Person einlässt, die Wahrscheinlichkeit, weiterzumachen, Vereinbarungen einzuhalten und Nutzen aus der Behandlung zu ziehen, höher ist, und zwar unabhängig von der therapeutischen Ausrichtung des Helfers. [31]

R = reflektierendes, vertiefendes Zuhören: Ebenso lohnt sich, dem Gesagten von Eltern und Kind Gewicht zu geben, indem Sie „Telefonlaute wie „hm" oder „ähm" äußern, das Gesagte wiederholen oder das in Worte fassen, was Eltern oder Kind aus ihrem Herzen mitteilen, sei es eine Sorge oder ein Wunsch, d.h. das, was Sie zwischen den Zeilen auch hören. Das unterstützt Eltern und Kind dabei fortzufahren, bei sich zu erkunden, warum genau sie gekommen sind und was sie bewegt. Dadurch entsteht bei Eltern und Kind das Gefühl, dass Sie gut zuhören und dass sie hier verstanden werden.

Lebenswelt erkunden

Bezugnehmend auf das von Eltern und Kind genannte Thema erkunden Sie mit offenen Fragen und Würdigung des Gesagten die Lebenswelt von Kind und Eltern zu diesem Thema. Sie finden heraus, welche Vorstellungen Eltern und Kind haben, welche Vorerfahrungen sie gemacht haben, was ihre Bedenken und Vorbehalte sind, welche Sehnsüchte sie antreiben, welche Herzenswünsche sie haben und welche Nöte sie aushalten müssen.

S = „Summarize" - Zusammenfassen: Die Aspekte der Lebenswelt fassen Sie nochmals zusammen. Das erhöht den Erkenntnisgewinn, stärkt das Gefühl, verstanden zu werden, und gibt eine erste Vorstrukturierung des Gehörten.

Mit dieser Art der Erkundung vertiefen Sie den vertrauensvollen Kontakt.

Alltagsbezug herstellen

In einem nächsten Schritt lassen Sie Kind und Eltern durch offene Fragen und Würdigung des Gesagten das Thema mit dem Alltag des Kindes verknüpfen. Sie lassen sich sehr konkret und bildhaft die Alltagssituation schildern. Meistens sind Eltern und Kinder eine solche Erkundung nicht gewohnt und haben so genau auch noch nicht über Alltagssituationen nachgedacht. Möglicherweise hilft es Eltern und Kindern, wenn Sie ihnen erläutern, dass Sie zu Hause, in der Kita oder Schule nicht dabei sind und dass es für Sie sehr wichtig wäre, ein konkretes Bild von ihrer Alltagssituation zu bekommen, damit Sie die Familie unterstützen können. Sie könnten hinzufügen: „Ich weiß, dass das für Sie Selbstverständlichkeiten sind und zugleich wäre ich dankbar, wenn Sie sich die Mühe machen könnten, mir dies zu erzählen, damit ich mitreden kann".

Mit folgenden (zumeist offenen) Fragen können Sie es Eltern und Kinder leichter machen, den Bezug zum Alltag zu knüpfen:

- An welche Situationen denken Sie bei dem Thema, wenn sie auf die letzte Woche zurückblicken?
- Zu welcher Tageszeit kommt Ihr Kind in diese Situation? Wo findet das statt - zu Hause, in der Kita, bei Nachbarn?
- Wer war noch dabei?
- Was konkret ist passiert? Was haben Sie bzw. Ihr Kind gemacht?
- Was genau meinen Sie mit „Ihr Sohn sei unkonzentriert"?
- Was genau ist dadurch passiert? Welche Folgen hatte das? Für wen?
- Wenn Sie sagen, „Meine Tochter hat Angst" - woran merken Sie das?

Ist das Eis erstmal gebrochen, berichten Eltern und Kinder zumeist sehr gerne aus ihrem Alltag.

Auch mit diesem Schritt vertiefen Sie den vertrauensvollen Kontakt, weil die Eltern und Kinder erleben, dass die Schilderung ihrer Alltagserlebnisse für die Fachkraft wichtig ist, und erhalten wichtige Informationen für die weitere fachliche Begleitung.

ICF nutzen

In Ihrem Kopf, in Ihren Notizen oder zusammen mit den Eltern und Kindern könnten Sie hier bereits eine Zuordnung zu den 9 Lebensbereichen der ICF (Kap. 3.2.4) herstellen und etwas Ordnung schaffen. Sie könnten erste ICF-Schlüsselworte mit Codes evtl. gemeinsam auswählen und damit Ihren Konsens mit den Eltern und dem Kind und ggf. weiteren Beteiligten herstellen und präzisieren. Das wäre für die weitere Zusammenarbeit hilfreich.

Kontakt überprüfen und erhalten

Je nach persönlicher Situation, Vorerfahrungen, Vorwissen und der eigenen Wesensart werden Eltern und Kinder unterschiedlich auf Ihr Gesprächsangebot reagieren. Manche Eltern und Kinder können sich rasch öffnen und fassen schnell Vertrauen, andere benötigen mehr Zeit und Erfahrung, bis sie sich auf den Kontakt zu Ihnen einlassen können. Das gilt es zu wissen und zu respektieren.

Das bedeutet dann auch, dass ein zunächst gut hergestellter vertrauensvoller Kontakt nicht selbstverständlich und auf Dauer bestehen bleibt. Sobald irritierende Informationen auf den Tisch kommen, kann der Kontakt erschüttert werden oder gar wieder verloren gehen. Eltern und Kinder schweifen dann in ihre innere Gedankenwelt ab und hören nicht länger zu, auch wenn sie das nicht sofort zu erkennen geben. Es kann zudem sein, dass ein innerer Zwiespalt („will ich das jetzt“ oder „will ich das jetzt nicht“) zu einem Thema ausgelöst wird und Eltern und Kinder sich darin verlieren. Es ist Ihre Aufgabe, das zu erkennen bzw. immer wieder zu prüfen, wie es um den Kontakt steht und ob er der Pflege bedarf. Falls Sie an dem Verhalten von Eltern und Kindern bemerken, dass diese sich gedanklich mit etwas anderem beschäftigen, halten Sie inne und sprechen es mutig an: „Ich merke gerade, dass Sie sich noch mit einem anderen Punkt gedanklich beschäftigen. Wenn Sie mögen, können wir zusammen hinschauen“. Dadurch fühlt sich das Gegenüber wieder gesehen und das ist angenehm.

Erst danach können Sie mit dem inhaltlichen Punkt, den Sie vorher begonnen haben, weitermachen.

Vom Thema zum Anliegen

Auf die Frage nach dem Anliegen, warum Eltern zu Ihnen gekommen sind, benennen Eltern zunächst eher Themen denn Anliegen. Der Unterschied zwischen Themen und Anliegen besteht darin, dass sich anfänglich oft das eigentliche Thema hinter dem Thema noch nicht offenbart. Oder dass eine Fülle unsortierter Themen vorliegt, die möglicherweise nicht alle bei Ihnen behandelt werden können, und v.a. auch nicht gleichzeitig. Von Anliegen sprechen wir, wenn durch eine Priorisierung der gemeinsame Fokus darauf gerichtet wird, wir daher auch den Auftrag haben, genau dieses Thema in den Blick zu nehmen.

Soll auf ein Anliegen bezogen „sich etwas ändern“, braucht es dafür eine entsprechende Antriebsenergie, die mit der „Innenwelt“ der Eltern verbunden ist. Im Eisbergbild (Abbildung 3-6) wird deutlich, dass die Veränderungs-Motivation meist nicht offensichtlich „über Wasser“ zu finden ist, sondern mit Hilfe der Gesprächsführung als einer Art „Echolot“ aus den Tiefen an die Oberfläche befördert werden kann.

Es ist unsere Aufgabe über die Gesprächsführung zu bewirken, dass Eltern und Kinder die Themen mit ihren Gefühlen, Gedanken, Werten, Sorgen, Ängste, Probleme, Wünsche und Sehnsüchte verknüpfen.

Eltern, die nicht aus eigenem Antrieb kommen, sondern aus der Notwendigkeit heraus, dass ihnen jemand dazu geraten oder sie aufgefordert hat, können manchmal noch nicht einmal ein Thema nennen. Dann müssen ist es Ihre Aufgabe, die Eltern dort „abzuholen“. Wie das genau geht, erfahren Sie im Abschnitt

„Geschmeidiger Umgang mit Widerstand" (Kap. 4.4.5).

Eltern, die aus freien Stücken kommen, haben meistens eine Idee, ein Problem und damit ein Thema. Wie genau sie sich mit dem Thema im Vorfeld bereits befasst haben und ob das tatsächlich bereits mit einer inneren Motivation und einem Herzenswunsch verknüpft ist, ist oft unklar. Es kann auch sein, dass das Thema bereits ihrem Wunsch entspricht, dass die Fachkraft das Problem beseitigen möge. Beispielsweise soll eine Unkonzentriertheit, ein Fehlverhalten, eine Sprachstörung oder eine Entwicklungsverzögerung verschwinden. Sobald sich herausstellt, dass das nicht möglich ist und dass das Kind sich auf ein Leben mit diesen Beeinträchtigungen einstellen muss, werden sich Themen und Anliegen verändern. Auch dies sind Beispiele, in denen die Methoden im geschmeidigen Umgang mit Widerstand hilfreich sind.

Eltern und Kinder benötigen dann eine begleitende Gesprächsführung und Unterstützung bei der Suche nach ihren Wünschen für den Lebensalltag. Die Eltern und Kinder müssen herausfinden, wie Teilhabe trotz funktioneller Beeinträchtigungen oder bleibenden körperlichen Schäden gelingen kann. Durch Ihre begleitende Gesprächsführung regen Sie Eltern und Kind in der inneren Erkundung ihrer persönlichen Landkarte an, entlang dieser sie in die Lage versetzt werden, aus ihren Wünschen und Sehnsüchten konkrete und für das Kind bedeutungsvolle Anliegen für die Teilhabe des Kindes im Alltag zu entwickeln.

Diese Erkundung der dem Anliegen zugehörigen Gedanken und Empfindungen bildet dann die Basis für die spätere Formulierung konkreter Teilhabeziele im Prozessschritt 5 (Kap. 4.4).

Dokumentation und Codieren

Für alle direkt Beteiligten und für die Netzwerkpartner:innen ist es für die weitere Zusammenarbeit notwendig, dass Sie die Themen und Anliegen im Ergebnis dokumentieren, damit daran angeknüpft werden kann. In einzelnen Situationen kann auch das Festhalten des Prozesses wichtig sein. Dann müssen Sie eine Absprache treffen, wie das erfolgen soll.

Als **Gedächtnisstütze für Kind und Eltern** können die Eltern die Themen und Anliegen in ihr Handy oder auf einen Notizzettel aufschreiben. Kinder können diese malen, aus einer Bildsammlung ein geeignetes Bild auswählen und einen Screenshot mit ihrem Handy machen (Kap. 5) oder sich Stichpunkte auf einen Notizzettel schreiben. Das Kind kann auch seine Eltern oder die Fachkraft bitten, es an seiner Stelle zu tun, wenn es selbst dazu nicht in der Lage ist.

Im **Bericht für alle Beteiligten** ist es hilfreich, wenn Themen/Anliegen zu Beginn stichpunktartig und sortiert nach den Personen, die diese geäußert haben, aufgeführt werden, z. B. so:

Themen/Anliegen: ...
Kind:
Mutter:
Vater:
Kinderarzt/Kinderärztin:
Heilpädagogin/Heilpädagoge:
...

Je nachdem in welcher Situation Sie dokumentieren, können Sie Themen und Anliegen getrennt aufführen, wenn Ihnen der Schritt vom Thema zum Anliegen bereits gelungen ist. Wir haben die Erfahrung gemacht, dass es zunächst praktikabler ist, beides mit einem Schrägstrich in dieser Reihenfolge zusammen zu nennen, weil der Prozess vom Thema zum Anliegen zum Zeitpunkt der Dokumentation oft unterschiedlich weit vollzogen und eine klare Abgrenzung noch nicht möglich ist.

Die Themen/Anliegen können in das von uns empfohlene Schema **TAZ WI HaPla** (Themen, Anliegen – Ziele, Wichtige Informationen, Handlungsplan, s. auch Kap. 3.3.4) unter T und A eingetragen werden. Dafür kann die Doku-

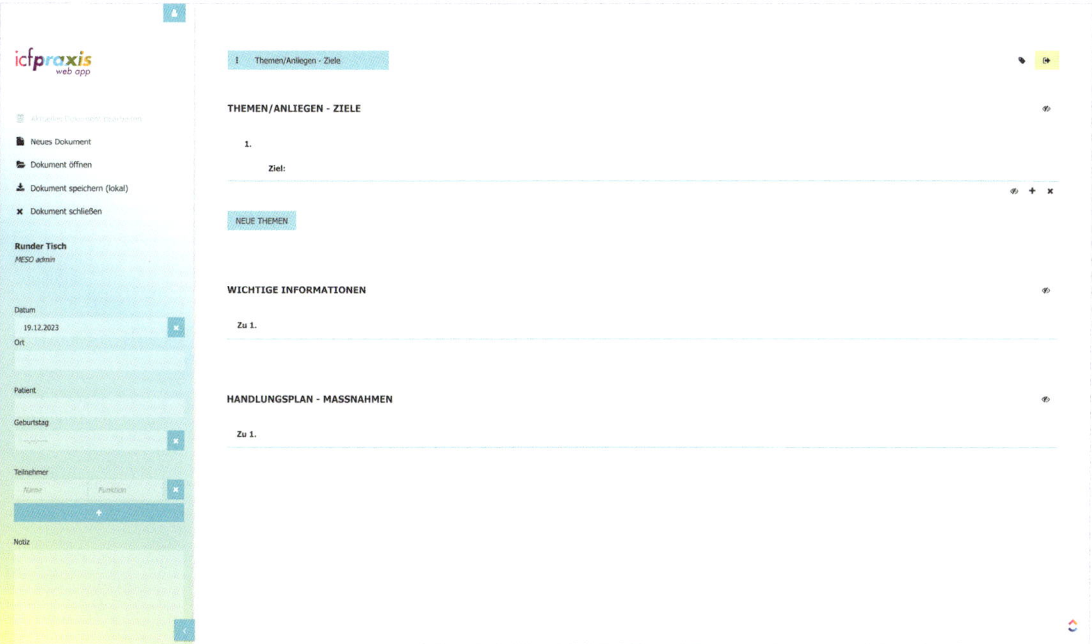

Abbildung 4-3: Ausschnitt aus der ICF-CY-Web-App: TAZ WI HaPla Dokument (entspricht in der App die Struktur der Vorlage „Rundes Tisch Protokoll").

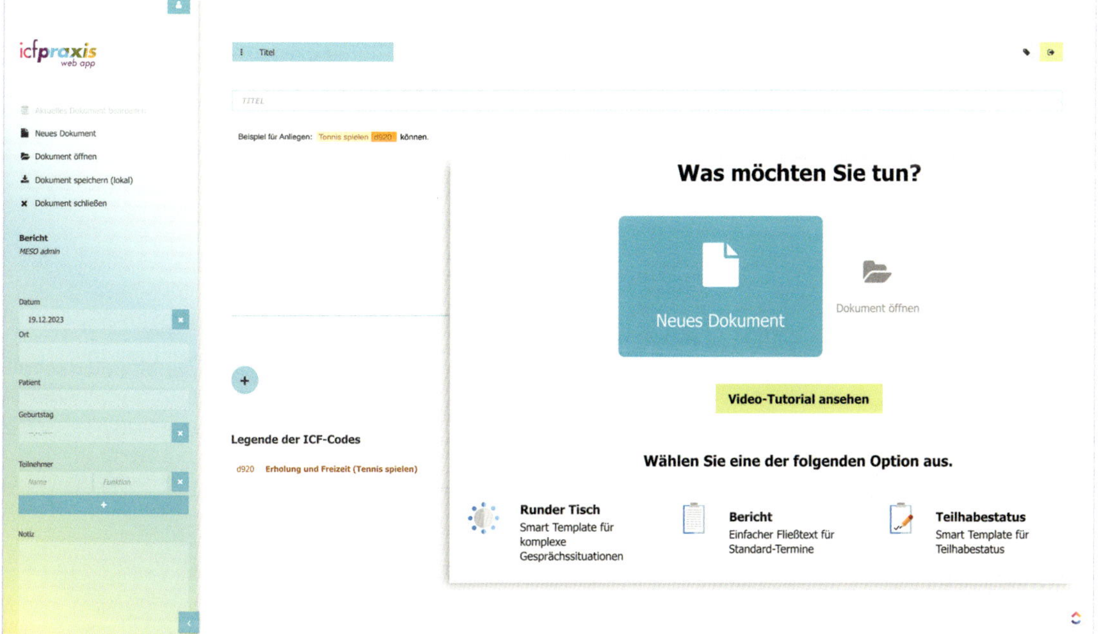

Abbildung 4-4: Ausschnitt aus der ICF-CY-Web-App: Bericht erstellen.

1

2

mentenvorlage der ICF-CY-Web-App (s. Literatur/Weblinks) genutzt und mit ICF-Codes aus den 9 Lebensbereichen versehen werden (Abbildung 4-3).

In der ICF-CY-Web-App können Sie alternativ die Vorlage Bericht auswählen (Abbildung 4-4) und die Überschrift Themen/Anliegen eintragen und in das Feld darunter den Inhalt füllen. Dieses Vorgehen empfiehlt sich, wenn Sie nur Themen/Anliegen dokumentieren und codieren möchten oder den Bericht um weitere Punkte mit Überschriften Ihrer Wahl ergänzen möchten.

Der Vorteil der Nutzung der ICF-CY-Web-App liegt in der elektronischen Schlüsselwort-Code-Suche und Auswahl und der farbigen Markierung (s. Teilhabethema „Tennisspielen d920" in Abbildung 4-4), die Sie in Ihr Word-Dokument übertragen und dort nachbearbeiten können.

Benötigte Ressourcen und Unterstützung

- Expertise der Fachkraft in personenzentrierter Gesprächsführung
- ICF-Dokumentationssystem (Textbaustein/-vorlage mit den Überschriften der 9 Lebensbereiche, Schlüsselwortliste und/oder ICF-CY-Web-App auf einem gemeinsam zu betrachtenden Monitor)
- Kenntnis der 9 Lebensbereiche der ICF und ihrer Unterkapitel
- Raum zum Wohlfühlen für Kinder und Eltern und sonstige Beteiligte
- Termine mit ausreichendem Zeitkontingent und Frequenz
- Spiel und Explorationsmaterialien für Kinder

4.1.5 Gesprächsführung: Grundhaltung und Fragetypen

Barbara Guthy

Die genannten Vorgehensweisen des Prozessschritts 1 & 2 erfordern Gesprächsführungskompetenzen, die in der fachlichen Aus- und Weiterbildung von den meisten Fachkräften nicht in dem nötigen Maß enthalten sind. Wir empfehlen die Anwendung des Konzepts von Motivational Interviewing (Kap. 6.2).

Zu diesem ersten Prozessschritt erscheint eine Vorgehensweise entlang der Grundhaltung von MI besonders wichtig.

Die Grundhaltung von MI

Sie gehen davon aus, dass Ihr Gegenüber alle Ressourcen in sich trägt, um seinen Lebensweg selbstbestimmt zu gehen. Sie nehmen an, dass Menschen in schwierige Situationen geraten können, in denen ihnen der Zugang zu den eigenen Ressourcen verdeckt ist und ihnen deshalb eine Lösung aus eigener Kraft schwerfällt. Sie sind überzeugt, dass es für Menschen dann hilfreich ist, wenn ihnen jemand hilft, Zugang zu den eigenen Ressourcen zu erlangen. Sie wissen, dass das am ehesten gelingt, wenn Sie eine partnerschaftliche Vorgehensweise wählen und den Menschen auf Augenhöhe begegnen – als Expert:innen ihrer Lebenswelt. Dies bedeutet für Sie, dass Sie entlockend und nicht vorgebend vorgehen und dass Sie sich einfühlsam verhalten und den gewählten Weg sowie die Einschätzungen des Gegenübers akzeptieren, auch wenn diese Ihren Vorstellungen widersprechen.

Auf dem Boden dieser Haltung stellen Sie offene Fragen, um den inneren Erkundungsprozess einzuleiten und zu unterhalten.

Offene und geschlossene Fragen

Geschlossene Fragen sind Fragen, die ich „digital", z. B. mit „Ja" oder „Nein", oder nur mit der Angabe eines Faktums beantworten kann.

Sie werden v. a. verwendet, um der Fachkraft Informationen zu liefern und bergen die Gefahr, dass die befragte Person sich ausgefragt fühlt und dabei passiv wird.

Beispiele für geschlossene Fragen:

- Fragen nach der Zeit („Wann war der erste Anfall?“)
- Fragen nach Namen („Auf welche Schule gehst du?“)
- Fragen nach Orten („Wo machst du deine Hausaufgaben?“)
- Fragen nach Mengen („Wie viele Tabletten geben Sie?“) geschlossen.

Bei geschlossenen Fragen haben wir als Fragende „ein geschlossenes Konzept“ im Kopf, das wir abfragen, oft beginnend mit einem Verb: „Hast du ...?“, „Willst du ...?“, „Kannst du ...?“, „Brauchst du ...?“, „Darfst du ...?“

Offene Fragen laden zum Nachdenken, zur inneren Beteiligung und zur Introspektion ein – die Antwort ist also auch für die betroffene Person interessant, während geschlossene Fragen ohne innere Prozesse „abgetan“ werden können.

Beispiele für offene Fragen:

- Was wissen Sie bereits über Epilepsie?
- In welchen Situationen gelingt es dir leichter, dich zu konzentrieren?
- Was genau beunruhigt Sie an der Entwicklung ihres Kindes?

Es gilt der Satz: „Wer fragt, führt“. Wenn ich jemandem eine Frage stelle (ob geschlossen oder offen), erwarte ich eine Antwort. Ich bringe mein Gegenüber gewissermaßen in eine Bringschuld. Kommt keine Antwort, ist der kommunikative Akt unabgeschlossen und „etwas stimmt nicht“ im Miteinander.

Mit geschlossenen Fragen „führe“ ich eher misstrauisch *(„Haben Sie eine Idee?“)* und mit offenen Fragen eher mit Vertrauen *(„Welche Idee haben Sie?“)*. Der Subtext offener Fragen ist dementsprechend immer die Botschaft: „Du kannst was, ich traue Dir (was zu)“. Offene Fragen sind somit auch „Zumutungen“, weil ich das Gegenüber zur Mitarbeit auffordere. Zugleich zeige ich so Interesse an meinem Gegenüber. Ich zeige, dass ich sie oder ihn ernst nehme und an sie oder ihn glaube. Damit trage ich ständig in kleinen Dosen zur Stärkung der Selbstwirksamkeit bei.

Offene Fragen können zugleich für die fragestellende Person eine entlastende Wirkung haben, weil mit der offenen Frage die Verantwortung für die Arbeit an der Antwort dorthin gegeben wird, wo sie hingehört. Geschlossene Fragen dagegen bedeuten häufig eine Entlastung für die antwortende Person (sie nimmt ihr Arbeit ab) und eine Belastung für die fragende Person (weil sie dann die Last der Verantwortung trägt).

Typische offene Fragen sind:

- Was möchtest du gerne machen?
- Wie geht es mit den anderen Kindern?
- Welche Probleme tauchen auf?
- Was macht dir Spaß?

Der „auffordernde“ und „öffnende“ Charakter offener Fragen stellt natürlich auch ein Risiko dar. Möglicherweise ist die offene Frage eine Überforderung, wenn sie zu groß ist. Dann gilt es, das aufmerksam zu registrieren (bzw. mit einem Aktiven Zuhören zu reflektieren) und einen Schritt zurückzugehen mit einer Frage, die einfacher zu beantworten ist.

Unabhängig von der Art der Frage kommen wir beim Fragen einem Menschen sehr nahe und sie kann als eine Zumutung empfunden werden. Wenn unser Gegenüber verschlossen reagiert (mit sog. „Widerstand“) ist dies ein wichtiger Hinweis, dass auf der Beziehungsebene etwas nicht stimmt. Das sollte ernst genommen werden. Im MI wird nicht „nachgebohrt“, sondern der sogenannte Widerstand wird willkommen geheißen und „umarmt“ (Kap. 4.4.5).

Nach einer offenen Frage vertiefen Sie das Gesagte mit Aktivem Zuhören.

Aktives Zuhören

Aktives Zuhören bedeutet zu versuchen, die Welt für begrenzte Zeit aus den Augen des anderen zu sehen und in eigenen Worten Rückmeldung zu geben, was man sachlich und emotional verstanden hat. Wir gehen also in einen Perspektivwechsel und spiegeln. Dabei kann es hilfreich sein, sich vor Augen zu führen, dass Zuhören nicht Zustimmen bedeutet.

Die 1. Stufe des Aktiven Zuhörens bedeutet, auf der **Beziehungsebene** Aufnahmebereitschaft zu zeigen: „Ich bin ganz Ohr". Dies gelingt durch das Abstellen von Störquellen, durch Blickkontakt, durch das Äußern von Telefonlauten („hm") und wörtliches Spiegeln.

Die 2. Stufe des Aktiven Zuhörens bedeutet auf der **Inhaltsebene,** immer wieder die Kernaussage des Gehörten in eigenen Worten zu spiegeln, sie „auf den Punkt" zu bringen.

Die 3. Stufe des Aktiven Zuhörens bedeutet auf der **Gefühlsebene,** beteiligte Gefühle als Gefühlsvermutungen zu verbalisieren, d.h. „aus dem Herzen zu sprechen". Dabei greifen wir wahrgenommene Zwischentöne auf (z.B. die Art, wie jemand etwas sagt, oder etwas, das „mitschwingt"), was wir als „Arbeitshypothese" unserem Gegenüber zum Abgleich mit seiner inneren Wirklichkeit anbieten. Unser Gegenüber hat dann (anders als bei einer Frage) die Wahl, ob er oder sie auf diesen gespiegelten Inhalt reagieren möchte, zustimmend oder korrigierend. In den meisten Fällen führt es zu einem inneren Überprüfen und der Suche nach einer noch präziseren – und damit erkenntnisreichen – Beschreibung des wirklich Gemeinten. Beim aktiven Zuhören sind folgende Hindernisse für die Fachkraft zu überwinden:

- Es gilt, dem Gesprächspartner die Führung zu überlassen und auf eigene Fragen oder Meinungen zu verzichten.
- Es gilt, den Zustand von „Lösungslosigkeit" auszuhalten und auf eigene Lösungsvorschläge zu verzichten.
- Es gilt, Gefühle auszuhalten und diese nicht zu beschwichtigen, sondern dabei zu bleiben.
- Es gilt, Schweigepausen auszuhalten und nicht gleich zu unterbrechen.

Die Wirkung von Aktivem Zuhören ist, dass der Gesprächspartner als Erzählender zu mehr Klarheit über sich selbst kommt und dass er sich nicht nur gehört, sondern wirklich verstanden fühlt.

Aktives Zuhören kann auf einer dreistufigen Einschätzungsskala eingeteilt werden (Tabelle 4-1).

Weitere Methoden der Gesprächsführung

„Guiding" als Gesprächsführungsprinzip: s. Prozessschritt 3 (Kap. 4.2.5).

World Café: s. Prozessschritt 4 (Kap. 4.3.5).

Geschmeidiger Umgang mit Widerstand: s. Prozessschritt 5 (Kap. 4.4.5).

Change Talk und **Confidence Talk:** s. Prozessschritt 6–8 (Kap. 4.5.5).

4.1.6 Stolpersteine

Zwei Hüte aufhaben

Wir als Fachkräfte befinden uns als Beratende in einer anspruchsvollen Situation. Zunächst kommen Eltern und Kinder zu uns, um sich unseren fachlichen Rat zu holen. Im Umgang mit chronisch kranken Kindern haben wir nun gesehen, dass uns neben der Fachberatung zu medizinischen, therapeutischen, pädagogischen oder sozialrechtlichen Aspekten auch die Aufgabe der Begleitung und Unterstützung eines Entwicklungsprozesses von Eltern und Kind zukommt. Und damit haben wir bildlich gesprochen „zwei Hüte" auf, die uns ein unterschiedliches Vorgehen abverlangen. Unter dem einen Hut geht es um die Vermittlung von Inhalten und unter dem anderen um das Hören und Sprechen auf der Beziehungsebene.

Tabelle 4-1: Einteilungsskala des Aktiven Zuhörens.

<table>
<tr><th>Wert</th><th>Beschreibung</th><th>Anmerkungen</th></tr>
<tr><td>0</td><td>Kein Aktives Zuhören</td><td>Wenn wir nicht im Perspektivwechsel sind, sondern ausfragen, Ratschläge erteilen, Lösungen anbieten, bewerten, trösten, das Thema wechseln usw.</td></tr>
<tr><td colspan="3">Beispiel:
Klientin: „Ich will diese Diät nicht mehr machen."
Beraterin: „Ich erkläre Ihnen noch mal, warum die Diät so wichtig ist."</td></tr>
<tr><td>1</td><td>Wiederholen</td><td>Wiederholen des Gehörten in (fast) wörtlicher Form</td></tr>
<tr><td colspan="3">Beispiel:
Klientin: „Mir geht's nicht gut."
Beraterin: „Ihnen geht es heute nicht gut."</td></tr>
<tr><td>2</td><td>Umformulieren</td><td>Wiedergabe des Gehörten mit anderen Worten</td></tr>
<tr><td colspan="3">Beispiel:
Klientin: „Ich fühle mich heute so deprimiert."
Beraterin: „Sie sind heute sehr niedergeschlagen."</td></tr>
<tr><td>3</td><td>Gefühle verbalisieren (Paraphrasieren)</td><td>Der anderen Person „aus dem Herzen sprechen"</td></tr>
<tr><td colspan="3">Beispiel 1:
Kind: „Ich habe nicht einmal Lust, irgendwelche Sachen zu versuchen. Ich meine, wenn ich an die Übungen denke oder so … habe ich das Gefühl, dass ich versagen werde. Es ist schrecklich …"
Beraterin: „Die Angst, dass du es nicht schaffen könntest, lähmt dich, bevor du überhaupt angefangen hast."

Beispiel 2:
Kind: „Wozu nehme ich denn die ganze Plagerei auf mich, wenn ich doch das Ganze nicht in den Griff kriege?!"
Beraterin: „Du bist enttäuscht, weil du so viel in Kauf nimmst und du noch keinen wirklichen Erfolg siehst."

Beispiel 3:
Mutter: „Mein Mann kümmert sich nicht um die Alltagsprobleme mit den Kindern. Der kommt meistens erst sehr spät nach Hause."
Beraterin: „Sie fühlen sich ziemlich alleingelassen mit den ganzen Sorgen."
Mutter: „Ja – nun, er hat wirklich viel zu tun und muss ja auch vorankommen."
Beraterin: „Sie versuchen sich selbst zu sagen: ‚Du musst dafür Verständnis haben, dass er sich nicht darum kümmert.'"
Hier zeigt sich durch das Spiegeln die ambivalente Haltung der Mutter, die einerseits Vorwürfe macht und andererseits auch Verständnis hat.</td></tr>
</table>

1
2

Für die **Fachaufgabe** müssen wir Fachinformationen in einfacher Sprache vermitteln und durch das Einholen eines kurzen Feedbacks sicherstellen, dass die Informationen verstanden wurden und welche der von uns empfohlenen Vorgehensweise Eltern und Kinder wählen möchten. Bei der **Begleitungsaufgabe** geht es dagegen darum, Eltern und Kind zur Suche eigener Informationen in Form von Gedanken und Gefühle anzuregen, damit sie selbst für sich bestimmen, was sie tun möchten.

Es ist hilfreich, wenn wir von diesen zwei Rollen wissen und im Gespräch immer wieder überprüfen, welche Rolle gerade gefragt ist. Es wird uns also ein flexibles Hin- und Herwechseln abverlangt, was einiger Übung bedarf.

Übersehen/Überhören von Störsignalen

In einer Gesprächsphase, in der wir uns darauf konzentrieren, fachliche Inhalte zu vermitteln, kann es sein, dass Eltern und Kinder uns Signale senden, dass sie irritiert sind und deshalb in ihre eigene Gedankenwelt abschweifen. Unserer Erfahrung nach lohnt es sich, diese „Störsignale" wahrzunehmen und für einen kurzen Diskurs in die Rolle des Begleitenden zu schlüpfen. Das fällt manchmal in Anbetracht der nur begrenzt zur Verfügung stehenden Zeit schwer – und doch lohnt es sich, sich direkt und kurz dem Störsignal zu widmen, weil wir ansonsten Gefahr laufen, den gerade gewonnenen vertrauensvollen Kontakt wieder aufs Spiel zu setzen. Wenige Minuten der Aufmerksamkeit und Zuwendung an der richtigen Stelle ersparen uns oft viele Stunden von „Reparatur"-Gesprächen, wenn Missverständnisse und Misstrauen erstmal in stärkerem Ausmaß entstanden sind.

Gedankenschleifen statt lineare Abarbeitung

Auch wenn die Anliegenklärung als erster Prozessschritt genannt ist, so gelingt sie meistens nicht im ersten Schritt. Das Anliegen wird während des gesamten Begleitungsprozesses immer wieder hinterfragt und neu von den Eltern mit deren Motivationslage und „Innenwelt" verknüpft und verändert, sodass Sie im Gesprächsprozess unter Umständen wieder zurück an den Anfang gehen müssen. Diese gemeinsamen Gedankenschleifen dienen der Vertiefung und sind eine wichtige Voraussetzung, damit darauf aufbauend tragfähige Teilhabeziele formuliert und verbindliche Absprachen getroffen werden können. Insbesondere der Prozessschritt 5 (Kap. 4.4), bei dem aus Teilhabepräferenzen Teilhabeziele geformt werden, löst gerne eine solche wichtige Schleife aus.

Trotzdem haben wir die Anliegenklärung an den Anfang gestellt, weil sie dort beginnt und Sie diesen Punkt von Anfang an im Auge behalten sollten. In Abbildung 4-2 dieses Kapitels zieht sich deshalb der hellgraue Balken hinter „Anliegen klären" bis zum Ende des Gesprächsprofils durch.

Alles komplett erledigen wollen

Wenn etwas während eines Termins nicht besprochen oder berücksichtigt werden konnte, ist das keinesfalls ein Nachteil und schon gar kein Fehler, sondern üblich. Es zeigt die Realität und kontrastiert unsere Planung am „grünen" Tisch. Es ist ein Indiz dafür, dass Sie Eltern und Kinder gedanklich und emotional bewegt haben bzw. diese emotional bewegt sind. Bei Ihnen selbst könnte allerdings der Eindruck entstanden sein, dass das Gespräch etwas „chaotisch" geworden und ihnen entglitten sein könnte. Und in der Tat passiert das regelhaft. Vielleicht ist es tröstlich zu hören, dass „Reste" eines Termins oft viel „verdaulicher" bei einem nächsten Termin betrachtet werden können und die Irritationen bei Kind und Eltern möglicherweise eine eigenständige Beschäftigung mit den Themen angestoßen haben. Gespräche, die nicht linear, sondern zirkulär verlaufen und damit zunächst scheinbar zunächst kein klares Ergebnis erbracht haben, sind also eher förderlich und üblich als hinderlich, weil sie später zu tragfähigeren und individuell passgenaueren Entscheidungen führen können. Es könnte sich also lohnen, das Gefühl „nicht alles erledigt zu haben" in die Einschätzung „einen wichtigen Entwicklungsprozess angestoßen zu haben" umzuwandeln.

„Auftrag klären" vs. „Anliegen entwickeln"

Vor allem in der Psychotherapie gibt es die Empfehlung, zunächst den Auftrag zu klären. Dem liegt die Annahme zugrunde, dass eine vertrauensvolle Zusammenarbeit mit einem Mehrwert für Eltern nur tragfähig ist, wenn die Eltern und/oder Kinder eine Vorstellung haben oder entwickeln, was sie genau vom Therapeuten wollen. Ansonsten könne der Therapeut nicht sinnvoll tätig werden. Das zu erreichende Ergebnis, dass Eltern und wenn möglich auch Kinder eigene Vorstellungen zum Thema entwickeln, ist bei der Anliegenklärung und der Auftragsklärung gleich.

Die Anliegenklärung beschreitet jedoch einen anderen Weg, bei dem nicht zu Beginn die Hürde der Beauftragung zu überwinden ist.

Der teilhabeorientierte Prozesses nach dem Best Practice Modell beginnt mit der gemeinsamen Betrachtung des Themas. Dadurch wird den Eltern ermöglicht, zunächst ergebnisoffen eigene Vorstellungen zu entwickeln. Durch die kompetente Gesprächsführung wird bei den Eltern ein Verständnisprozess für die Situation ihres Kindes und für sie selbst in Gang gesetzt. Darin liegt bereits ein Wert. Das Ergebnis kann, muss aber nicht, in einem Auftrag an die gesprächsführende Fachperson münden. Sie kann und soll nach ICF zu vielfältigen Handlungsideen für die Eltern selbst, das Kind und/oder alle Beteiligten auf verschiedenen Ebenen führen. Ein ICF-klassischer Auftrag für die gesprächsführende Fachperson kann letztlich auch „nur" darin bestehen, beim nächsten Termin erneut beim Sortieren der Gedanken und Gefühle durch eine geeignete ICF-orientierte Gesprächsführung zu helfen. Das heißt, jede Fachkraft mit ausreichender Gesprächsführungskompetenz und ICF-Wissen kann nach dem ICF Best Practice Modell arbeiten. Die Gesprächsführungskompetenz sollte dafür von einem guten Verständnis menschlicher Motivation getragen werden. Deshalb haben wir auf das Konzept von „Motivational Interviewing" zurückgegriffen.

Gesprächsführung nach ICF gelingt anders als in der Psychotherapie ohne psychotherapeutisches Setting oder psychotherapeutische Ausbildung. Die Fachperson muss und darf nach ICF auch keine psychopathologische Bewertung des Kindes mit seinen Eltern vornehmen, was eine Psychotherapeutin zu Beginn einer längerfristigen Psychotherapie in der Erstellung eines Fachgutachtens machen muss. Insofern ist der Begriff der Auftragsklärung im psychotherapeutischen Kontext stimmig.

Bessere Anliegenklärung im ICF-Kontext

Im Lexikon ist Anliegen definiert als eine wichtige Sache, die jemanden betrifft. Insofern geht es bei der Anliegenklärung darum, sich damit zu befassen, was Kind und Eltern betrifft und, tiefergehend betrachtet, betroffen macht und damit im Herzen berührt. Kritische Stimmen könnten behaupten, dass eine Anliegenklärung die Anwendung des ICF-Kontextes nicht bräuchte, das gelänge auch so. Auf den ersten Blick erscheint diese Aussage plausibel. Auf den zweiten Blick scheint der ICF-Kontext ein willkommenes Vehikel zu sein, das es Kind und Eltern ermöglicht, den inneren Weg der Erkenntnis über die rein „technischen" Störungen der chronischen Erkrankung des Kindes hin zu der persönlichen Betroffenheit und den Änderungswünschen im Alltag zu finden. Die Tatsache, dass beispielsweise beim Diabetes mellitus die Bauchspeicheldrüse nicht richtig arbeitet oder beim ADHS die Konzentration des Gehirns erschwert ist, macht an sich noch nicht unbedingt betroffen. Es ist das Erleben

1

2

der dadurch verursachten Alltagseinschränkungen, die betroffen machen und im Herzen berühren.

Wohin mit meiner Fachsicht?

„Die Tatsache, dass Kinder und Eltern die Expert:innen für ihre Teilhabe und Alltagssituationen sind, leuchtet mir zwar ein, aber noch habe ich die notwendige Fachlichkeit, um zu wissen, was das Kind jetzt braucht. Ich kann deshalb mit Entscheidungen von Kind und Eltern, die nicht dem fachlichen Standard entsprechen, nicht mitgehen. In diesem Fall muss ich mich durchsetzen". (Aussage einer Fachkraft während einer ICF-Schulung; Gedächtnisprotokoll Philippi)

Diesen Einwand haben wir während unserer Schulungen oft gehört und er ist uns selbst in unserer Praxis oft begegnet. Eine Entscheidung gegen den aktuell gültigen Fachstandard ist eine echte Herausforderung. Unsere Erfahrung ist, dass wir außer in einer Situation einer akuten Gefahr (medizinischer oder pädagogischer Notfall) oder einer Kindeswohlgefährdung mit dem Vorgehen des „Sich durchsetzen müssens" eher Schiffbruch erlitten haben. Die meisten Eltern haben sich dann abgewendet oder wussten bei der erneuten Vorstellung vermeintlich gute Gründe anzuführen, warum sie unseren Empfehlungen nicht gefolgt sind. Wenn wir also möchten, dass Eltern sich auf unsere gute Fachexpertise einlassen, bleibt uns nur der geduldige und würdigende Weg in der Haltung eines fachlichen Angebots, das die Eltern annehmen, verändern oder ablehnen können. Da es sich bei den von uns begleiteten Kindern meistens nicht um Notfälle und nur selten um Kindeswohlgefährdungen handelt, bleibt uns auch die dafür nötige Zeit. Es ist also an uns, mehr Geduld sowohl mit Kindern und Eltern als auch mit uns selbst aufzubringen und kleinschrittigere Ziele zu verabreden. Für das Einbringen eines eigenen Themas/Anliegens gibt es im Rahmen von MI beforschte Möglichkeiten, die es erleichtern können, Eltern für ein Thema zu gewinnen, das ihnen bislang nicht bekannt oder nicht wichtig ist (s. auch „Kurzintervention" in Kap. 6.2.9).

Kindgerechte Anliegenklärung

Die meisten hier im Buch geschilderten Vorgehensweisen lassen sich direkt in der Gesprächsführung mit den Eltern oder Jugendlichen anwenden. Für Kinder braucht es eine dem geistigen und seelischen Entwicklungsalter entsprechende andere Vorgehensweise, die wir in diesem Buch nur an den entsprechenden Stellen skizzieren können (Kap. 3.2.2, Kap. 4.2.6 und Kap. 4.4.5/6 für nicht sprechende und geistig eingeschränkte Kinder). Hierfür verweisen wir auf die entsprechende Fachliteratur. Bezogen auf die Prozessschritte 1 und 2 *„Anliegen klären mit Kontakt herstellen und Alltagssituation nach ICF beschreiben"* ist in unserer Anwendungs- und Schulungserfahrung der letzten Jahre deutlich geworden, dass diese Schritte mit Kindern keinesfalls in ein bis zwei Terminen gelingen. Es braucht dafür einen spielerischen Kontext in einem eher therapeutischen Setting mit einer Frühförder:in, Ergotherapeut:in, Logopäd:in, Physiotherapeut:in, Heilpädagog:in, Psycholog:in oder ähnlich arbeitenden Fachkraft mit mindestens fünf Terminen in regelmäßiger enger Folge. Innerhalb eines einzigen Termins bei einer Ärzt:in, wie es üblicherweise der Praxisplan vorsieht, kann das nur in Ausnahmefällen gelingen. Ärzt:innen können ihren Termin allerdings nutzen, um auf die Fortsetzung der kindgerechten Anliegenklärung in den therapeutischen Folgeterminen vorzubereiten.

VIP-Karte

Ein guter erster Einstieg kann mit **Kindern etwa ab 5 Jahren** die Anwendung der VIP-Karte von Johannes Herwig-Lempp geeignet sein. Hierbei handelt es sich um ein Schaubild, dass zusammen mit den Kindern ausgefüllt wird (Abbildung 4-5).

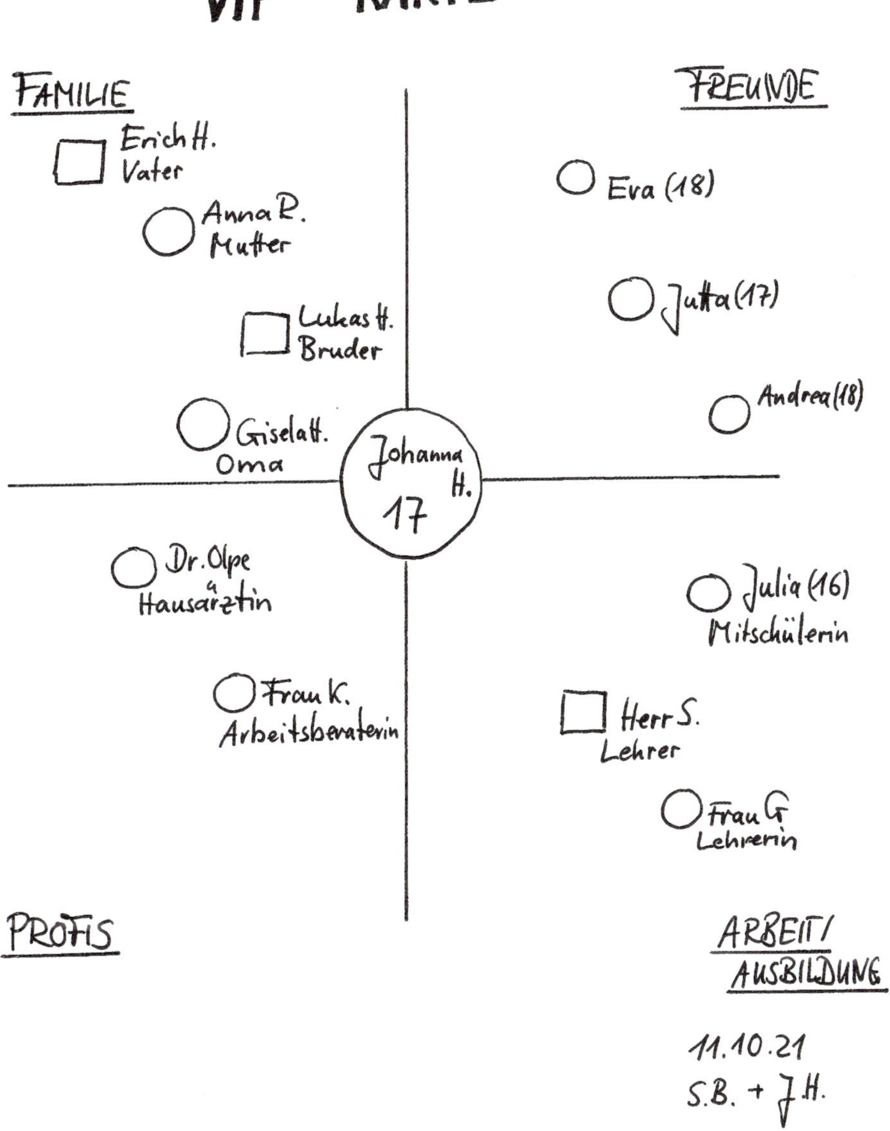

Abbildung 4-5: VIP-Karte für Kinder nach Johannes Herwig-Lempp.

Damit kann man mit Kindern schnell ins Gespräch kommen, einen raschen Überblick über wichtige Bezugspersonen bekommen, der sowohl für die Kinder als auch für die Fachkräfte interessant wirkt. Die VIP-Karte könnte dann durch folgende – offene – Fragen nach Johannes Herwig-Lempp noch mit zusätzlichem Leben gefüllt werden:

- Wer ist für dich wichtig? Was macht ihn so wichtig für dich? Was bedeutet er für dich? Was schätzt du an ihm?
- Was war ein schönes Erlebnis mit ihr bzw. ihm.

- Wenn ich ihn oder sie fragen würde, was er oder sie an dir schätzen, was würde er oder sie sagen?
- Was hast du von ihr oder ihm gelernt?

1

2

Scribility

SCRiBiLiTY ist ein kreatives und spielerisches Lernmaterial, das ursprünglich für Kinderpsychotherapeuten entwickelt wurde. Es besteht aus 2 × 22 magnetischen Figuren, die jeweils unterschiedliche Gefühle darstellen. Mit den Figuren lassen sich auf einfache Weise Alltagssituationen und kleine Geschichten darstellen. Das Besondere: die Kinder können das Material nach Belieben anmalen und individuell gestalten.

Im Rahmen der ICF-Anamnese eignet sich das SCRiBiLiTY-Material **für Kinder von 6–7 Jahren** mit eingeschränkten verbalen Fähigkeiten. Diese können mit den Figuren leicht problematische Alltagssituationen oder ihre Wunsch-/Ziel-Szenarien bebildern. Aufgrund des hohen Aufforderungscharakters eignet sich das Material aber auch für die Arbeit mit „verschlossenen" oder weniger motivierten Kindern. Bei Bedarf können die Szenen mit Sprech- oder Gedankenblasen erweitert werden, um begleitende Gedanken und Vorstellungen zu erfassen.

Das Material kann von SCRiBiLiTY Therapiematerialien, Berlin, bezogen werden (s. Literatur/Weblinks). Dort finden sich auch eine ausführliche Beschreibung sowie mehrere Arbeitsbeispiele (aus dem therapeutischen Bereich).

Mittel der Unterstützten Kommunikation

Kaum oder nicht sprechende Kinder können sich durch die Verwendung der Mittel der Unterstützten Kommunikation äußert. Hier kommen Metacomsymbole, Talker, I-Pads oder Gebärden erfolgreich zum Einsatz.

„Die Ich-Kann-HasenHühnerHunde"

„Die Ich-Kann-HasenHühnerHunde" sind ein Memory-Spiel mit 52 Kartenpaaren, in dem es um die Wahrnehmung der eigenen Stärken und Ressourcen geht. Es ist geeignet für Kinder zwischen 4 und 10 Jahren. Mit den liebevoll und kindgerecht gestalteten Spielkarten kann im klassischen Sinne darum gewetteifert werden, wer die meisten davon ergattert. Gleichzeitig können über die Karten, auf denen humorvoll Aspekte des Fühlens und Verhaltens illustriert und durch einen Satz (z. B. „Ich kann aufhören" oder „Ich kann ein Freund sein") als Fähigkeit benannt sind, weitere Themen vertieft werden. Im Gespräch oder Spiel werden die Karten beispielsweise zunächst gemeinsam betrachtet und dabei überlegt, welche für das Mädchen oder den Jungen selbst besonders interessant sein könnten. Die Auswahl kann dann Karten mit Fähigkeiten enthalten, von denen das Kind und/oder die Bezugsperson sagen, diese könne es bereits, oder auch solche, die es zu erlangen wünscht. Auf dieser Grundlage können schließlich Ziele formuliert werden. Durch das spielerische Erleben fällt es auch zurückhaltenden, unsicheren bis ängstlichen Kindern leichter, ihre Ideen zu kommunizieren. Das Betrachten der Bilder lädt zur weiteren Reflektion über die eigenen Stärken oder das Erkennen von neuen Zielen ein. Die Bildmotive können darüber hinaus auch vielfältig eingesetzt werden, stellen oftmals einen „Icebreaker" dar oder entlasten problemgefüllte Gesprächssituationen. Bei der ICF-Anamnese liefern die Karten vor allem vom Vorschul- bis zum Ende des Grundschulalters hilfreiche Impulse bei der Suche nach Ressourcen und unterstützen die Abfrage des Teilhabestatus auf kreative Weise.

Das Material sind robuste, bunt gestaltete Pappkarten mit einigen zusätzlichen Leerkarten, die mit eigenen Anregungen gestaltet werden können. Eine Auswahl der erarbeiteten Karten passt gut im DIN-A-4-Format auf den Kopierer und kann so zum Beispiel dem Kind zur Bestärkung als Ausmalblatt mitgegeben oder in der Akte dokumentiert werden.

Das Spiel ist beim Manfred Vogt Spieleverlag, Bremen erhältlich (s. Literatur/Weblinks).

Der Verlag bietet auf seiner Homepage noch weitere motivierende Spielmaterialien an wie „Das Land-der-Gefühle-Spiel", „Das Heute-hier-morgen-dort-Spiel" oder „Das Geschichten-Erzähl-Spiel". Diese Spiele können die Kinder oder Jugendlichen unterstützen, sich bei für sie sehr bedeutsamen Themen mitzuteilen und ihre Emotionen wahrzunehmen. Sie können je nach Anliegen, Alter und Entwicklungsstand auch in weiteren Gesprächssituationen rund um die ICF eingesetzt werden.

Kids Activity Cards

Die Kids Activity Cards beinhalten insgesamt 48 Bildkarten zu den Bereichen Selbstständigkeit, Produktivität und Freizeitverhalten. Jede Bildkarte stellt fotografisch eine typische Aktivität von Grundschulkindern dar (z.B. Schleife binden, Fahrrad fahren, Lesen). Sie sind geeignet **für kognitiv oder sprachlich eingeschränkte Kinder**. Einzelne Karten werden gezeigt, z.B. die Karte für das Fahrrad fahren oder die Toilette benutzen, und das Kind durch Fragen zum Reden angeregt: „Schau mal, was macht das Kind denn hier? Wie sieht das bei dir aus, beschreibe einmal, wie klappt das bei dir zuhause? In der Schule? In der Kita? Wer hilft dir dabei?"

Die Bildkarten sind beim Schulz-Kirchner Verlag, Idstein erhältlich (s. Literatur/Weblinks).

PEAP-Karten

PEAP (pädiatrisches ergotherapeutisches Assessment- und Prozess-Instrument). Die PEAP-Karten beschreiben 15 Betätigungsfelder, angepasst für unterschiedliche Altersgruppen. Jedes Betätigungsfeld besteht aus mehreren Betätigungen. Die Ausführung der Betätigungen wird auf den Karten altersentsprechend beschrieben. Anhand von vier Fotos kann über jedes Betätigungsfeld ein Gespräch entstehen. Die Fotos sollen dazu beitragen, dass über den Alltag des Kindes geredet wird. Es wird von der fragenden Person (Eltern, Erzieher, Lehrer) eingeschätzt, wie zufriedenstellend Betätigungen aus Sicht der Befragten ausgeführt werden, oder ob Betätigungen fehlen.

Die Betätigungen sind anhand von internationalen Literaturstudien, Bachelor- und Masterarbeiten entstanden und von einer Gruppe von Experten in einem Delphi-Verfahren zusammengestellt und beschrieben worden.

Die PEAP-Karten sind über Peap Info erhältlich (s. Literatur/Weblinks).

Weitere Möglichkeiten

Bei **Kindern mit starken Einschränkungen** können Sie die Eltern als Sprachrohr ihrer Kinder nutzen:

- Was glauben Sie, wäre für Ihr Kind aus seiner Sicht wichtig?
- Was würde Ihr Kind im Alltag gerne verbessern/besser können/ausführen können?
- Was lesen Sie aus der Mimik, Gestik und dem Verhalten Ihres Kindes, wie z.B. lächeln, wegdrehen, irritiert aussehen, Augen weit öffnen und interessiert lauschen?

Sie können die Eltern bitten, schriftlich ein Betätigungsprofil zu verfassen, d.h. sie sollen den Alltag beschreiben. Beispiel: 6.30 Uhr Aufwachen und Aufstehen – wer hilft, was klappt gut, was nicht, woran ist das zu erkennen?

Und Sie können anbieten, gemeinsam das Kind in der einen oder anderen Situation zu beobachten und durch Angebote die Reaktionsweisen des Kindes auszuwerten, um wichtige Themen und Wünsche herauszufinden. Manchmal können die Kinder überraschenderweise auf Ja/Nein-Fragen durch Laute, Verhalten oder kleine Bewegungen antworten (s. auch Elias, Clara und Amalia in Kap. 3.2.2).

1

2

4.1.7 Abgleich Qualitätsmerkmale und Praxis

Kernaufgaben:

1. Ein vertrauensvoller Kontakt wird hergestellt und gesichert.
   - *Kind und Eltern melden verbal und mimisch der Fachkraft zurück, dass sie den gegebenen Informationen vertrauen.*
2. Eltern und Kinder befassen sich mit ihren Vorstellungen zum Thema und zu ihrer Situation im Alltag.
   - *Die Vorstellungen von Kind und Eltern zum Thema und ihrer Situation sind benannt.*
3. Alle Beteiligten sind einbezogen.
   - *Alle Beteiligten signalisieren verbal und mimisch der Fachkraft, dass sie ihre Aspekte ausreichend einbringen konnten.*

Partizipatives Arbeiten:

1. Sichtweisen von Kind und Eltern werden durch offene Fragen entlockt.
   - *Offene Fragen wurden von Kind und Eltern mit der Darlegung von eigenen Sichtweisen beantwortet.*
2. Sichtweisen von Kind und Eltern werden durch Aktives Zuhören vertieft.
   - *Aktives Zuhören wurde praktiziert und Kind und Eltern melden verbal oder mimisch der Fachkraft zurück, dass sie sich verstanden fühlen.*
3. Sichtweisen und Entscheidungen von Kind und Eltern werden gewürdigt, auch wenn diese den eigenen Vorstellungen widersprechen.
   - *Für den Fall, dass die Fachkraft andere Ansichten hat, gelingt es ihr, diese zurückzustellen.*
4. Die Aspekte der Standpunkte werden mit Benennung der Ambivalenzen zusammengefasst.
   - *Die Ambivalenzen der Beteiligten zum Thema sind bekannt.*

Notwendige Leistungen:

1. Themen und Anliegen von Kind, Eltern und weiteren Beteiligten werden formuliert, dokumentiert und auf Teilhabeebene nach ICF sortiert sowie mit Schlüsselworten codiert.
   - *Themen, Anliegen und zugehörige ICF-Komponente, Lebensbereich und Schlüsselwortcodes sind dokumentiert.*
2. Es wird möglichst genau beschrieben, was und wie das Kind die Dinge im Alltag macht, sodass eine bildhafte Vorstellung von der Teilhabe des Kindes im Alltag entsteht.
   - *Die Alltagssituation des Kindes und seine Aktivitäten sind beschrieben.*
3. Mit dem Auftauchen von Ambivalenzen bei Kind und Eltern wird gerechnet. Das Für und Wider wird gewürdigt und der Abwägungsprozess von Kind und Eltern durch die Fachkraft unterstützt.
   - *Ambivalenzen von Kind und Eltern werden von der Fachkraft bemerkt und sind zumindest stichpunktartig dokumentiert.*

Förderliches Handlungskonzept:

1. Den Eltern und Kindern wird mit der Grundhaltung begegnet, dass jeder Mensch alle Ressourcen zum selbstbestimmten Handeln in sich trägt.
   - *Die Fachkraft überprüft nach jedem Kontakt ihre Haltung dahingehend, dass sie die Ressourcen und die Selbstbestimmung von Kind und Eltern beachtet hat.*
   - *Ressourcen und selbstbestimmte Äußerungen sind zumindest stichpunktartig dokumentiert.*
2. Der Kontext der Familie wird von Anbeginn an berücksichtigt.
   - *Der Kontext der Familie mit ihren wichtigsten sächlichen Umgebungsfaktoren, persönlichen Werten, Glaubenssätzen und beteiligten Bezugspersonen sind der Fachkraft bekannt und dokumentiert.*

Hilfreiche Fragen für den Eigengebrauch:
- Welche Vorstellungen hat mein Gegenüber zum Thema und der Alltagssituation?
- Welches Vorwissen hat mein Gegenüber zum Thema?
- Was beschäftigt mein Gegenüber gerade?
- Welche Wünsche, Bedenken, Sorgen hat mein Gegenüber?
- Was tut meinem Gegenüber gut? Was irritiert mein Gegenüber?
- Fühlt mein Gegenüber sich von mir gesehen?
- Fühlt mein Gegenüber sich verstanden?
- Ist das, was mein Gegenüber sagt eher noch Thema oder bereits Anliegen?
- Wie stark wirkt mein Gegenüber vom Herzen beteiligt?
- Wann sollten wir eine Pause beim Anliegen entlocken machen und das Thema akzeptieren?
- Mehr als drei Anliegen pro Termin kann zu viel werden – Wann muss ich begrenzen?
- Habe ich die Themen/Anliegen vom Kind gehört? Ist das evtl. nur über die Eltern möglich?
- Habe ich die Eltern sowohl nach ihren Anliegen als auch den von ihnen vermuteten Anliegen des Kindes gefragt? Kennen die Eltern den Unterschied?
- Kennen wir die Themen/Anliegen aller Beteiligten?
- Haben wir gemeinsam durch das Gesagte ein konkretes Bild von der Alltagssituation des Anliegens?
- Kennen wir gemeinsam genügend Kontextfaktoren der Situationsschilderungen? (Kontextfaktoren: Umgebung, handelnde Personen mit welcher Beziehung und Rolle zum Kind, Tageszeit, Ort, Alltagsgegenstände, Hilfsmittel, Rolle des Kindes)
- Was macht das Kind konkret in der Alltagssituation, in der etwas verändert werden soll?
- Welche der 9 Lebensbereiche (LAKMoSHIBeG, Kap. 3.2.4) der ICF sind in Bezug auf das Anliegen berührt?

4.1.8 Beispiele

Beispiel 1: Felix
Vom Thema zum Anliegen

Wir betrachten hier das Praxisbeispiel des 6 Jahre alten Felix, der eine so schwere Sprachstörung hat, dass er nur 2- bis 3-Wortsätze verständlich äußern kann und zu einer Logopäd:in kommt (s. auch Kap. 3.2.1):

Felix, 6 Jahre alt, kommt zur Logopädie und spricht in 2- bis 3-Wortsätzen.
- **Vorstellungsgrund:** Sprachstanderhebung.
- **Teilhabepräferenzen/Wunsch des Vaters:** „... damit er mal besser sprechen kann."
- **Anliegen:** „... nach der Schule wirkt er oft gestresst und er sagt uns nicht, was in der Schule los war. Wir würden ihn gerne verstehen."
- **Bedürfnis des Vaters:** seinem Sohn helfen zu können.
- **Bedürfnis von Felix:** sich entlasten.
- **Bedarf:** Felix drückt sich zu Hause sprachlich so aus, dass er berichten kann, was ihm im Alltag passiert ist.
- **Ziel:** Felix erzählt nach der Schule den Eltern, was in der Schule passiert ist.
- **Etappenziel:** Felix erzählt mit seinem Talker, den sein Freund in der Schule besprochen hat, was in der Schule passiert ist.

Die Antwort des Vaters auf die Frage nach seinem Anliegen lautet: Er möchte, dass der Sprachstand erhoben wird. Das ist sein Thema und ist explizit noch nicht mit seinen Wünschen und Sorgen verankert. Es klingt eher sachlich-mechanistisch.

Mit der Frage „Was wäre für Sie und Ihren Sohn in Ihrem Alltag gewonnen, wenn wir das Ergebnis der Sprachstandserhebung kennen?" könnte es sein, dass wir dem Vater die Aussage entlocken, dass sein Sohn dann Logopädie bekäme und besser sprechen könnte. Diese Aussage ist seinem Anliegen, also seinem Herzenswunsch, vermutlich schon etwas näher.

Die nächste Frage könnte lauten: „In welcher konkreten Alltagssituation können Sie Ihren Sohn nicht ausreichend verstehen?" Der Vater könnte dann antworten, dass sein Sohn oft gestresst von der Schule nach Hause käme und nicht ausdrücken könne, was ihn belaste, dann mache ihn das ärgerlich und hilflos. Der Vater würde sich wünschen, dass sich sein Sohn in dieser Situation besser ausdrücken könne. Mit dieser Aussage sind wir nun beim Anliegen angekommen. In der Innenwelt vom Vater wurde das Thema „besser sprechen" nun mit seinem Bedürfnis „Sohn verstehen und helfen können" verknüpft.

Darauf aufbauend ließen sich der Teilhabebedarf und Teilhabeziele ableiten.

Beispiel 2: Said, Teil 1

Said ist ein 5 Jahre alter Junge mit Autismusspektrumstörung.

Die Familie ist vor 3 Monaten aus Syrien geflüchtet und ein Bleiberecht wurde zuerkannt. Die Familie wendet sich nun an sie, weil Said die Kita besuchen soll und den Beteiligten schnell klar wurde, dass das nicht problemlos klappen wird. Die **Themen** der Beteiligten stellen sich nach einem Gespräch wie folgt dar:

Kind: aus Saids Verhalten kann geschlossen werden, dass er gerne in der Gesellschaft vertrauter Kinder und Erwachsenen ist und dass eine fremde und unübersichtliche Umgebung mit vielen Kindern sehr anstrengend für ihn ist. Vermutlich würde er uns sagen: „Bitte gewöhnt mich langsam in die Kita, erlaubt mir meinen Igelball und Autos mitzunehmen und lasst mich erstmal in Ruhe und in einer geschützten Ecke vor mich hinspielen."

Mutter: möchte Said erstmal weiter im Kreise der Familie belassen, damit er die Flucht verkraftet und sie sich mit den deutschen Verhältnissen vertraut machen kann.

Vater: möchte, dass Said umgehend für 5 Tage die Woche die Kita ganztags besucht, damit er schnell Anschluss findet und für den Besuch der deutschen Regelschule gut vorbereitet ist.

Kinderarzt: möchte, dass die richtigen Diagnosen gestellt werden und geeignete Therapien beginnen, damit der Junge den Anforderungen einer Kita entsprechen kann.

Erzieher:innen in der Kita: brauchen Unterstützung, damit Said sich wohlfühlen kann, die anderen Kinder nicht zu sehr gestört werden und die Betreuung von Said machbar ist.

Allein durch das Zusammentragen der verschiedenen Themen und Anliegen aller Beteiligten wird bereits sichtbar, wo es Übereinstimmungen und wo es Diskrepanzen gibt. In einem nächsten Schritt könnte versucht werden, die Bedürfnisse der Beteiligten, die hinter ihren jeweiligen Personen liegen zum Vorschein zu bringen. Für das Kind könnte das im Rahmen einer Spielbeobachtung mit den Eltern zum Beispiel durch eine Sozialpädagogin oder eine Ergotherapeutin geschehen. Vielleicht wird bereits durch das gemeinsame Beobachten bei den Eltern ein innerer Prozess angeregt, sodass sie die Diskrepanz zwischen ihren Wünschen und den aktuell sichtbaren Möglichkeiten ihres Sohnes erkennen. Dabei könnte das Gespräch auf ihre innere Motivation und ihre Bedürfnisse kommen. Bei der Mutter könnte sich das Bedürfnis zeigen, ihren Sohn vor weiteren schmerzlichen Erfahrungen schützen zu wollen. Beim Vater könnte sich das Bedürfnis zeigen, dass er möchte, dass sein Sohn mal ein besseres Leben hat und eine gute gesellschaftliche Stellung in Deutschland erhält.

Auf dem Weg zu den sich dann zeigenden Teilhabepräferenzen (s. auch Kap. 4.2.8) würden Sie die Mutter bitten darüber nachzudenken, was es in der Kita bräuchte, damit sie darauf vertrauen könnte, dass weitere schmerzhafte Erlebnisse dort nicht vorkommen. Den Vater würden Sie bitten darüber nachzudenken, nachdem er in der Spielbeobachtung gesehen hat, wie sein Kind gerade spielt (Aktivitätskompetenz wird sichtbar), wie er sich konkret die Teilnahme in der Kita zum Beispiel im Morgenkreis vorstellt. Er wird dann selbst die Diskrepanz erkennen zwischen dem, wie Said sich verhalten wird und dem, was die anderen Kinder machen werden. Festhaltend an seinem Wunsch nach Schulfähigkeit seines Sohnes wird er bereit sein, mit den Erzieher:innen und seiner Frau darüber nachzudenken, in welchen Schritten die Eingliederung in die Kita genau laufen könnte und wie die Morgenkreis-Situation gestaltet werden müsste.

Dem Bedürfnis der Erzieher:innen, nicht in eine Überforderungs- und Überlastungssituation zu kommen, wäre bei einem solchen Vorgehen auch Rechnung getragen.

Anhand einer solchen gemeinsam beobachteten und fachlich kommentierten Spielsituation könnten Sie durch Ihre Gesprächsführung zudem anregen, dass alle Beteiligten sich gedanklich in die Lage von Said hineinversetzen und so das Anliegen von Said allgegenwärtig werden kann.

Die Themen und Bedürfnisse der Eltern wären so gewürdigt und berücksichtigt und alle könnten dem gelingenden Besuch der Kita als gemeinsames Anliegen zustimmen. Aus den unterschiedlichen Themen, Anliegen, Befürchtungen und Bedürfnissen der einzelnen Beteiligten ist also durch die Betrachtung dessen, was das Kind im Alltag macht, eine Anliegenklärung erfolgt.

Die medizinische Diagnostik wird durch eine Neuropädiater:in oder/und eine Kinder-Jugendspychiater:in durchgeführt. Im Gespräch der Diagnosenübermittlung besteht die Möglichkeit, die damit verknüpften Themen, Wünsche, Vorstellungen, Bedürfnisse und Befürchtungen zu besprechen und durch therapeutische Perspektiven positiv zu rahmen. Die bedeutsamen Anliegen der Eltern und des Kindes werden dadurch weiter vertieft.

Beispiel 3: Moritz, Teil 1

Moritz ist ein 9 Jahre alter Junge mit Glasknochenkrankheit (Abbildung 4-10).

Moritz konnte bisher, wenn auch beschwerlich, trotz seiner Glasknochenkrankheit laufen. Seit zwei Monaten allerdings will und kann er das Bett nicht verlassen, weil er über unerträgliche Schmerzen in seinen Beinen klagt. Er besucht seitdem die Schule nicht mehr. Die **Themen** der Beteiligten stellen sich nach einem Gespräch wie folgt dar:

Kind: Bitte befreit mich von den Schmerzen, damit ich aufstehen und in die Schule gehen kann. Ich möchte allerdings nicht schon wieder dafür im Krankenhaus sein. Auch mehr Physiotherapie, wie wir es in der Rehaklinik ausprobiert haben, hilft mir nicht.

Eltern: Die Eltern sind ratlos und befürchten, dass Moritz steif wird, wenn er nicht läuft und denken entsprechend einer fachärztlichen Einschätzung, dass die Schmerzen beim Liegen eher zunehmen. Dies ist der Grund, warum sie Moritz fortwährend zum Laufen anhalten. Sie fühlen sich sehr unter Druck, weil sich Moritz ihren Aufforderungen, wenigsten ein paar Schritte zu laufen, zunehmend verweigert und nun auch in relevantem Ausmaß den Schulstoff verpasst.

Kinderarzt: hat nach einer ausführlichen, aber ergebnislosen Ursachenforschung, medikamentöser Behandlung in der Kinderklinik und fortgesetzter Physiotherapie den Verdacht, dass die Ursachen der Schmerzen psychischer Natur sind. Er empfiehlt einen stationären Aufenthalt in einer Schmerzklinik.

Bei der Betrachtung der Themen der Beteiligten wird offensichtlich, dass bereits viele medizinische Maßnahmen ohne Erfolg durchgeführt wurden. Das Verhalten von Moritz, weiter im Bett liegen zu wollen und zu müssen und das Verhalten der Eltern, Moritz permanent zum Laufen anzuhalten, konnte nicht aufgelöst werden. Es kam zum Handlungspatt. Die zunehmende Schulabstinenz wirkte zudem druckerhöhend.

Zur weiteren **Anliegenklärung** fanden deshalb getrennte Gespräche mit Moritz und den Eltern statt.

Anliegenklärung mit Moritz durch die Physiotherapeutin: Die Physiotherapeutin im SPZ hat sich zweimal eine Stunde Zeit nur für Moritz genommen. Sie hat Moritz untersucht und danach in einem vertrauensvollen Einzelgespräch die Vorstellungen, Befürchtungen und Wünschen von Moritz zur Situation entlockt, ohne von ihm zu erwarten, dass er Laufversuche in der Stunde unternimmt. Die Aussage zu Beginn der Gespräche „Ich sollte laufen wollen" änderte Moritz im Verlauf der Gespräche in „Ich brauche ein Gefühl von Sicherheit in der Schule" und „Ich möchte mich wohlfühlen und ohne Schmerzen sein". Durch das Gespräch hat Moritz herausgefunden, was er eigentlich möchte und braucht und konnte sein persönliches Anliegen formulieren. „Ich möchte mich schmerzfrei und sicher in der Schule bewegen".

Anliegenklärung mit den Eltern durch die Ärztin: Die Ärztin im SPZ hat parallel dazu mit den Eltern gesprochen. Die Eltern haben in diesem Gespräch ihre Motivation, Nöte und Wünsche geäußert, die sich hinter der Aussage, sie müssten Moritz zum Laufen anhalten, verbirgt. Sie berichten, dass sie in in einer anderen Klinik durch einen auf Osteogenesis spezialisierten Arzt ausdrücklich in ihrer Hoffnung bestärkt wurden, dass Moritz aufgrund der Krankheitsausprägung lebenslang zu den Läufern gehören wird, wenn er ausreichend fleißig das Laufen trainiere. Nachdem die Eltern jedoch zunehmend bemerkt haben, wie sich Moritz dabei erschöpft und Schmerzen bekommt, seien sie sehr unter Stress gekommen und es hätte seitdem viel Streit zu Hause gegeben. Sie erhofften sich nun vom SPZ, dass für ihren Sohn ein geeigneter „Weg zum schmerzfreien Laufen" gefunden wird.

Fazit: Durch die Anliegenklärung haben sich die Vorstellungen von Moritz und die Eltern bereits etwas angenähert: Aus dem „Ich bleibe im Bett liegen" (Moritz) versus „Du musst laufen und in die Schule gehen" (Eltern) wurde ein „Ich möchte nicht dauerhaft im Bett bleiben, sondern mich sicher (!) und schmerzfrei in der Schule bewegen (!)" (Moritz) versus „Moritz soll schmerzfrei in der Schule laufen (!)" (Eltern). Damit wurde klar, dass auch Moritz gerne wieder in die Schule möchte und nicht deshalb im Bett liegen geblieben ist.

Im Anhang 3 des Online-Zusatzmaterials finden Sie das prototypische Praxisbeispiel „Moritz" in ausführlicher Version.

4.1.9 Anwendungsmaterialien und Dokumente

- ICF-CY-Web-App (s. Literatur/Weblinks)
- angepasster Anamnesebogen mit der Rubrik Anliegen/Themen und den 9 Lebensbereichen der ICF; Beispiel: Anamnesebogen SPZ Frankfurt Mitte (s. Anhang 6 des Online-Zusatzmaterials)
- Gesprächsprofil-Tischvorlage
- LAKMoSHIBeG-Tischvorlage
- ICF-Schlüsselwortliste
- VIP-Karte
- PEAP-Cards
- Aktivity-Cards
- MI-Infoblatt zum Aktiven Zuhören
- MI-Basismethoden OARS

4.1.10 Übungsaufgaben

- Denken Sie an einen Termin mit Kind und Eltern und notieren Sie in Stichpunkten die besprochenen Themen und welche Details Sie über die Alltagssituation des Kindes erfahren haben.
- Denken Sie an einen Termin mit Kind und Eltern und ordnen Sie das Gesagte den 9 Lebensbereichen der ICF zu. Schlagen Sie dafür die ICF-Items in der Schlüsselwortliste, der ICF-CY-Web-App oder im Buch (Hogrefe-Verlag, s. Weiterführende Literatur) nach.
- Nehmen Sie sich vor, bei einem der nächsten Termine konkret nach einigen der 9 Lebens-

bereiche der ICF zu fragen. Schlagen Sie dafür die ICF-Items in der Schlüsselwortliste, der ICF-CY-Web-App oder im Buch (Hogrefe-Verlag, s. Weiterführende Literatur) nach.

- Nehmen Sie sich vor, bei einem der nächsten Termine mal mitzuzählen, wie oft Sie offene und wie oft Sie geschlossene Fragen gestellt haben.
- Nehmen Sie sich vor, bei einem der nächsten Termine darauf zu achten, was Eltern auf eine offene und was auf eine geschlossene Frage antworten.
- Nehmen Sie sich vor, bei einem der nächsten Termine auf Sehnsüchte und Befürchtungen von Kind und Eltern zu achten.
- Nehmen Sie sich nach einem der nächsten Termine Zeit, 10 Minuten nachzuforschen, wann und wie Sie im Gespräch das Gesagte von Kind und Eltern gespiegelt oder gewürdigt haben. Wann hat sich der Gesichtsausdruck von Kind und Eltern aufgehellt und wann wurde er etwas kritisch?

4.2 Anwendung Schritt 3

Teilhabebedarf/Aktivitätskompetenzen erfassen

4.2.1 Beschreibung

Dieser Prozessschritt ist das Bindeglied zwischen „Alltagssituation nach ICF beschreiben" (Schritt 2) und „ICF-Profil erstellen und Ressourcen ermitteln" (Schritt 4) und bereitet somit Schritt 5 „Teilhabeziele formulieren" vor. Während der Erfassung dessen, was das Kind im Alltag macht und welche Begleitumstände (profiliert nach den ICF-Komponenten) eine Rolle spielen, beginnnen Kind und Eltern mit der Prüfung ihrer Teilhabepräferenzen anhand der Realität. Durch diesen Prozess schält sich immer mehr heraus, welche Ziele das Kind dann tatsächlich im Alltag erreichen möchte.

Bei diesem Schritt gilt es, bezogen auf die 9 Lebensbereiche der ICF, diejenigen Themen mit Kind und Eltern herauszuarbeiten, zu denen es einerseits bedeutsame Einschränkungen im Alltag gibt und andererseits der Wunsch besteht, dass diese Einschränkungen nicht weiter zunehmen, reduziert oder überwunden werden. Die Teilhabeeinschränkungen sollen zudem um die Fähigkeiten des Kindes im Alltag (Aktivitätskompetenzen) innerhalb der 9 Lebensbereiche ergänzt und in Beziehung gesetzt werden. Auf dem Boden dieser Informationen entstehen dann Präferenzen von Kind und Eltern und realistische Möglichkeiten, wie die jeweilige konkrete Alltagssituation zukünftig aussehen soll und wo sich das Kind dadurch hin entwickeln kann.

In der Fachsprache gesprochen, werden in diesem Schritt

- auf dem Boden des Teilhabestatus (Was macht das Kind im Alltag?)
- die Aktivitätskompetenz (Was gelingt im Alltag?) und
- die Teilhabeeinschränkungen (Was klappt nicht im Alltag?) erfasst,
- die Teilhabepräferenzen herausgearbeitet (Was soll zukünftig klappen?)
- und der Teilhabebedarf formuliert (= Differenz zwischen Teilhabepräferenz und Teilhabeeinschränkung – Welcher Bedarf besteht?).

Der beschriebene Inhalt des Prozessschritts 3 erfordert folgende **Vorgehensweise:**

In einer dialogischen und beteiligenden Gesprächsführung werden die Informationen der Alltagssituation nach ICF aus Schritt 2 gemeinsam betrachtet und bezüglich ihrer Bedeutsamkeit für das Kind geprüft und möglichst unter aktivem Einbezug des Kindes bewertet. Dabei kommt der Fachkraft die Bedeutung der Vermittlung zu, den zumeist voneinander abweichenden Wünschen und Präferenzen von Kind und Eltern ihren Platz zu geben. Für diesen Schritt ist neben einer vermittelnden Gesprächsführungskompetenz Kreativität und ein sich in das Kind und die Eltern hineindenkendes Vorgehen der Fachkraft gefragt. Letztlich wird das Kind nur an denjenigen Maßnahmen mitwirken, die für das Kind eine freudvolle Bedeutung haben und das Kind erleben lassen, dass es wirksam und erfolgreich etwas im Alltag auszurichten vermag (Selbstwirksamkeit und Erfolgserlebnis).

Wichtig ist es, dass gemeinsam auch auf die Teilhabefähigkeiten, also die gelingenden Aktivitäten im Alltag, geschaut wird, damit die Ideen zur gelingenden Teilhabe darauf passend aufgesetzt werden können. Denn nur von dort aus, wo das Kind bereits eine Aktivitätskompetenz besitzt, kann das Kind schrittweise weitere Kompetenzen entwickeln. Über- und Unterforderungen gilt es zu vermeiden.

4.2.2 Anforderungen und Qualitätsmerkmale

Kernaufgaben:

1. Ein vertrauensvoller Kontakt wird weiter gesichert.
2. Eltern und Kinder erkennen die wichtigsten Themen der Teilhabeeinschränkungen so-

wie die Aktivitätskompetenzen des Kindes und entdecken ihre Präferenzen für die zukünftige Ausgestaltung der Teilhabe im Alltag zu diesen Themen.
3. Der Teilhabebedarf wird im gemeinsamen Gesprächsdiskurs aus Punkt 2 abgeleitet.
4. Alle Beteiligten sind einbezogen.

Partizipatives Arbeiten:
1. Sichtweisen von Kind und Eltern werden durch offene Fragen entlockt.
2. Sichtweisen von Kind und Eltern werden durch Aktives Zuhören vertieft.
3. Sichtweisen und Entscheidungen von Kind und Eltern werden gewürdigt, auch wenn diese den eigenen Vorstellungen widersprechen.
4. Kinder und Eltern erhalten von der Fachkraft in einer ihnen verständlichen Weise Fachinformationen zu den Themen, sofern dies gewünscht ist.
5. Kinder und Eltern werden in der Auseinandersetzung mit den Fachinformationen in Bezug zu ihren Sichtweisen auf die Alltagssituation und Entscheidungsfindung durch eine respektvolle und „geleitende" Gesprächsführung unterstützt.

Notwendige Leistungen:
1. Es wird möglichst genau beschrieben, wie die Teilhabe im Alltag zukünftig entsprechend der Präferenzen von Kind und Eltern zu den unter Prozessschritt 1 und 2 genannten wichtigsten Themen aussehen könnte, sodass eine bildhafte Vorstellung von der zukünftigen Teilhabe des Kindes im Alltag entsteht.
2. Die Themen der Teilhabeeinschränkungen und der Aktivitätskompetenzen werden benannt, dokumentiert und nach ICF mit Schlüsselworten codiert.
3. Mit dem Auftauchen von Ambivalenzen bei Kind und Eltern wird gerechnet. Das Für und Wider wird gewürdigt und der Abwägungsprozess von Kind und Eltern durch die Fachkraft unterstützt.

Förderliches Handlungskonzept:
1. Den Kindern und Eltern kommt die Rolle der Expert:innen für die Teilhabe des Kindes im Alltag zu.
2. Das Werteverständnis innerhalb der Familie wird als maßgebliche Orientierung gewürdigt.
3. Die Fachkraft hilft, die Alltagsthemen, die eine Motivation bei Kind und Eltern auslösen, zu erkennen.
4. Die Fachkraft bietet ihre Fachexpertise zu den Alltagsthemen an und überlässt Kind und Eltern die Wahl, wie diese damit umgehen möchten (Ausnahme: Notfall, Gefährdungssituation oder Kindeswohlgefährdung).

3

4.2.3 Formale Umsetzung

In der Abbildung „ICF-Gesprächsprofil" (Abbildung 4-6) befinden Sie sich jetzt im Übergang von Anliegenklärung und Motivation entlocken. Der Prozess „Kontakt herstellen und sichern" läuft während des Schritts 3 weiter.

Organisatorisch: Das Setting für diesen Prozessschritt beinhaltet einen ungestörten Ort, eine einladende und funktionale Ausstattung sowie ausreichend Zeit und Vorbereitung durch die Fachkraft.

Fachlich: Dieser Prozessschritt setzt die Klarheit der eigenen Gedanken über das voraus, was getan werden soll (Kap. 4.2.1) sowie die Kenntnis darüber, wie ich als Fachkraft erkenne, wo das Kind, die Eltern und alle Beteiligte gerade im Prozess stehen und mit welcher Gesprächführung die inneren Suchprozesse der jeweils Beteiligten, insbesondere aber von Kind und Eltern, angeregt und unterstützt werden können.

Kommunikativ: Entlang der Kompetenz einer personenzentrierten Gesprächsführung gelingt die Umsetzung dieses Prozessschrittes. Wir empfehlen die Anwendung von Motivierender Gesprächsführung (s. Kap. 6.2.8; zusätzlich zu den vier Basismethoden jetzt besonders die Themen „Information und Rat anbieten"; Change Talk und Confidence Talk, Kap. 4.5.5).

ICF-Anwendung: Falls im Schritt 2 bei der Erhebung des Teilhabestatus nach LAKMoSHI-BeG (Kap. 3.2.4) bereits eine Zuordnung zu den ICF-Schlüsselworten codiert wurde, bedarf es in Schritt 3 keiner weiteren Zuordnung. Ansonsten sollten Sie das jetzt machen. Sollten währenddessen noch neue Aspekte genannt werden, wären diese den 9 Lebensbereichen zuzuordnen und zu codieren.

Es kann sein, dass die Eltern bei der Betrachtung der Lebenssituation und der Teilhabeeinschränkungen ihres Kindes themenzugeordnet Aspekte aus den anderen ICF-Komponenten wie Umweltfaktoren, Körperfunktionen, Körperstrukturen und personbezogene Faktoren nennen. So könnte den Eltern bewusst werden, dass ein bestimmtes Hilfsmittel wie z.B. ein Talker förderlich wäre (= förderlicher Umweltfaktor) oder dass das Kind zwar inzwischen über einen ansehnlichen Wortschatz verfügt, aber für das Führen eines Gesprächs die notwendige Funktion des Turn-Taking noch nicht beherrscht. Diese Aspekte könnten dann bereits jetzt für den Schritt 4 „ICF-Profilierung" unter der jeweiligen Komponente gedanklich registriert, notiert und codiert werden.

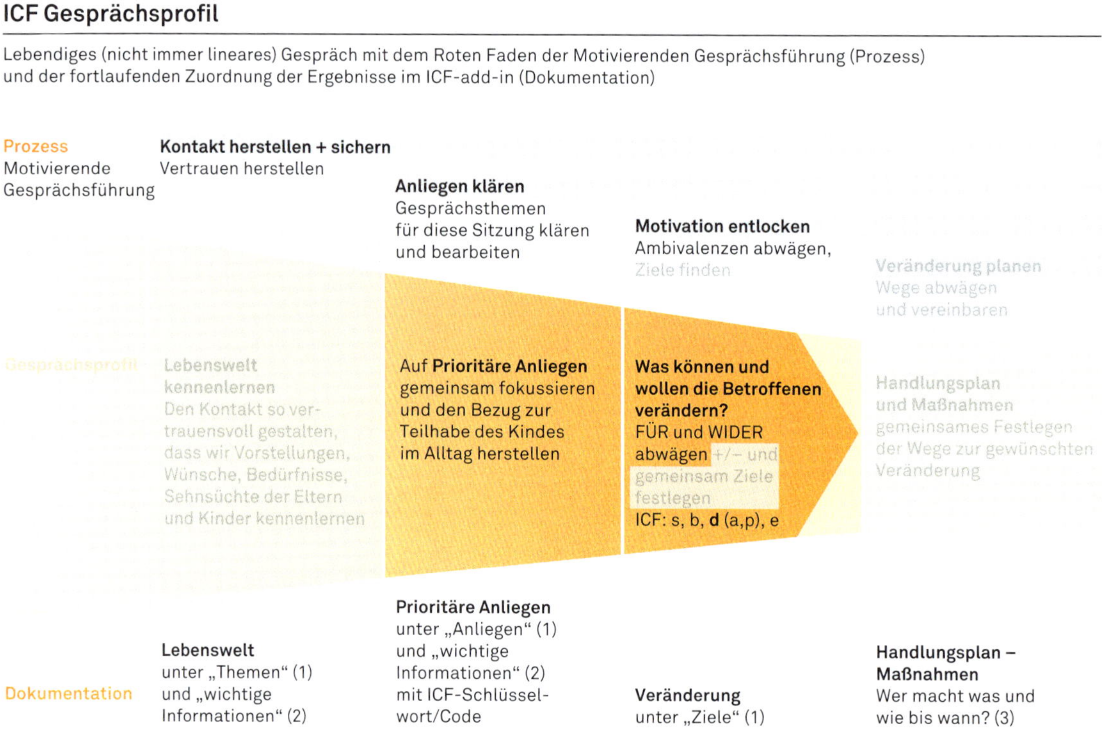

ICF Gesprächsprofil

Lebendiges (nicht immer lineares) Gespräch mit dem Roten Faden der Motivierenden Gesprächsführung (Prozess) und der fortlaufenden Zuordnung der Ergebnisse im ICF-add-in (Dokumentation)

Prozess
Motivierende Gesprächsführung

Kontakt herstellen + sichern
Vertrauen herstellen

Anliegen klären
Gesprächsthemen für diese Sitzung klären und bearbeiten

Motivation entlocken
Ambivalenzen abwägen, Ziele finden

Veränderung planen
Wege abwägen und vereinbaren

Gesprächsprofil

Lebenswelt kennenlernen
Den Kontakt so vertrauensvoll gestalten, dass wir Vorstellungen, Wünsche, Bedürfnisse, Sehnsüchte der Eltern und Kinder kennenlernen

Auf **Prioritäre Anliegen** gemeinsam fokussieren und den Bezug zur Teilhabe des Kindes im Alltag herstellen

Was können und wollen die Betroffenen verändern?
FÜR und WIDER abwägen +/– und gemeinsam Ziele festlegen
ICF: s, b, **d** (a,p), e

Handlungsplan und Maßnahmen
gemeinsames Festlegen der Wege zur gewünschten Veränderung

Dokumentation

Lebenswelt
unter „Themen" (1) und „wichtige Informationen" (2)

Prioritäre Anliegen
unter „Anliegen" (1) und „wichtige Informationen" (2) mit ICF-Schlüsselwort/Code

Veränderung
unter „Ziele" (1)

Handlungsplan – Maßnahmen
Wer macht was und wie bis wann? (3)

Abbildung 4-6: Ausschnitt aus der Gesamtabbildung „ICF-Gesprächsprofil" mit Fokus auf die Schritte „Kontakt herstellen + sichern" sowie „Anliegen klären" im Übergang zu „Motivation entlocken". Die vorausgegangenen und folgenden Prozesse sind grau hinterlegt. In der untersten Zeile ist die Zuordnung der einzelnen Schritte des Gesprächsprofils zum TAZ WI HaPla-Schema der ICF-CY-Web-App aufgeführt:
(1) Themen und Anliegen/Ziele
(2) Wichtige Informationen
(3) Handlungsplan mit Maßnahmen.

Dokumentation: Die Themen/Anliegen ggf. mit bereits zugeordneten ICF-Schlüsselworten/Codes in Bezug zu Teilhabeeinschränkungen, Aktivitätskompetenzen, Teilhabepräferenzen und Teilhabebedarf sollten als Erinnerung und zur Orientierung für die weitere Zusammenarbeit aller Beteiligten schriftlich dokumentiert werden (s. prototypisches Beispiel Moritz in Anhang 3 des Online-Zusatzmaterials).

4.2.4 Konkretes Vorgehen

Erneut vertrauensvoll Kontakt aufnehmen

Nach der Begrüßung knüpfen Sie mit einer kleinen Ergebniszusammenfassung an den letzten Prozessschritt an (möglichst auch, wenn dieser von einer anderen Fachkraft begleitet und dokumentiert wurde) und erfragen bei Kind und Eltern, welche Gedanken sie erinnern und wo sie stehen. Es lohnt sich, Kind und Eltern zu vermitteln, dass Sie Zeit zum Zuhören haben. Eine offene Frage nach dem, was zwischenzeitlich passiert ist, kann die Eingangsrunde sinnvoll ergänzen.

Sie unterstützen Kind und Eltern, indem Sie freundlich und aufmerksam lauschen und gelegentlich „Telefonlaute" wie „hm" oder „ähm" äußern, das Gesagte entweder wiederholen (am seltensten), in eigene Worte fassen oder Sorge und Wünsche bzw. Zwischentöne durch „aus dem Herzen sprechen" vertieft spiegeln (am häufigsten). Das festigt den Kontakt und verstärkt das Fundament für eine weitere vertrauensvolle Zusammenarbeit.

Teilhabeeinschränkungen priorisieren

Aus den Alltagssituationen die wichtigsten Teilhabeeinschränkungen priorisieren

Sie können nach den ein bis drei wichtigsten Teilhabethemen mit Einschränkungen aus der Liste der 9 Lebensbereiche d1–d9 des Teilhabestatus (Kap. 3.2.4) von Prozessschritt 2 fragen.

Bei Kindern, die Sie schon länger kennen und die mit dem teilhabeorientierten Vorgehen nach ICF vertraut sind, werden Sie merken, dass die Eltern bereits von sich aus die ein bis drei wichtigsten Themen anbringen. Bei anderen Kindern gibt es möglicherweise erkrankungs- und verlaufsbedingt sowieso nur ein oder zwei Themen. Wohingegen es Familien, Erkrankungen und Situationen gibt, in denen so viele Themen gleichzeitig anstehen, dass Sie Kind und Eltern aktiv im Auswahlprozess unterstützen müssen. Hierzu müssten Sie möglicherweise bei einer fachlichen Dringlichkeit auf eine bestimmte Priorisierung hinwirken und die entsprechenden fachlichen Argumente und Informationen bereitstellen. Ansonsten könnte zeitlich Dringliches – wie eine anstehende Einschulung oder der durch die Teilhabeeinschränkung ausgelöste Leidensdruck von Kind und Eltern – der priorisierende Faktor sein. Die übrig gebliebenen Themen, die jetzt nicht behandelt werden können, sollten aber notiert werden. Vielleicht können Sie bereits jetzt verabreden, wann Sie, die Eltern und evtl. andere Beteiligte sich diesen Themen widmen werden.

Aktivitätskompetenz im Alltag herausarbeiten

Neben der Konzentration auf das, was im Alltag nicht gut gelingt, brauchen das Kind und die Eltern auch die Sicht auf das, was das Kind bereits kann. Nur so werden die Persönlichkeit und Würde des Kindes ausreichend geachtet und das Entwicklungspotenzial voll ausgeschöpft. Die Fähigkeiten können zudem später vom Kind im Rahmen der Handlungsplanung aktiv genutzt werden, um seine gewünschten Ziele zu erreichen. Die Aktivitätskompetenzen im Alltag sollten genauso konkret und bildhaft wie die Teilhabeeinschränkungen erfragt, dokumentiert und codiert werden.

„Vorher-nachher“ ausarbeiten

Diskrepanz von aktuell eingeschränkter Teilhabe und gewünschter gelingender Teilhabe (Teilhabepräferenz) entwickeln

Es lohnt sich, mit Kind und Eltern den Unterschied zwischen dem wie es jetzt ist und dem wie es zukünftig sein könnte möglichst anschaulich herauszuarbeiten. Je klarer und größer der Unterschied allen Beteiligten ist, desto mehr Energie und Motivation wird für die Umsetzung der dafür notwendigen Maßnahmen zur Verfügung stehen. Dabei geht es vor allem um einen Bedeutungsunterschied, der tatsächliche Unterschied kann dabei klein sein. Oft träumen Kind und Eltern davon, dass es einfach so sein soll, wie es bei nicht beeinträchtigten Kindern ist. Das wiederum ist in einigen Fällen nicht realistisch.

Indem Sie mit Kind und Eltern ein Gespräch zu konkreten Alltagsvorstellung führen, werden diese von alleine eine realistische Einschätzung der Möglichkeiten entwickeln. So können Kind und Eltern die Einschränkungen besser akzeptieren, als wenn Sie als Fachkraft die Grenzen aus ihrer fachlichen Sicht aufzeigen. Und manchmal wachsen motivierte Kinder auch überraschenderweise über sich selbst hinaus, sodass wir Fachkräfte staunen, was alles doch im Alltag möglich ist. So kann ein kaum sprechendes Kind über die Nutzung seines I-Pads plötzlich mitdiskutieren, ein laufbeeinträchtigtes Kind mit seinem Rollstuhl wie selbstverständlich auf dem Schulhof mit den anderen Kindern toben, ein Kind mit Konzentrationsschwierigkeiten in der lauten Klasse sich für die Stillarbeit seinen coolen Schallschutzkopfhörer aufsetzen oder ein Junge mit Diabetes mellitus Wege finden, seinen Blutzucker so gut zu kontrollieren, dass er erfolgreicher Tennisprofi wird, wie beispielsweise Alexander Zverev.

Während der Entwicklung einer gemeinsamen Vorstellung von konkreten gelingenden Teilhabesituationen des dauerhaft in seinen Funktionen eingeschränkten Kindes wird der Akzeptanzprozess der dauerhaften Beeinträchtigungen bei Kind und Eltern gefördert – Eltern und Kind können dadurch mit der Zeit ihren inneren Frieden mit ihrer Lebenssituation machen. Das gelingt den Kindern oft schneller und besser als den Eltern. Diese haben unter Umständen mehr Schwierigkeiten, sich mit der Andersartigkeit des Lebens ihres Kindes anzufreunden und sich von ihrem inneren Wunschbild eines „normalen“ Kindes zu verabschieden. Vielleicht macht das „aus sich heraus in die Welt schauen“ des Kindes und das „Draufschauen“ der Eltern den Unterschied.

An dieser Stelle der Präferenzentwicklung im Prozess ist es noch nicht so wichtig, dass die Präferenzen bereits realer als Wünsche sind. Das Träumen ist zunächst zur Aktivierung von positiven Gefühlen und Motivation erwünscht und hilfreich. Im übernächsten Schritt, wenn es dann darum geht, aus den Präferenzen konkrete Teilhabeziele abzuleiten, wird die endgültige Anpassung an die Lebensrealität stattfinden.

Die Entwicklung von Teilhabepräferenzen passt organisatorisch am besten in ein Setting von mehreren Folgeterminen. Dies wäre im SPZ am besten während des diagnostisch-therapeutischen Prozesses durch die Therapeut:innen der Fachbereiche Ergotherapie, Physiotherapie, Logopädie, Heilpädagogik, Motopädie und Psychologie umzusetzen. In gleicher Weise könnten das auch niedergelassene Heilmittelerbringer innerhalb ihrer Therapiestunden leisten. Besonders mit kleinen Kindern könnten in der Therapiestunde bereits Teilaspekte erprobt und mit Fantasievorstellungen verknüpft werden, um die positive Energie von spannenden Imaginationen zu nutzen. Beispiel: Das Hochlaufen auf einer schiefen Ebene in der Physiotherapie könnte dem Kind als das Hochlaufen über eine Einstiegsrampe in eine Mondrakete beschrieben werden, mit der das Kind dann eine Fantasiereise macht. Gleiches gilt für die Fachkräfte der Frühförderung und den Kitas. Theoretisch wäre eine solche Prozessbegleitung auch in der Schule denkbar und sinnvoll.

Teilhabebedarf anhand ICF ermitteln

Siehe dazu auch die 9 Lebensbereiche der ICF-Klassifikation (Abbildung 3-7) und die Dimensionen der Teilhabe im Komponentenmodell der ICF (Abbildung 3-23).

Innerhalb der 9 Lebensbereiche (Aktivitäten und Teilhabe) der ICF ordnen Sie die wichtigsten Alltagsthemen, zu denen es Veränderungswünsche gibt und was schon gut gelingt, zu (Abbildung 3-7) (s. auch das prototypische Beispiel Moritz in Anhang 3 des Online-Zusatzmaterials). Zusätzlich vergeben Sie die dazu passenden Schlüsselwörter und ICF-Codes. Danach werden Sie mit Kind und Eltern so konkret, dass Sie sich gemeinsam vorstellen, was und wie das Kind in einer speziellen Alltagssituation macht bzw. zukünftig machen könnte, wenn bezogen auf die Inhalte der anderen ICF-Komponenten die Handlungsbedingungen für das Kind so gestaltet werden, dass das Kind sich als erfolgreich handelnd im Alltag erlebt und Lust auf „mehr“ bekommt (Abbildung 3-23 und vgl. dazu auch die Wichtigkeit von Zuversichtsäußerungen – Confidence Talk in Kap Kap. 4.5.5). Das wiederum würde bedeuten, dass das Kind sich neue Ziele und Präferenzen für weitere Alltagstätigkeiten ausdenkt und so der Motor für seine weitere Entwicklung wird; frei nach dem Motto „Wenn ich das kann, dann kann ich vielleicht auch das“. Durch die Anwendung der 9 Lebensbereiche der ICF wird der Teilhabebedarf des Kindes aussagekräftig, prägnant und für alle schnell nachvollziehbar beschrieben.

Trotz des Anspruchs, dass alle Kinder mit chronischen Beeinträchtigungen genau das machen können sollten, was „gesunde“ Kinder (Kap. 3.2 und Kap. 3.4.3) machen und sich der Teilhabebedarf genau daran orientieren sollte, so liegt es in der Natur der Dinge, dass das nicht immer erreichbar ist. Beispielsweise ist Ballspielen eine alterstypische Aktivität, die unbeeinträchtigte Kinder in der Kita tun. Ein Kind mit einer starken Sehbeeinträchtigung kann und will möglicherweise nicht Ball spielen. Der Teilhabebedarf besteht dann nicht darin, dass alles getan werden sollte, damit dieses Kind mit anderen Kindern Ball spielt. Der Teilhabebedarf besteht dann eher darin, *„mit anderen Kindern zu spielen“*. Aufgrund des guten Hörvermögens und Musikinteresses könnte der Bedarf des sehbeeinträchtigten Kindes folglich so lauten: „Macht mit anderen Kindern Musik“ und konkret „Macht mit anderen Kindern Musik, indem es auf der Trommel spielt“.

Nur durch die geschilderte Anpassung wird dem Teilhabebedarf des Kindes „mit anderen Kindern spielen“ entsprochen und das Kind kann sich als teilnehmend und einbezogen erleben. Erst durch die Konkretisierung können die notwendigen Maßnahmen (Umweltfaktoren) wie z. B. eine passende Trommel beschafft und „im Rhythmus trommeln üben“ verabredet werden.

Kontakt überprüfen und erhalten

Siehe Prozessschritt 1 und 2, Kap. 4.1.4.

Dokumentation und Codieren

Für alle direkt Beteiligte und für die Netzwerkpartner:innen ist es für die weitere Zusammenarbeit notwendig, dass der Teilhabebedarf (oft als Teilhabepräferenzen formuliert) dokumentiert ist, damit daran angeknüpft werden kann. In einzelnen Situationen kann auch das Festhalten des Prozesses wichtig sein. Dann müssen Sie eine Absprache treffen, wie das erfolgen soll.

Zur leichten Erfassung wäre es hilfreich, wenn der Teilhabebedarf den 9 Lebensbereichen der ICF zugeordnet und jeweils mit ein bis zwei ICF-Schlüsselwörtern und -Codes der besseren Übersichtlichkeit geschuldet markiert würden (s. auch das prototypische Beispiel Moritz in Anhang 3 des Online-Zusatzmaterials).

Als **Gedächtnisstütze** für Kind und Eltern können diese ihre wichtigsten **Teilhabepräferenzen** in ihr Handy oder auf einen Notizzettel aufschreiben. Kinder können diese malen, aus einer Bildsammlung ein geeignetes Bild auswählen und einen Screenshot mit ihrem Handy machen (Kap. 5) oder sich Stichpunkte auf einen Notizzettel schreiben. Das Kind kann ggf. auch seine Eltern oder die Fachkraft bitten, das an ihrer Stelle zu tun, wenn es dazu selbst nicht in der Lage ist.

Im **Bericht für alle Beteiligte** ist es hilfreich, wenn der **Teilhabebedarf zugeordnet zu den Themen/Anliegen** dokumentiert wird. Je nach Einrichtung und Auftrag der Einrichtung wird der Teilhabebedarf als zu erreichende Teilhabe, als Teilhabepräferenz oder als Teilhabeziel formuliert. Aus dem Teilhabeziel, wenn es konkret und mit Kontextfaktoren formuliert ist, kann der Teilhabebedarf direkt abgelesen werden. Das Wort Teilhabebedarf taucht deshalb nicht in allen Berichten explizit auf.

3

Benötigte Ressourcen und Unterstützung

- Expertise der Fachkraft in personenzentrierter Gesprächsführung
- Kenntnis der Definition von Teilhabestatus, Teilhabeeinschränkung, Aktivitätskompetenzen, Teilhabepräferenzen und Teilhabebedarf
- ICF-Dokumentationssystem (Textbaustein/-vorlage mit den Überschriften der 9 Lebensbereiche, Schlüsselwortliste und/oder ICF-CY-Web-App auf einem gemeinsam zu betrachtenden Monitor)
- Kenntnis der 9 Lebensbereiche der ICF und ihrer Unterkapitel
- Raum zum Wohlfühlen für Kinder und Eltern und sonstige Beteiligte
- Termine mit ausreichendem Zeitkontingent und Frequenz
- Spiel- und Explorationsmaterialien für Kinder

4.2.5 Gesprächsführung: Guiding

Barbara Guthy

Das Gesprächsführungsprinzip von MI wird als „Guiding" bezeichnet und liegt in der Mitte zwischen „Directing" und „Following" (Abbildung 4-7), d.h. es verbindet quasi das „Gute" der beiden Extreme, indem in gleichem Maße zugehört und informiert wird und nicht eins

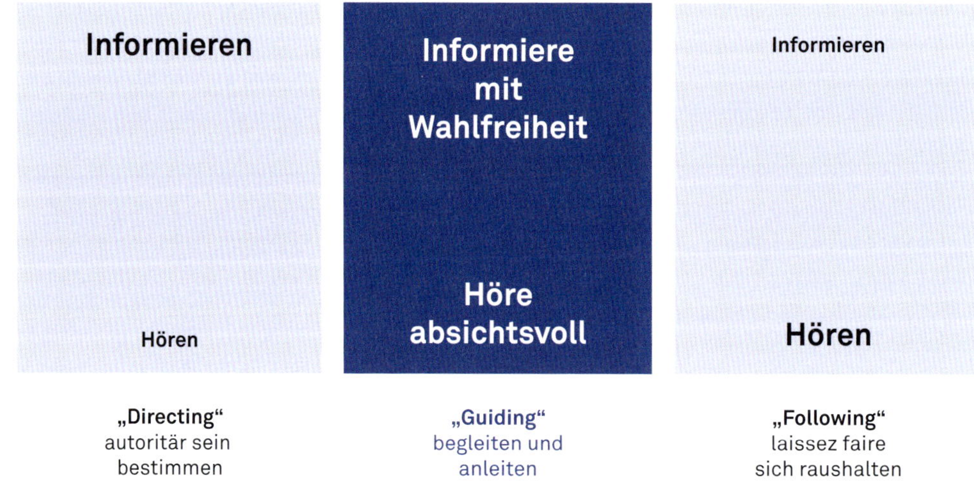

Abbildung 4-7: „Guiding" als geeignetes Gesprächsführungsprinzip, dargestellt im Spannungsfeld zwischen „Directing" und „Following". Es kann am besten mit „geleiten" übersetzt werden.

von beiden im Vordergrund steht. Es ermöglicht Wahlfreiheit entlang den von der Fachkraft angebotenen Informationen. Die Fragen sind weder abfragend wie beim „Directing“ noch ohne jeglichen eigenen Input wie beim „Following“, sondern unterstützend, anregend und entlockend gestellt. Eine Mitteilung nützlicher Informationen wird den Empfänger nur erreichen, wenn sie erwünscht ist und mit absichtsvollem Zuhören begleitet.

Merke

Wenn gewünscht ist, dass Eltern und Kinder in die aktive Rolle kommen, damit sie anschließend sich verantwortlich für das weitere Vorgehen fühlen und es gesichert sein soll, dass Eltern und Kind die Fachkraft verstanden haben, sollten Eltern und Kind ca. 70 % und die Fachkraft maximal 30 % Redezeit haben. Bei einem einstündigen Termin wären das folglich 40 Minuten für Kind und Eltern und 20 Minuten für die Fachkraft.

Besonders anschaulich wird das „Guiding“ bei der Methode **„Informationen und Rat anbieten“** (Kap. 6.2.8). Hier geraten Fachkräfte oft in den Sog ihrer Fachlichkeit („Directing“) und verlieren dabei aus den Augen, was die Informationsfülle mit Eltern und Kind macht. Gerade dort, wo es um das gezielte Vermitteln wichtiger Informationen geht, ist es wichtig, zunächst herauszufinden, wo das Gegenüber zu diesem Thema genau steht. Nach MI-Erkenntnissen bietet sich ein Vorgehen in einem Dreier-Rhythmus *elicit - provide - elicit* an:

Die Gesprächssequenz beginnt mit einer entsprechenden offene Frage, mit der wir das bestehende Vorwissen und die Einschätzung der Eltern und/oder des Kindes dazu entlocken („elicit“), z. B. „Was wissen Sie bereits über ...?“ oder „Was interessiert Sie an ...“, „Wie ist der Stand der Dinge aus Ihrer Sicht bei ...?“ Mit absichtsvollem Zuhören klären und vertiefen wir das Gehörte.

Wir holen ggf. die Erlaubnis ein, ob wir dazu informieren sollen, und erst dann bieten wir eine kurze Sequenz an Informationen (möglichst wenige Sätze), die an das von den Eltern oder dem Kind Gesagte anknüpft („provide“ in der MI-Terminologie) - quasi wie ein Puzzleteilchen, das an das bestehende Bild anknüpft. Denn lose Teile gehen verloren („provide“ bei MI).

Anschließend folgt wieder ein absichtsvolles Zuhören mit dem Hervorlocken dessen, was die Eltern und das Kind von den gegebenen Informationen halten (erneutes „elicit“). Hier eignen sich Fragen wie: „Wie sehen Sie das? Wie klingt das für Sie? Was halten Sie davon?“

Warum wird diese komplizierte Abfolge vorgeschlagen? Zum einen hat sich in der über 30jährigen Analyse von Beratungsgesprächen gezeigt, wie wichtig der Grad der Autonomie bei der Verarbeitung von Informationen ist. Ungewünschtes lässt das Gehirn erst gar nicht rein. Zum anderen ist die Verarbeitungsgeschwindigkeit bei Menschen langsam - „Die Seele geht zu Fuß“. Es braucht Zeit, bis sich das Puzzleteil im neuronalen Netz „andockt“. Sonst wird es leicht verworfen. Wir sind daher gut beraten, Menschen bei der Verarbeitung von Informationen zu begleiten, um sofort nachjustieren zu können, falls etwas falsch verstanden wird oder auf Ablehnung stößt. Sonst kommt es leicht zu einem vorgeblichen Nicken oder einer pauschalen Ablehnung: „Das funktioniert bei uns nicht“.

Weitere Methoden der Gesprächsführung

Die Grundhaltung von MI:
s. Prozessschritt 1 und 2, Kap. 4.1.5

Offene Fragen und **Aktives Zuhören:**
s. Prozessschritt 1 und 2, Kap. 4.1.5

World Café: s. Prozessschritt 4, Kap. 4.3.5

Geschmeidiger Umgang mit Widerstand:
s. Prozessschritt 5, Kap. 4.4.5

Change Talk und **Confidence Talk:**
s. Prozessschritt 6–8, Kap. 4.5.5

3

4.2.6 Stolpersteine

Zeit für Kinder und Eltern zum Antworten geben, wenn eigentlich keine Zeit da ist

Alle Fachkräfte arbeiten heute unter Zeitdruck. Insofern kennt jeder von uns das Gefühl, mit der veranschlagten Zeit für einen Termin nicht hinkommen zu können. Und in der Tat müssen Fachkräfte eine zeitliche Triage vornehmen, die manchmal auch verlangt, bedeutungsvolle Versorgungsschritte wegzulassen. Und zugleich empfiehlt es sich im Umgang mit chronisch kranken Kindern, nicht an den wenigen Minuten zu sparen, in denen Kind und Eltern sich über die Äußerungen ihrer Vorstellungen aktivieren. Das ist ein bisschen nach dem Motto „Geh langsam, wenn du es eilig hast". Durch diese Aktivierung und damit verbundene positive Stimmung wird im weiteren Verlauf ein Vielfaches an Zeit gewonnen, weil weniger Reibungsverluste auftreten. Umgekehrt, wenn aus Zeitdruck eine Begrenzung auf die Vermittlung rein fachlicher Informationen mit Empfehlungen vorgenommen wird, besteht die Gefahr, dass Eltern chronisch kranker Kinder anderweitig zu suchen anfangen und Ihre wertvolle Einschätzung und Empfehlungen verloren gehen.

Alle Teilhabeeinschränkungen gleichzeitig bearbeiten wollen

So verständlich es ist, dass manche Eltern ganz viele Themen auf einmal lösen wollen, so unmöglich ist dieses Vorgehen. Da Belehrungen von Eltern darüber als zurückweisend empfunden werden und den Kontakt zu uns vermindern würde, ist ein Vorgehen mit Würdigung des elterlichen Ansinnens mit Sätzen wie: „Ihnen ist nichts zu viel, um Ihrem Kind zu helfen und deshalb möchten Sie überall zugleich tätig werden" erfolgversprechender (s. auch Umgang mit Widerstand, Kap. 4.4.5). Ein praktischer Vorschlag für das konkrete Vorgehen könnte angeschlossen werden: „Ich verspreche Ihnen, dass wir gerne alles betrachten" (bereits die Äußerung dieser ehrlichen Bereitschaft sendet ein Signal von Zuversicht, das beruhigend wirkt) – „Mit welchen der Themen sollen wir am heutigen Termin anfangen?" Indem Eltern erleben, wie sie von Ihnen durch die ersten Themen geleitet werden, wird den Eltern mit der Zeit klar, dass nur ein schrittweises solides Vorgehen zu machbaren und zufriedenstellenden Lösungen führt.

Weitere Stolpersteine (Kap. 4.1.6):

- Zwei Hüte aufhaben
- Übersehen/Überhören von Störsignalen
- Gedankenschleifen statt lineare Abarbeitung
- Alles komplett erledigen wollen
- „Auftrag klären" vs. „Anliegen entwickeln"
- Bessere Anliegenklärung im ICF-Kontext
- Wohin mit meiner Fachsicht?
- Vorgehen mit Kindern anders als mit Eltern („Kindgerechte Anliegenklärung")

4.2.7 Abgleich Qualitätsmerkmale und Praxis

Kernaufgaben:

1. Ein vertrauensvoller Kontakt wird hergestellt und gesichert.
   - *Kind und Eltern melden verbal und mimisch der Fachkraft zurück, dass sie den gegebenen Informationen vertrauen.*
2. Eltern und Kinder erkennen die wichtigsten Themen der Teilhabeeinschränkungen und Aktivitätskompetenzen des Kindes und entdecken ihre Präferenzen für die zukünftige Ausgestaltung der Teilhabe im Alltag zu diesen Themen.
   - *Die wichtigsten Teilhabeeinschränkungen und Aktivitätskompetenzen von Kind und Eltern und erste Präferenzen und Vorstellungen, wie die Teilhabe zukünftig aussehen soll, sind benannt.*

3. Der Teilhabebedarf wird im gemeinsamen Gesprächsdiskurs aus Punkt 2 abgeleitet.
   - *Teilhabebedarf ist benannt.*
4. Alle Beteiligten sind einbezogen.
   - *Alle Beteiligten signalisieren verbal und mimisch der Fachkraft, dass sie ihre Aspekte ausreichend einbringen konnten.*

Partizipatives Arbeiten:

1. Sichtweisen von Kind und Eltern werden durch offene Fragen entlockt.
   - *Offene Fragen wurden von Kind und Eltern mit der Darlegung von eigenen Sichtweisen beantwortet.*
2. Sichtweisen von Kind und Eltern werden durch Aktives Zuhören vertieft.
   - *Aktives Zuhören wurde praktiziert und Kind und Eltern melden verbal oder mimisch der Fachkraft zurück, dass sie sich verstanden fühlen.*
3. Sichtweisen und Entscheidungen von Kind und Eltern werden gewürdigt, auch wenn diese den eigenen Vorstellungen widersprechen.
   - *Für den Fall, dass die Fachkraft andere Ansichten hat, gelingt es ihr, diese zurückzustellen.*
4. Kinder und Eltern erhalten von der Fachkraft in einer ihnen verständlichen Weise Fachinformationen zu den Themen, sofern diese erwünscht sind.
   - *Die Fachkraft gibt nützliche Informationen und Kind und Eltern teilen der Fachkraft mit, was sie verstanden haben.*
5. Kinder und Eltern werden in der Auseinandersetzung mit den Fachinformationen in Bezug zu ihren Sichtweisen auf die Alltagssituation und Entscheidungsfindung durch eine respektvolle und „geleitende" Gesprächsführung unterstützt.
   - *Die Regeln von Guiding (sowie elicit - provide - elicit) wurden angewandt.*

Notwendige Leistungen:

1. Es wird möglichst genau beschrieben, wie die Teilhabe im Alltag zukünftig entsprechend der Präferenzen von Kind und Eltern zu den unter Prozessschritt 1 und 2 genannten wichtigsten Themen aussehen könnte, sodass eine bildhafte Vorstellung von der zukünftigen Teilhabe des Kindes im Alltag entsteht.
   - *Kind und Eltern haben mit der Unterstützung der Fachkraft ein Bild von der zukünftigen Teilhabe ihren Anliegen entsprechend entwickelt.*
2. Die Themen der Teilhabeeinschränkungen und der Aktivitätskompetenzen im Alltag werden benannt, dokumentiert und nach ICF mit Schlüsselworten codiert.
   - *Themen der Teilhabeeinschränkungen und der Teilhabefähigkeiten sind mit ICF-Codes und Schlüsselworten dokumentiert.*
3. Mit dem Auftauchen von Ambivalenzen bei Kind und Eltern wird gerechnet. Das Für und Wider wird gewürdigt und der Abwägungsprozess von Kind und Eltern durch die Fachkraft unterstützt.
   - *Ambivalenzen von Kind und Eltern werden von der Fachkraft bemerkt und sind zumindest stichpunktartig dokumentiert.*

Förderliches Handlungskonzept:

1. Den Kindern und Eltern kommt die Rolle der Expert:innen für die Teilhabe des Kindes im Alltag zu.
   - *Die Bewertungen zur Teilhabe des Kindes werden dem Kind und den Eltern überlassen.*
2. Das Werteverständnis innerhalb der Familie wird als maßgebliche Orientierung gewürdigt.
   - *Das Werteverständnis der Familie ist der Fachkraft bekannt und die Fachkraft bezieht ihre Äußerungen darauf.*
3. Die Fachkraft hilft, die Alltagsthemen, die eine Motivation bei Kind und Eltern auslösen, zu erkennen.
   - *Die Fachkraft registriert, welche Alltagsthemen Kind und Eltern besonders wichtig sind und mit positiven Gefühlen und Begeisterung verbunden sind.*
4. Die Fachkraft bietet ihre Expertise zu den Alltagsthemen an und überlässt Kind und Eltern die Wahl, wie diese damit umgehen

möchten (Ausnahme: Notfall oder Kindeswohlgefährdung).
- *Die Fachkraft informiert mit Wahlfreiheit.*

Hilfreiche Fragen für den Eigengebrauch:
- Welche Vorstellungen hat mein Gegenüber zu den Teilhabeeinschränkungen?
- Welche Hoffnungen hat mein Gegenüber zu den Teilhabeeinschränkungen?
- Welche Befürchtungen, Sorgen und Stress bestehen?
- Werden die Aktivitätskompetenzen im Alltag ausreichend gesehen und gewürdigt?
- Welche Unterstützung benötigt mein Gegenüber von mir, um auch die Fähigkeiten sehen zu können?
- Wie kann ich Eltern und Kind darin unterstützen, dass sie konkrete Vorstellungen entwickeln, wie genau die Alltagssituationen zukünftig mit gelingender Teilhabe aussehen könnten?
- Inwiefern weichen die Vorstellungen des Kindes von denen der Eltern ab?
- Muss ich mit den Eltern den Unterschied thematisieren, indem ich ihre Vorstellungen würdige und sie bitte sich anschließend in die Situation ihres Kindes zu versetzen, z. B. mit der Frage „Was würde Ihr Kind uns jetzt sagen, wenn es mitsprechen könnte?"

4.2.8 Beispiele

Beispiel 1: Said, Teil 2

Said ist ein 5 Jahre alter Junge mit Autismusspektrumstörung (s. auch die Anhänge 1 und 4 des Online-Zusatzmaterials; Beispiel Said, Teil 1, Kap. 4.1.8). Seine **Teilhabeeinschränkung** besteht
- im Lebensbereich 2 der ICF Allgemeine Anforderungen und Aufgaben
d250 (2) *sein Verhalten steuern* in einer kommunikativen Gruppensituation wie beispielsweise während des Stuhlkreises in der Kita und
- im Lebensbereich 3 Kommunikation
d350 (4) *Konversation führen.*

Alltagssituation in der Kita: Im Morgenkreis weigert sich Said, von den Erlebnissen am Wochenende zu berichten. Er springt üblicherweise schreiend auf, versucht den Raum zu verlassen und bindet so die Kapazität einer Erzieher:in. Den Erzieher:innen gelingt es mit viel Aufwand, den Jungen zumindest für einige Minuten mit dem Angebot, einen Igelball kneten zu können, zum Sitzenbleiben zu bringen. Die Störungen beeinträchtigen die anderen Kinder, sodass die Eltern aufgefordert wurden, den Jungen erst zwei Stunden später zu bringen.

Teilhabefähigkeiten (Aktivitätskompetenzen): Zuhause gelingt es Said, wenn die Großfamilie zu Besuch kommt, in einer Ecke seine kleinen Autos nach Farben und Fabrikat zu ordnen und der Reihe nach aufzustellen. Er beschäftigt sich so bis zu 15 Minuten. Er genießt sein Spiel im Wohnzimmer in Anwesenheit der Großfamilie und möchte nicht allein in seinem Zimmer sein.

In der Logopädie oder in einer 1:1-Situation mit seiner Mutter kann Said eine kurze Konversation zu einem von ihm gewählten Thema führen.

Teilhabepräferenzen von Kind und Eltern: Said besucht die Kita von Beginn an. Said spielt gerne in der Anwesenheit von anderen Kindern, fühlt sich jedoch aufgrund seiner Autismusspektrumstörung mit der Anforderung, mit so vielen Personen auf einmal interagieren und kommunizieren zu müssen, überfordert.

Vorstellungen der Eltern von einer zukünftigen Teilhabe in der Kita: Said spielt während des Morgenkreises mit seiner Autosammlung allein in einer Ecke und darf nach eigenem Ermessen dem Stuhlkreis näher rücken. Er spielt später in der Ecke mit einem anderen Kind zusammen mit seinen Autos und wird in der sozialen Konversation durch eine Fachkraft unterstützt.

Teilhabebedarf:

- Lebensbereich 8 Besondere Lebensbereiche d850 *vollumfängliche Teilhabe an der vorschulischen Bildung in der Kita* und
- Lebensbereich 7 Interpersonelle Interaktionen und Beziehungen d710 (41) *soziale Interaktionen aufrecht erhalten in einer unterstützten 1:1-Situation.*

Beispiel 2: Moritz, Teil 2

Moritz ist ein 9 Jahre alter Junge mit Glasknochenerkrankung (s. auch Prozessschritt 1 + 2, Beispiele Moritz, Teil 1, Kap. 4.1.8).

Im Anhang 3 des Online-Zusatzmaterials finden Sie das gesamte prototypische Praxisbeispiel „Moritz".

In den Gesprächen mit Moritz und den Eltern stellte sich dann bei der Frage nach der **Alltagssituation zu Hause** Folgendes heraus: Moritz lag nicht 24 Stunden kontinuierlich im Bett, sondern bewegte sich zum Beispiel für den Toilettenbesuch im Bärengang weitgehend schmerzfrei durch die Wohnung (Abbildung 4-10). Damit zeigte sich neben vielen Teilhabeeinschränkungen, dass Moritz sehr wohl auch über **Teilhabefähigkeiten (Aktivitätskompetenzen)** verfügt, nämlich sich im Bärengang einigermaßen schmerzfrei fortzubewegen. Zudem offenbarte Moritz uns seine **Teilhabepräferenz**, dass er sich gerne in der Schule in seinem Rollstuhl sicher fortbewegen möchte, weil er dann keine Angst mehr zu haben bräuchte, umgerannt zu werden. Das sei in der Vergangenheit immer wieder vorgekommen. Aufgrund seiner Marknägel sei es dann zwar nur zu verdeckten Knochenbrüchen gekommen, diese seien aber immer mit Schmerzen verbunden gewesen. Die Eltern hatten der Nutzung des Rollstuhls wegen der Befürchtung, dass Moritz dann steif werde und seine Lauffähigkeit dauerhaft verlieren könnte, nicht zugestimmt. Nachdem die Eltern die Wünsche und Befürchtungen ihres Sohnes hörten und wir von der medizinischen Seite versichern konnten, dass ein regelmäßiges Fortbewegen im Bärengang ein Steifwerden ausreichend verhindern wird, konnten wir gemeinsam den **Teilhabebedarf** auf d45 *sich fortbewegen* festlegen (4. Lebensbereich Mobilität) und d830 *an der Schule teilnehmen (schmerzfrei)* einigen. Laufen stellte sich als **Teilhabeeinschränkung heraus.**

4.2.9 Anwendungsmaterialien und Dokumente

- ICF-CY-Web-App (s. Literatur/Weblinks)
- angepasster Anamnesebogen mit der Rubrik Anliegen/Themen und den 9 Lebensbereichen der ICF. Beispiel: Anamnesebogen SPZ Frankfurt Mitte (s. Anhang 6 des Online-Zusatzmaterials)
- Gesprächsprofil-Tischvorlage
- LAKMoSHIBeG-Tischvorlage
- ICF-Schlüsselwortliste
- PEAP-Cards
- Aktivity-Cards
- ICF-CY-Klassifikation (in Buchform vom Hogrefe-Verlag, s. Weiterführende Literatur)
- Literatur zu Motivational Interviewing - Guiding

4.2.10 Übungsaufgaben

- Denken Sie an einen Termin mit Kind und Eltern in der letzten Woche und überlegen Sie anhand der Schlüsselwortliste, welche der 9 Lebensbereiche zur Sprache gekommen sind.
- Zur Vertiefung können Sie die Definitionen der angesprochenen Lebensbereiche in der ICF-Klassifikation (Buch von Hofgrefe, s. Weiterführende Literatur, oder ICF-CY-Web-App) nachlesen.
- Nehmen Sie sich vor, bei einem der nächsten Termine das Guidingprinzip von MI anzuwenden und in den Gesprächsphasen, in denen Sie Informationen geben wollen, den Dreierschritt *elicit - provide - elicit* (Kap. 4.2.5) mal auszuprobieren.

3

- Nehmen Sie sich vor, nach einem der nächsten Termine aus den gesammelten Aspekten die Teilhabeeinschränkungen und die Teilhabefähigkeiten herauszusuchen und diese den 9 Lebensbereichen der ICF zuzuordnen. Sie können dafür die Schlüsselwortliste und die ICF-Klassifikation (in Buchform vom Hogrefe-Verlag, s. Weiterführende Literatur, oder ICF-CY-Web-App, s. Literatur/Weblinks) fürs Nachschlagen verwenden.
- Nehmen Sie sich vor, bei einem der nächsten Termine die Eltern ein genaues Bild von einer gelingenden Teilhabesituation entwickeln zu lassen.
- Überlegen Sie sich beim Durchlesen von Berichten anderer, worin der Teilhabebedarf des Kindes besteht und inwieweit er sich von den Teilhabeeinschränkungen und den Aktivitätskompetenzen unterscheidet.

4.3 Anwendung Schritt 4

ICF-Profil erstellen und Ressourcen ermitteln

4.3.1 Beschreibung

Während der vorangegangenen Prozessschritte wurden bereits viele Aspekte, die für das Anliegen und die Teilhabeziele des Kindes eine bedeutsame Rolle spielen, erkannt und benannt. Um über diese vielseitigen Aspekte einen Überblick zu behalten und die Bedeutung der Bezüge zueinander herausarbeiten zu können, bietet es sich an, alle wichtigen Aspekte von Anfang an den ICF-Komponenten

s	Körperstrukturen
b	Körperfunktionen
a	Aktivitäten
p	Teilhabe
e	Umweltfaktoren
Person	Personbezogene Faktoren

zuzuordnen. Dabei ist das gedankliche Zuordnen der Aspekte direkt beim Hören oder Beobachten der wichtigste Schritt. Es hilft, die Gespräche zu strukturieren und Missverständnissen vorzubeugen. Alle am Gespräch Beteiligten können dadurch ihre Sichtweisen äußern, ohne dass sie zunächst bewertet werden. Themen und Aussagen, die sich vermeintlich widersprechen, bekommen erstmal im ICF-Komponentenmodell ihren Platz. Die Vorstellung einer Physiotherapeutin, die es für wichtig hält, dass die Muskelkraft trainiert wird, kann unter b Körperfunktionen neben dem Wunsch der Mutter, das Kind soll das Laufen üben, unter a Aktivitäten stehen bleiben; die Aussage der Mutter, dass sie all die Therapien nicht mehr schafft, weil ihre Ehe gerade zerbricht, unter e Umweltfaktoren. Alles zusammen ergibt ein umfassendes Bild der Lebenssituation des Kindes. Hierzu gehört natürlich auch, die Förderfaktoren also die Ressourcen des kindlichen Umfeldes zu beschreiben und den Umweltfaktoren zuzuordnen. In einem zweiten Schritt werden die so sortierten Aspekte bezüglich der Lebenssituation des Kindes und ihrer Bedeutung fürs Kind und zueinander gemeinsam bewertet. Damit diese Zuordnung als Basis für den Gesprächsaustausch während des Gesamtprozesses genutzt werden kann, muss eine Dokumentation erfolgen.

Diesen 4. Prozessschritt nennen wir ICF-Profilierung und er ist zweischrittig:

1. Im Denken und Sprechen nach den ICF-Komponenten profilieren.
2. Das ICF-Profil dokumentieren.

Der zweite Schritt hilft zudem, das Denken nach ICF einzuüben.

Der Prozessschritt ICF-Profil erstellen erscheint an Position 4 der Anwendungsschritte des Best Practice Modells, weil er eine Gesamtschau von Ressourcen und Schwierigkeiten zu dem im vorherigen Schritt 3 erarbeiteten Teilhabebedarf ermöglicht, um daraus relevante Ziele für eine gewünschte Veränderung abzuleiten und zu priorisieren (Schritt 5). In der Praxis beginnen Sie oft schon viel früher damit, Ihre gesammelten Aspekte aus Gesprächen und Anamnese in Gedanken nach den ICF-Komponenten zu sortieren und zu dokumentieren.

Der beschriebene Inhalt des Prozessschritts 4 erfordert folgende **Vorgehensweise** (s. auch Abbildung 3-23 und Abbildung 3-24):

Idealerweise sortieren Sie die während der vorherigen Prozesse in Erfahrung gebrachten Aspekte bereits in Ihren Gedanken und Notizen zu den einzelnen ICF-Komponenten. Damit Ihnen das in der Praxis gelingt, müssen Ihnen die Definitionen der einzelnen Komponenten geläufig sein. Der Vollständigkeit halber ergänzen Sie die ICD-Diagnosen, wissend, dass diese mit den Komponenten Körperfunktionen und -strukturen der ICF überlappen.

Dem Kind und seinen Eltern ist diese Sortierung bisher in unserem Praxisalltag nicht vertraut. Damit auch Kind und Eltern davon einen Nutzen haben und mit Ihnen gemeinsam anhand des ICF-Profils entscheiden, welche Maßnahmen nun zur Erfüllung der zuvor formulierten Teilhabeziele führen sollen, müssen Sie den Eltern die fünf ICF-Komponenten zunächst erklären (evtl. unter Nutzung der Symbole der ICF-Komponenten, s. hinterer Buchumschlag). Dann setzen Sie sich mit den Beteiligten an einen Tisch, sortieren die Aspekte und erörtern gemeinsam ihre Bedeutung zueinander und vor allem in Bezug auf die zuvor formulierten Teilhabeziele. Hierzu kommt Ihre geleitende partizipative Gesprächsführung zur Anwendung. Zudem sind Sie in der Rolle als Moderator:in gefragt.

Wie Sie das ICF-Profil dokumentieren, hängt von Ihrer Arbeitsweise ab, der in Ihrer Institution gängigen Dokumentationsart und davon, für wen Sie die ICF-Profil-Dokumentation vornehmen. Aus unserer Praxiserfahrung stellen wir Ihnen in Kap. 4.1.4 und Kap. 5 einige Möglichkeiten dar.

4.3.2 Anforderungen und Qualitätsmerkmale

Kernaufgaben:

1. Ein vertrauensvoller Kontakt wird weiter gesichert.
2. Alle wichtigen Aspekte, die für die Entscheidung geeigneter Maßnahmen zur Erreichung der Teilhabeziele/-präferenzen eine Rolle spielen, werden von den Beteiligten mit Unterstützung der Fachkraft nach den fünf ICF-Komponenten sortiert und gewichtet.
3. Die so sortierten Aspekte werden in ihren Wechselwirkungen und bezüglich der Passung zu den Gegebenheiten im Lebensalltag des Kindes erörtert und bewertet.
4. Alle Beteiligten sind einbezogen.

Partizipatives Arbeiten:

1. Sichtweisen von Kind und Eltern werden durch offene Fragen entlockt.
2. Sichtweisen von Kind und Eltern werden durch Aktives Zuhören vertieft.
3. Die unterschiedlichen Einschätzungen, die bei der ICF-Profilierung im gemeinsamen Gespräch auftreten, werden jeweils gewürdigt und durch die Moderation der Fachkraft so weit als möglich zu einem Konsens gebracht.

Notwendige Leistungen:

1. Die Fachkraft kennt die Definitionen der ICF-Komponenten und kann die anliegenbezogenen Aspekte, die sich in Gesprächen, in der Untersuchung und Beobachtung gezeigt haben, sicher und zügig den ICF-Komponenten zuordnen.
2. Der Fachkraft kennt die für die ICF-Profilierung passenden Dokumentationsmöglichkeiten und kann diese anwenden.
3. Die Fachkraft kann die ICF-Profilierung innerhalb des TAZ WI HaPla-Schemas in der ICF-CY-Web-App dokumentieren.
4. Die Fachkraft kann Gespräche unterschiedlicher Interessengruppen so moderieren, dass alle Beteiligten sich einbezogen fühlen und dass ein für das Kind und die Eltern passender Konsens gefunden wird.

Förderliches Handlungskonzept:

1. Da Kindern und Eltern das ICF-Profil nicht bekannt ist, übernimmt die Fachkraft dazu eine strukturierende Rolle entlang der Lebensbereiche.
2. Alle Aspekte, die die Beteiligten (auch die Fachkräfte) wichtig finden, werden in das ICF-Profil aufgenommen und vorab von den Fachkräften nicht bewertet.
3. Allein durch den moderierten Gesprächsaustausch im Kontext der Alltagsgegebenheiten wird sich analog zum Prinzip des World-Cafés (Kap. 4.3.5) ein Konsens entlang dessen ergeben, was Kind und Eltern als für sie passend, bedeutsam und machbar ansehen.

4.3.3 Formale Umsetzung

In der Abbildung 4-8 befinden Sie sich im Prozessschritt Motivation entlocken und Ambivalenzen abwägen, also zwischen den nun

ICF Gesprächsprofil

Lebendiges (nicht immer lineares) Gespräch mit dem Roten Faden der Motivierenden Gesprächsführung (Prozess) und der fortlaufenden Zuordnung der Ergebnisse im ICF-add-in (Dokumentation)

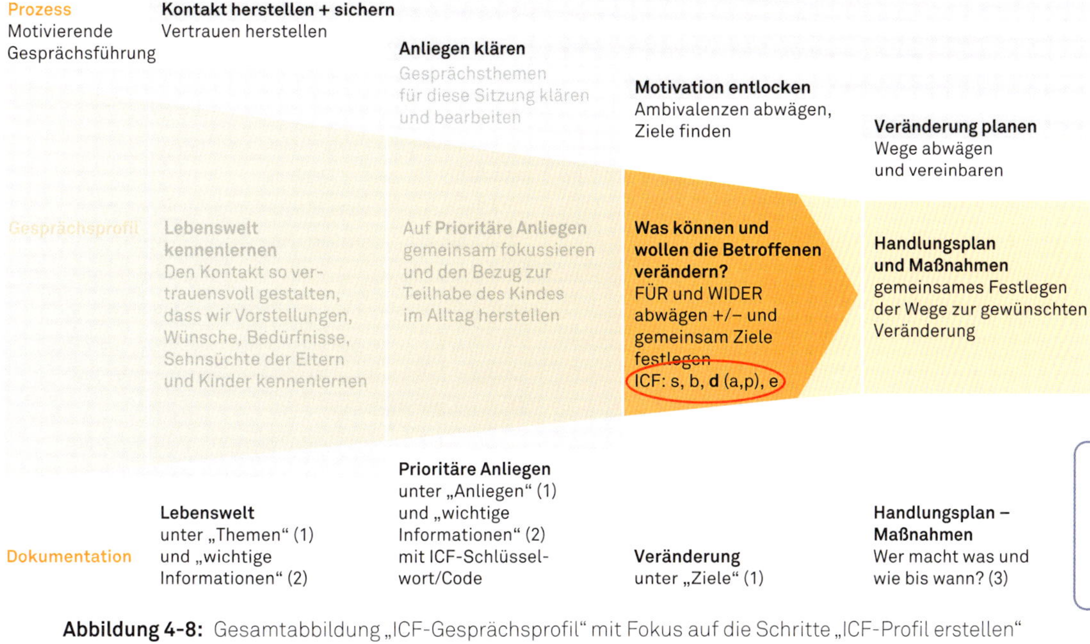

Abbildung 4-8: Gesamtabbildung „ICF-Gesprächsprofil“ mit Fokus auf die Schritte „ICF-Profil erstellen“ (siehe rot umrandete ICF-Komponenten), „Maßnahmen planen und Handlungsplan“, die sich an die vorhergehenden Schritte (hier grau überschattet) anschließen. In der untersten Zeile ist die Zuordnung der einzelnen Schritte des Gesprächsprofils zum TAZ WI HaPla-Schema der ICF-CY-Web-App aufgeführt:
(1) Themen und Anliegen/Ziele
(2) Wichtige Informationen
(3) Handlungsplan mit Maßnahmen.

bekannten Teilhabepräferenzen (Prozessschritt 3) hin zu konkreten Teilhabezielen (Prozessschritt 5). Der Prozess „Kontakt herstellen und sichern“ läuft während des Schritts 4 weiter. Auch eine nochmalige Anliegenklärung kann notwendig werden, wenn alle Aspekte vor dem Hintergrund der jetzt anstehenden Handlungsplanung neu von Kind und Eltern bewertet werden. Es geht jetzt darum, alle die bisher dem Anliegen zugeordneten, gesammelten Aspekte nach den fünf ICF-Komponenten zu profilieren und bezüglich ihrer Bedeutsamkeit für zukünftige Maßnahmen gemeinsam zu bewerten.

Organisatorisch: Das Setting für diesen Prozessschritt beinhaltet einen ungestörten Ort, eine einladende und funktionale Ausstattung, ausreichend Zeit und Vor- sowie Nachbereitung durch die Fachkraft. In dem Raum sollte möglichst ein Laptop oder PC mit Internetzugang und die Möglichkeit, den Bildschirm des PCs mit der ICF-CY-Web-App auf einer Leinwand oder einem Board für alle sichtbar zu machen, zur Verfügung stehen. Alternativ können Stichworte auch auf einer Flipchart dokumentiert werden.

4

Fachlich: Dieser Prozessschritt setzt die Klarheit der eigenen Gedanken über das voraus, was getan werden soll und die Kenntnis der 9 Lebensbereiche der ICF (Kap. 3.2.4).

Kommunikativ: Die ICF-Profilierung geschieht zum einen gedanklich durch die Fachkraft, wenn sie ein Dokument erstellt. Von größerem Nutzen ist, die ICF-Profilierung in einem gemeinsamen Gespräch von Kind und Eltern oder besser von allen Beteiligten vornehmen zu lassen. Das macht es einfacher, die eventuell unterschiedlichen Einschätzungen zu den jeweiligen Aspekten aus den Lebensbereichen zu erfassen und transparent zu machen. Nur wenn die jeweils beteiligten Personen (das Kind, Eltern, evtl. Kita etc.) die unterschiedlichen Beweggründe hinter den Einschätzungen kennen, kann es zu einer Vermittlung für die gemeinsamen Zielfindung im nächsten Schritt kommen. Vielleicht hat das Kind eine andere Einschätzung als die Mutter, und diese eine andere als der Vater, und die Familie eine andere als die Kita-Leiterin, die auf eine Vorstellung im SPZ gedrungen hat. Während das Erstellen des Profils auf den ersten Blick wie eine objektive Sammlung von Fakten wirkt, kommen die Betroffenen doch mit den unterschiedlichen Sichtweisen der Beteiligten und mit ihren eigenen inneren Ambivalenzen in Berührung. Ein heranwachsendes Kind mit einer Bewegungsstörung, das sich zuhause im Bärengang bewegt, trainiert so den Bewegungsapparat besser als im Rolli. Das hat aber den Nachteil, dass es dann z. B. beim Besuch von anderen Kindern nicht auf deren Augenhöhe ist. So kann ein Kind aus guten Gründen darauf drängen, auch für zuhause einen Rolli zu bekommen, während die Eltern aus guten Gründen zögern, weil sie befürchten, dass das Kind im Rolli zu bequem und inaktiv wird. Bleiben diese unterschiedlichen Sichtweisen bei der Profilierung verborgen, wird die spätere gemeinsame Zielfindung erschwert.

Dafür braucht es Moderationskompetenz der Fachkraft. Da sich die Anliegen der verschiedenen beteiligten Personen widersprechen können, gilt es, zwischen den unterschiedlichen Standpunkten zu vermitteln. An dieser Stelle können Moderationstechniken zum Einsatz kommen. Der Schlüssel liegt im Sichtbarmachen der unterschiedlichen Sichtweisen, sodass sich die Beteiligten jeweils gehört und gesehen fühlen. Diese Vorarbeit lohnt sich. Bei der Festlegung von Zielen (im nächsten Schritt) sind Menschen eher bereit, auch die andere Seite zu hören, wenn sie sicher sind, dass ihr eigenes Anliegen gehört wurde.

Diese Methoden bedürfen allerdings eines gesonderten Trainings, da wir hier mitbedenken müssen, wie sich das empathische Eingehen auf eine Person auf die jeweils anderen Personen im Gespräch auswirkt. Eine solche soziale Interaktion lässt sich kaum über ein Handbuch erlernen.

Für den moderierten Austausch könnte die Anlehnung an das Prinzip des „Worldcafés" (Kap. 4.3.5) bzgl. Haltung und Gesprächsstil hilfreich sein.

ICF-Anwendung: Alle wichtigen anliegenbezogenen Aspekte werden von den Beteiligten nach den fünf Komponenten sortiert und um die ICD-Diagnosen ergänzt. Die Wechselwirkungen der Aspekte je ICF-Komponente untereinander und deren Bedeutung für die Teilhabeziele werden besprochen. Gerade die Betrachtung der Umweltfaktoren in diesem Kontext und deren Beeinflussbarkeit geben wichtige Implikationen für geeignete Maßnahmen.

Im gemeinsamen Gespräch kann eine Kommunikationsdoppelpyramide genutzt werden, um alle fünf Komponenten in Bezug zueinander zu setzen und die jeweiligen Wechselwirkungen zu besprechen. Diese Kommunikationspyramide kann aus einem Bastelset leicht hergestellt werden (Abbildung 4-9). Die beiden Dreiecke können so gegeneinander gedreht werden, dass jede Fläche mit einer beliebigen anderen Fläche direkt in Kontakt gebracht werden kann.

Dokumentation: Die den ICF-Komponenten zugeordneten Aspekte können innerhalb eines Fließtextes und/oder in Stichpunkten dokumen-

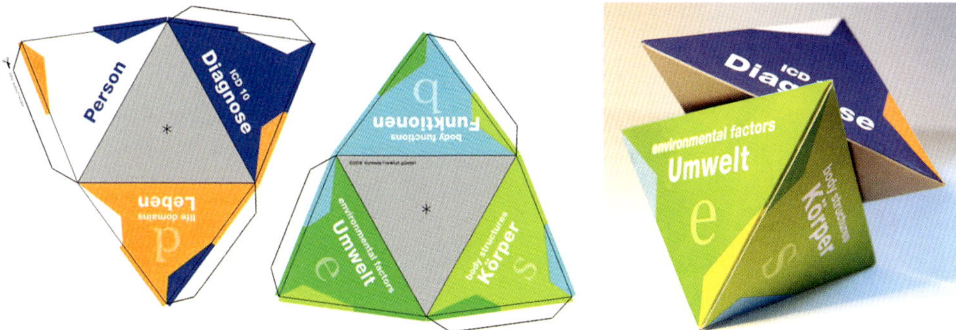

Abbildung 4-9: Kommunikationspyramide mit den ICF-Komponenten und der ICD (Bastelbogen erhältlich über die GK Quest Akademie, s. Literatur/Weblinks).

tiert werden. Es hängt von Ihren Anforderungen an das Berichtswesen aber auch von Ihrer Arbeitsweise ab, ob Sie beispielsweise nur Ergebnisse oder auch Prozessschritte dokumentieren möchten. Eine durch die Anwendung von ICF im Raum stehende Frage ist, ob Sie mit und für das Kind und seine Eltern wichtige ICF-Aspekte so dokumentieren möchten, dass es Kind und Eltern in ihrer aktiven Beteiligung unterstützt, z. B. als „Take home message". Sobald Sie diese Dinge geklärt haben, können Sie eine dazu passende Dokumentationsform, mit oder ohne ICF-Codes, wählen. Im nächsten Abschnitt „Konkretes Vorgehen" stellen wir aus unserer Praxiserfahrung einige Möglichkeiten dar.

4.3.4 Konkretes Vorgehen

In der ICF-Komponenten-Zuordnung denken

Das Entscheidende bei diesem Prozessschritt ist die Verinnerlichung der Komponentendefinitionen und das automatische und kontinuierliche gedankliche Zuordnen aller Aspekte zu den ICF-Komponenten. Sie können umgehend mit der Anwendung beginnen und üben dieses strukturierte Denken während der Anwendung quasi automatisch ein.

Sie werden merken, dass Sie – sobald Ihnen dieses Denken ohne größere Mühen gelingt – motiviert sein werden, im Gespräch mit anderen die Zuordnung zu den ICF-Komponenten transparent zu machen. Zusammen mit den Techniken von Motivational Interviewing (MI) werden Sie entdecken, wie Sie scheinbare Widersprüche auflösen können.

Wenn Eltern beispielsweise darauf beharren, dass die Koordination und das Gleichgewicht bei ihrer Tochter trainiert werden soll und sie deshalb auf eine erneute Verordnung von zweimal pro Woche Physiotherapie bestehen, würdigen Sie dieses Anliegen und ordnen es dem Training von b Körperfunktionen zu. Dann gehen Sie zum Prozessschritt 5 „Teilhabeziele formulieren" und entlocken den Eltern, in welcher Alltagssituation das Mädchen eine bessere Koordination und ein besseres Gleichgewicht benötigt. Erfragen Sie dann ganz genau die p Teilhabe im Alltag zum Thema Mobilität (Prozessschritt 2) und setzen alle Informationen in Bezug zum strukturellen Problem der Enzephalitis (Gehirnentzündung; s Körperstrukturen) im frühkindlichen Alter. Dann leiten Sie über zur Diskussion über Prozessschritt 6 und 7 „Maßnahmen verabreden und Handlungsplan erstellen". In dieser Diskussion lassen Sie die Eltern und (wenn möglich) auch das Kind darüber nachdenken

- was die Physiotherapie (e Umweltfaktoren) bisher für das Erreichen des Teilhabeziels bewirkt hat;
- mit welchem Aufwand das verbunden war,

- wie das Kind im Alltag Gleichgewicht und Koordination sowieso übt (a Aktivitäten);
- wie realistisch in Anbetracht des strukturellen Schadens s eine weitere Verbesserung ist;
- inwieweit Gleichgewicht und Koordination bedeutsam für die Teilhabe des Kindes sind.

Die Ergänzung um das, was dem Kind Freude bereitet und was es motiviert, führt dann ganz oft zu einem neuen Verständnis der Erkrankung, den funktionellen Defiziten und der Lebenssituation. Das bereitet den Boden für einen tragenden Konsens bezüglich geeigneter Maßnahmen. Physiotherapie wird neben der Anpassung von Umweltbedingungen und dem täglichen Ausprobieren von Bewegung seinen Platz finden: der Fokus wird sich weg vom Üben am Defizit auf gelingende Teilhabe mit der Akzeptanz von nicht veränderbaren funktionellen Defiziten verschieben.

Wenn Sie das Denken in den ICF-Komponenten am Runden Tisch mit allen Beteiligten sitzend verwenden, benötigen Sie für das Führen solcher Abwägungsgespräche nicht nur die passenden Gesprächsführungstechniken, sondern auch einen kleinen Werkzeugkoffer an Moderationstechniken (Kap. 6.2.10).

Dokumentation und Codieren

Als Bericht

Sie können Ihre Berichtsvorlage umstellen und die Anamnese bzw. Vorgeschichte und Beobachtungsergebnis nach den ICF-Komponenten strukturieren.

Wenn Ihr Bericht aus Fließtext besteht, werden Sie bemerken, dass Sie entweder Dopplungen akzeptieren oder Sachzusammenhänge quasi künstlich trennen müssen. Zum Beispiel müssten Sie den Satz: Der Junge spricht so undeutlich, dass er im Unterricht nicht verstanden wird, aufteilen in b Körperfunktionen „Junge spricht undeutlich" und a Aktivitäten „wird im Unterricht nicht verstanden".

Diese Schwierigkeiten könnte beispielsweise durch folgende Vorgehensweisen (lassen sich kombinieren) gelöst werden.

1. Sie beginnen Ihren Bericht mit einem Überblick über die wesentlichen Aspekte als ICF-Komponenten mit zugeordneten Codes in Stichpunkten und schließen Ihren üblichen Fließtext an. In der Rubrik Zusammenfassung (bzw. weiteres Vorgehen, Epikrise, Verabredungen etc.) schreiben Sie einen Fließtext, den Sie nach den wesentlichen ICF-Codes strukturieren. Hier könnten Sie dann auch Codes der verschiedenen Komponenten kombinieren (s. Beispiele, Kap. 4.3.8).
2. Da die gelingende Teilhabe das wichtigste Ergebnis ist, strukturieren Sie die von Ihnen erfassten Aspekte entlang der 9 Lebensbereiche der ICF (Kap. 3.2.4). Schreiben Sie unter die jeweiligen Lebensbereiche, neben dem was das Kind im Alltag macht, die jeweils zugeordneten Aspekte aus den anderen Komponenten als Fließtext.
3. Sie versehen Ihren Bericht an den passenden Stellen mit den ICF-Codes der einzelnen Komponenten wie oben im Beispiel mit dem Jungen mit Gleichgewichtsproblemen dargestellt. Hier ist eine farbliche Kodierung sehr hilfreich, um auf einen Blick die Komponentenzuordnung zu erkennen. Hierfür steht Ihnen als Hilfsmittel die ICF-CY-Web-App zur Verfügung, aus der Sie problemlos Texte in ein Word-Dokument übernehmen können.
4. Sie listen die Aspekte chronologisch nach den ICF-Komponenten geordnet auf (s. Anhang 2 des Online-Zusatzmaterials: Beispielbericht für Elias).

Als Karteikarteneintrag

Hier könnten Sie Ihre Eintragungen unter den Abkürzungsbuchstaben b, s, a, p, e der ICF-Komponenten vornehmen. Das ist relativ einfach, schafft schnell eine Übersichtlichkeit und übt das Komponentendenken (Kap. 5.6.4, Karteikarteneintrag).

Als Ergebnisprotokoll eines Gesprächs

Als Ergebnisprotokoll eines Gesprächs eignet sich die Struktur von TAZ WI HaPla (Kap. 3.3.4, Kap. 5.6). Für die **T**hemen, **A**nliegen und **Z**iele vergeben Sie Teilhabecodes, unter den **W**ichtigen **I**nformationen ergänzen Sie die stichwortartig benannten Aspekte um die Codes und Schlüsselworte der jeweiligen Komponente. In der Auflistung des **Ha**ndlungs**pla**ns (Kap. 4.5) können später die Umweltfaktoren codiert werden, zu denen Maßnahmen verabredet wurden.

Besonders hilfreich wäre die Ergebnisdokumentation während des Gesprächs in die TAZ WI HaPla-Matrix der ICF-CY-Web-App, die auf eine für alle sichtbare Leinwand oder ein Board übertragen wird.

Als Gedächtnisstütze für Kind und Eltern

Hierfür ist Ihre Kreativität gefragt. Sie könnten mit Kind und Eltern beispielswiese an einer Flipchart arbeiten, in deren Zentrum Sie die ICF-ICD-Rosetten-Abbildung aufgeklebt haben. Alle Aspekte werden stichwortartig um die Rosette herum gruppiert. Eltern und Kind könnten dann mit dem Handy das Ergebnis abfotografieren und mit nach Hause nehmen (Abbildung 5-1). Sie können sich selbst andere Grafiken ausdenken oder das Kind beispielsweise seinen Teilhabewunsch in einer Therapiestunde malen lassen. Der Junge mit Gleichgewichtsproblemen aus dem o.g. Beispiel könnte vielleicht malen, wie er auf dem Mäuerchen vor dem Spielplatz mit anderen Kindern balanciert.

Als wachsendes ICF-Protokoll

... mit dem roten Faden innerhalb einer multiprofessionellen Institution.

Die Einträge der verschiedenen Fachbereiche erfolgen chronologisch. Jeder Fachbereich trägt strukturiert nach dem TAZ WI HaPla Schema das Wesentliche ein. Nachdem das Kind einen Zyklus durch die Fachbereiche innerhalb einer Institution durchlaufen hat, wird in einem gemeinsamen Termin das Protokoll besprochen und ausgewertet. Hierin lassen sich dann sehr gut die Entwicklung der Themen, Anliegen und Ziele, der Erkenntniszugewinn und der damit verbundene Änderungsprozess von Kind und Eltern ablesen.

Benötigte Ressourcen und Unterstützung

- Expertise in Gesprächsmoderation
- Expertise in personenzentrierter Gesprächsführung
- Kenntnis der ICF-Komponenten und deren Unterüberschriften
- ICF-Schlüsselwortliste
- Kenntnis der nach ICF-Komponenten strukturierten Dokumentationsmöglichkeiten
- PC, ICF-CY-Web-App und ggf. Übertragungsmöglichkeit auf ein für alle im Raum sichtbares Board
- Berichtsvorlagen nach ICF
- Flip-Chart
- Raum für Runde-Tisch-Gespräche

4.3.5 Gesprächsführung: World Cafés

Barbara Guthy

Das Prinzip des **World Cafés** wurde in den 1990er Jahren als interaktive Methode beschrieben, wie es gelingen könnte, die Kreativität von Gesprächen an einem Café-Tisch in der Kaffeepause in die eigentlich als Anregung gedachten Workshops von Veranstaltungen zu holen. Es geht darum, zu bedeutsamen Themen quasi informell von einer Cafè-Gesprächsrunde zur anderen zu flanieren, und sich ungezwungen auszutauschen und ggf. Notizen auf der Serviette der Vorgängerin an dem jeweiligen Tisch zu ergänzen. Die nachfolgenden Café-Tisch-Besucher:innen können dann, angeregt durch die vorhandenen Notizen, ihre Ideen im Gespräch darüber entwickeln und beitragen.

Heute wird diese Methode zum Teil professionell im Internet oder sehr großen Gruppen genutzt, um Erkenntnisse, die für eine Gemeinschaft oder die Gesellschaft wichtig wären, zu generieren [32]. Oder aber ein Workshop ist so organisiert, dass es an beispielsweise vier Tischen jeweils eine Gastgeber:in im Sinne einer Moderator:in zu einem Thema gibt, die die Beiträge der wechselnden Besucher:innen anstatt auf einer Serviette auf einer Flipchart schreibt und die Teilnehmer:innen ca. alle 20–30 Minuten den Tisch wechseln, die Punkte der vorherigen Besucher:innen lesen und ihre Punkte ergänzen. Am Ende können dann alle die so vervollständigten Flipcharts betrachten und sich anregen lassen.

Der Effekt ist, dass jeder in sehr kurzer Zeit durch sehr vielfältige Aspekte in seinen Vorstellungen angeregt und aktiviert wird, selbst beizutragen und so die Möglichkeit erhält, an einem gemeinsamen Verständnis mitzuwirken. Und genau diese kreative, anregende und zunächst nicht bewertende Haltung und Vorgehensweise wäre für den Fachaustausch und die Elterngespräche zu folgenden Themen vorteilhaft:

- „Wie lebt mein Kind mit der chronisch bleibenden Beeinträchtigung am glücklichsten?“
- „Was könnte wichtig sein?“
- „Was ist mir wichtig?“
- „An was habe ich nicht gedacht?“
- „Was könnte ich beitragen?“
- „Was kann mein Kind beitragen?“
- „Was können andere beitragen?“

Weitere Methoden der Gesprächsführung

Die Grundhaltung von MI:
s. Prozessschritt 1 und 2, Kap. 4.1.5

Offene Fragen und **Aktives Zuhören:**
s. Prozessschritt 1 und 2, Kap. 4.1.5

„Guiding“ als Gesprächsführungsprinzip:
s. Prozessschritt 3, Kap. 4.2.5

Geschmeidiger Umgang mit Widerstand:
s. Prozessschritt 5, Kap. 4.4.5

Change Talk und **Confidence Talk:**
s. Prozessschritt 6–8, Kap. 4.5.5

4.3.6 Stolpersteine

ICF-Profil kompliziert für Kind und Eltern

So sinnvoll es ist, wenn Fachkräfte Informationen zum Kind nach ICF profilieren, so wenig verstehen Kind und Eltern zunächst davon. Wie wir Kind und Eltern dazu ins Boot holen können, ist derzeit noch wenig erprobt. Das Thema Teilhabe und die damit verbundenen Konzepte sind noch wenig in der Laienpresse thematisiert. Für ein Kind klingt es sehr abstrakt, wenn wir ihm sagen, dass wir über seine Teilhabe sprechen möchten.

Insofern müssen wir Kindern und Eltern auf eine individuelle Weise einen Zugang zu diesem Thema verschaffen. Möglicherweise kann die symbolische Darstellung der fünf Komponenten, wie wir sie im Kapitel Lernen und Implementieren für Eltern und Kinder (Abbildung 9-1) abgebildet haben, hilfreich sein. Für das Kind kann der Einstieg über ein Gespräch seines Tagesablaufs, seiner Hobbys, seiner VIPs (Kap. 4.1.6) oder andere Themen seines Alltags gelingen. Für nicht sprechende Kinder eignet sich die Verwendung von PEAP- oder Activity-Cards (Kap. 4.1.6) Sobald das Kind ein für sich bedeutungsvolles Thema gefunden hat, können wir an konkreten Beispielen die Bedeutung der einzelnen ICF-Komponenten verdeutlichen. Bezüglich der Umweltfaktoren könnten wir das Kind anregen, darüber nachzudenken, was in seinem Zimmer, was in der Kita oder dem Verhalten seiner Eltern anders sein könnte, damit es seine gewünschte Aktivität ausführen kann. Ein Kind könnte auch den Zusammenhang eines bestimmten Funktionstrainings in Bezug auf seine Wünsche und Ziele im Alltag verstehen. Im Verlauf von mehreren Gesprächen mit Eltern können wir am besten anhand von konkreten, sie selbst betreffenden Beispielen die Bedeutung der ICF-Komponenten als Basis für ihre Entscheidung, was getan werden sollte für das Kind, ableiten. Bildkartenbaukästen könnten dabei hilfreich sein. Wenn wir die Möglichkeit haben, Kind und Eltern länger zu betreuen, könnten wir die Komponenten anhand der Farben, den Abkürzungsbuchstaben, der Oberbegriffe oder der Kommunikationspyramide vertraut machen.

Weitere Stolpersteine

(Kap. 4.1.6):

- Zwei Hüte aufhaben
- Übersehen/Überhören von Störsignalen
- Gedankenschleifen statt lineare Abarbeitung
- Alles komplett erledigen wollen
- „Auftrag klären“ vs. „Anliegen entwickeln“
- Bessere Anliegenklärung im ICF-Kontext
- Wohin mit meiner Fachsicht?
- Vorgehen mit Kindern anders als mit Eltern („Kindgerechte Anliegenklärung“)

(Kap. 4.2.6):

- Zeit für Kinder und Eltern zum Antworten geben, wenn eigentlich keine Zeit da ist
- Alle Teilhabeeinschränkungen gleichzeitig bearbeiten wollen

4.3.7 Abgleich Qualitätsmerkmale und Praxis

Kernaufgaben:

1. Ein vertrauensvoller Kontakt wird hergestellt und gesichert.
    - *Kind und Eltern melden verbal und mimisch der Fachkraft zurück, dass sie den gegebenen Informationen vertrauen.*
2. Alle wichtigen Aspekte, die für die Entscheidung geeigneter Maßnahmen zur Erreichung der Teilhabeziele/-präferenzen eine Rolle spielen, werden von den Beteiligten mit Unterstützung der Fachkraft nach den fünf ICF-Komponenten sortiert und gewichtet.
    - *Wichtige Aspekte sind den ICF-Komponenten zugeordnet und dokumentiert.*
3. Die so sortierten Aspekte werden in ihren Wechselwirkungen und bezüglich der Passung zu den Gegebenheiten im Lebensalltag des Kindes erörtert und bewertet.
    - *Die Wechselwirkung der einzelnen Aspekte der jeweiligen ICF-Komponente sind erkannt.*
4. Alle Beteiligten sind einbezogen.
    - *Alle Beteiligten signalisieren verbal und mimisch der Fachkraft, dass sie ihre Aspekte ausreichend einbringen konnten.*

Partizipatives Arbeiten:

1. Sichtweisen von Kind und Eltern werden durch offene Fragen entlockt.
    - *Offene Fragen wurden von Kind und Eltern mit der Darlegung von eigenen Sichtweisen beantwortet.*
2. Sichtweisen von Kind und Eltern werden durch Aktives Zuhören vertieft.
    - *Aktives Zuhören wurde praktiziert und Kind und Eltern melden verbal oder mimisch der Fachkraft zurück, dass sie sich gewürdigt fühlen.*
3. Die unterschiedlichen Einschätzungen, die bei der ICF-Profilierung im gemeinsamen Gespräch auftreten, werden jeweils gewürdigt und durch die Moderation der Fachkraft so weit als möglich zu einem Konsens gebracht.
    - *Die Sichtweisen der Beteiligten wurden berücksichtigt und ein gemeinsames Verständnis zu den unterschiedlichen Einschätzungen hergestellt.*

Notwendige Leistungen:

1. Die Fachkraft kennt die Definitionen der ICF-Komponenten und kann die anliegenbezogenen Aspekte, die sich in Gesprächen, in der Untersuchung und Beobachtung gezeigt haben, sicher und zügig den ICF-Komponenten zuordnen.
    - *Die Fachkraft ordnet die in Erfahrung gebrachten Aspekte sicher den ICF-Komponenten zu.*
2. Der Fachkraft kennt die für die ICF-Profilierung passenden Dokumentationsmöglichkeiten und kann diese anwenden.
    - *Das ICF-Profil ist je nach Zweck und Nutzen nachvollziehbar dokumentiert.*
3. Die Fachkraft kann die ICF-Profilierung innerhalb des TAZ WI HaPla-Schemas in der ICF-CY-Web-App dokumentieren.

   - *Wenn es erforderlich ist, wird das Ergebnis eines Gesprächs in der TAZ WI HaPla-Vorlage z. B. mit Hilfe der ICF-CY-Web-App dokumentiert.*
4. Die Fachkraft kann Gespräche unterschiedlicher Interessengruppen so moderieren, dass alle Beteiligten sich einbezogen fühlen und dass ein für das Kind und die Eltern passender Konsens gefunden wird.
   - *Die Fachkraft beherrscht die Moderation eines interdisziplinären Gesprächs.*

Förderliches Handlungskonzept:
1. Da Kindern und Eltern das ICF-Profil nicht bekannt ist, übernimmt die Fachkraft dazu eine strukturierende Rolle entlang der Lebensbereiche.
   - *Die Fachkraft vermittelt die Anwendung des ICF-Profils entlang der Lebensbereiche in einer für Kind und Eltern verständlichen Weise.*
2. Alle Aspekte, die die Beteiligten (auch die Fachkräfte) wichtig finden, werden in das ICF-Profil aufgenommen und vorab von den Fachkräften nicht bewertet.
   - *Die im Gespräch geäußerten Aspekte sind im ICF-Profil ohne Bewertung sachlich beschrieben.*
3. Allein durch den moderierten Gesprächsaustausch im Kontext der Alltagsgegebenheiten wird sich analog zum Prinzip des World-Cafés (Kap. 4.3.5) ein Konsens entlang dessen ergeben, was Kind und Eltern als für sie passend, bedeutsam und machbar ansehen.
   - *Die Auswertung des ICF-Profils enthält im Ergebnis die Bedeutung, die es für Kind und Eltern hat.*

Hilfreiche Fragen für den Eigengebrauch:
- Kenne ich die Definitionen der ICF-Komponenten auswendig und kann ich Aspekte nach ICF profilieren?
- Kenne ich die 9 Lebensbereiche der ICF und weiß ich, welcher Aspekt wohin gehört?
- Habe ich oder mein Team eine klare Vorstellung darüber wie und wann ich/wir das ICF-Profil mit seinen Wechselwirkungen dokumentieren?

4.3.8 Beispiele

Beispiel 1: Said, Teil 3

Said ist ein 5 Jahre alter Junge mit Autismusspektrumstörung. Verlauf bisher (s. auch die Anhänge 1 und 4 des Online-Zusatzmaterials):
- Prozessschritt 1 + 2, Beispiele Said, Teil 1 (Kap. 4.1.8)
- Prozessschritt 3, Beispiele Said, Teil 2 (Teilhabeeinschränkung, Aktivitätskompetenzen und Teilhabebedarf von Said, Kap. 4.2.8).

Die Tabelle 4-2 zeigt das ICF-Profil mit Schlüsselworten ohne Codes mit bedeutsamen Aspekten für den Teilhabebedarf von Said, die sich während der Schritte 1–3 ergeben haben.

Die Wechselwirkungen der einzelnen Aspekte werden im Prozessschritt 6 zur Ableitung von Maßnahmen und Handlungsplan nach dem TAZ WI HaPla-Schema dargestellt (Kap. 4.5.8).

Beispiel 2: Moritz, Teil 3

Moritz ist ein 9 Jahre alter Junge mit Glasknochenkrankheit. Verlauf bisher siehe unter:
- Prozessschritt 1-2, Beispiele Moritz, Teil 1 (Kap. 4.1.8)
- Prozessschritt 3, Beispiele Moritz, Teil 2 (Kap. 4.2.8).

Im Anhang 3 des Online-Zusatzmaterials finden Sie das gesamte prototypische Praxisbeispiel „Moritz“.

Die ICF-Profilierung aller wichtigen Aspekte zum Thema „Mobilität d4“ von Moritz sind in der Abbildung 4-10 dargestellt. Im Anschluss sind die zugehörigen Wechselwirkungen zwi-

Tabelle 4-2: ICF-Profil mit Schlüsselworten ohne Codes mit bedeutsamen Aspekten für den Teilhabebedarf von Said, wie es sich aus den bis zu diesem Schritt in Gesprächen, Berichten und Untersuchungen verschiedener Professionen angesammelt haben könnte.

	Schlüsselwort	Beschreibung in Bezug auf Said
e	Förderliche Umweltfaktoren und Personen	Gegenstand in der Hand (Igelball), Autos verschiedener Farbe, vertraute Personen – Familie, syrische Sprache, Familienhelferin, Musik hören oder Singen
e	Schwierige Umweltfaktoren und Personen	Deutsche Sprache, fremde Umgebung und Personen, angefasst werden, bisher außer Logopädie keine Förderung, vor zwei Jahren aus Syrien geflüchtet
a p	Gelingende Alltagsaktivitäten	Äußert Grundbedürfnisse, kurzer einfacher Dialog in einer 1:1-unterstützten Situation gelingt, Autos nach Farbe der Reihe nach sortieren
a p	Schwierige Alltagsaktivitäten	Aktivitäten mit körperlichen Berührungen anderer Kinder, Basteln, Malen, selbst An- und Ausziehen, Toilettengang, am Morgenkreis teilnehmen, sich mit anderen alterstypisch verbal verständigen, mit Anforderungen umgehen und seinen Stress steuern
b	Funktionelle Fähigkeiten	Einzelne deutsche Wörter verstehen, sich für 15 Minuten konzentrieren, kennt die Farben, weiß, was er möchte und was nicht, gesellig im Kreise vertrauter Personen
b	Funktionelle Einschränkungen	Soziale Signale verstehen, deutsche Sprache verstehen, Hand-Augen-Koordination, sein Aktivitätsniveau und seine Emotionen steuern
s	Körperstrukturen	Neuronales Netzwerk im Sinne eines Autismus anlagebedingt gestört
Person		5 Jahre alt, schüchtern und unsicher in der Kita wirkend, gesellig, lerninteressiert, mag Musik
Diagnosen		Autismusspektrumstörung ICD F84

schen den Aspekten der jeweiligen Komponenten nachzulesen.

- Die Knochendeformitäten im Bereich von Hüfte und Beinen s führten zu einer Fehlbelastung und Funktionseinschränkung von Muskeln und Sehnen b, die wiederum zu Schmerzen b führten, welche wiederum ihrerseits weitere Funktionseinschränkungen zur Folge hatten.
- Die Knochenbrüche s führten zu Schmerzen und zu Funktionseinschränkungen von Muskel und Sehnen b.
- Die Funktionseinschränkungen von Muskel und Sehnen plus die Schmerzen b verhinderten das Laufen a.
- Durch die Einstellungen der Eltern **e**, Moritz müsse Laufen, dachte auch Moritz (**person**), er müsse es trotz der Schmerzen in der Schule tun und die genannten Wechselwirkungen wurden verstärkt.
- Der Rollstuhl durfte in der Schule nicht benutzt werden **e**, was den Stress für Moritz (**person**) verstärkte.
- Moritz blieb schließlich im Bett liegen und verweigerte den Schulbesuch p. Dies veran-

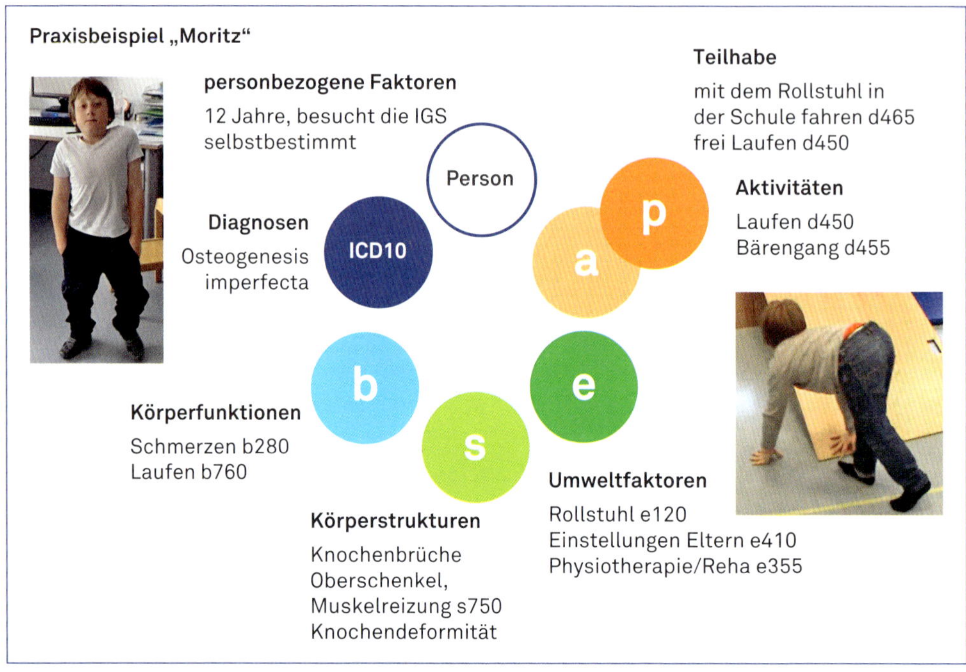

Abbildung 4-10: ICF-Profil für Moritz mit Schlüsselwörtern plus ICF-CY Codes in der Darstellung rund um die ICF-CY-Rosette.

lasste die Eltern zu denken, dass Moritz eigentlich in die Schule gehen könnte, aber nicht wollte. Die Eltern gerieten unter Stress e. Sie wollten auf keinen Fall, dass Moritz steif wird.

- Die Eltern übersahen, dass Moritz ein berechtigtes Anliegen hatte und in die Schule wollte, aber nicht konnte e p, und dass Moritz nicht einsteifen würde, wenn er sich ausreichend oft im Bärengang fortbewegen würde. Die Eltern spürten, dass sie von ihrem Wunsch „Moritz sei ein Läufer in seinem Leben“ Abschied nehmen mussten e und dass mit knapp 10 Jahren nun das Alter gekommen war, Moritz die Verantwortung für seinen Körper mitzuübertragen (**person**).
- Moritz zeigte daraufhin seine Bereitschaft zur Physiotherapie, aber unter der Flagge der „Selbstbestimmung“ bezüglich der Ziele und des Trainings (**person**). Er wurde durch seine Fantasie, eigenständig den Gang zur Schultoilette zu bewältigen, beflügelt.
- Die Eltern waren bereit e, dass Moritz in der Schule den Rollstuhl benutzt p.

4.3.9 Anwendungsmaterialien und Dokumente

- Die ICF-CY-Rosettenabbildung
- ICF-CY-Web-App (s. Literatur/Weblinks)
- ICF-Berichtsvorlage der eigenen Einrichtung
- Gesprächsprofil-Tischvorlage
- LAKMoSHIBeG-Tischvorlage
- ICF-Schlüsselwortliste
- PEAP-Cards
- Aktivity-Cards
- ICF-CY-Klassifikation (in Buchform vom Hogrefe-Verlag, s. Weiterführende Literatur)
- Literatur zu Motivational Interviewing – Guiding
- Literatur zum Umgang mit Widerstand

4.3.10 Übungsaufgaben

- Gehen Sie nach einem Ihrer nächsten Termine beim Schreiben Ihres Befunds einzelne Aspekte gedanklich durch und versuchen Sie diese, einer der ICF-Komponenten zuzuordnen.
- Suchen Sie 2- bis 3-mal pro Woche 2–3 ICF-Codes mit Schlüsselwort heraus. Dafür können Sie die ICF-CY-Web-App und/oder die Schlüsselwortliste verwenden.
- Lesen Sie 2- bis 3-mal pro Woche die Definition eines Begriffs in der ICF-CY-Klassifikation nach, entweder in der ICF-CY-Web-App oder dem ICF-CY Klassifikationsbuch (Hogrefe-Verlag, s. Weiterführende Literatur). Schmökern Sie 10 Minuten lang in der Klassifikation.
- Verabreden Sie anlässlich von „Fallkonferenzen“ bzw. Fachaustauschgesprächen, dass Sie pro Kind 2–3 ICF-Codes mit Schlüsselworten heraussuchen und dass Sie die Wechselwirkungen diskutieren.
- Erarbeiten Sie in Ihrem Team eine verlässliche Schriftform, wie Sie das ICF-Profil und die Wechselwirkungen standardmäßig dokumentieren.

4.4 Anwendung Schritt 5

Teilhabeziele formulieren

4.4.1 Beschreibung

In Prozessschritt 3 und 4 haben Kind, Eltern und alle Beteiligten begonnen, ihre Vorstellungen zu entwickeln, in welchen der 9 Lebensbereichen der ICF ein Teilhabebedarf besteht und wie zukünftig die konkrete Alltagssituation unter Berücksichtigung der nach den ICF-Komponenten profilierten Einflussfaktoren aussehen könnte. Im Prozessschritt 5 geht es jetzt darum, die Wünsche und Präferenzen des Kindes hin zu konkreten Teilhabezielen weiterzuentwickeln.

Wünsche und Präferenzen entspringen oft einer spontanen angenehmen Vorstellung und werden bei näherer Betrachtung wieder geändert. Teilhabeziele sollten robuster und solider sein, indem sie nach reichlicher Prüfung auf einem echten inneren Anliegen fußen und praktisch erreichbar sind. Dafür müssen Kinder und ihre Eltern einen eigenen Klärungsprozess des Für und des Widers ihrer Präferenzen durchlaufen. Sie müssen durch die Auseinandersetzung mit den Präferenzen prüfen, für welches Anliegen sie bereit wären, größere Anstrengungen auf sich zu nehmen und welches Anliegen ihnen persönlich so wichtig ist, dass sich mit dem Erreichen eine große Zufriedenheit einstellen würde. Im genauen und konkreten Formulieren eines Ziels entwickeln sie Klarheit über ihre Motivation, darüber was sie lockt, und das, was dabei hindert. Dabei war ihnen möglicherweise die Sortierung aller Aspekte ihres Anliegens zu den ICF-Komponenten als auch die ICF-Profilierung bereits hilfreich und mancher Zusammenhang ist ihnen dadurch klarer geworden. Im späteren Erleben der erfolgreichen Zielerreichung wachsen und entwickeln sich die Kinder und werden für die weitere Erreichung von neuen Zielen ermutigt. Dieser innere Prozess benötigt individuell unterschiedlich viel Zeit. Manchmal gelingt dies innerhalb eines Gesprächs, manchmal braucht es einige Wochen bis Monate.

Für das Kind ist besonders wichtig, dass das Ziel eine positive und motivierende Bedeutung im Alltag hat. So motiviert ist das Kind dann bereit, sich anzustrengen und schwierige Phasen durchzustehen. Insofern stellt dieser Prozessschritt vom Wunsch zum Ziel übers Anliegen eine wertvolle und stabile Basis für den Erfolg der dann zu verabredenden Maßnahmen dar. Fachlich gesprochen erhöht sich dadurch die Adhärenz.

Teilhabeziele sind meistens Entwicklungs- und Veränderungsziele, können aber auch Erhaltungs- und Stabilisierungsziele sein.

Für das Erreichen eines Teilhabeziels müssen oft auch Ziele der anderen ICF-Komponenten erreicht werden, wie beispielsweise die Verbesserung einer Funktion oder die Anpassung von Umweltfaktoren.

Der beschriebene Inhalt des Prozessschritts 5 erfordert folgende **Vorgehensweise:**

In einer dialogischen und beteiligenden Gesprächsführung werden Kind und Eltern in ihrem Klärungsprozess von der Fachkraft unterstützt: Was genau will ich erreichen, was ist mir dabei besonders wichtig, was spricht dafür und was spricht dagegen? Es geht dabei auch um die Unterstützung, Ziele möglicherweise inhaltlich so zu ändern, dass sie in erster Linie für das Kind und in zweiter Linie für die Eltern attraktiv sind. Die Gesprächsbegleitung sollte Kind und Eltern aus einem Schwarz-Weiß-Paradigma „dieses Ziel erreichen – ja oder nein" in Richtung von kreativer Buntheit „welches Ziel erreichen" geleiten.

Es ist spätestens bei diesem Prozessschritt unausweichlich, dass von Seiten des Kindes, der Eltern oder der Fachkraft Bedenken, Sorgen, schlechte Erfahrungen in der Vergangenheit, erlebter Ärger und Frustrationen sowie diskrepante Vorstellungen auf den Tisch kommen, die der Teilhabepräferenz oder dem kreativen Teilhabeziel des Kindes erheblich entgegenstehen. Es ist dann die Aufgabe der Fachkraft, diese zunächst als störend wirkenden Aspekte in ihrer Bedeutung zu würdigen und Kind und Eltern zur näheren und vielseitigen Betrachtung einzuladen. Es wäre schädlich, über die Störfaktoren hinwegzugehen, weil sie dann später als größere Stolpersteine wieder auftauchen und viel Zeit der Aufarbeitung kosten.

In der Fachsprache von Motivational Interviewing (MI) ist es die Aufgabe der Fachkraft, „geschmeidig" mit diesem „Widerstand" (Kap. 4.4.5) umzugehen. Wenn die vormals störenden Aspekte ihren würdigen Platz gefunden haben und bei der Zielformulierung berücksichtigt werden, wirken sie positiv formativ auf die Ausformulierung von bedeutsamen Teilhabezielen.

Zuletzt gilt es, die anderen ICF-Komponenten in ihrer Bedeutung für die Teilhabeziele zu betrachten und ggf. Ziele auf Funktionsebene oder im Bereich der Umweltfaktoren zu formulieren. Wenn beispielsweise ein Kind aufgrund einer Bewegungsstörung hypoton und schwach im Bereich der Rumpfmuskulatur ist und sein Teilhabeziel lautet „mit den anderen Kindern in der Kita am Tisch zu spielen", dann könnte es auf Umweltebene sinnvoll sein, das Kind mit einem Therapiestuhl zu versorgen. Anstatt dann das Umweltziel „Kind bekommt einen Therapiestuhl im Kindergarten" zu formulieren erscheint es uns geeigneter, unter Maßnahmen und Handlungsplan zu formulieren: „Die Physiotherapeutin kümmert sich innerhalb der nächsten 3 Wochen um die Anpassung eines Therapiestuhls, den die Eltern in die Kita bringen". So ist auch gleich sichergestellt, wer sich um die Beschaffung des Umweltfaktors kümmert.

Da Kind und Eltern die ICF-Komponenten nicht kennen, müssen Sie diese Zuordnung vornehmen oder die Eltern und Kinder beispielsweise unter Verwendung von Piktogrammen (Kap. 9, Abb. 9-1) oder der Kommunikationsdoppelpyramide (Kap. 4.3.3, Abb. 4-9) mit den ICF-Komponenten vertraut machen.

4.4.2 Anforderungen und Qualitätsmerkmale

Kernaufgaben:

1. Ein vertrauensvoller Kontakt wird weiter gesichert.
2. Eltern und Kinder entwickeln ausgehend von den im vorhergehenden Prozessschritt benannten Teilhabepräferenzen entlang persönlicher Anliegen bedeutungsvolle Teilhabeziele für und mit ihrem Kind.
3. Ziele der anderen ICF-Komponenten wie funktionelle Ziele oder Ziele der Körperstrukturen werden den Teilhabezielen zugeordnet. Ziele bezüglich der Umweltfaktoren werden unter den Maßnahmen/Handlungsplan (Prozessschritt 6 und 7) aufgeführt.
4. Alle Beteiligten sind einbezogen.

Partizipatives Arbeiten:

1. Sichtweisen von Kind und Eltern werden durch offene Fragen entlockt.
2. Sichtweisen von Kind und Eltern werden durch Aktives Zuhören vertieft.
3. Kinder und Eltern werden durch eine „geleitende" Gesprächsführung darin unterstützt, dass sie ihre Teilhabepräferenzen von allen Seiten her betrachten und in ihrer Bedeutung bezüglich der Motivation des Kindes, der Leistungsfähigkeit der Familie, der Aktivitätskompetenz des Kindes und dem Umfeld des Kindes so weiterentwickeln, dass sich ein persönliches Anliegen herauskristallisiert und zu einem Teilhabeziel entwickelt wird.

Notwendige Leistungen:

1. Die Bedeutung der Teilhabepräferenzen und -ziele für das Kind, seine Eltern und auch für alle Beteiligte wird entlockt.
2. Die Ziele erfüllen die Kriterien für Teilhabeziele:
   - Sie weisen eine bedeutungsvolle Diskrepanz auf zwischen dem, wie es jetzt ist und wie es bei Zielerreichung wäre. Bei Erhaltungs- und Stabilisierungszielen liegt die Diskrepanz zwischen dem jetzi-

ICF Gesprächsprofil

Lebendiges (nicht immer lineares) Gespräch mit dem Roten Faden der Motivierenden Gesprächsführung (Prozess) und der fortlaufenden Zuordnung der Ergebnisse im ICF-add-in (Dokumentation)

Prozess Motivierende Gesprächsführung	**Kontakt herstellen + sichern** Vertrauen herstellen	**Anliegen klären** Gesprächsthemen für diese Sitzung klären und bearbeiten	**Motivation entlocken** Ambivalenzen abwägen, Ziele finden	Veränderung planen Wege abwägen und vereinbaren
Gesprächsprofil	Lebenswelt kennenlernen Den Kontakt so vertrauensvoll gestalten, dass wir Vorstellungen, Wünsche, Bedürfnisse, Sehnsüchte der Eltern und Kinder kennenlernen	Auf **Prioritäre Anliegen** gemeinsam fokussieren und den Bezug zur Teilhabe des Kindes im Alltag herstellen	**Was können und wollen die Betroffenen verändern?** FÜR und WIDER abwägen +/– und gemeinsam Ziele festlegen ICF: s, b, **d** (a,p), e	Handlungsplan und Maßnahmen gemeinsames Festlegen der Wege zur gewünschten Veränderung
Dokumentation	**Lebenswelt** unter „Themen“ (1) und „wichtige Informationen“ (2)	**Prioritäre Anliegen** unter „Anliegen“ (1) und „wichtige Informationen“ (2) mit ICF-Schlüsselwort/Code	**Veränderung** unter „Ziele“ (1)	**Handlungsplan – Maßnahmen** Wer macht was und wie bis wann? (3)

Abbildung 4-11: Ausschnitt aus der Gesamtabbildung „ICF-Gesprächsprofil“ mit Fokus auf die Schritte „Motivation entlocken“ (siehe rot umrandet „Ziele finden“ und „gemeinsam Ziele festlegen“, vorausgegangene und folgende Prozesse sind grau überschattet). In der untersten Zeile ist die Zuordnung der einzelnen Schritte des Gesprächsprofils zum TAZ WI HaPla-Schema der ICF-CY-Web-App aufgeführt:
(1) Themen und Anliegen/Ziele
(2) Wichtige Informationen
(3) Handlungsplan mit Maßnahmen.

gen Status und der befürchteten Verschlechterung.

- Sie führen zur Zufriedenheit bei Erreichung und setzen positive Energien bei Kind und Eltern frei.
- Sie werden im Präsens ohne Hilfsverben so beschrieben, dass ein klares Bild entsteht.
- Sie sind Annäherungsziele (dorthin soll es gehen), keine Vermeidungsziele (nicht weg von).
- Sie können SMART sein. (Kap. 4.4.4)
- Sie unterliegen der eigenen Kontrolle.

3. Die Teilhabeziele werden entlang der 7 „goldenen Regeln“ entwickelt (Kap. 4.4.4).
4. Mit dem Auftauchen von Ambivalenzen bei Kind und Eltern wird gerechnet. Das Für und Wider wird gewürdigt und der Abwägungsprozess von Kind und Eltern durch die Fachkraft unterstützt.

Förderliches Handlungskonzept:

1. Die Kinder und Eltern müssen und können selbst herausfinden, was für sie und das Kind bedeutsame Teilhabeziele sind.
2. Die Fachkraft erkennt, wo Kind und Eltern Anregungen benötigen, um ihre persönlichen Anliegen zum Vorschein zu bringen.
3. Die Fachkraft bietet ihre Expertise zu den Teilhabezielen und deren Entwicklungspro-

zess an, überlässt letztlich dann die Entscheidung dem Kind und den Eltern; insbesondere entscheidet die Fachkraft nicht über die Teilhabeziele.
4. Die Fachkraft geht geschmeidig mit Widerstand um Motivational Interviewing (MI) und bleibt geduldig.

4.4.3 Formale Umsetzung

Innerhalb des ICF-Gesprächsprofils befinden Sie sich bei „Motivation entlocken" (Abbildung 4-11). Der Prozess „Kontakt herstellen und sichern" läuft während des Prozessschritts 5 weiter. Es geht jetzt darum, auf dem Boden der Anliegen und der inneren Motivation solide und bedeutsame Ziele, vor allem Teilhabeziele, von Kind und Eltern formulieren zu lassen. In manchen Fällen zeigt sich, dass keine realistischen Ziele formuliert werden können. Dann bedarf es eines Schrittes zurück, um das Anliegen genauer bzw. anders zu fassen.

Organisatorisch: Das Setting für diesen Prozessschritt beinhaltet einen ungestörten Ort, eine einladende und funktionale Ausstattung sowie ausreichend Zeit und Vorbereitung durch die Fachkraft. Zur Begleitung des Prozesses von der Teilhabepräferenz hin zu Teilhabezielen werden meistens mehrere Termine benötigt. Diese könnten in einem Team ggf. auch unter den Fachkräften aufgeteilt werden. Dafür braucht es gute Absprachen.

Mit Kindern können erfahrungsgemäß bedeutungsvolle Ziele erst im Verlauf von mehreren Stunden entwickelt werden. Dies gelingt nur in einem therapeutischen oder pädagogischen Setting oder im SPZ im Rahmen des diagnostisch-therapeutischen Prozesses [33].

Fachlich: Dieser Prozessschritt setzt die Klarheit der eigenen Gedanken über das voraus, was getan werden soll (Kap. 1.1.1). Weiter braucht es die Kenntnis der Fachkraft darüber, wie sie erkennt, wo das Kind, die Eltern und alle Beteiligte gerade im Prozess stehen und mit welcher Gesprächführung sie die inneren Suchprozesse der jeweils Beteiligten, insbesondere aber von Kind und Eltern, anregen und unterstützen kann.

Kommunikativ: Die Umsetzung dieses Prozessschrittes gelingt entlang der Kompetenz einer personenzentrierten Gesprächsführung. Wir empfehlen die Anwendung von Motivierender Gesprächsführung, insbesondere die Förderung von Veränderungs- und Zuversichtsäußerungen (Change Talk und Confidence Talk, Kap. 4.5.5).

ICF-Anwendung: Die Ziele sollten den ICF-Komponenten und die Teilhabeziele den 9 Lebensbereichen der ICF zugeordnet werden.

Dokumentation: Die den Zielen zugeordneten ICF-Komponenten sollten dokumentiert werden. Die Teilhabeziele sollten auf der Ebene von einzelnen Items innerhalb des zugehörigen Lebensbereiches der ICF codiert und dokumentiert sein.

Dabei kann es für Kind und Eltern hilfreich sein, wenn Sie die Formulierungen von Kind, Eltern und Beteiligten sogar wörtlich übernehmen, damit diese gut anknüpfen können. Ein Beispiel für ein vom Kind bedeutungsvoll formuliertes Ziel wäre: „dass sie (die Mutter) beim Kämmen nicht mehr so ‚roppt'"; damit ist gemeint, dass die Mutter vorsichtiger kämmt, sodass es nicht so weh tut und angenehm für das Kind ist. Dann wäre das Kind auch bereit, ruhig auf dem Stuhl sitzen zu bleiben – Teilhabe während der morgendlichen Versorgung (d520) würde so gelingen (s. auch Kap. 5).

4.4.4 Konkretes Vorgehen

Kontakt erneut aufnehmen und sichern

Nach der Begrüßung knüpfen Sie mit einer kleinen Ergebniszusammenfassung an den letzten Prozessschritt der Teilhabebedarfsermittlung und ICF-Profilierung an. Sie fragen Kind und Eltern, für welche Lebenssituation sie sich beim letzten Mal eine Veränderung gewünscht haben und ob das aktuell noch gilt. Falls ja, lassen Sie

Kind und Eltern möglichst viele Details dieses Veränderungswunsches nochmals schildern. Falls nein, erfragen Sie den Kontext der aktuellen Wünsche und setzen diese in Beziehung zu den vorherigen Wünschen. Beide Gedankenreisen führen zur Aktivierung der inneren Vorstellungswelt von Kind und Eltern und lassen besonders das Kind durch die Kraft der Vorstellung das Gefühl des Erlebens generieren.

Sie unterstützen Kind und Eltern, indem Sie weiterhin freundlich und aufmerksam lauschen und gelegentlich „Telefonlaute" wie „hm" oder „ähm" äußern, das Gesagte in eigenen Worten wiederholen. Sie hören vertieft aktiv zu, indem Sie Sorgen und Wünsche spiegeln, also „aus dem Herzen sprechen". Das festigt den Kontakt und verstärkt das Fundament für eine weitere vertrauensvolle Zusammenarbeit.

Teilhabeziele prüfen

Merke

Das Wort „Ziel" wird im allgemeinen Sprachgebrauch anders verwendet als hier in unseren Prozessschritten. Diese Unterscheidung gilt es im Hinterkopf zu behalten.

5

Diskrepanz von aktuell eingeschränkter Teilhabe und gewünschter gelingender Teilhabe (Teilhabepräferenz) zu Teilhabezielen weiterentwickeln: Während der letzten Prozessschritte wurden erste kreative Ideen von Kind und Eltern entwickelt, wie die Teilhabe des Kindes im Alltag trotz fortbestehenden funktionellen und möglicherweise auch strukturellen Beeinträchtigungen (gemindertes Hörvermögen aufgrund einer angeborenen Schwerhörigkeit) idealerweise aussehen könnte und welche nach den ICF-Komponenten profilierten Faktoren eine Rolle spielen. Jetzt geht es darum, die Zielvorstellungen einerseits nochmals prüfend in der inneren Welt der Motivation von Kind und Eltern zu verankern und zum anderen die Zielvorstellungen in die reelle Lebenswelt zu übertragen. Bei letzterem ist es hilfreich, wenn Sie die Aspekte aller ICF-Komponenten nochmals durchgehen. Dies löst bei Kind und Eltern oft nochmals Veränderungen und Anpassungen der Teilhabeziele aus. Erst wenn die Teilhabeziele diese Prüfung erfolgreich bestanden haben, sind sie robust und bedeutungsvoll genug, dass sie Kind und Eltern als unterstützende Wegweiser bis zum Erreichen der Ziele tragen. Anders ausgedrückt werden oft erst in diesem Schritt die zu Beginn des Gesamtprozesses angegebenen Themen durch konkrete Absichtsbildung unter Abwägung der Vor- und Nachteile zu einem Ziel. Die Zeit, Geduld und Energie, die hier in der vertieften Anliegenklärung von allen Beteiligten hineingegeben wird, zahlt sich später aus.

Kriterien von Teilhabezielen: Sie können diesen Weg vom Wunsch zum Ziel durch eine Orientierung an Zielkriterien gut unterstützen. Es gibt viele „Schulen" mit jeweils unterschiedlich gewichteten Aspekten. Insbesondere Maya Storch bezieht in ihrem Zürcher Ressourcenmodell [34] die Wichtigkeit unbewusster Anteile mit ein. Die folgende Auswahl wurde von uns in der Praxis erprobt und kann gerne durch weitere Kriterien von Ihnen ergänzt werden.

Teilhabeziele

- ... drücken für die betroffene Person eine **bedeutsame Diskrepanz** zwischen dem derzeitigen Teilhabestatus im Alltag und einer gewünschten Teilhabe (Teilhabepräferenz) aus. Im Falle der Befürchtung einer Verschlechterung kann auch ein Erhalt des jetzigen Teilhabestatus ein Ziel sein.
- ... sind **Annäherungsziele,** nicht Vermeidungsziele. Nicht „weg von" einem unerwünschten Zustand, sondern „hin zu" einem erwünschten ist die Blick- und Formulierungsrichtung. Nicht: „Felix wird nicht mehr im Buggy in den Kindergarten gefahren." Sondern: „Felix läuft an der Hand der Mutter wie sein Freund Jonas zum Kindergarten."
- ... bewirken eine **positive emotionale Aktivierung/Energetisierung** in Richtung

(freudvoller) Teilhabe. Der betroffene Mensch möchte das und hat was davon. Dies sollte möglichst in der Zielformulierung zum Ausdruck kommen.

- ... werden im Hinblick auf Zielerreichung überprüft mit der Frage nach bzw. Einschätzung von der **subjektiven Zufriedenheit** der betroffenen Menschen.
- ... sind in der **Gegenwartsform formuliert** (ohne Hilfsverben wie „wird", „kann", „soll"). Nicht: „Felix wird/kann/soll morgens den Weg von zu Hause in den Kindergarten laufen." Sondern: „Felix läuft den Weg von zu Hause in den Kindergarten".
- ... sollten unter Einbeziehung verfügbarer externer Ressourcen **unter eigener Kontrolle** derjenigen sein, die bei der Zielentwicklung beteiligt sind. Nicht: „Felix wird von anderen Kindern zum Geburtstag eingeladen." Sondern: „Felix spielt mit anderen Kindern bei sich zu Hause".
- ... können **SMART** sein (müssen aber nicht immer so formuliert sein): passend (specific), messbar (measurable), erreichbar (achievable), bedeutsam (relevant) und zeitlich bestimmt (timed).

SMART-Kriterien

Die SMART-Kriterien sind ein bewährtes Instrument des Projektmanagements und anderer Managementbereiche und eignen sich – in Gänze oder auch in Teilen – sehr gut für die Erarbeitung von Zielen und Rahmen der Teilhabeförderung.

- **Passend** (**s**pecific): Das Ziel konkret zu beschreiben, ist auf jeden Fall sinnvoll.
  Beispiel zum Ort oder den Unterstützungspersonen: Es ist z.B. ein Unterschied, ob das Kind sich zu Hause abends in Ruhe parallel zur Schwester umzieht oder ob dies in der Kita geschehen soll, wenn 20 andere Kinder danebenstehen. Hier passt S.m.a.r.t gut zu ICF, weil es Kontextfaktoren berücksichtigt.
- **Messbar** (**m**easurable): Damit nachvollziehbar wird, inwieweit unsere Bemühungen die Teilhabe verbessern, braucht es gemeinsam erarbeitete Anhaltspunkte, woran die betroffene Person den Erfolg abliest. In bestimmten Kontexten hilft es uns, Ziele messbar zu machen, z.B. um herauszufinden, ob eine Maßnahme wirkt. Dies sichert zudem die Konkretisierung eines Ziels.
  Beispiel: „Lisa traut sich in der Klasse mehr zu" ist nicht wirklich zu messen. „Lisa meldet sich in der Klasse 3-mal am Tag" ist messbar und erkennbar.
- **Erreichbar** (**a**chievable): Für die Motivation ist es sinnvoll, dass Ziele erreichbar sind, sonst ist das Scheitern vorprogrammiert. Manchmal muss man auch ein in unseren Augen „unrealistisches Ziel" erst einmal mitbegleiten bzw. nicht abtun, um das Kind zur Mitarbeit zu gewinnen. Das wäre dann das Wahrnehmen der dahinterstehenden Sehnsucht (dessen, was antreibt), aber eben kein Ziel in unserem Sinn. Hilfreich wäre es, gemeinsam zu überlegen, welches ein erster Schritt sein könnte, um dem großen Ziel bzw. dem Wunsch näherzukommen. Daraus entstehen dann möglicherweise kleinere Teilziele, deren Erreichbarkeit erst den Erfolg sichert.
  Beispiel: Ein Kind mit Cerebralparese möchte Fahrrad fahren. Das ist möglicherweise ein unrealistisches Ziel. Und doch würden wir dem Herzenswunsch des Kindes „so Fahrad zu fahren wie eine dem Kind bekannte Vorbildfigur im Fernsehen" Rechnung tragen. Wir würden im nächsten Schritt folgendes Etappenziel verabreden: Das Kind tritt die Pedale des Gehtrainers in der Wohnung und gelangt damit vom Wohnzimmer in die Küche, um dort etwas zu trinken. Maßnahme: Motomedtraining für die Koordination und den Muskelaufbau, Vibrationstraining zum Muskelaufbau, Botolinumtoxin zur Reduktion des spastischen Tonus im Bein. Sitzfahrrad wird bei Krankenkasse beantragt.
- **Bedeutsam** (**r**elevant): Hier ist der Knackpunkt bei der Arbeit mit Kindern. Bisher waren Gesundheitsziele vor allem aus

Sicht der Eltern oder Profis bedeutsam – Therapieziele oft nur mit Überredungskunst erreichbar. Wenn ICF eine Verbesserung für Betroffene darstellt, dann v.a. auch deshalb, weil jetzt professionell die Bedeutsamkeit für das Kind herausgearbeitet werden muss.

- **Zeitliche Bestimmung** (**t**imed): Die zeitliche Verabredung, wann das Ziel möglicherweise erreicht wird, hilft allen Beteiligten, den Überblick zu behalten und einschätzen zu können, ob das Ziel tatsächlich passend und erreichbar war.

Zur Veranschaulichung ist nachfolgend der Weg vom Wunsch zum Ziel samt Zielkriterien grafisch dargestellt (Abbildung 4-12).

Gleichfalls nützlich könnten die „7 goldenen Regeln" für die Zielerarbeitung mit Kind und Eltern sein. Genau wie bei den Teilhabezielkriterien ist nicht gemeint, dass Sie in der Praxis diese statisch jeweils durchgehen und immer vollständig berücksichtigen. Es hat uns in der Vergangenheit in der Verbesserung der eigenen Qualität geholfen, diese Regeln und Kriterien immer mal wieder durchzulesen und sich zu vergegenwärtigen.

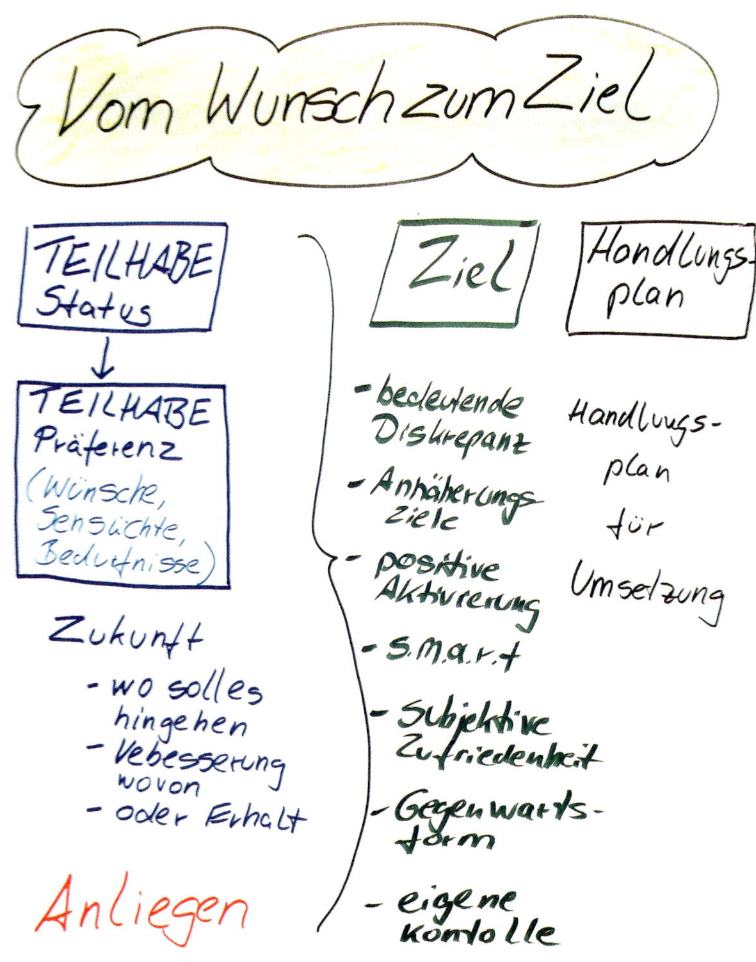

Abbildung 4-12: Prozesse auf dem Weg vom Wunsch zum Ziel.

Jedes Teilhabeziel wird daraufhin überprüft, dass es zur Aktivitätskompetenz des Kindes, zu den Möglichkeiten seiner Familie und dem Umfeld passt.

7 „goldene Regeln“ für die Zielerarbeitung

1. Jedem Ziel auf Körperfunktions- oder Strukturebene wird ein Bezugsziel auf Teilhabeebene zugeordnet. (Das kann bei präventiv motivierten s- und b-Zielen evtl. weit in der Zukunft liegen, das Teilhabeziel sollte zeitnah erreichbar sein.)
2. Übergeordnete Teilhabeziele werden, wenn nötig, in Etappenziele unterteilt.
3. Im Team wird geklärt, wer eher übergeordnete und wer eher Etappenziele formuliert bzw. wer den Auftrag einer Zielformulierung an andere Netzwerkpartner übergibt.
4. Ziele der Kinder werden so oft als möglich mit den Kindern selbst erarbeitet.
5. Ziele der Kinder werden, wenn diese nicht in der Lage sind, sich ausreichend zu äußern, über das Sprachrohr der Eltern bzw. Fachpersonen gemeinsam erarbeitet.
6. Zielvorstellungen der Fachpersonen werden als Anregung und Angebot eingebracht.
7. Liegen die Zielvorstellungen von Eltern und Kindern und Fachpersonen auseinander, wird ein gemeinsames Gespräch zur Konsensfindung geführt.

Allgemeine oder nicht erreichbare Ziele

Vorgehen, wenn Beteiligte allgemeine und funktionelle Ziele äußern: Auch wenn Sie Kind, Eltern und alle Beteiligte durch die vorangegangenen Prozessschritte auf eine Teilhabeorientierung eingestimmt haben, wird es noch häufig vorkommen, dass bei der Frage nach Zielen zunächst allgemeine und funktionelle Ziele geäußert werden wie: „soll sich besser konzentrieren können“, „soll sich besser ausdrücken können“, „soll nicht steif werden“, „soll sein Gleichgewicht besser halten können“ „soll nicht so impulsiv sein“.

Hier ist es entscheidend, dass Sie diese so geäußerten Ziele als Wunsch hören und würdigen, auch wenn diese Äußerungen noch weit weg von bedeutungsvollen Teilhabezielen sind. Die Beteiligten drücken damit in der ihnen möglichen Art und Weise einen Teilhabewunsch und eine Sehnsucht aus. Deshalb sollten diese Ziele am besten wörtlich so notiert werden, bevor Sie dann Kind, Eltern oder Beteiligte zu einem Diskurs über die geäußerten Ziele einladen.

In diesem Diskurs erfragen Sie Kontextfaktoren und Details.

Sie könnten den Diskurs mit offenen und weiterführenden Fragen eröffnen wie:

- „In welcher Situation würden Sie es sich wünschen, dass sich Ihr Sohn besser konzentrieren könnte?“
- „Wann verstehen Sie Ihren Sohn nicht so gut?“
- „Wie bewegt Ihr Sohn sich aktuell zu Hause?“
- „Was würde Ihrer Tochter gelingen, wenn sie das Gleichgewicht besser halten könnte?“
- „Wie verhält sich Ihre Tochter genau, wenn sie impulsiv reagiert?“

Sie würden dann Fragen zu weiteren Details und Kontextinformationen anschließen, bis das Kind und die Eltern konkrete Alltagssituationen beschreiben. Dann könnten Sie den Bogen von einem Funktionsziel wie „konzentriert sich besser“ hin zu einem bedeutungsvollen Teilhabeziel spannen, wie z. B. „Erledigt die Hausaufgaben innerhalb von 30 Minuten am Schreibtisch, damit er pünktlich zum Spiel mit den anderen Kindern geht“.

Vorgehen, wenn Kind und Eltern nicht erreichbare Ziele formulieren: Im Alltag geschieht es oft, dass Kinder und Eltern sich etwas zu hohe Ziele stecken. In diesem Fall empfiehlt es sich gleichfalls, dem unrealistisch anmutenden Ziel nicht zu widersprechen, sondern es zu notieren und ernst zu nehmen, um die Motivation nicht zu ersticken. Mit der sich anschließenden Frage nach „Was wäre jetzt der erste Schritt, der passieren müsste, damit Ihr Kind diesem Ziel näherkäme?" entlocken Sie Etappenziele, die wiederum erreichbar wären. Ein unrealistisches Ziel, beispielsweise nach dem freien Laufen, wäre dann erstmal in ein erreichbares Teilhabeziel, hier im Beispiel „sich an der häuslichen Couch in den Stand aufrichten, um das Stofftier zu erreichen", heruntergebrochen. Mit der Zeit werden Kind und Eltern erleben, wieviel Zeit und Mühe es kostet, das kleine Teilhabeziel zu erreichen. Das führt dann zu der für das Kind und die Eltern besser verkraftbaren Selbsterkenntnis, dass der Erwerb des freien Laufens doch nicht zu den Möglichkeiten des Kindes passen.

Andererseits sind wir Fachkräfte manchmal erstaunt, welche Fähigkeiten die Kinder über die Zeit entwickeln und dadurch Ziele erreichen, die wir nicht für möglich gehalten hätten. Mit dem geschilderten Vorgehen würden also auch unnötige Frustrationen bei einer fachlichen Fehleinschätzung vermieden.

Zielentwicklung mit Kindern

Mit Kindern in einem kognitiven Alter von 5 Jahren bis ca. 10 Jahre sollten Teilhabeziele über das Ausprobieren und Erleben entwickelt werden, damit die Kinder begreifen können, worum es geht (Kap. 3.1.3). Manchmal kann man die Vorstellungskraft der Kinder gut anregen mit Bildkarten und Smileys, die einander zugeordnet werden. Für diesen kreativen Weg werden ca. 5–10 therapeutische oder pädagogische Einzelstunden benötigt. Hier können Konzepte wie das COPM, die VIP-Karte, PEAP gut zur Anwendung kommen (Kap. 4.1.6).

Mit Kindern unterhalb eines kognitiven Alters von 5 Jahren oder mit kaum sprechenden Kindern jeden Alters können Ziele oft nur über die Einschätzung von Erwachsenen erfolgen. Es sind in erster Linie die Eltern und dann auch vertraute Fachpersonen, denen diese anspruchsvolle Aufgabe zukommt. Hier ist es wichtig, dass die Erwachsenen sich immer wieder prüfen, dass sie Ziele aus ihrer Sicht von Zielen aus Sicht des Kindes unterscheiden. Sich in die Vorstellungswelt des Kindes hineinzuversetzen, kann gut gelingen, indem sich jede oder jeder diese Fragen stellt:

- „Was würden uns Jerome oder Ceren jetzt sagen, was wir für sie tun sollen?"
- „Für welche Erlebnisse würde sie leuchtende Augen bekommen?"
- „Was machen sie besonders gerne?"
- „Was würden sie erreichen wollen?"

Dies so gewonnenen Einschätzungen sollten in jedem Fall durch ein Ausprobieren und Beobachten in der jeweiligen Erlebenssituation auf Richtigkeit überprüft werden.

Für ältere Kinder (10–14 Jahre) können Ziele mit geleitender und anschaulicher Gesprächsführung entwickelt werden. Auch in diesem Alter empfiehlt es sich, je nach Lebensbereich über das Ausprobieren und Erleben von verschiedenen Vorgehensweisen zu arbeiten. Hier könnte SCRiBiLiTY zum Einsatz kommen (Kap. 4.1.6).

Ziele sind dann für Kinder attraktiv, wenn sie nach ICF auf Teilhabeebene formuliert sind. Das veranschaulicht die Abbildung 3-25. Ziele auf Struktur-und Funktionsebene lösen meistens keine glänzenden Augen aus und setzen auch keine positive Energie frei. In der Abbildung sind Ziele für die verschiedenen ICF-Komponenten für ein Kind mit Cerebralparese und für ein Kind mit ADHS formuliert. Nur Ziele auf Teilhabeebene wirken ausreichend motivierend, und zwar umso besser, wenn sie vom Kind selbst bestimmt wurden und in einem absehbaren zeitlichen Rahmen, z. B. bis nach den Osterferien oder bis zum Beginn des Faschings erreichbar sind.

Die Ziele zu den anderen ICF-Komponenten außer der Teilhabe sind auch wichtig. Diese sind jedoch eher für Erwachsene bedeutungsvoll und sollten deshalb unter den Erwachsenen diskutiert werden.

ICF nutzen

Die Teilhabeziele sollten dem Anliegen entsprechend gedanklich den 9 Lebensbereichen der ICF zugeordnet werden. Hilfreich wäre es, wenn das Anliegen bereits mit ein bis zwei ICF-Codes betitelt wäre. Der Kontext der Teilhabziele sollte in den ICF-Komponenten gedacht und abgebildet und mit bis zu maximal 12 ICF-Codes und Schlüsselworten markiert werden.

Kontakt überprüfen und erhalten

Siehe Prozessschritt 1 und 2 (Kap. 4.1).

Dokumentation und Codieren

Für alle direkt Beteiligten und für die Netzwerkpartner:innen ist es für die weitere Zusammenarbeit notwendig, dass die **Teilhabeziele oder der Teilhabebedarf** dokumentiert und nach ICF codiert sind, damit daran angeknüpft werden kann. In einzelnen Situationen kann es auch wichtig sein, den Prozess – den Weg zum Ziel – festzuhalten. Dann müssen Sie eine Absprache treffen, wie das erfolgen soll.

Für den Fall, dass Sie bisher im Prozess nicht codiert haben, könnte die Codierung der Teilhabeziele einen Minimalstandard oder einen wertvollen Einstieg ins Codieren nach ICF darstellen.

Als **Gedächtnisstütze** für Kind und Eltern, können diese die **Teilhabeziele** in ihr Handy oder auf einen Notizzettel aufschreiben. Kinder können diese malen, aus einer Bildsammlung ein geeignetes Bild auswählen und einen Screenshot mit dem Handy machen oder sich Stichpunkte auf einen Notizzettel schreiben. Das Kind kann ggf. auch seine Eltern oder die Fachkraft bitten, das an ihrer Stelle zu tun, wenn es selbst dazu nicht in der Lage ist. Aus einem Termin eine selbst erstellte Notiz mitzunehmen, kann etwas Berührendes für Kind und Eltern haben, sodass sie zu Hause darüber nochmals ins Gespräch oder Nachdenken kommen. Dies wiederum unterstützt den eigenen Verortungsprozess.

Im **Bericht für alle Beteiligten** ist es hilfreich, wenn **Teilhabeziele zugeordnet zu den Themen/Anliegen** dokumentiert werden. Je nach Fachrichtung und Aufgabe im Prozess können zunächst eher übergeordnete Ziele oder bereits kleinschrittige Etappenziele formuliert werden (Kap. 5).

Benötigte Ressourcen und Unterstützung

- Expertise in personenzentrierter Gesprächsführung – insbesondere die 9 Methoden zum geschmeidigen Umgang mit Widerstand (Kap. 4.4.5)
- Kenntnis der Kriterien für Teilhabeziele und die 7 „goldenen Regeln“ der Zielformulierung
- Kenntnis des Prozesses von der Teilhabepräferenz zum Teilhabeziel über das persönliche Anliegen – kurz: Kenntnis des Weges vom Wunsch zum Ziel für Kind und Eltern
- ICF-Dokumentationssystem für die Ziele der einzelnen ICF-Komponenten
- Kenntnis der 9 Lebensbereiche der ICF und ihrer Unterkapitel, denen die Teilhabeziele zuzuordnen sind
- Raum zum Wohlfühlen für Kinder und Eltern und sonstige Beteiligte
- Termine mit ausreichendem Zeitkontingent und Frequenz
- Spiel- und Explorationsmaterialien für Kinder

4.4.5 Gesprächsführung: Geschmeidiger Umgang mit Widerstand

Barbara Guthy

Auf dem Weg der Gesprächsführung vom ersten Thema bis zum konkreten Handlungsplan begegnen wir regelhaft der Wahrnehmung eines Missklangs zwischen dem, was wir äußern, und was Eltern daraufhin antworten bzw. wie sie sich verhalten. Diese Missklänge sind wichtige Anzeichen, das Gespräch über Inhalte wieder zu verlassen und den Fokus auf den Kontakt zu lenken.

Es gilt zu eruieren, was die Gesprächspartnerin oder den Gesprächspartner jetzt bewegt und welche Gedanken sie oder er sich macht. Erst wenn das sichtbar und geklärt ist, kann man sich wieder dem Inhalt zuwenden. Hierfür können wir die MI-Methode **„Geschmeidiger Umgang mit Widerstand“** gebrauchen.

Störungen auf Beziehungsebene

In allen Stadien der Veränderung und in allen Prozessphasen ist eine Störung auf der Beziehungsebene möglich. Manchmal ist der Einstieg holprig, wenn Menschen nicht freiwillig zum Gespräch kommen, z. B. wenn Kita, Schule oder Kinderärzt:in Anlass für das Gespräch waren. Oder die Störung – der „Missklang“ – taucht auf, wenn ungefragte Ratschläge gegeben werden und dafür kein Problembewusstsein vorhanden ist. Es kann aber auch sein, dass wir schon ganz gut vorangekommen sind und bei der Umsetzung – dem Weg zum Ziel – wird plötzlich der „Aufwand“ für eine Veränderung offenbar: die Person zögert, wird langsamer, die Fachkraft bekommt es zu spät mit und ist schon vorausgeeilt mit einer Lösungsidee. Auch dadurch kann „Missklang“ entstehen.

Diese Missklänge sind wichtige Anzeichen, das Gespräch über Inhalte wieder zu verlassen und den Fokus auf den Kontakt zu lenken. Es gilt zu eruieren, was die Gesprächspartner:in jetzt bewegt und welche Gedanken sie sich macht. Erst wenn das sichtbar und geklärt ist, ist es wieder möglich, sich dem Inhalt zuwenden.

5

Exkurs

In der psychologischen Fachsprache wurde dieser Missklang früher als „Widerstand“ bezeichnet. Wir verwenden diesen Begriff hier weiterhin, weil Fachpersonen damit sofort entsprechende Situationen aus ihrem Berufsalltag assoziieren. Bei der fachlich korrekten Verwendung von „Missklang auf der Beziehungsebene“ ist das nicht unbedingt der Fall.

Ausprägungen des Widerstands

Wie zeigt sich Widerstand bei Eltern?

1. Zweifel an Kompetenz bzw. Person der Beratenden,
   z. B. „Haben Sie eigentlich selbst Kinder?“
2. Vermeidung, Verleugnung, Verweigerung,
   z. B. eigene Nachlässigkeiten oder Unwillen gegenüber den Erfordernissen der Therapie werden geleugnet („Ich übe doch ständig mit meinem Kind!“), bagatellisiert („Wir sind höchstens 1- bis 2-mal zu spät gekommen“), affektgeladen zurückgewiesen („Ich lasse mir doch nicht vorschreiben, wie ich meine Tochter erziehen soll!“) oder Innovationen werden boykottiert („Das hilft doch alles nicht weiter“).
3. Unterbrechen oder „Abschneiden“ des Dialogs,
   z. B. das Wort abschneiden („Sie brauchen darüber gar nicht weiterzureden!“), unvermittelt das Thema wechseln („Wir haben jetzt genug darüber gesprochen. Was gibt es noch?“), sich innerlich „ausklinken“ (den Äußerungen der Therapeutin nicht folgen oder Antworten geben, die nicht auf die Fragen eingehen).

Widerstand entsteht zwischen den Gesprächspartner:innen, häufig durch die Beratenden, und sollte nicht auf eine Persönlichkeitskonstante („Nörglerin“, „Ignorant“) reduziert werden.

Widerstand von Eltern ist häufig (auch) Ausdruck der Gesprächsgestaltung (z. B., wenn Fachkräfte die Mutter/den Vater zu etwas überreden wollen) und des Kontextes (z. B. die Fachkraft ist wenig empathisch; in der Familie gibt es Probleme; die Eltern sind nicht freiwillig in der Beratung, sondern wurden „geschickt“, von der Kinderärzt:in, der Schule, Kita usw.).

Beugen Sie Widerstand vor, indem Sie – soweit möglich – verzichten auf:

- Debatten mit den Eltern (Mutter: „Ich weiß, dass das nichts bringt!“ Fachkraft: „Andere haben auch davon profitiert!“)

- Überzeugungs-/Überredungsversuche (Vater: „Ich weiß, dass das nichts bringt!" Beratende: „Ich erkläre Ihnen das noch mal genauer ...")

Exkurs

Die Weisheit des Widerstands [31]

Widerstand als Selbstschutz
„Jeder sogenannte Widerstand ist ein Ausdruck der Verletzbarkeit des Klienten, ist ein ‚Signal' für die Angst, Risiken einzugehen, die durch die vorangegangenen Erfahrungen nicht unterstützt werden. Widerstand ist eine wichtige Form des Selbstschutzes. (...) Von ‚außen' betrachtet scheint der Klient verschlossen; aber vom subjektiven Standpunkt aus gesehen vermeidet er psychische Verletzung. (...) Wenn man das Auftauchen von Widerstand als Schutzfunktion begreift, (...) kann man durchaus von der ‚Weisheit' des Widerstands sprechen."
Widerstand kann ein tiefer Ausdruck eines verzweifelten Bedürfnisses sein, die einzige Möglichkeit, für sich selbst zu sorgen, vergleichbar mit dem neu gelernten „Nein", das für ein Kind eine der ersten Möglichkeiten ist, sich wahrzunehmen und die eigene Identität zu behaupten. „Widerstand schützt, aber er verhindert auch Wachstum, weil er den Dialog mit der Welt unterbricht. Buber spricht in diesem Zusammenhang von den ‚sieben Eisenbanden um unser Herz'" [35].

Weiser Umgang mit Widerstand
„Wenn der Therapeut den ‚Widerstand' eines Klienten nicht schätzen kann, so ist er nicht wirklich in dessen Erfahrungswelt eingedrungen. Ein allzu starkes Interesse an der ‚Heilung' des Klienten ruft meist weiteren Widerstand hervor."
„Der Widerstand soll nicht bestraft, sondern umarmt werden! Er muss nicht ‚durchbrochen', sondern integriert werden. Es gibt nur eine Möglichkeit, den Ort zu erreichen, den man erreichen möchte: Man muss den Ort akzeptieren, von dem man ausgeht, auch wenn es nicht der ist, wo man sein will. Die Wertschätzung des gesamten Selbst, d. h. paradoxerweise auch die Wertschätzung der als unerwünscht wahrgenommenen Anteile, ist der erste Schritt auf dem Weg zur Heilung."

Der Widerstand im „Zwischen"
„Wer leistet Widerstand: der Klient oder die Fachkraft? (...) Häufig genug sind es beide. Dabei besteht der wesentliche Abwehrmechanismus [der Fachkraft] darin, Widerstand ausschließlich als Abwehr des Klienten zu deuten. Dann stößt Abwehr auf Abwehr, Widerstand auf Widerstand (...). Auch der Widerstand des Therapeuten ist weise. Er zeigt ihm die Grenzen seiner Offenheit und Akzeptanz und die Notwendigkeit, diese Grenzen zu erweitern. Allerdings sind die Ansprüche an ihn höher als an den Klienten. Das ist eine der normativen Grenzen für die Gegenseitigkeit in der Therapie: Der Therapeut ist für den Klienten da, nicht umgekehrt."

9-Methoden-Werkzeugkoffer

Für den Umgang mit Widerstand bietet MI einen „Werkzeugkoffer" mit 9 Methoden, siehe Tabelle 4-3.

Weitere Methoden der Gesprächsführung

Die Grundhaltung von MI:
s. Prozessschritt 1 und 2, Kap. 4.1.5

Offene Fragen und **Aktives Zuhören:**
s. Prozessschritt 1 und 2, Kap. 4.1.5

„Guiding" als Gesprächsführungsprinzip:
s. Prozessschritt 3, Kap. 4.2.5

World Café: s. Prozessschritt 4, Kap. 4.3.5

Change Talk und **Confidence Talk:**
s. Prozessschritt 6–8, Kap. 4.5.5

5

Tabelle 4-3: Methoden des geschmeidigen Umgangs mit Widerstand anhand von Beispielen.

Methode		Elternteil	Fachkraft
1	Aktives Zuhören	„Ich mache doch alles, was ich soll – da können Sie mir sagen, was Sie wollen!"	„Für Sie besteht kein Zweifel daran, dass Sie alles so machen, wie es Ihnen gesagt wurde. Und Sie möchten nicht, dass ich Ihnen da etwas anderes unterstelle."
2	Übertreibendes Aktives Zuhören	„Das wächst sich noch aus. Ich war als Kind auch so."	„Sie sehen gar keinen Grund sich Sorgen zu machen. Ihr Sohn kann alles genauso gut wie die anderen Kinder."
3	Widerspiegeln der Ambivalenz; Zweiseitiges Aktives Zuhören	„Ich weiß: Sie wollen, dass ich jeden Tag pünktlich die Übungen mit meinem Kind mache. Aber das schaffe ich nicht!"	„Einerseits wissen Sie, wie wichtig die Übungen sind, andererseits ist es einfach zu viel für Sie."
4	Umdeuten oder „Reframing"	„Das ist doch Kinder-geburtstag hier!"	„Sie wollen mehr, Ihrem Anspruch genügt das nicht, was wir hier machen. Danke, dass Sie so offen Ihre Meinung sagen und nicht damit hinterm Berg halten."
5	Zustimmende Wendung	„Hier geht es immer nur um Therapie. Als ob das alles im Leben wäre."	„Stimmt: Wir haben die ganze Zeit nur über die Therapie gesprochen. Es gibt wirklich noch mehr im Leben. Letztlich geht es um das Wohl und Glück Ihres Kindes – das sollte im Mittelpunkt stehen."
6	Betonung der Autonomie	„Ich weiß: Sie wollen, dass wir total diszipliniert mitarbeiten. Aber das ist vollkommen unmöglich!"	„Niemand kann Ihnen vorschreiben, was für Sie am wichtigsten ist. Es ist allein Ihre Entscheidung." Oder: „Sie sind ein freier Mensch und es hängt letztlich von Ihnen ab, wie es weitergeht."
7	Sich auf die Seite des Gegenübers stellen		„Sie haben einiges über Ihre Familie erzählt, und da gibt es ja eine Reihe sehr positiver Dinge. Ich frage mich, ob es mir an Ihrer Stelle wirklich wert wäre, mich auf einen solchen Therapieversuch einzulassen." Oder: „Wir haben über die Vor- und Nachteile Ihrer aktuellen Lebensweise gesprochen und die Vorteile überwiegen offensichtlich. Sie sind zufrieden mit Ihrem Verhalten und wollen im Grunde nichts verändern."
8	Um Entschuldigung bitten		„Das tut mir leid, da habe ich Sie offensichtlich nicht richtig verstanden."
9	Fokus verschieben	„Dafür kann ich nichts." „Dass wir nicht pünktlich waren, hat meine Frau verbockt."	„Ich schlage vor, dass wir das jetzt nicht klären und die verbleibende Zeit dafür nutzen herauszufinden, was Ihr Kind am dringlichsten braucht."

4.4.6 Stolpersteine

Zeit zu knapp für die Zielformulierung

Je nachdem, in welcher Funktion und Aufgabenstellung jemand für ein beeinträchtigtes Kind arbeitet, bleibt weniger oder mehr Zeit für die Zielentwicklung. Fachkräfte, denen nur wenige Termine dafür zur Verfügung stehen und die die Kinder dann weiterempfehlen müssen, scheuen sich oft davor, in den Zielentwicklungsprozess einzusteigen, weil sie befürchten, den nachfolgenden Fachkräften vorzugreifen und sie dadurch in ihrer Arbeit zu stören.

Wenn wir allerdings die o.g. Ausführungen ernst nehmen, dann werden drei Dinge klar.

1. **Kind und Eltern sind die Besitzer:innen ihrer Ziele.**
   Es ist nicht die Aufgabe der Fachkraft, Ziele zu formulieren. Das heißt, Besitzer:innen der Ziele sind immer die Betroffenen und nicht die Fachkraft. Wenn wir also mit dem Zielentwicklungsprozess so bald als möglich beginnen, nehmen wir nicht der nachfolgenden Fachkraft etwas weg, sondern erleichtern das Ankommen bei der nachfolgenden Fachkraft.
2. **Gemeinsames Verständnis über den Zielentwicklungsprozess.**
   Nur durch ein gemeinsames Verständnis vom Weg der Zielentwicklung und welche Unterstützung Kind und Eltern dabei durch die Fachkräfte benötigen, kann die nötige Kontinuität für Kind und Eltern hergestellt werden.
3. **Im Kontext von Netzwerken von Anfang an denken und planen.**
   Es braucht die Bereitschaft aller Beteiligten, sich als eine Wirkende oder ein Wirkender unter vielen zu verstehen, die dem Kind und seinen Eltern gemeinsam zu Diensten stehen.

Der Versuch, zu etwas zu motivieren

Alle, die sich mit Förderung von Kindern mit Beeinträchtigungen im weiteren oder engeren Sinne befasst haben, waren wahrscheinlich schon mal versucht, Kind und Eltern zu etwas zu motivieren. Es kann sein, dass wir für die Teilnahme an einem bestimmten Training geworben haben oder dass wir mit Belohnungen gegenüber Kindern gelockt haben. Je mehr wir die Rolle der Motivierenden übernommen haben, desto mehr haben Kind und Eltern sich vermutlich auf ihre Weise „verweigert" – sei es, dass das Kind nur so lange eine Tätigkeit gemacht hat, wie es dafür eine Belohnung bekommen hat, oder sei es, dass Eltern eine ganze Reihe von Einwänden genannt haben, warum das Training für sie nicht in Frage kommt. Das hat damit zu tun, dass nur intrinsische Motivation, die aus dem Persönlichen entspringt, zu einer nachhaltigen Veränderung führt. Das vermeintliche „Von außen motiviert werden können" ist leider ein Trugschluss und hält nur so lange vor, wie der Motivationsschub (Belohnung oder Strafe) von außen auch anhält. Bleibt die extrinsische Motivation aus, hält auch die Veränderung nicht an.

Wenn Ihr Vorschlag zufällig (oder bedacht) mit der inneren Motivation von Kind und Eltern übereinstimmt, werden diese Ihrem Vorschlag gerne folgen. Wenn nicht, sind Sie als geduldige Zuhörer:in gefragt, die Kind und Eltern im eigenen Herausfinden ihrer Motivation unterstützt.

Zielformulierung nach BTHG

Mit Einführung des Bundesteilhabegesetzes (BTHG) sind Kostenträger wie Sozialamt und Landesverbände aufgefordert, ihre Teilhabe- und Gesamtplanung nach ICF durchzuführen. Trotz unterschiedlicher Instrumente, die in den letzten Jahren von den Ländern entwickelt wurden, ist die Verabredung von Teilhabezielen ein Kernelement davon. Die Zielbestimmung soll zusammen mit den Eltern und den Fachkräften des Kostenträgers durchgeführt werden. Für die Planerstellung einschließlich der Ziele stehen meistens nur wenige Stunden zur Verfügung.

Der dortige Rahmen ist für den skizzierten Zielentwicklungsprozess meistens zu kurz. Die notwendige Prozessbegleitung kann unter diesen Voraussetzungen meistens nicht abschließend gelingen. Nach unserem Kenntnisstand sind zudem die Schulungen der Fachkräfte bei den Kostenträgern derzeit noch nicht auf das notwendige Vorgehen in Tiefe und Breite ausgerichtet, dass diese ausreichend dabei mitwirken könnten. Insofern bleibt zu befürchten, dass sich das Bewilligungsverfahren von Hilfen bei den Kostenträgern mehr formal denn qualitativ-inhaltlich geändert hat und sich die erwünschte Qualitätsverbesserung in Richtung Teilhabe zunächst noch nicht ausreichend einstellt.

Mancherorts hat dies insofern zur verpflichtenden Zusammenarbeit zwischen Kostenträgern und Leistungserbringern geführt, als dass arbeitsteilig Teilhabeziele entwickelt werden. So legt beispielsweise der Kostenträger ein übergeordnetes Thema („Ziel") fest und beauftragt die Frühförderstellen, über 6 Monate während ihrer Förderung bedeutungsvolle Teilhabeziele mit den Familien zu erarbeiten.

Die Leistungserbringer selbst haben sich schon sehr viel häufiger tiefergehend mit dem Prozess der Zielfindung nach ICF befasst und verfügen zudem über einen günstigeren zeitlichen Rahmen von mehreren Monaten. In jedem Fall können die Inhalte der Teilhabe- oder Gesamtpläne der Kostenträger von den mitwirkenden Fachpersonen der Leistungserbringer aufgegriffen und im Sinne der Entwicklung einer bedeutsamen Teilhabezielentwicklung weiterentwickelt werden, um für die Eltern eine Kontinuität erkennbar werden zu lassen.

Problematik „Handlungsziele"
Warum wir nicht von Handlungszielen, sondern besser von Maßnahmen sprechen

An vielen Stellen werden neben den Teilhabezielen, den funktionellen Zielen und den Zielen der Verbesserung oder dem Erhalt von Körperstrukturen auch Ziele formuliert, die eine Handlung einer mitwirkenden Person bezeichnen.

Beispiele: „Die Mutter liest Noah abends vor dem Schlafengehen ein Buch vor", „Die Erzieherin achtet in der Kita darauf, dass Cem seine Brille trägt", „Frau D. meldet ihre Tochter Sarah für die Logopädie an".

Wenn sich die Personen nach einem Gespräch mit Ihnen dazu entschließen, diese Handlungen ab jetzt durchzuführen, dann entscheiden sie sich gemäß des Handlungsplans dafür und möchten mit dieser Maßnahme etwas für das Kind im Alltag erreichen. Dies sind in den Beispielen möglicherweise folgende Teilhabeziele: „Noah genießt die Zuwendung seiner Mutter beim abendlichen Buchvorlesen", „Cem erkennt die anderen Kinder und interagiert im Spiel mit ihnen" oder „Sarah äußert am Mittagstisch ihre Essenswünsche verständlich und wird nicht mehr einfach mit allen Speisen gefüttert".

Nach ICF hingegen müssten diese Maßnahmen formal als Ziele für zu ändernde Umweltfaktoren – nämlich den „Einstellungen und Unterstützung von Bezugspersonen" – bezeichnet werden. Das kann in der Praxis problematisch werden. Denn streng nach ICF formuliert müsste die Barriere „Einstellung der Mutter, die Vorlesen bisher für unnötig hielt" hin zu einem Förderfaktor „Einstellung der Mutter hin zu: erkennt Nutzen des Vorlesens und macht es deshalb gerne" entwickelt werden. Einen solchen Umgang mit der Mutter erscheint in der Versorgungspraxis völlig unangemessen und kontraproduktiv.

Wir empfehlen deshalb, die Zielformulierung und Zielfindung alleinig den Teilhabezielen des Kindes vorzubehalten und nicht durch die Vermischung mit Zielen von anderen Personen (z. B.

mit dem Ziel der Mutter, einen Logopädieplatz zu organisieren) Verwirrung zu stiften.

Eine Handlung, die eine Person im Alltag für das Erreichen der Teilhabeziele des Kindes machen möchte, sollten ausnahmslos unter den Maßnahmen und dem Handlungsplan aufgeführt werden.

Es ist vielerorts leider Praxis, die gemeinsamen Gespräche mit Verabredungen zu den To Do's abzuschließen und diese als Ziele zu titulieren. Hier ist zu betonen, dass erst durch die Entwicklung von bedeutsamen Teilhabezielen Maßnahmen gerechtfertigt sind und ihre Wirkung für das Kind im Alltag entfalten.

Der Verzicht auf den Terminus von Handlungszielen und die Zuordnung von handelnden Bezugspersonen als hinderlich oder förderlich sowie die Aktivierung von förderlichem Handeln aller Beteiligter durch die Fokussierung auf das Erreichen der Teilhabeziele würde den Weg ebnen, dass die Bezugspersonen sich mit ihren Möglichkeiten und ihrer positiven Motivation befassen. Dann schauen sie nicht auf ihre Fehler und Schwächen, sind nicht frustriert und nehmen die Chance wahr, mitzuwirken.

Angenommen die Mutter von Noah hat bisher ihrem Sohn abends nicht vorgelesen und auch sonst wenig Zuwendung gegeben. Jede Mutter möchte, dass es ihrem Sohn gut geht und gerne auch etwas dafür tun, auch wenn sie wie im genannten Beispiel offensichtlich über wenige Sozialkompetenzen verfügt. Nehmen wir an, dass Noah im Alltag aufgrund einer Vernachlässigung andere Kinder schlägt und dass Sie in vertrauensvollen Gesprächen zusammen mit der Mutter entwickelt haben, dass Handlungen wie das abendliche Vorlesen dazu beitragen können, dass Joans sein Teilhabeziel „mit anderen Kindern in der Nachbarschaft Verstecken spielen, weil er nicht mehr schlägt" erreichen könnte. Dieser gemeinsame Erkenntnisprozess könnte die Mutter motivieren, ihr Handeln zu ändern.

Fazit: Teilhabeziele ergänzt um Funktions-/Aktivitäts- und Körperstrukturziele sind ausreichend für den Förder- und Entwicklungsprozess von beeinträchtigten Kindern.

Handlungsziele oder Veränderungsziele der Umweltfaktoren können unter den verabredeten Maßnahmen und Handlungsplänen besser aufgeführt werden.

Kinder an Routinen gewöhnen

Vom Wunsch zum Ziel: Kinder an Routinen gewöhnen – wie viel „Tam Tam" ist nötig?

Oft haben Eltern das Ziel, dass Kinder an täglichen Routinen, wie sich anziehen, Zähne putzen, sich waschen oder Haare kämmen geschmeidig mitwirken. Mindestens genauso oft zeigen sich Kinder gerade dabei besonders oppositionell und die täglichen Routinen entwickeln sich zu kleinen Familiendramen.

Ein Lösungsweg dafür könnte tatsächlich der oben beschriebene motivierende Weg über das Eruieren der Wünsche sein, weil es zu klären gilt, was das Kind nicht kann, was es nicht will und wie eine Verabredung über ein gemeinsames geklärtes und passendes Vorgehen aussehen könnte. Dieser gesprächsaufwendige Weg eignet sich für viele Themen und Situationen, aber keinesfalls für alle.

Manchmal könnte es genau passend sein, wenn Sie Eltern raten, in einer neutralen Haltung ohne Ärger die Routinen stetig durchzuführen und ein Mitwirken einzufordern mit den Worten „Das gehört zum Alltag dazu und wir machen das jetzt" und keine Diskussion darüber zuzulassen. So würden Eltern ihr Kind an die Routinen durch die stetige und stoische Wiederholung ohne viel „Tam Tam" gewöhnen und ihnen damit einen Zugang zu den Banalitäten des Alltags wie bei unbeeinträchtigten Kinder ermöglichen.

Unserer Erfahrung nach fällt es gerade Eltern chronisch kranker Kinder oft sehr schwer, ihre Kinder durch Ansagen die Akzeptanz und Mitwirkung an Alltagsanforderungen abzuverlangen. Warum ist das so? Es könnte damit zu tun haben, dass Eltern chronisch beeinträchtigter Kinder den Kindern – quasi als Entschädigung – das Leben leichter machen möchten und

Kinder, die sich an diese Art von Verwöhnung gewöhnt haben, diese einfordern. Sie könnten dann den Eltern den Blick dafür öffnen, dass auch beeinträchtigte Kinder kleine Zumutungen, unter Umständen mit Geschrei, benötigen, um ihre Persönlichkeit zu entwickeln.

Es könnte aber auch damit zu tun haben, dass der aufwendige Alltag für das chronisch kranke Kind zu wenig sog. „Quality Time" mit den Eltern enthält und die Kinder sich über ihr oppositionelles Verhalten mehr Berührung und Kontakt zu ihren Eltern holen und den negativen Affekt dafür in Kauf nehmen. Hier könnten Sie die Eltern bitten, im Alltag mehr Quality Time einzuplanen und dem Kind zu bedeuten, dass die Quality Time umso größer ist, je weniger „Tam Tam" es für die Routinen braucht.

Weitere Stolpersteine

(Kap. 4.1.6):

- Zwei Hüte aufhaben
- Übersehen/Überhören von Störsignalen
- Gedankenschleifen statt lineare Abarbeitung
- Alles komplett erledigen wollen
- „Auftrag klären" vs. „Anliegen entwickeln"
- Bessere Anliegenklärung im ICF-Kontext
- Wohin mit meiner Fachsicht?
- Vorgehen mit Kindern anders als mit Eltern
- („Kindgerechte Anliegenklärung")

(Kap. 4.2.6):

- Zeit für Kinder und Eltern zum Antworten geben, wenn eigentlich keine Zeit da ist
- Alle Teilhabeeinschränkungen gleichzeitig bearbeiten wollen

(Kap. 4.3.6):

- ICF-Profil kompliziert für Kinder und Eltern

4.4.7 Abgleich Qualitätsmerkmale und Praxis

Kernaufgaben:

1. Ein vertrauensvoller Kontakt wird hergestellt und gesichert.
   - *Kind und Eltern melden verbal und mimisch der Fachkraft zurück, dass sie den gegebenen Informationen vertrauen.*
2. Eltern und Kinder entwickeln ausgehend von den im vorhergehenden Prozessschritt benannten Teilhabepräferenzen entlang persönlicher Anliegen bedeutungsvolle Teilhabeziele für und mit ihrem Kind.
   - *Bedeutungsvolle Teilhabeziele des Kindes sind benannt.*
3. Ziele der anderen ICF-Komponenten wie funktionelle Ziele oder Ziele der Körperstrukturen, werden den Teilhabezielen zugeordnet. Ziele bezüglich der Umweltfaktoren werden unter den Maßnahmen/Handlungsplan (Prozessschritt 6 und 7) aufgeführt.
   - *Falls erforderlich, sind zu den Teilhabezielen Ziele auf Körperfunktions- und Körperstrukturebene zugeordnet.*
4. Alle Beteiligten sind einbezogen.
   - *Alle Beteiligten signalisieren verbal und mimisch der Fachkraft, dass sie ihre Aspekte ausreichend einbringen konnten.*

Partizipatives Arbeiten:

1. Sichtweisen von Kind und Eltern werden durch offene Fragen entlockt.
   - *Offene Fragen wurden von Kind und Eltern mit der Darlegung von eigenen Sichtweisen beantwortet.*
2. Sichtweisen von Kind und Eltern werden durch Aktives Zuhören gewürdigt.
   - *Aktives Zuhören wurde praktiziert und Kind und Eltern melden verbal oder mimisch der Fachkraft zurück, dass sie sich verstanden fühlen.*
3. Kinder und Eltern werden durch eine „geleitende" Gesprächsführung darin unterstützt, dass sie ihre Teilhabepräferenzen von allen Seiten her betrachten und in ihrer Bedeutung bezüglich der Motivation des Kindes, der Leistungsfähigkeit der Familie, der Aktivitätskompetenz des Kindes und dem Umfeld des Kindes so weiterentwickeln, dass sich ein persönliches Anliegen zu einem Teilhabeziel entwickelt.
   - *Die Teilhabezielentwicklung passt zur Motivation des Kindes, der Leistungsfähigkeit der*

Familie, der Aktivitätskompetenz des Kindes und dem Umfeld des Kindes.

Notwendige Leistungen:

1. Die Bedeutung der Teilhabepräferenzen und -ziele für das Kind, seine Eltern und auch für alle Beteiligte wird entlockt.
   - *Aspekte, die Kind und Eltern mit den Teilhabezielen verbinden sind sichtbar.*
2. Die Ziele erfüllen die Kriterien für Teilhabeziele (ausführlich s. Kap. 4.4.2).
   - *Teilhabeziele erfüllen die geeigneten Zielkriterien.*
3. Die Teilhabeziele werden entlang der 7 „goldenen Regeln" entwickelt.
   - *Teilhabeziele erfüllen die 7 goldenen Regeln.*
4. Mit dem Auftauchen von Ambivalenzen bei Kind und Eltern wird gerechnet. Das Für und Wider wird gewürdigt und der Abwägungsprozess von Kind und Eltern durch die Fachkraft unterstützt.
   - *Ambivalenzen von Kind und Eltern werden von der Fachkraft bemerkt und sind zumindest stichpunktartig dokumentiert.*

Förderliches Handlungskonzept:

1. Die Kinder und Eltern müssen und können selbst herausfinden, was für sie und das Kind bedeutsame Teilhabeziele sind.
   - *Die Kinder und Eltern werden in der Selbsterkundung unterstützt.*
2. Die Fachkraft erkennt, wo Kind und Eltern Anregungen benötigen, um ihre persönlichen Anliegen zum Vorschein zu bringen.
   - *Die Kinder und Eltern werden in ihrer vertieften Anliegenerkundung unterstützt.*
3. Die Fachkraft bietet ihre Expertise zu den Alltagsthemen an und überlässt Kind und Eltern die Wahl, wie diese damit umgehen möchten (Ausnahme: Gefahrenabwendung, Notfall oder Kindeswohlgefährdung).
   - *Die Fachkraft informiert mit Wahlfreiheit.*
4. Die Fachkraft geht geschmeidig mit Widerstand um (Motivational Interviewing) und bleibt geduldig.
   - *Kind und Eltern erleben sich in ihren Bedenken und Einwänden gewürdigt und fühlen sich zur Entwicklung neuer Sichtweisen eingeladen.*

Hilfreiche Fragen für den Eigengebrauch:

- Wie stark wollen Kind und Eltern das Teilhabeziel erreichen?
- Von wem wurde das Teilhabeziel entwickelt?
- Passt das Teilhabeziel zur Leistungsfähigkeit der Familie?
- Passt das Teilhabziel zur Aktivitätskompetenz des Kindes?
- Welches Gefühl wird sich vermutlich beim Kind einstellen, wenn es sein Teilhabeziel erreicht?
- Wurde wirklich ein Teilhabeziel für das Kind entwickelt oder entsprechen die Ziele eher Maßnahmen (sog. Handlungsziele beteiligter Personen)?
- Sollten auch Ziele auf Körperstruktur- und Körperfunktionsebene formuliert werden?

4.4.8 Beispiele

Beispiel 1: Said, Teil 4

Said ist ein 5 Jahre alter Junge mit Autismusspektrumstörung. Verlauf bisher siehe unter:

- Prozessschritt 1 + 2, Beispiele Said, Teil 1 (Kap. 4.1.8)
- Prozessschritt 3, Beispiele Said, Teil 2 (Kap. 4.2.8)
- Prozessschritt 4, Beispiele Said, Teil 3 (Kap. 4.3.8).

Ein **übergeordnetes Teilhabeziel** aus Sicht des Kindes könnte lauten:

- Ich sitze zu Beginn des Stuhlkreises in einer geschützten Ecke mit meinen Autos und setze mich mit am Ende beim gemeinsamen Singen mit in den Stuhlkreis.
- Ich bleibe bis zum Ende in der Kita.

Ein **Teilhabeetappenziel** könnte lauten:

- Ich fühle mich in der Anwesenheit von einem (!) anderen Kind wohl und wir spielen mit Autos.

Zugeordnete **Funktions-/Aktivitätsziele** könnten lauten:

- Said erkennt sozial-kommunikative Signale und antwortet darauf.
- Said beherrscht ein kurzes Zwiegespräch mit einer fremden Person oder einem Kitakind.

Beispiel 2: Moritz, Teil 4

Moritz ist ein 9 Jahre alter Junge mit Glasknochenkrankheit. Verlauf bisher siehe unter:

- Prozessschritt 1 + 2, Beispiele Moritz, Teil 1 (Kap. 4.1.8)
- Prozessschritt 3, Beispiele Moritz, Teil 2 (Kap. 4.2.8)
- Prozessschritt 4, Beispiele Moritz, Teil 3 (Kap. 4.3.8).

Im Anhang 3 des Online-Zusatzmaterials finden Sie das gesamte prototypische Praxisbeispiel „Moritz“.

Die Teilhabepräferenzen und -ziele von und für Moritz verknüpft mit den Zielen zu den anderen ICF-Komponenten sind in Abbildung 4-13 exemplarisch dargestellt.

4.4.9 Anwendungsmaterialien und Dokumente

- ICF-CY-Web-App (s. Literatur/Weblinks)
- Gesprächsprofil-Tischvorlage
- 7 goldene Regeln der Zielentwicklung
- TeilhabezielkriterienLAKMoSHIBeG-Tischvorlage
- ICF-Schlüsselwortliste
- PEAP-Cards
- Aktivity-Cards
- ICF-CY Klassifikation (in Buchform vom Hogrefe-Verlag, s. Weiterführende Literatur)

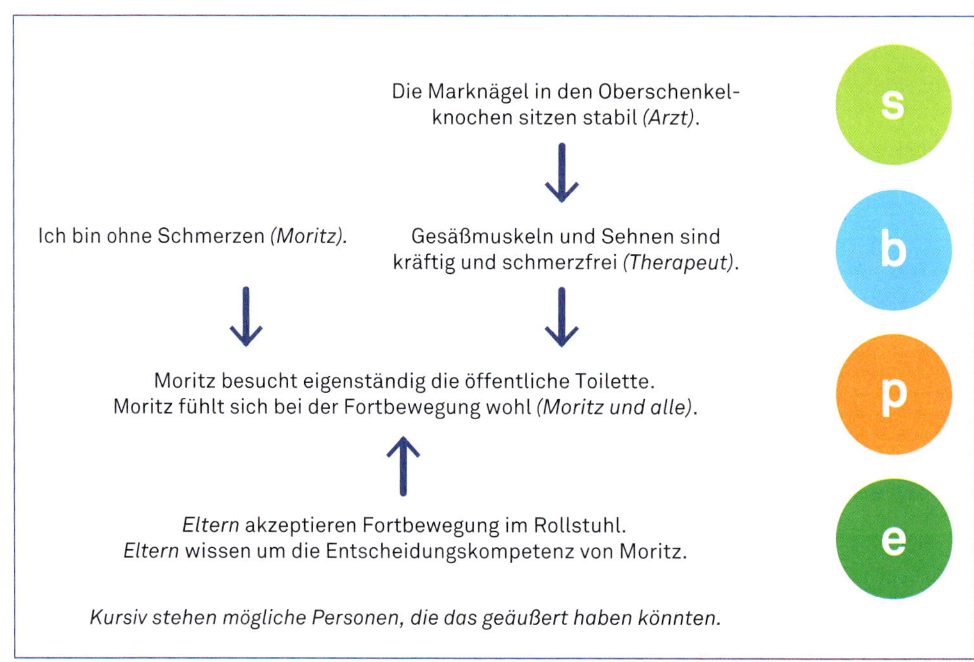

Abbildung 4-13: Teilhabepräferenzen und -ziele von und für Moritz verknüpft mit den Zielen zu den anderen ICF-Komponenten.

- Literatur zu Motivational Interviewing – Geschmeidiger Umgang mit Widerstand

4.4.10 Übungsaufgaben

- Formulieren Sie nach einem Termin übungsweise ein oder zwei Teilhabeziele und überprüfen Sie, welche der Zielkriterien die Teilhabeziele erfüllen.
- Überlegen Sie sich für dieses Kind zugehörige Funktions-/Aktivitätsziele und ggf. auch Ziele auf Körperstrukturebene.
- Bearbeiten Sie folgende Arbeitsblätter:
  - Entscheiden Sie, ob es sich um ein Teilhabeziel handelt, welche Zielkriterien erfüllt sind, welche nicht und von wem dieses Ziel vermutlich formuliert wurde (Tabelle 4-4).
  - Überlegen Sie sich, mit welchen Fragen Sie Ihr Gegenüber dazu bringen könnten,

Tabelle 4-4: Arbeitsblatt „Teilhabeziele erkennen".

Ziel	Von wem formuliert?	Ja
1. Ich möchte genauso hoch schaukeln, wie die anderen Kinder im Kindergarten.		
2. Verbesserung der Gleichgewichtsreaktion. V. soll sicherer werden beim Laufen auf unebenem Untergrund, weniger stolpern, z.B. um im Außengelände des Kindergartens besser zurechtzukommen.		
3. Soll beim Mittagessen in der Tagesstätte gut am Tisch sitzen		
4. Innerhalb von 6 Wochen spielt P. selbstständig 10 min mit selbst gewähltem Spielmaterial in der Küche zu Hause oder im Kinderzimmer.		
5. Einsicht in die Beeinträchtigungen des Kindes, Annehmen weiterführender Hilfen zum Wohl des Kindes und der Familie.		
6. Innerhalb von 3 Wochen im Kindergarten selbstständig die geöffnete Jacke und die Turnschuhe ausziehen.		
7. Entlastung der Mutter, Verbesserung der Interaktion, wieder Spaß miteinander haben.		
8. B. geht innerhalb von 6 Wochen den Weg von zu Hause bis zum Kindergarten (ca. 700 m) ohne Buggy.		
9. Ich möchte in der Mittagsruhe in der Tagesstätte gut schlafen		
10. E. kann sich im Kindergarten gegenüber anderen Kindern sprachlich verständigen		

dass zu dem funktionellen Ziel ein Teilhabeziel hinzuentwickelt wird (Tabelle 4-5). Versuchen Sie dann die Formulierung eines hypothetischen Teilhabeziels, das die Aktivität in einem spezifischen Alltagskontext des Kindes beschreibt.

- Überlegen Sie sich am Beispiel eines von Ihnen betreuten Kindes zunächst ein übergeordnetes, vielleicht aktuell noch unrealistisches Teilhabeziel und denken Sie sich dazu kleinschrittige Etappenziele aus (wissend, dass es eigentlich dem Kind entlockt werden muss; die Übung dient dazu, mit der Haltung und den entsprechenden Fragen vertraut zu werden – nicht dem Anspruch, selbst Ziele zu finden).
- Überprüfen Sie für sich nach einem Termin, ob die von den Eltern gewünschten Ziele der Aktivitätskompetenz des Kindes entsprechen und ob sie denken, dass die Ziele zur Leistungsfähigkeit der Familie passen oder eher eine Überforderung darstellen.
- Nehmen Sie sich bei einem nächsten Gespräch mit Eltern vor, zwei oder drei Methoden des Geschmeidigen Umgangs mit Widerstand mal einzustreuen und achten Sie auf die Effekte.

Tabelle 4-5: Arbeitsblatt zur Erprobung von geeigneten Fragen zur Ableitung von Teilhabezielen (s. Kriterien) aus allgemeinen Funktionszielen.

Bisherige Zielformulierung (nicht auf Teilhabe-Ebene)	Welche konkreten Fragen oder Gesprächshilfsmittel helfen bei der Vorbereitung eines Teilhabeziels?	Mögliche Formulierungen für ein (hypothetisches) Teilhabeziel
1. Kontrakturprophylaxe in den Kniegelenken		
2. Ausbau der Kraft- und Ausdauerleistung		
3. G. spricht einen grammatikalisch korrekten 4-Wort-Satz.		
4. B. geht adäquat mit vestibulären Reizen um, ist nicht mehr auf Reizsuche.		
5. F. kann sich in der Schule gut konzentrieren,		
6. Verbesserung der Gleichgewichtsreaktion: V. soll sicherer werden beim Laufen auf unebenem Grund.		
7. Kann mit dem Kopf andeuten, ob es noch einen Löffel Joghurt will.		

4.5 Anwendung Schritt 6, 7 und 8

Maßnahmen verabreden, Handlungsplan erstellen und Umsetzung begleiten

4.5.1 Beschreibung

Aus den vorhergehenden Prozessschritten ist bekannt

- was das Kind im Alltag macht (Teilhabestatus),
- was es machen möchte (Teilhabepräferenz/Ziele Kind),
- was es machen kann (Aktivitätskompetenz),
- was die Eltern möchten (Teilhabepräferenz/Ziele Eltern) und
- in welchem Umfeld das Kind lebt und welche Einflussfaktoren eine Rolle spielen (ICF-Profil).

Jetzt geht es darum, vor diesem Hintergrund Veränderungen (Maßnahmen), die wirksam sein könnten zu identifizieren, damit die Teilhabeziele des Kindes erreicht werden und dann zu verabreden, wer was bis wann dafür machen wird. Die Verabredungen werden dann in den Handlunsgplan aufgenommen, d. h. im **Handlungsplan** wird also die **Umsetzung der Maßnahmen** organisiert.

In der gemeinsamen Diskussion darüber werden die Aspekte der Machbarkeit und die zu erwartende Wirksamkeit einzelner Vorgehensweisen (Maßnahmen) gemeinsam kritisch beleuchtet. Dieser Schritt ist wichtig, damit die Umsetzung der Planung letztendlich auch gelingt und nicht in reinen Absichtserklärungen hängen bleibt.

An dieser Stelle sind wir auch als Fachpersonen mit unserer Fachsicht gefragt. Wir müssen hier die Informationen zu geeigneten Maßnahmen gemäß unserer Fachkunde und dem aktuellen Stand der Wissenschaft zur Verfügung stellen, damit sich Kind und Eltern ein Bild machen und eine gute Entscheidung treffen können.

Doch Vorsicht: die Dosis macht das Gift! Gerade hier kann durch den Vorsprung an Fachwissen das Sprechen auf gleicher Augenhöhe verrutschen. Daher empfiehlt es sich, erst nachzufragen, welche Ideen es vielleicht schon gibt, das Engagement wertzuschätzen und dann die Erlaubnis einzuholen, ob weitere Informationen erwünscht sind. Erst wenn ein eindeutiges „Ja“ kommt, kleine Informationshäppchen anbieten und sofort nachfragen, wie das jetzt ankam bzw. in die eigene Vorstellung passt. Bei einem Zögern braucht es die Zuwendung zu eben diesen Zweifeln – dahinter können sich entscheidende Hemmschuhe verbergen (vgl. Methoden im Umgang mit Widerstand, Kap. 4.4.5).

Schließlich gilt es unterstützende Faktoren und mögliche Stolpersteine schon im Vorhinein gemeinsam zu betrachten und Verabredungen für einen guten Umgang damit zu treffen. Dadurch wird es wahrscheinlicher, dass die verabredeten Maßnahmen bis zur Zielerreichung auch durchgehalten werden können.

Eine Verabredung, wann die Zielerreichung überprüft und ggf. neu angepasst wird, rundet den ersten Zyklus von Prozessschritt 1 hin zu Prozessschritt 8 ab. Es können dann, sobald als nötig, weitere Zyklen folgen.

Der zuletzt genannte Schritt **„Umsetzung begleiten“** ist in seiner Bedeutung nicht zu unterschätzen. Gerade in den auf den Handlungsplan folgenden Monaten der Umsetzung werden die Kinder und die Eltern verstärkt nochmals genauer hinschauen, ob der verabredete Weg wirklich der zu ihnen passende ist. Die Umsetzungsbegleitung sollte deshalb von vornherein explizit an eine Fachperson übertragen werden, die dann im Falle von Zweifeln mit der Familie erneut in den Anliegenklärungsprozess einsteigt.

Wir beschreiben hier vor allem den Prozess, wie er in Gesprächen vornehmlich mit den Erwachsenen beschritten wird, die im Sinne des Kindes denken und handeln. Wenn dieser Weg dann mit dem Kind innerhalb der Therapie oder Förderung beschritten wird, gilt es mit sehr viel mehr Fokus auf die Äußerungen, Bedürfnisse und Bedenken des Kindes vorzugehen und das Kind innerhalb seiner Vorstellungswelt zu begleiten.

Der beschriebene Inhalt der Prozessschritte 6, 7 und 8 erfordert folgende **Vorgehensweise:**

Der Teilhabestatus, der Teilhabebedarf, die Teilhabepräferenzen und Ziele passend zur Aktivitätskompetenz des Kindes und die wichtigsten nach ICF profilierten Aspekte werden von uns Fachpersonen in einem Gespräch Kind, Eltern und ggf. weiteren Beteiligten zusammenfassend dargestellt. Auf diesem Boden moderieren Sie dann eine abwägende Diskussion der Beteiligten über geeignete Maßnahmen und stellen Ihre Facheinschätzung dar.

Sobald sich bezüglich der Maßnahmen ein Konsens abzeichnet, bitten Sie alle Beteiligten um ihre Zusagen, was sie konkret machen werden, damit die Ziele des Kindes erreicht werden. Sie verschriftlichen die Verabredungen entweder in einem Ergebnisprotokoll oder auch auf einer Flipchart, von der sich jede:r ein Foto mit dem Handy macht.

Zu Punkten, zu denen zunächst kein Konsens gefunden wird, legen Sie gemeinsam fest, wer mit wem diesen Punkt gedanklich weiterverfolgt und zu einer Entscheidung führt.

In jedem Fall sollten Sie neben der fachlichen Indikation für eine Maßnahme und dem zu erwartenden Effekt auch den Aufwand für das Kind und die Eltern besprechen. Dabei gilt es auch zu prüfen, wie Kind und Eltern Zugang zu dieser Maßnahme bekommen. Hier brauchen die Familien oft unsere Unterstützung oder im Fall einer Umweltanpassung – wie der Bau einer Rampe, die FM-Anlage (FM: Funkmikrofon) der Schule oder die UK-Mittel (UK: Unterstützte Kommunikation) in der Kita – den Zugang zu weiteren professionellen Stellen. Das heißt, auch diese Unterstützung sollte konkret verabredet werden, damit die geplanten Maßnahmen nicht ins Leere laufen. Hilfreich kann hier die 5A-Checkliste aus Kap. 3.1.1 sein.

Zum Schluss verabreden Sie, wann Sie sich wieder zusammensetzen und den Verlauf der Maßnahmen gemeinsam auswerten, ggf. Ziele und Maßnahmen an die reellen Gegebenheiten, die gemachten Erfahrungen und evtl. an neue Anliegen und Themen anpassen.

4.5.2 Anforderungen und Qualitätsmerkmale

Kernaufgaben:

1. Ein vertrauensvoller Kontakt wird weiter gesichert mit besonderer Aufmerksamkeit auf bestehende oder fehlende Änderungszuversicht.
2. Vor dem Hintergrund des ermittelnden Teilhabebedarfs, der Teilhabeziele und des ICF-Profils werden geeignete Maßnahmen ermittelt, durch die die Teilhabeziele erreicht werden können.
3. Die fachliche Einschätzung der Maßnahmen wird von den Fachkräften allen Beteiligten vermittelt.
4. Es wird in einem Handlungsplan verabredet, wer, was bis wann dafür macht.
5. Alle sind einbezogen.
6. Die Umsetzung der Maßnahmen wird professionell begleitet.

Partizipatives Arbeiten:

1. Sichtweisen von Kind und Eltern werden durch offene Fragen entlockt.
2. Sichtweisen von Kind und Eltern werden durch Aktives Zuhören vertieft.
3. Die unterschiedlichen Einschätzungen, die bei der Maßnahmenplanung im gemeinsamen Gespräch auftreten, werden jeweils gewürdigt und durch die Moderation der Fachkraft soweit möglich zu einem Konsens gebracht.
4. Dabei hilft die Kenntnis von Methoden im Umgang mit Widerstand ebenso wie das Entlocken von Änderungs- und Zuversichts-Äußerungen.

6
7
8

5. Alle Beteiligten (inklusive des Kindes selbst) werden angeregt zu prüfen, was sie selbst einbringen können und wollen, damit die Teilhabeziele des Kindes erreicht werden.

Notwendige Leistungen:
1. Die Fachkraft organisiert gemeinsam mit den Eltern einen fachlichen Austausch aller beteiligter Fachkräfte bezüglich geeigneter Maßnahmen.
2. Der Fachkraft kennt oder informiert sich über die „State of the art"-Maßnahmen ihres Fachgebiets.
3. Die Fachkraft kennt die 5 Gütekriterien der Ermittlung von geeigneten Maßnahmen (5 „A's" nach Imms).
4. Die Fachkraft kann den Handlungsplan innerhalb des TAZ WI HaPla-Schemas in der ICF-CY-Web-App dokumentieren.
5. Die Fachkraft kann Gespräche unterschiedlicher Interessengruppen so moderieren, dass alle Beteiligten sich einbezogen fühlen und dass ein für das Kind und die Eltern passender Konsens entlang der gültigen Fachkunde der indizierten Maßnahmen gefunden wird.

Förderliches Handlungskonzept:
1. Anpassungen der Maßnahmen an die Vorstellungen und Möglichkeiten von Kind und Eltern sind innerhalb des gestalterischen Spielraums erwünscht und sinnvoll, auch wenn sie von dem anerkannten Vorgehen (wie z. B. Leitlinien) abweichen.
   - *Die Möglichkeiten der Abweichungen vom anerkannten Vorgehen werden geprüft.*
2. Aufgrund Ihrer Fachexpertise wissen Sie um diesen gestalterischen Spielraum.
   - *Die notwendige Fachexpertise wird ausgeschöpft.*
3. Sie nutzen diesen, indem Sie den zu erwartenden Effekt für das Kind im Alltag im Verhältnis zu dem zu vermutenden Aufwand bzw. unerwünschten Nebeneffekten abwägen.
   - *Die Eignung und Bedeutung der Abweichungen für das Kind werden geprüft.*

4.5.3 Formale Umsetzung

In der Abbildung zum ICF-Gesprächsprofil (Abbildung 4-14) befinden Sie sich jetzt im letzten Prozessschritt, in dem die Veränderung zu dem wie es bisher war, geplant werden soll. Er endet günstigerweise mit konkreten Verabredungen der Beteiligten, wer was bis wann machen wird und wer die Familie bei der Umsetzung der veabredeten Maßnahmen begleitet und unterstützt.

Organisatorisch: Das Setting für diesen Prozessschritt beinhaltet einen ungestörten Ort, eine einladende und funktionale Ausstattung, ausreichend Zeit und Vor- sowie Nachbereitung durch die Fachkraft. Für die Ableitung von Maßnahmen in einer größeren Runde sollten in dem Raum ein Laptop oder PC mit Internetzugang und die Möglichkeit, den Bildschirm des PCs mit der ICF-CY-Web-App auf einer Leinwand oder einem Whiteboard für alle sichtbar zu machen, zur Verfügung stehen.

Fachlich: Dieser Prozessschritt setzt die Klarheit der eigenen Gedanken über das voraus, was getan werden soll (Kap. 4.5.1).

Kommunikativ: Die Ableitung von geeigneten Maßnahmen und die Erstellung eines Handlungsplans als Konsens aller Beteiligter stellt eine kommunikative Herausforderung dar, weil die moderierende Person meistens eine beteiligte Fachkraft ist, die neben der Prozessbegleitung und Moderation zugleich die Aufgabe hat, ihre Fachexpertise zu vertreten. Zudem sollte in diesem Schritt gelingen, die Brücke zwischen fachlich erforderlichen Maßnahmen und ggf. damit im Gegensatz stehenden Vorstellungen von Kind und Eltern zu bauen. Eine weitere anspruchsvolle kommunikative Aufgabe ist die Priorisierung verschiedener Maßnahmen in Anbetracht dessen, was leistbar ist und was die verschiedenen Fachkräfte als wichtig einschätzen.

Zu diesem Schritt gehört auch, dass Kind und Eltern in nachfolgenden persönlichen Gesprä-

ICF Gesprächsprofil

Lebendiges (nicht immer lineares) Gespräch mit dem Roten Faden der Motivierenden Gesprächsführung (Prozess) und der fortlaufenden Zuordnung der Ergebnisse im ICF-add-in (Dokumentation)

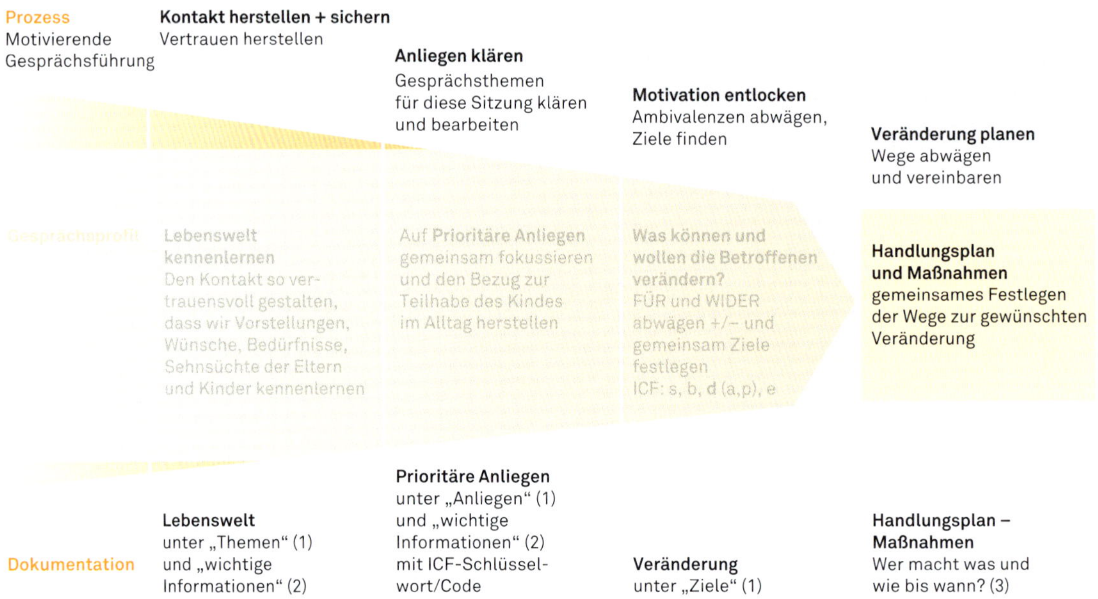

Prozess
Motivierende Gesprächsführung

Kontakt herstellen + sichern
Vertrauen herstellen

Anliegen klären
Gesprächsthemen für diese Sitzung klären und bearbeiten

Motivation entlocken
Ambivalenzen abwägen, Ziele finden

Veränderung planen
Wege abwägen und vereinbaren

Gesprächsprofil

Lebenswelt kennenlernen
Den Kontakt so vertrauensvoll gestalten, dass wir Vorstellungen, Wünsche, Bedürfnisse, Sehnsüchte der Eltern und Kinder kennenlernen

Auf Prioritäre Anliegen gemeinsam fokussieren und den Bezug zur Teilhabe des Kindes im Alltag herstellen

Was können und wollen die Betroffenen verändern?
FÜR und WIDER abwägen +/– und gemeinsam Ziele festlegen
ICF: s, b, **d** (a,p), e

Handlungsplan und Maßnahmen
gemeinsames Festlegen der Wege zur gewünschten Veränderung

Dokumentation

Lebenswelt
unter „Themen" (1) und „wichtige Informationen" (2)

Prioritäre Anliegen
unter „Anliegen" (1) und „wichtige Informationen" (2) mit ICF-Schlüsselwort/Code

Veränderung
unter „Ziele" (1)

Handlungsplan – Maßnahmen
Wer macht was und wie bis wann? (3)

Abbildung 4-14: Gesamtabbildung „ICF-Gesprächsprofil" mit Fokus auf dem Schritt „Handlungsplan und Maßnahmen planen". Die vorausgegangenen Schritte sind grau überschattet. In der untersten Zeile ist die Zuordnung der einzelnen Schritte des Gesprächsprofils zum TAZ WI HaPla-Schema der ICF-CY-Web-App aufgeführt:
(1) Themen und Anliegen/Ziele
(2) Wichtige Informationen und
(3) Handlungsplan mit Maßnahmen.

chen darin unterstützt werden, die verabredeten Maßnahmen durchzuhalten, d. h. die Klippen zu überwinden, die üblicherweise auf dem Weg vom Vorsatz (wie z. B. ich esse ab jetzt keine Süßigkeiten mehr) zur Umsetzung auftreten. Hier wäre zu verabreden, wer der beteiligten Fachkräfte hierfür welche Aufgaben übernimmt.

ICF-Anwendung: Die im ICF-Profil zusammengetragenen Aspekte dienen als Organisations- und Kommunikationshilfe für die Ableitung von passenden Maßnahmen.

Dokumentation: Die Maßnahmen werden am Ende eines Berichts als *Ergebnis,* zugeordnet zu den Themen und Anliegen in Form eines Handlungsplans stichpunktartig zusammengestellt. Dabei ist es wichtig zu bennen, wer was konkret bis wann macht.

Die Dokumentation der Überlegungen *(Prozess),* die zur Ableitung der im Handlungsplan dokumentierten Vorgehensweisen geführt haben, könnten sinnvoll sein und vor dem Handlungsplan als wichtige Informationen kurz zusammengefasst werden. Dieser Schritt überlappt mit dem früheren Prozessschritt der ICF-Profilierung, in dem die Wechselwirkungen der im ICF-Profil dargestellten Aspekte bereits in Hinblick auf die möglichen Maßnahmen dokumentiert wurden. Im TAZ WI HaPla-Schema könnte beides unter wichtige Informationen dokumentiert werden.

6
7
8

4.5.4 Konkretes Vorgehen

Kontakt erneut aufnehmen und sichern

Zur vertrauensvollen Wiederaufnahme des roten Fadens, um jetzt gemeinsam zu entscheiden, was getan werden soll, damit die zuvor formulierten Ziele des Kindes erreicht werden können, beginnen Sie mit einer Zusammenfassung der bisherigen Erkenntnisse aus den vorangegangenen Prozessschritten. Günstigerweise lassen Sie von Kind und Eltern dazu beitragen. Je nach Situation könnten Sie damit beginnen, dass Sie Kind und Eltern befragen, was sie erinnern: zu den Themen, Ihren Anliegen, der Teilhabebedarfe, der Ziele, wichtiger Aspekte, der Aktivitätskompetenz des Kindes, der zu berücksichtigenden Kontextfaktoren und ihren persönlichen Präferenzen. Damit aktivieren Sie das erneute Andocken an die innere Motivation. Sie könnten auch kurz aus Ihren Notizen vortragen und dann Kind und Eltern die Möglichkeit der Zustimmung, der erneuten Hinterfragung oder Ergänzung geben. Danach sollte eine gute vertrauensvolle Basis gebildet sein, um jetzt in die Maßnahmenplanung und Handlungsplanerstellung zu gehen.

Maßnahmen ansehen

Maßnahmen in Augenschein nehmen und auf Effekt, Verträglichkeit und Aufwand prüfen

Das konkrete Vorgehen hängt davon ab, ob Sie nur in kleinem Kreis mit dem betroffenen Kind und seinen Eltern sprechen oder mit vielen Beteiligten an einem Runden Tisch sitzen.

Im kleinen Kreis besteht die Chance, durch Ihre Gesprächsführung Kind und Eltern die infrage kommenden Maßnahmen und Handlungsschritte mit ihren persönlichen Erwartungen, Vorstellungen und Möglichkeiten verknüpfen zu lassen. Bezüglich der indizierten Maßnahmen informieren Sie als Fachkraft das Kind und die Eltern kleinschrittig bezüglich des Vorgehens. Sie achten direkt auf jeweilige Reaktionen (Aktives Zuhören) und erfragen sofort die Einschätzung zu den jeweiligen Aspekten. In dieser Art besprechen Sie die zu erwartenden Effekte, die Bedeutung für das Kind und den damit verbundenen Aufwand. Hier bedarf es unbedingt einer aktiven Rolle der Betroffenen, sich dazu konkret zu äußern. Sobald ein Konsens bezüglich der Maßnahme besteht, kann direkt in die konkrete Handlungsplanung übergegangen werden.

Sollten Eltern jedoch an liebgewonnenen Maßnahmen festhalten, deren Effekt aus fachlicher Sicht fraglich und/oder die Verträglichkeit für das Kind z.B. wegen einer Überforderung eher schlecht ist, so könnte sich folgendes Vorgehen eignen: Sie beleuchten zusammen mit den Eltern den Effekt einer Maßnahme, den sich die Eltern wünschen. Dann setzen Sie den Effektwunsch in Diskrepanz zu dem aus Ihrer fachlichen Sicht zu erwartenden Effekt. Anschließend fragen Sie die Eltern, was Ihr Kind jetzt vermutlich sagen würde, wie es ihm während dieser Maßnahme geht. Evtl. können Sie dem Kind seine Empfindungen entlocken, sonst dürften Sie Ihre Vermutung aussprechen, was das Kind jetzt wahrscheinlich sagen würde. Jetzt stellen Sie die Diskrepanz zwischen den zu vermutenden Missempfindungen des Kindes und dem Anspruch der Eltern, dass es dem Kind gut gehen soll, zueinander in Beziehung. Von hier aus könnten Sie zu anderen Maßnahmen überleiten, die mit einem besseren Effekt verbunden wären und an dem das Kind mit Freude teilnehmen würde bzw. wofür es aufgrund seiner Aktivitätskompetenz und Motivation bereit wäre, sich anzustrengen.

In diesem kleinen geschützten Kreis haben Sie so die Möglichkeit, den oft schmerzlichen Verarbeitungsprozess der chronischen Erkrankung mit seinen Auswirkungen auf den Familienalltag und dem Abschied nehmen von unrealistischen Wünschen würdigend zu begleiten. Zugleich können Sie Kind und Eltern zuversichtlich stimmen, wie sie zu ihrem Wohlbefinden und gelingender Teilhabe mit Unterstützung der Fachpersonen finden können.

In größerer Runde hingegen besteht die Chance, durch Ihre Moderation vielfältige Perspektiven, Fachexpertise und Praxiserfahrung bezogen auf die Situation des Kindes allen sichtbar und für das Kind nutzbar zu machen, um damit die Kreativität aller Beteiligter zum Auffinden von wirksamen und leistbaren Veränderungen anzuregen.

Erfahrungsgemäß trägt dieser multiprofessionelle Austausch auch zu einer guten Verarbeitung der chronischen Erkrankung mit seinen Auswirkungen auf den Familienalltag bei Kind und Eltern bei, weil diese oft, neben der inhaltlichen Anregung, sehr berührt davon sind, dass sich so viele Menschen um sie kümmern, sich Gedanken machen und einbringen.

Für die gemeinsame Diskussion über geeignete Maßnahmen in beiden Situationen könnte ein Startpunkt sein, dass Sie zunächst erfragen, was in der Vergangenheit gemacht wurde und wie der Effekt und der Aufwand von allen eingeschätzt wird (zum Entlocken von Änderungs- und Zuversichtsäußerungen s. Kap. 4.5.5). Im Fall von allerersten Maßnahmen lohnt es sich, die Eltern zu befragen, welche Vorinformationen sie haben und ob sie sich bereits mit bestimmten Maßnahmen befasst haben. An dieser Stelle sind sicherlich Ihre fachliche Einschätzung und Ihr Rat gefragt (Kap. 4.2.3).

Oft werden die Eltern Ihren Rat aufgreifen, vor allem, wenn Sie während des ganzen Begleitungsprozesses Vertrauen haben aufbauen können, das „Wollen" schon ausgeprägt ist und die Unsicherheit darin liegt „wie es gehen kann". Sollten im Gespräch Zweifel oder Bedenken anklingen, ist es empfehlenswert, diese direkt aufzugreifen, zu würdigen und herauszufinden, ob es am schwankenden Wollen (Ambivalenz) liegt, an geringer Zuversicht (wenig Selbstwirksamkeitserfahrung) oder an fehlenden Informationen. Abhängig davon stehen verschiedene Methoden zur Verfügung (s. „Change Talk" und „Confidence Talk", Kap. 4.5.5, oder „Information und Rat anbieten", Kap. 6.2.8).

Manchmal brauchen Kind und Eltern Bedenkzeit, bis sie sich entscheiden können. Wenn Sie diese Verzögerung fachlich vertreten können, ist es für den weiteren gemeinsamen Weg sicherlich förderlich, diese Geduld aufzubringen. Sie können zudem Kontaktadressen von Selbsthilfegruppen, Infomaterialien und Infoportalen zum Nachlesen zur Verfügung stellen.

Oft wird aufgrund von Tradition und Gewohnheit vor allem auf Maßnahmen fokussiert, die die Funktionsfähigkeit des Kindes verbessern sollen. Soweit das als aussichtsreich einzuschätzen ist, wäre das zu unterstützen. Bei chronisch kranken Kindern sind der Steigerung von Funktionsfähigkeit ab einem gewissen Punkt Grenzen gesetzt und es ist deshalb an dieser Stelle die Aufgabe der Fachkraft, anhand des ICF-Profils anzuregen, den Blick zusätzlich auf den Abbau von Barrieren bzw. hinderlichen Umweltbedingungen zu richten, damit sich Teilhabe und Wohlbefinden für das Kind im Alltag einstellen kann. Kind und Eltern erleben so, wie sie trotz bleibender Funktionsbeeinträchtigung im Alltag handlungsfähig sind, einbezogen werden und sich wohlfühlen können.

Hier kann es hilfreich sein, die 5 „**F**-Words" aus dem englischen Artikel von Peter Rosenbaum [36] zu beachten, die für Kinder aus ihrer Sicht bedeutsam sind:

- **F**unction (Achtung: Im Englischen bedeutet „Function" im Alltag produktiv sein und nicht wie einzelne Körperteile funktionieren),
- **F**un,
- **F**itness,
- **F**amily und
- **F**riends,

Schließlich hat Herr Rosenbaum noch ein sechstes F-Word

- **F**uture

hinzugefügt und meint damit, dass wir unsere Maßnahmen nicht nur am Hier und Jetzt orientieren, sondern die zukünftige Perspektive des Kindes mit in Betracht ziehen sollten. Es ist zu fragen, was das Kind in 5–10 Jahren benötigen wird und was deshalb jetzt schon mitgedacht werden muss – in zweifacher Richtung: „Was könnten wir dem Kind und seiner Familie ersparen?“ und „Was muss jetzt bereits angegangen werden, damit sich später Möglichkeiten öffnen?“ Hier lohnt es sich, immer wieder einen Blick in die wissenschaftliche Literatur zu werfen und zu schauen, was Jahr für Jahr bezüglich der Zukunftsperspektiven und den dafür notwendigen Maßnahmen bekannt wird.

Auf der Homepage von CanChild gibt es jetzt eine deutsche Seite, auf der neben anderen Materialien auch die F-Words erläutert werden [37].

Maßnahmen prüfen

Maßnahmen auf Zugänglichkeit und Passung prüfen

Eine gute Ideensammlung für geeignete Maßnahmen ist ein wertvoller Schritt. Damit den Ideen auch Taten folgen können, ist es unsere Aufgabe, mit Kind und Eltern durchzusprechen, wie genau der Zugang zu diesen Maßnahmen gelingen kann. Imms et al. haben in ihrem Artikel [18] 5 Gütekriterien genannt, die Sie einzeln checken können – im Englischen fangen die Gütekriterien alle mit dem Buchstaben „A“ an, weshalb ich sie die 5 „ A's“ “genannt habe (Tabelle 4-6).

Stellt sich eins der 5 Kriterien als bisher nicht erfüllt heraus, können Eltern und die Fachkraft über mögliche Alternativen und Anpassungen nachdenken. Sollte eine Beantragung des Zugangs, von Fördermitteln oder einer Ausnahmegenehmigung erforderlich sein, gilt es zu prüfen, ob die Eltern dabei Unterstützung benötigen.

Maßnehmen verabreden

Maßnahmen in den Handlungsplan überführen und verabreden

Sobald ein Konsens zu den Maßnahmen hergestellt worden ist, geht es jetzt darum, dass Sie alle Beteiligten, möglichst einschließlich des Kindes, auffordern mitzuteilen, was sie bis wann konkret machen werden. Diese Verabredungen werden mit Inhalt, Zuständigkeit und Termin im Handlungsplan dokumentiert und an alle verteilt.

Nachschautermin vereinbaren

Zum Abschluss dieses Prozessschrittes gehört, dass Sie sich mit den Beteiligten zu einem Auswertungsgespräch verabreden. Für kleinschrittige Zwischenauswertungen können Sie anregen, dass es Verabredungen in kleineren Gruppen gibt. Es braucht etwas Disziplin von der Fachkraft, darauf zu achten, dass diese Verabredungen auch wirklich getroffen werden. Gerade diese Verabredungen zur Nachschau machen eine wichtige Qualität aus. Erst dann wird sichtbar, was von den Ideen wirklich umgesetzt und wie es gemacht wurde. Nur so si-

Tabelle 4-6: Checkliste der 5 „A's“ zur Prüfung der Passung von Angeboten innerhalb der Umweltfaktoren der ICF (nach Imms et al. [18]).

Gütekriterium		Erläuterung
1	**A**vailability	Gibt es das Angebot in der Nähe der Familie?
2	**A**ccessability	Darf das Kind an dem Angebot teilnehmen?
3	**A**ffordability	Kann sich die Familie das Angebot leisten (finanziell, zeitlich und vom Aufwand her)?
4	**A**ccommodability	Passt das Angebot zu den Möglichkeiten des Kindes?
5	**A**cceptability	Möchte das Kind teilnehmen?

chern Sie, dass die Maßnahmen beim Kind ankommen und angepasst werden. Da das Leben des Kindes immer anders verläuft, als wir uns das am „grünen" Tisch ausgedacht haben, ist die Überprüfung und das Nachjustieren so wichtig. Bei chronisch kranken Kindern ist *nach* der Maßnahme oft bereits *vor* der Maßnahme und sie werden anlässlich des Nachlesetermins sich mit Kind und Eltern für den nächsten Zyklus durch die Prozessschritte 1–8 entscheiden. Manchmal bietet sich an dieser Stelle ein Wechsel der zuständigen Institution an, wie z. B. die Überleitung von Frühförderung in Förderung an Schulen. Dann erfüllt der Nachlesetermin die Aufgabe einer Übergabe.

Begleitung von Kind und Eltern sichern

Sie sollten nach der Verabredung von Maßnahmen, dem Handlungsplan und dem Nachschautermin prüfen und sichern, ob Kind und Eltern eine Begleitung während der Maßnahmen benötigen und wer diese übernimmt. Hierzu könnte ein Beratungstermin der Eltern gehören, bei dem eine Fachkraft z. B. bei einer Erziehungsberater:in die Änderungszuversicht der Eltern stärkt, damit die Eltern im Alltag die von ihnen geplanten Änderungen im Umgang mit ihrem Kind schaffen können. Hierzu könnte auch gehören, zu klären, welche Fachkraft (z. B. eine Sozialarbeiterin) die Eltern bei Amtsgängen oder dem Antragswesen von beispielsweise Hilfsmitteln, Behindertenausweis, Pflegegeld, Pflegehilfe, Hilfen zur Erziehung, Integrativ-Platz in der Kita oder Teilhabeassistenz in der Schule unterstützt.

„Drei Hüte aufhaben"

Ob im persönlichen Beratungsgespräch oder bei einem Runden Tisch, Sie sind in verschiedenen Rollen gefragt:

- als **Prozessbegleiter:in,** die durch ihre Gesprächsführung anregt, offen zuhört, nicht wertet, Motivation entlockt und zusammenfasst
- als **Fachberater:in,** die ihre fachlichen Einschätzungen und Expertise zu Förder- und Therapiemaßnahmen einbringt und berät
- als **Moderator:in,** die mit Gesprächsführungs- und Moderationskompetenzen das Gespräch strukturiert, zwischen den Beteiligten vermittelt und eine teilhabeorientierter neutraler Haltung einnimmt.

Die jeweiligen Rollen dieser „drei Hüte" und den Rollenwechsel zwischen diesen „Hüten" im Blick und klar getrennt zu halten, ist eine anspruchsvolle Aufgabe, die der stetigen Bewusstmachung und Übung bedarf.

Dokumentation und Codieren

Wir empfehlen, die Maßnahmen zusammen mit dem Handlungsplan schriftlich für alle Beteiligte zu dokumentieren. Es hilft den Beteiligten am meisten, wenn dies möglichst übersichtlich stichpunktartig als Aufzählung oder in tabellarischer Form geschieht und zeitnah ausgehändigt wird. Dazu eignet sich eine Flipchart, die von allen mit dem Handy fotografiert wird oder die Ergänzung im Bericht bzw. innerhalb der ICF-CY-Web-App unter dem Handlungsplan in der TAZ WI HaPla Dokumentvorlage (s. Kap. 5.6). Da es sich nach ICF bei den Maßnahmen immer um eine Anpassung von Umweltfaktoren handelt, kann es hier hilfreich sein, die wichtigsten oder die neusten Maßnahmen mit einem ICF-Code und Schlüsselwort der Komponente **e** zu kennzeichnen. Möchten Sie kenntlich machen, dass es darum geht, eine bestimmte Barriere zu beseitigen, können Sie vor das **e** ein Minuszeichen setzen. Das empfiehlt sich allerdings nur bei sächlichen Umweltfaktoren. Hierzu würden neben Treppen, fehlenden Hinweiszeichen auch Sprachbarrieren zählen. Sollten Sie das Verhalten von Personen als Barriere einschätzen, wäre ein anderes Vorgehen sinnvoll (s. Stolpersteine, Kap. 4.5.6).

Benötigte Ressourcen und Unterstützung

- Expertise in Gesprächsmoderation
- Expertise in personenzentrierter Gesprächsführung und einfacher Sprache
- Kompetenz in „Rat erteilen“, „Confidence Talk“ und „Change Talk“ nach MI
- Fachexpertise zu geeigneten Maßnahmen
- Kenntnis der 5 Gütekriterien der Ermittlung von geeigneten Maßnahmen (5 „A's“ nach Imms)
- Flipchart
- PC, ICF-CY-Web-App und ggf. Übertragungsmöglichkeit auf ein für alle im Raum sichtbares Board
- TAZ WI HaPla-Schema und ICF-Berichtsvorlagen zur Dokumentation des Handlungsplans
- Raum für Runde-Tisch-Gespräche

4.5.5 Gesprächsführung: Change Talk und Confidence Talk

Barbara Guthy

Wir haben das komplexe und kunstvoll verwobene Zusammenspiel verschiedener Wirkfaktoren bei Motivational Interviewing (MI) in diesem Handbuch künstlich voneinander getrennt dargestellt, um das etappenweise Üben zu ermöglichen. Das Ausprobieren und Trainieren aller MI-Fähigkeiten kann nicht gleichzeitig gelingen. Die hier beschriebenen Methoden kommen sinnvollerweise auch schon – wie in der Abbildung 4-14 „Gesprächsprofil“ sichtbar – unter „Motivation entlocken“ zum Einsatz als Anbahnung einer konkreten Zielvorstellung. Gleichzeitig geben sie uns wichtiges Handwerkszeug an die Hand auch für den „Weg zum Ziel“.

Motivational Interviewing beruht auf der Erkenntnis, dass eine nachhaltige Veränderung nur durch intrinsische Motivation zu erreichen ist. Dementsprechend sind die Methoden darauf ausgerichtet, der betroffenen Person Veränderungsäußerungen zu entlocken: nicht das Beschreiben der Veränderung durch die Fachkraft zählt, sondern das, was die betroffene Person selbst durch Introspektion (mit unserer Hilfe) erkennt und formuliert. Die Ausrichtung der Gesprächsführung liegt darin, den Willensbildungsprozess so zu begleiten, dass das Kind eine genaue Vorstellung des eigenen Teilhabeziels entwickelt und davon, wie der Weg zu diesem Ziel aussehen kann. Dieser Prozess der Absichts- und Willensbildung verläuft entlang der eigenen Werte der betroffenen Person und dem Wollen (Change Talk) und entlang der Zuversichtseinschätzung der eigenen Fähigkeiten – dem Können (Confidence Talk).

Häufig wird der Frage nach dem „Können“ zu wenig Raum gegeben!

Change Talk
Förderung selbstmotivierender Aussagen

Es wird unterschieden zwischen Patientenäußerungen, die einer Veränderung entgegenstehen und eine Stabilisierung des Status Quo beinhalten („Sustain Talk“) und Äußerungen, die eine Verhaltensänderung wahrscheinlicher machen, indem von Seiten der Patient:in Änderungsgründe und -absichten benannt werden (**„Change Talk“**). Die Förderung selbstmotivierender Aussagen charakterisiert MI im engeren Sinne.

- Beispiel für „Sustain Talk“: „Ich glaube, das Stottern ist nicht so schlimm.“
- Beispiel für „Change Talk“: „Wenn Lucas wieder Anfälle bekommt, wird er wahrscheinlich nicht in die 9. Klasse versetzt – vielleicht sollten wir die Medikamente doch ausprobieren.“

Change Talk wird gefördert

- durch gezielte Fragen
  „Was könnte sich im Alltag von Marie verbessern, wenn sie mit der Hand genauer greifen könnte?“,
- durch Bestätigen
  „Beeindruckend, dass Sie in Zusammenhang mit den Medikamenten auch an die Ausgeglichenheit Ihres Sohnes denken“,

6

7

8

- oder durch selektives Reflektieren *„Die Medikamente können dabei helfen, gesund zu bleiben".*

Change Talk kann nach zwei Zielsetzungen differenziert werden:

- Dem Aufbau von Motivation durch konkrete Äußerungen, die durch das Benennen von Wünschen, Fertigkeiten, Gründen für eine Änderung und wahrgenommene Änderungsbedürfnisse gekennzeichnet sind und durch das Akronym DARN (für „Desire", „Ability", „Reasons" und „Need") zusammengefasst werden.
- Dem Benennen von Selbstverpflichtung, Aktivierung und ersten Schritten (Akronym CAT für „Commitment", „Activation" und „Taking steps"). Für eine erfolgreiche Verhaltensänderung ist bedeutsam, dass die Änderungsbedürfnisse der Betroffenen in einem nächsten Schritt in eine Selbstverpflichtung zur Verhaltensänderung überführt werden.

Change Talk bedeutet in der Übersetzung sowohl das *Hören* als auch das *Entlocken* von Veränderungsäußerungen. Um Veränderungsäußerungen überhaupt zu hören, brauchen wir ein Verständnis davon, dass sich Motivation durch ambivalentes Hin- und Herschwanken sehr volatil zeigt. Change Talk ist ein Methodenpaket, das uns wie ein Kompass dabei hilft, mit spezifischen Fragen und vertiefendem Aktiven Zuhören die Veränderungsaspekte von Wünschen, Fähigkeiten, Gründen bzw. Motiven sowie Notwendigkeiten zu beleuchten, die für einen Willens- und Absichtsbildungsprozess notwendig sind.

1. Wir können z. B. **Wünsche** erfragen:
   - „Welche Änderungen ersehnen Sie sich?"
   - „Was genau erhoffen Sie sich?"
   - „Was gefällt Ihnen nicht an der jetzigen Situation?"
2. Nach den **Fähigkeiten** fragen wir z. B. mit:
   - „Welche Veränderung würden Sie sich zutrauen?"
   - „Wenn Sie sich zu einer Veränderung entschließen würden, wie könnten Sie dann vorgehen?
3. Um **Gründe bzw. Motive** aus dem Mund der Betroffenen formuliert zu hören, fragen wir am besten direkt:
   - „Welche Gründe sprechen für eine Veränderung?"
   - Oder mit der Bitte um Ergänzung bei folgendem Satz: „Es kann nicht so weiter gehen, weil ...".
4. Auch die **Einschätzung der Notwendigkeiten** hilft bei der Absichtsbildung:
   - „Was muss geschehen?"
   - „Als wie ernst oder dringlich empfinden Sie das?"

Den Antworten auf diese vier Bereiche aktiv zuzuhören bzw. sie zusammenzufassen hilft beim Starten der Suche nach den besten Umsetzungsmöglichkeiten eines Ziels.

Diese Vorgehensweise, Veränderungsäußerungen zu entlocken, erfährt nun eine Ergänzung durch fünf weitere Methoden:

1. **Skalierung der Wichtigkeit:**
   - „Wie wichtig ist Ihnen eine Veränderung auf einer Skala von 0 (gar nicht wichtig) bis 10 (im Augenblick das Allerwichtigste)?" Bei Kindern kann es hilfreich sein, diese Skalierung zum Beispiel körperlich durch das „Stellen im Raum" erfahrbar zu machen (mit Hilfe von 10 Blättern Papier auf dem Boden).
   - Und um durch das Aussprechen dessen, was innerlich bedeutsam ist, noch mehr zu verankern, fragen Sie weiter nach: „Wie kommt es, dass Sie sich bei ... und nicht bei 0 eingeordnet haben?", „Was macht die ... aus?"
2. **Extreme erfragen:**
   - „Was ist das Schlimmste, was passieren kann, wenn Sie so weitermachen wie bisher?" oder
   - „Wenn Sie diese Veränderung tatsächlich angehen, was ergibt sich daraus für Sie im besten Fall?"

6

7

8

3. **Rückschau halten:**
   - „Wenn Sie sich zurückerinnern an die Zeit, als bei Ihnen alles gut lief. Was hat sich seitdem verändert?"
   - „Was unterscheidet Sie von dem Menschen, der Sie vor 10 Jahren waren von dem Menschen, der Sie heute sind?"
4. **Nach vorne schauen:**
   - „Wie soll Ihr Leben in fünf Jahren aussehen?"
   - „Im Moment sind Sie sehr frustriert. In welchen Punkten soll Ihre Situation in Zukunft anders sein, als sie es jetzt ist?"
   - „Was soll in Zukunft hoffentlich mehr nach Ihren Vorstellungen laufen?"
5. **Ziele und Wertvorstellungen erkunden** (diese Methode setzt ganz direkt das Prinzip „Diskrepanzen entwickeln" um, indem es ermöglicht herauszufinden, inwiefern eine Teilhabepräferenz/ein Ziel durch die eigenen Werte beflügelt wird):
   - „Was ist Ihnen das Wichtigste?
   - Wie passt das zu Ihrer derzeitigen Lebensweise?"

(Da manche Veränderungen sich auf die Eltern beziehen, z.B. „Erziehungsverhalten ändern", sind die Beispiele für Change Talk in der Sie-Form geschrieben, beim folgenden „Confidence Talk" sind sie in der Du-Form für das Sprechen mit Kindern).

Confidence Talk
Die Förderung von Zuversichtsaussagen

In den vier Veränderungsaspekten Wünsche, Fähigkeiten, Gründe und Notwendigkeiten taucht mit den „Fähigkeiten" bereits das Thema des „Könnens" auf, dem ein extra Methodenpaket gewidmet ist. Da wichtige Ziele leicht scheitern können, wenn die Selbsteinschätzung für die Erreichbarkeit niedrig ist, gilt es besonders, den Vorrat an Zuversicht zu erhöhen. Hoffnung ist der Glaube daran, dass eine Veränderung gelingen kann. Anders als beim Anfeuern von außen („Du schaffst das!") geht es hier darum, den Redeanteil der betroffenen Person dazu zu erhöhen. Die Hoffnung wird nicht erzeugt – eher freigelegt oder wachgerufen. Das Erweitern des Selbstvertrauens geht über die Hoffnung hinaus, indem offenbar wird, wie die betroffene Person selbst dazu beitragen kann.

Die beste Quelle für Veränderungen sind die eigenen Ideen der betroffenen Person. Hier folgt eine Übersicht mit Methoden, durch die Sie Confidence Talk entlocken können. Vertiefen Sie den Inhalt der Antworten durch reflektierendes Zuhören:

Evokative, hervorlockende Fragen: „Wie kannst du vorgehen, um eine Veränderung zu erreichen?", „Was kannst du machen, dass es sich ändert?"

Zuversichts-Rating: „Ich möchte mit dir über deine Zuversicht sprechen, dass du das hinbekommst. Stell dir dazu eine Skala vor von 0 bis 10."

Je nach Alter und kognitiven Fähigkeiten sollten Sie sich Zeit nehmen für Vergleiche wie: Nach dem Essen – wie doll hast du da Hunger? Gar nicht. Ok. Das ist die 0. Und jetzt stell dir vor, das Frühstück ist schon ganz ganz lange her und du musst auf das Mittagessen warten, das wäre die 10. Dazwischen gibt es verschiedene Stationen (dafür am besten Papier auf den Boden legen und das Kind ausprobieren lassen, wie nah es sich zu 0 oder 10 stellen mag).

„Was meinst du, wo bist du auf der Skala, wenn es um die Zuversicht für die Veränderung geht? Eher bei 0, das heißt, das traust du dir gar nicht zu, dass du es schaffst. Oder bei 10: für dich ist es ganz klar, dass du es schaffst. Dazwischen gibt es noch viele Stationen: ich traue es mir ein ganz ganz kleines bisschen zu, oder so halb:halb, oder meistens."

Dann können ergänzende Fragen dazu kommen: „Wie könnte ich dich unterstützen, dass du mehr daran glaubst, dass du es schaffst?"

oder „Wer könnte dich unterstützen?", Was könnte dir helfen?"

Informationen und Rat anbieten: „Ich würde dir gerne erzählen, was anderen Kindern geholfen hat, denen es ähnlich ging wie dir. Magst du das hören?"; „Manche haben ... getan. Andere haben ... ausprobiert. Wie klingt das für dich?"

Stärken identifizieren und stärken: „Was kannst du gut?", „Wie hast du schon mal was richtig gut hingekriegt?", „Und was hat dir schon mal geholfen bei einer schwierigen Veränderung?" (Beispiel: Schnürsenkel binden, schreiben lernen ...) „Nimm dir ruhig Zeit zum Überlegen." Hier kann es helfen, einen Bereich der Ressourcen aus dem Profil als Beispiel zu wählen und das Kind darüber erzählen lassen, dass es in den Modus eines Erfolgserlebnisses findet.

Frühere Erfolge anschauen: „Welche Veränderungen hast du in der Vergangenheit schon mal geschafft, obwohl es schwer war?", „Woran lag es, dass es dann doch geklappt hat?", „Was hat dir geholfen?"

Brainstorming (je nach Alter anpassen): „Lass uns mal was ganz Verrücktes machen: wir schauen mal, wie das bei den Schlümpfen klappen würde. Oder wenn du Batmankräfte hättest. Einfach mal alles aussprechen, auch totalen Quatsch." Vernunft und Kreativität sind meist nicht sofort miteinander vereinbar. Direkt nach realistischen Lösungen zu suchen, bremst Kreativität völlig aus. Brainstorming versucht, die unbewussten Kräfte anzuzapfen, die nicht dem Druck rationaler Überlegungen unterliegen.

Reframing: Das ist eine Denkhaltung, in die wir erst hineinfinden müssen. Wir haben sie beim Umgang mit Widerstand schon kennen gelernt. Hier muten wir sie jedoch den Betroffenen zu. Beispiel: Ein Kind mit ADHS, das endlos für die Hausaufgaben braucht. „Überleg mal, Jan, jetzt hast du schon so lange versucht, die Aufgaben schneller hinzukriegen und dich zu konzentrieren. Bisher hat nichts funktioniert. Wofür könnten dir denn diese Erfahrungen heute nützlich sein? Wir suchen also das Gute am Schlechten. Wofür könnten dir da heute die früheren Versuche nützlich sein?" In fast allen Fällen kommt an dieser Stelle die Antwort: „Ich weiß jetzt, wie es nicht geht" und das ist bereits die halbe Miete! Daraus können wir ableiten, woran es bisher gescheitert ist, was also die Hindernisse sind, auf die ein guter Plan eine Antwort haben sollte.

Hypothetisches Denken: „Stell dir mal vor, es ist genau so gekommen, wie du es dir gewünscht hast. Du hast dein Ziel erreicht. Und jetzt schau mal darauf zurück, was du gemacht hast, dass es so gekommen ist. Was hast du gemacht?" In der Praxis haben wir festgestellt, dass diese Methode Kindern fast leichter fällt als manchen Erwachsenen. Sind sie an Rollenspiele gewöhnt („ich bin jetzt mal die Mama und du das Kind ...") so ist ihnen das hypothetische Denken ohnehin vertraut.

Es gibt sicher noch mehr Methoden. Die genannten haben sich in den jahrzehntelangen Untersuchungen von Gesprächen mit gelungenen Veränderungsverläufen besonders

Merke

Empfehlungen zur Gesprächführung

- Bleiben Sie „im Fluss" mit Ihrem Gesprächspartner und vermeiden Sie es, ihm vorauszueilen.
- Ihre häufigste Reaktion auf das, was der Klient sagt, sollte Aktives Zuhören sein.
- Mindestens jedes zweite Aktive Zuhören sollte ein vertiefendes, komplexes Aktives Zuhören sein (paraphrasieren).
- Hören Sie mindestens doppelt so oft aktiv zu wie Sie Fragen stellen.
- Wenn Sie Fragen stellen, benutzen Sie mindestens doppelt so oft offene Fragen wie geschlossene.
- Reden Sie weniger als Ihr Klient.

bewährt. Sie sind nicht von einer bestimmten Denkrichtung „erfunden“, sondern stammen aus den unterschiedlichsten „Schulen“. Das hypothethische Denken stammt z. B. aus der Hypnotherapie, die Ratings aus der Lösungsorientierten Kurzzeittherapie. MI ist als Best Practice Ansatz eine spezifische Verbindung mit „dem Besten aus allen Welten“.

Weitere Methoden der Gesprächsführung

Die Grundhaltung von MI:
s. Prozessschritt 1 und 2, Kap. 4.1.5

Offene Fragen und **Aktives Zuhören:**
s. Prozessschritt 1 und 2, Kap. 4.1.5

„Guiding“ als Gesprächsführungsprinzip:
s. Prozessschritt 3, Kap. 4.2.5

World Café: s. Prozessschritt 4, Kap. 4.3.4

Geschmeidiger Umgang mit Widerstand:
s. Prozessschritt 5, Kap. 4.4.5

4.5.6 Stolpersteine

Elterliches Handeln als Barriere

Während der Befundaufnahme zeichnet sich manchmal ab, dass das Verhalten von Eltern sich als Barriere für die kindliche Entwicklung und die Teilhabe des Kindes auswirkt. Würden Sie die ICF im akademischen Sinne anwenden, wäre die Unterstützung durch die Eltern als Barriere zu kennzeichnen. Das mag für Studien ein geeignetes Vorgehen sein, im Praxisalltag wäre das ungeeignet.

Aus unserer Erfahrung würde es darum gehen, die „Barriere“ zu betrachten und mit den Eltern zu besprechen, was sie für ihr Kind tun können, damit es sich gut entwickelt. Denn genau das wollen alle Eltern, ungeachtet dessen, was sie „Ungünstiges“ bzw. welche Fehler sie machen. Wenn beispielsweise Eltern ihr Kind nur vor den Fernseher setzen, anstatt mit ihm zu spielen, können Sie den Fernseher als Barriere bezeichnen. Dann wechseln Sie den Fokus weg vom Verhalten der Eltern hin zum Fernseher und überlegen gemeinsam, was das Kind stattdessen bräuchte. Sobald Sie passende Aktivitäten gemeinsam entdeckt haben, einigen Sie sich auf einen Handlungsplan, indem der Vater beispielsweise zusagt, dass er mit dem Kind montags, mittwochs und samstags am Nachmittag auf der Straße 20 Minuten Ball kickt und die Mutter zusagt, dass sie dienstags, donnerstags und sonntags dem Kind 20 Minuten vorliest.

Eltern wenden sich woanders hin

Es passiert immer wieder, dass Eltern zunächst mit Ihnen zusammenarbeiten und dann aber plötzlich beginnen, offen oder verdeckt, woanders weitere Einschätzungen einholen. Das ist oft schade, gerade wenn Sie aus fachlicher Sicht mit den Eltern auf einem produktiven Weg unterwegs waren und dem Kind nun nicht zeitnah die Versorgung zukommt, die es gut gebrauchen könnte. Andererseits kann es Ausdruck der großen Verunsicherung von Eltern sein, die sie nach Überbringung einer Diagnose mit bleibender Beeinträchtigung und Behinderung zunächst verdauen müssen. Dann ist die Erfahrung, dass es so ist und dass es möglicherweise anderswo auch leider die gewünschte Heilung nicht gibt, ein wichtiger Schritt, der seine Zeit braucht. Insofern sollten wir uns nicht grämen, sondern geduldig warten und die Türen offen halten.

Andererseits können wir uns durch eine Rückfrage an die Eltern auch einen Einblick verschaffen, was los ist und was den Eltern in unserem Angebot möglicherweise gefehlt hat (s. Dreierrhythmus, Kap. 4.2.5). Dies ermöglicht uns zu lernen, was wir verbessern können. Wir lernen aber auch, was wir zurückweisen dürfen, weil es mit der Qualität unseres Angebots nichts zu tun hat, sondern sich aus der Situation der Familie heraus erklärt.

Sollte ein „Fachpersonenhopping“ auf Kosten des Kindes sichtbar werden, müssten wir die entsprechenden Kinderschutzmaßnahmen auf den Weg bringen. Hier wäre ein klärendes Gespräch mit den Eltern der erste Schritt (s. „Kurzintervention", Kap. 6.2.9).

Kind behandeln oder Kind handeln lassen

Um diese Frage zu beantworten, greifen wir auf das Komponentenmodell der ICF zurück.

Kind behandeln

Sofern die Veränderung einer Körperstruktur s zur Verbesserung der Körperfunktion b notwendig ist, damit das Kind teilhaben kann, geht es darum, Kinder zu behandeln. Das umfasst Maßnahmen wie operative Lösung einer Kontraktur, Gabe von Baclofen zur Reduktion der Spastik, Manualtherapie von verspannten Muskelfaszien und -sehnen, Gabe von Methylphenidat zur Verbesserung der Konzentrationsfähigkeit oder die Behandlung nach Castillo Morales einer Schluckstörung.

Die Anpassung von sächlichen e Umweltfaktoren gehört auch im weiteren Sinne zur Behandlung. Hierzu gehören beispielsweise die Anlage eines Tracheostoma, die Gabe von Sauerstoff, die Ausstattung mit einem Stehständer oder einem Talker. Diese Umweltanpassungen ergänzen dysfunktionelle Körperstrukturen s, unterstützen oder ersetzen dysfunktionelle Körperfunktionen b.

Gut wäre es, wenn Sie das Kind insofern einbeziehen können, als dass Sie aus den zu erwartenden Effekten auf funktioneller und struktureller Ebene für das Kind positive Auswirkungen für seine Teilhabe sichtbar machen (Kap. 4.4).

Kind handeln lassen

Ansonsten sollte es bei allen anderen Therapien, Förderungen und Beratungen um die Aktivitätskompetenz des Kindes gehen: über ein Handeln lassen, ein Erleben lassen, ein Wahrnehmen lassen – entweder direkt im Alltag mit ggf. professioneller Anleitung oder in der Therapiepraxis und Frühförderstelle, die mit Alltagsbezug arbeitet.

Das Prinzip des „Handeln lassens" wird auch wissenschaftlich unterstützt: ein sog. Top-Down-Vorgehen hat sich als wirksamer im Vergleich zu einem sog. Bottom-Up-Vorgehen herausgestellt. Bottom Up bedeutet, dass Kinder, die beispielweise noch nicht Laufrad fahren können, mit 5 Jahren zunächst ihre Koordination durch ein Training mit eher uninteressanten Gleichgewichtsübungen im Therapieraum allein üben. Top Down würde hingegen bedeuten, dass das Kind direkt mit dem Laufrad fahren mit Stabilitätshilfen und geeignetem Untergrund unter professioneller Ableitung beginnt, am besten im Umfeld von anderen fahrenden Kindern z. B. in der Kita oder der Spielstraße.

Wenn Übungen im geschützten therapeutischen Rahmen mit einer Alltagsaktivität für das Kind nachvollziehbar verknüpft stattfinden und sich das Kind aktiv in der Therapiestunde ausprobieren kann, sind institutionelle Förder- und Therapiestunden eine wichtige Ergänzung zur Alltagserprobung.

Kinder lernen von „hinten her"*

(*Beitrag von Ute Mendes)

Möchte ein Kind beispielsweise mit seinem Dreirad allein in die Kita fahren p und es verfügt noch nicht über die nötige Ausdauer, dann würde ein Üben im Alltag von „hinten her" die Motivation des Kindes besonders gut anregen. Was ist damit gemeint? Die Eltern tragen oder fahren ihr Kind zunächst bis kurz vor die Kita und lassen es dann die Reststrecke mit dem Dreirad fahren. So hat das Kind täglich das Erfolgserlebnis, mit dem Dreirad in der Kita anzukommen und teilt seinen Erfolg mit den anderen Kindern und Erzieher:innen. Von Tag zu Tag kann dann die Strecke des Tragens zu Gunsten der Fahrstrecke verkürzt werden. Das sollte genau so dann auch im Handlungsplan festgelegt werden.

Herausforderung für den Familienalltag

Veränderungen im Familienalltag brauchen Motivation, Geduld und strukturelle Unterstützung

Leider ist das Erlernen von Fähigkeiten für Kinder mit chronischen Beeinträchtigungen viel mühsamer und aufwendiger als für nicht betroffene Kinder, weil Kinder mit Beeinträchtigungen oft hundert Mal häufiger Tätigkeiten wiederholen müssen, bis sie die Ausführung sicher beherrschen. Das hat damit zu tun, dass ihnen entweder auf der Ebene des Gehirns oder im Bereich anderer Körperstrukturen ein reduziertes Repertoire zur Verfügung steht, aus dem sie schöpfen können. Ein Kind nach einer Gehirnblutung versucht die gleichen Aufgaben mit weniger Planungsfähigkeit (weniger Nervennetzwerk) zu machen und ein Kind mit einer Handfehlbildung mit weniger gutem „Werkzeug“. Es gilt deshalb für die Fachkräfte, die Eltern und das Kind, sich selbst immer wieder zur Geduld zu mahnen und mit vereinten Kräften, frustrierende Stillstände oder Rückschläge auszuhalten und zu überwinden.

Die Familie wird stetig herausgefordert, mit diesen Widrigkeiten umzugehen und die Abläufe im Familienleben umzustellen. Neben allem Training für eine verbesserte Aktivitätskompetenz des Kindes benötigen die Eltern zum einen geleitende Gespräche, um ihr Handeln im Alltag jeweils entsprechend verändern zu können, und zum anderen unmittelbare Entlastungen durch strukturelle Hilfen.

Räumliche Distanz der Beteiligten

Diagnostik, Therapie und Förderung sind oft nicht unter einem Dach – wie wird die Kontinuität der Prozessschritte gesichert?

Die Überwindung der räumlichen Distanz für einen interdisziplinären Austausch aller Mitwirkenden ist eine noch überwiegend ungelöste Aufgabe und große Herausforderung für die Zukunft (Kap. 3.3, Interdisziplinarität). Und dennoch beginnt sie in unser aller Köpfe. Im Netzwerk zu planen und zu denken kann jetzt und heute beginnen. Die aktuell bereits vorhandenen Austauschmöglichkeiten mittels eines Telefonats oder einer Telefonkonferenz, ein Videoaustausch, ein Rundes-Tisch-Gespräch, Ergebnisprotokolle sich gegenseitig zugänglich machen, Eltern und Kind als aktiv Mitwirkende und Informationsträger nutzen – all das kann dafür ausgeschöpft werden. Nach unseren Beobachtungen sind wir noch nicht selbstverständlich an dieses „im Netzwerk denken“ gewöhnt. Und das könnten Sie bereits jetzt ändern, indem Sie es sich allmählich angewöhnen. Sie könnten sich zu Beginn Ihres Kontakts zu der Familie alle mitwirkenden Personen auf einer Art VIP-Karte (Kap. 4.1.6) skizzieren und während der Familienbegleitung kontinuierlich die Idee im Hinterkopf mitlaufen lassen, welche(r) der Mitwirkenden welche Rolle spielt, welche Aufgaben übernimmt und welchen Beitrag sie oder er in der Versorgung des Kindes leisten könnte. Dieses Netzwerkdenken führt dazu, dass Sie schnell erkennen, wie die interdisziplinäre Betreuung günstigerweise arbeitsteilig gestaltet werden kann. Sie werden dann Wege der Kommunikation und des Dialogs unter allen Beteiligten finden. Dafür ist es notwendig, dass alle Beteiligten sich auf eine möglichst einheitliche Dokumentation einigen, die einerseits präzise und übersichtlich und andererseits anschaulich genug ist, dass jede oder jeder schnell versteht, worum es geht.

In der Praxis haben wir häufig erlebt, dass diagnostisch arbeitende Therapeut:innen sich scheuen, bereits mit der Erarbeitung von Zielen zu beginnen, weil sie der weiterbehandelnden Therapeut:in nicht vorgreifen möchten. In Anbetracht des längerdauernden Prozesses der Entwicklung von Teilhabepräferenzen und Ziele erscheint diese Befürchtung grundlos. Im Gegenteil, es wäre für die Entwicklung des Kindes förderlich, wenn alle Beteiligten ihren Beitrag zur Zieleentwicklung leisten könnten. Dafür brauchen wir allerdings ein gemeinsames Verständnis von den Entwicklungsprozessen der Kinder und Eltern und ein Bekenntnis zur interdisziplinären Zusammenarbeit.

Weitere Stolpersteine
(Kap. 4.1.6):
- Zwei Hüte aufhaben
- Übersehen/Überhören von Störsignalen
- Gedankenschleifen statt lineare Abarbeitung
- Alles komplett erledigen wollen
- „Auftrag klären“ vs. „Anliegen entwickeln“
- Bessere Anliegenklärung im ICF-Kontext
- Wohin mit meiner Fachsicht?
- Vorgehen mit Kindern anders als mit Eltern („Kindgerechte Anliegenklärung“)

(Kap. 4.2.6):
- Zeit für Kinder und Eltern zum Antworten geben, wenn eigentlich keine Zeit da ist
- Alle Teilhabeeinschränkungen gleichzeitig bearbeiten wollen

(Kap. 4.3.6):
- ICF-Profil kompliziert für Kinder und Eltern

(Kap. 4.4.6):
- Zeit zu knapp für die Zielformulierung
- Der Versuch, zu etwas zu motivieren
- Zielformulierung nach BTHG
- Problematik „Handlungsziele“
- Kinder an Routinen gewöhnen

4.5.7 Abgleich Qualitätsmerkmale und Praxis

Kernaufgaben:
1. Ein vertrauensvoller Kontakt wird weiter gesichert mit besonderer Aufmerksamkeit auf bestehende oder fehlende Änderungszuversicht.
   - *Kind und Eltern melden verbal und mimisch der Fachkraft zurück, dass sie den gegebenen Informationen vertrauen.*
2. Vor dem Hintergrund des ermittelnden Teilhabebedarfs, der Teilhabeziele und des ICF-Profils werden geeignete Maßnahmen ermittelt, durch die die Teilhabeziele erreicht werden können.
   - *Geeignete Maßnahmen, mit denen die Teilhabeziele des Kindes erreicht werden sollen, sind verabredet und dokumentiert.*
3. Die fachliche Einschätzung der Maßnahmen wird von den Fachkräften allen Beteiligten vermittelt.
   - *Die notwendigen Fachinformationen wurden von Kind und Eltern verstanden.*
4. Es wird in einem Handlungsplan verabredet, wer was bis wann dafür macht.
   - *Ein Handlungsplan ist verabredet und dokumentiert.*
5. Die Umsetzung der Maßnahmen wird professionell begleitet.
   - *Kind und Eltern erleben sich beim Handeln und Umsetzen der verabredeten Veränderungen unterstützt.*
6. Alle Beteiligten sind einbezogen.
   - *Alle Beteiligten signalisieren verbal und mimisch der Fachkraft, dass sie ihre Aspekte ausreichend einbringen konnten.*

Partizipatives Arbeiten:
1. Sichtweisen von Kind und Eltern werden durch offene Fragen entlockt.
   - *Offene Fragen wurden von Kind und Eltern mit der Darlegung von eigenen Sichtweisen beantwortet.*
2. Sichtweisen von Kind und Eltern werden durch Aktives Zuhören vertieft.
   - *Aktives Zuhören wurde praktiziert und Kind und Eltern melden verbal oder mimisch der Fachkraft zurück, dass sie sich gewürdigt fühlen.*
3. Die unterschiedlichen Einschätzungen, die bei der Maßnahmenplanung im gemeinsamen Gespräch auftreten, werden jeweils gewürdigt und durch die Moderation der Fachkraft soweit möglich zu einem Konsens gebracht.
   - *Es besteht Konsens bzw. Transparenz über den Dissens unter den Beteiligten bezüglich der zu planenden Maßnahmen.*
4. Dabei hilft die Kenntnis von Methoden im Umgang mit Widerstand ebenso wie das Entlocken von Änderungs- und Zuversichtsäußerungen.

- *Mit Widerstand wird geschmeidig umgegangen und die Veränderungszuversicht ist durch Confidence Talk gestärkt.*

5. Alle Beteiligten (inklusive des Kindes selbst) werden angeregt zu prüfen, was sie selbst einbringen können und wollen, damit die Teilhabeziele des Kindes erreicht werden.
   - *Alle Beteiligten haben Ideen entwickelt, wie sie zum Handlungsplan beitragen möchten.*

Notwendige Leistungen:

1. Die Fachkraft organisiert gemeinsam mit den Eltern einen fachlichen Austausch aller beteiligter Fachkräfte bezüglich geeigneter Maßnahmen.
   - *Gespräche, wer sich mit wem, wann austauscht und die Versorgung aller Beteiligten mit den notwendigen Dokumenten sind verabredet.*
2. Der Fachkraft kennt oder informiert sich über die „State of the art“-Maßnahmen ihres Fachgebiets.
   - *Alle Fachkräfte sind auf dem aktuellen Wissensstand ihres Fachgebiets.*
3. Die Fachkraft kennt die 5 Gütekriterien der Ermittlung von geeigneten Maßnahmen (5 „A's“ nach Imms) und benutzt diese als Roten Faden zur Prüfung, ob eine Maßnahme im individuellen Alltag des Kindes umgesetzt werden kann.
   - *Die geplanten Maßnahmen sind auf ihre Eignung für den individuellen Kontext des Kindes geprüft.*
4. Die Fachkraft kann den Handlungsplan innerhalb des TAZ WI HaPla-Schemas in der ICF-CY-Web-Appdokumentieren.
   - *Der Handlungsplan wurde im TAZ WI HaPla-Schema in der ICF-CY-Web-App dokumentiert.*
5. Die Fachkraft kann Gespräche unterschiedlicher Interessengruppen so moderieren, dass alle Beteiligten sich einbezogen fühlen und dass ein für das Kind und die Eltern passender Konsens entlang der gültigen Fachkunde der indizierten Maßnahmen gefunden wird.
   - *Die Moderation der Austauschgespräche hat zu einem Konsens bzw. zur Transparenz über einen z. Zeit nicht auflösbaren Dissens geführt, in dem sich alle Beteiligten wiederfinden und der der gültigen Fachkunde entspricht.*

Förderliches Handlungskonzept:

1. Anpassungen der Maßnahmen an die Vorstellungen und Möglichkeiten von Kind und Eltern sind innerhalb des gestalterischen Spielraums erwünscht und sinnvoll, auch wenn sie von dem anerkannten Vorgehen (wie z. B. Leitlinien) abweichen.
   - *Die Möglichkeiten der Abweichungen vom anerkannten Vorgehen werden geprüft*
2. Aufgrund Ihrer Fachexpertise wissen Sie um diesen gestalterischen Spielraum.
   - *Die notwendige Fachexpertise wird ausgeschöpft.*
3. Sie nutzen diesen, indem Sie den zu erwartenden Effekt für das Kind im Alltag im Verhältnis zu dem zu vermutenden Aufwand bzw. unerwünschten Nebeneffekten abwägen.
   - *Die Eignung und Bedeutung der Abweichungen für das Kind werden geprüft.*

Hilfreiche Fragen für den Eigengebrauch:

- Passen die angestrebten Maßnahmen zu den Möglichkeiten der Familie?
- Haben alle Beteiligten die Informationen, die sie benötigen? Sind die Kontaktdaten unter den Beteiligten zugänglich?
- Haben alle Beteiligten ausreichend zum Handlungsplan beigetragen?
- Sind die jetzt Beteiligten für die augenblickliche Situation des Kindes die Richtigen? Müssen Personen hinzugezogen werden? Können Personen sich herausnehmen, weil ihr Beitrag erfüllt ist?
- Wurde konkret festgelegt, wer die Familie in den nächsten Wochen und Monaten bei der Umsetzung der Maßnahmen unterstützt?
- Wurde verabredet, wann der Prozess oder die Ergebnisse wieder geprüft werden sol-

len, um notwendige Anpassungen vorzunehmen, weil das Vorgehen in der Praxis neue Aspekte hervorgebracht hat?

4.5.8 Beispiele

Beispiel 1: Said, Teil 5

Said ist ein 5 Jahre alter Junge mit Autismusspektrumstörung. Verlauf bisher siehe unter:

- Prozessschritt 1 + 2, Beispiele, Said, Teil 1 (Kap. 4.1.8)
- Prozessschritt 3, Beispiele, Said, Teil 2 (Kap. 4.2.8)
- Prozessschritt 4, Beispiele, Said, Teil 3 (Kap. 4.3.8)
- Prozessschritt 5, Beispiele, Said, Teil 4 (Kap. 4.4.8)

Auf dem Boden der Themen, Anliegen, Teilhabebeschreibung, Teilhabeziele und dem ICF-Profil ergeben sich folgende Wechselwirkungen unter den ICF-profilierten Aspekten und der nachfolgende Handlungsplan mit Maßnahmen.

Wechselwirkungen einzelner Aspekte

Die diagnostische Abklärung hat die Diagnose Autismusspektrumstörung ergeben, was bedeutet, dass die soziale Kommunikationsfähigkeit (b) aufgrund der veränderten Gehirnstruktur (s) anders als bei Nichtbetroffenen auf Dauer atypisch bleiben wird. Jetzt mit 5 Jahren geht es darum, dass Said sich schrittweise in der Kita, einer für ihn fremden Umgebung (e), einfinden und wohlfühlen kann (p). Dabei sind ihm behilflich: seine Geselligkeit (**person**), sein Interesse am Lernen und der Musik (**person**), die Fähigkeit, Grundbedürfnisse verbal oder durch Verhalten zu äußern (a, b), dass ihm seine Bezugsgegenstände Halt geben (e) und dass er sich mit der Sortierung dieser beschäftigen kann (**person**). Die Verbesserung der Kommunikation in Deutsch (a) und positive Erfahrungen in der geleiteten 1:1-Spielsituation mit einem anderen Kind (p) sowie das Erlebnis des Beteiligtseins beim gemeinsamen Singen im Morgenkreis (p) werden zum Gelingen beitragen. Said benötigt zur Ko-Regulation seiner Affektkontrolle in schwierigen Situationen eine unterstützende Person (e). Dadurch würde gesichert, dass die Eingliederung für Said ein positives Erlebnis wird, und so die Umgewöhnung vom vertrauten Aufenthalt zu Hause in die Kita mit stundenweiser Erhöhung schließlich für 4 Stunden am Tag gelingt (e). Mit den Eltern und der Familienhelferin haben wir auf dem Boden der hier genannten Aspekte und deren Wechselwirkung untereinander folgende Maßnahmen abgeleitet und in einen Handlungsplan gefasst.

Handlungsplan – Maßnahmen

- Die Familienhelferin organisiert für die Mutter einen Deutschkurs in den nächsten 9 Monaten.
- Die Logopädin übt das „Turn-Taking“ und deutsche verbale Äußerungen in teilstrukturierten Spielsituationen nach thematischer Absprache mit der Kita. Eine komplexe Frühförderung u. a. mit der Kompetenz von Marte Meo [38] wird mit Unterstützung der Familienhelferin beantragt und fördert voraussichtlich in 6 Monaten abwechselnd zu Hause und in der Kita nach thematischer Ansprache mit der Logopädin und der Kita bis zum Beginn der autismusspezifischen Frühförderung (aktuelle Wartezeit 1,5 Jahre). Ggf. können später auch die feinmotorischen Kompetenzen gefördert werden.
- Eine Integrativmaßnahme für die Kita wird mit Unterstützung der Familienhelferin beantragt und das gemeinsame Spiel mit kommunikativem Austausch in einem 1:1-Spiel mit einem anderen Kind wird in der Kita stundenweise angeboten.
- Der Kitabesuch beginnt jetzt mit 5 × 1 Stunde und wird dann langsam gesteigert.
- Said wird mit Unterstützung der Familienhelferin zeitnah für eine Autismus-spezifische Förderung in einem Autismuszentrum angemeldet.
- Die Sozialpädagogin unseres SPZ setzt sich mit den Eltern alle 3 Monate zu einem be-

gleitenden Gespräch mit den Eltern zusammen, erfragt das Befinden, die Fortschritte, die Barrieren. Sie organisiert in 12 Monaten ein nächstes Austauschgespräch mit allen Beteiligten und unterstützt die Eltern bei der Beantragung des Schwerbehindertenausweises und des Pflegegelds.

Das komplette TAZ WI HaPla-Protokoll für Said finden Sie im Anhang 4 des Online-Zusatzmaterials.

Beispiel 2: Frederik

„Kinder kommen über ein Ich-Buch zu Wort und wirken so am Handlungsplan mit"

Frederik ist 8 Jahre alt und hat als Grunderkrankung eine spastische Cerebralparese GMFCS-Level 5. Im Rahmen dessen kann er nicht verständlich artikulieren. Er versteht hingegen die normale Alltagssprache.

Anhand des Ich-Buchs von Frederik, das die Mutter zusammen mit der Ergotherapeutin und

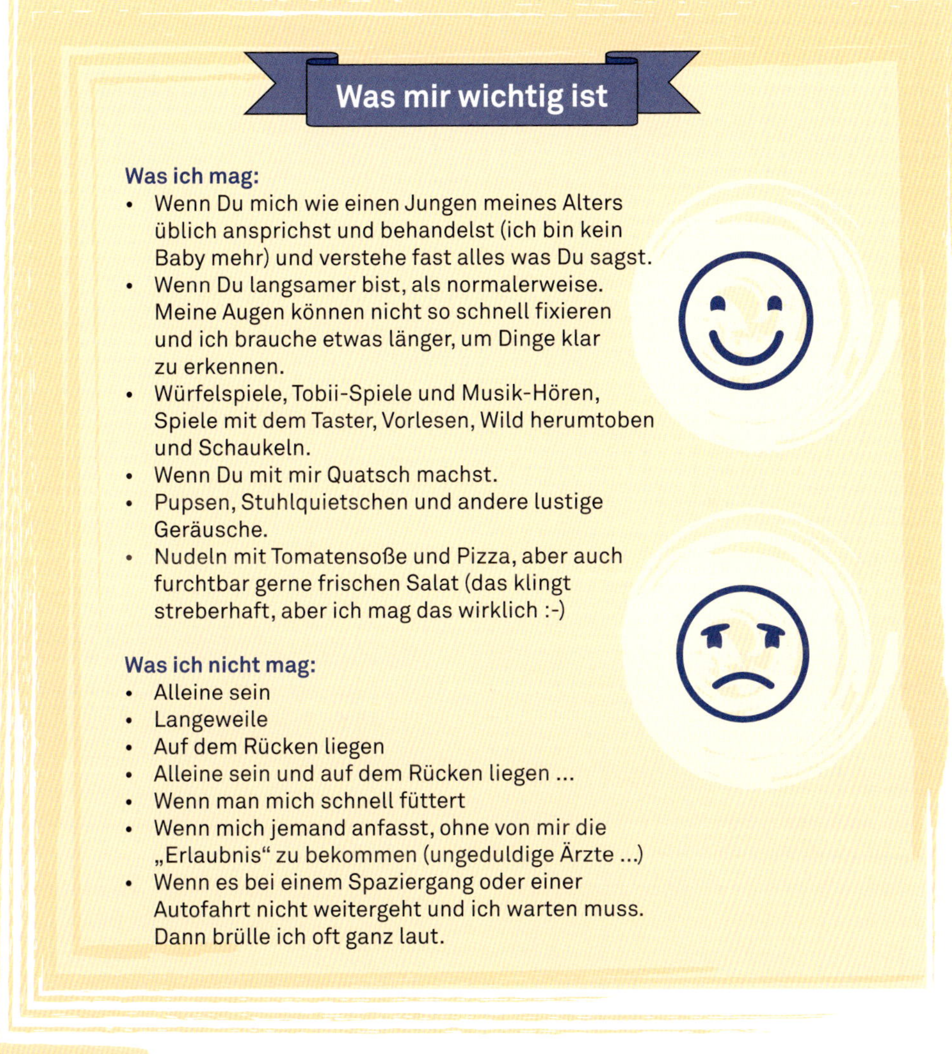

Abbildung 4-15: Ich-Buch von Frederik (8 Jahre), ein Junge mit Cerebralparese GMFCS-Level 5.

Frederik erarbeitet hat (Abbildung 4-15), zeigen wir eine Möglichkeit, wie Kinder am Handlungsplan mitwirken können, obwohl sie nicht sprechen können. Für Frederik war es wichtig, sicherzustellen, dass alle Personen, die mit ihm zu tun haben, bestimmte Dinge wissen und beachten (Abbildung 4-15).

Sein Teilhabeziel lautete: In der persönlichen Interaktion mit ihm pflegen alle einen seinem Alter und seinen geistigen Fähigkeiten entsprechenden Umgang und schließen nicht automatisch aus seinem „nicht sprechen können und seinem nicht laufen können", dass er gleichermaßen geistig und emotional beeinträchtigt ist. Auch fühlt er sich gesund, obwohl er weiß, dass er eine chronische Erkrankung hat. Und er möchte behandelt werden wie ein gesundes Kind.

Die Maßnahme war: Es braucht eine schriftliche Auskunft über seine Person, Wünsche und Fähigkeiten für Kommunikation mit anderen.

Beispiel 3: Moritz, Teil 5

Moritz ist ein 9 Jahre alter Junge mit Glasknochenkrankheit. Verlauf bisher siehe unter:

- Prozessschritt 1 + 2, Beispiele, Moritz, Teil 1 (Kap. 4.1.8)
- Prozessschritt 3, Beispiele, Moritz, Teil 2 (Kap. 4.2.8)
- Prozessschritt 4, Beispiele, Moritz, Teil 3 (Kap. 4.3.8)
- Prozessschritt 5, Beispiele, Moritz, Teil 4 (Kap. 4.4.8)

Im Anhang 3 des Online-Zusatzmaterials finden Sie das gesamte prototypische Praxisbeispiel „Moritz". Siehe dort das TAZ WI HaPla-Ergebnisprotokoll und die Erläuterungen dazu.

Auf dem Boden der Teilhabeziele und des ICF-Profils wurden folgende Maßnahmen im Handlungsplan für Moritz festgehalten:

Handlungsplan – Maßnahmen

- Die Ärztin spricht mit den Eltern über den Zwiespalt zwischen „unser Sohn soll aktiv bleiben und laufen" und „Moritz braucht die Sicherheit des Rollstuhls und möchte selbst entscheiden, wann er läuft". **Unterstützung von den Eltern e310**
- Moritz probiert in der Physiotherapie **Unterstützung von der Physiotherapeutin e355** aus, ob und welche Bewegungen er mit Unterstützung schmerzfrei machen kann, formuliert kleinschrittige Ziele mit der Therapeutin und trainiert **Muskelkraft b730** und **Beweglichkeit b710** für die Erreichung seiner Ziele.
- Der Rollstuhl wird vom Orthopädietechniker **Unterstützung von der Orthopädietechnikerin e355** und der Physiotherapeutin bezüglich der Benutzung in der Schule angepasst.

4.5.9 Anwendungsmaterialien und Dokumente

- TAZ WI HaPla-Schema
- ICF-CY-Web-App (s. Literatur/Weblinks)
- Gesprächsprofil-Tischvorlage
- 5 Gütekriterien der Ermittlung von geeigneten Maßnahmen (5 „A's" nach Imms)
- ICF-Schlüsselwortliste
- ICF-CY-Klassifikation (in Buchform vom Hogrefe-Verlag, s. Weiterführende Literatur)
- Literatur zu Motivational Interviewing – Change Talk und Confidence Talk

4.5.10 Übungsaufgaben

- Vor dem nächsten Runden Tisch-Gespräch rekapitulieren Sie nochmals Ihre erworbenen Kenntnisse zur Prozessbegleitung und Moderation. Sie nehmen sich die Anwendung einiger neuer Vorgehensweisen vor und werten diese Änderung nach dem Gespräch für sich aus.

- Probieren Sie in einem Beratungsgespräch mit Eltern, die sie gut kennen und deren Kind eine nicht so komplizierte Erkrankung hat, das Gespräch nach dem TAZ WI HaPla-Schema zu führen und zu dokumentieren. Verwenden Sie im Nachgang dazu mal die ICF-CY-Web-App.
- Wenn Ihnen das TAZ WI HaPla-Schema und die Dokumentation in der ICF-CY-Web-App geläufig sind, übernehmen Sie in einem Runden Tisch-Gespräch die Aufgabe des Ergebnisberichts, beamen Sie das Schema an die Wand und tragen Sie stichpunktartig dort die Informationen für alle sichtbar ein. Hilfreich wäre es, wenn eine weitere Person die Moderation nach diesem Schema übernehmen könnte.
- Nehmen Sie sich im Nachgang eines mit einer Kolleg:in gemeinsam geführten Gesprächs vor, ihre Dokumentation im TAZ WI HaPla-Schema mit ICF-Codes und Schlüsselworten elektronisch zu ergänzen. Fortgeschrittene in der ICF-Anwendung können bereits während des Gesprächs einen ICF-Code mit Schlüsselwort heraussuchen und alle Beteiligten befragen, ob das genau den Sachverhalt trifft, oder ob es eher um etwas anderes oder um mehrere Dinge geht.
- Lassen Sie allen Beteiligten das TAZ WI HaPla Protokoll im Nachgang eines Gesprächs zukommen und erfragen Sie später, ob und inwieweit das Protokoll hilfreich oder hinderlich war.
- Gehen Sie in einem nächsten Gespräch mit Kind und Eltern nach der Empfehlung einer Maßnahme die 5A-Kriterien zusammen durch, um die Eignung der Maßnahme gemeinsam zu prüfen.

Beispiel

Teilhabe-Anliegen: Kind soll sich morgens eigenständig anziehen, Zähne putzen und zur verabredeten Zeit am Frühstückstisch sitzen.

Welcher ICF-Code aus den Lebensbereichen wäre der passende?

- d155 Sich Fertigkeiten aneignen oder
- d220 Mehrfachaufgaben übernehmen oder
- d230 Tägliche Routinen durchführen oder
- d240 Mit Stress und anderen psychischen Anforderungen umgehen oder
- d445 Hand-Armgebrauch

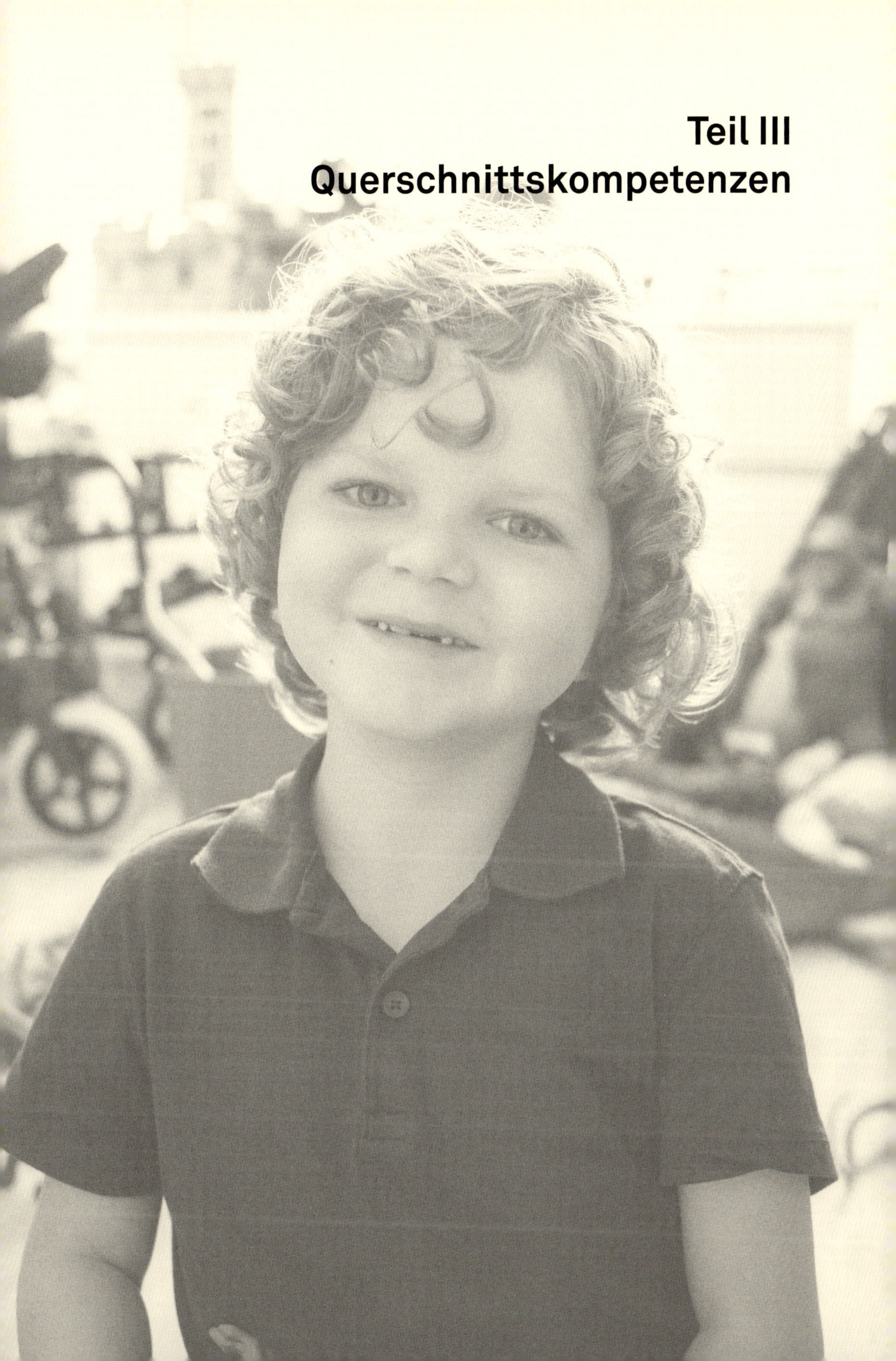

Teil III
Querschnittskompetenzen

5 Codieren und dokumentieren

5.1 Notwendigkeit oder freudvolles Gestalten?

Stand der Dokumentation aktuell

Im Allgemeinen fällt es den Fachpersonen leichter, Dinge zu besprechen als sie schriftlich zu dokumentieren. Insofern wird die Dokumentation von wichtigen Sachverhalten als Mehraufwand empfunden, den es gilt, so gering wie möglich zu halten. Diejenigen, die gerne schreiben, wählen meistens keinen Beruf auf dem Sektor des praktizierenden Helfens. Insofern ist es grundsätzlich schwierig, Fachpersonen im Versorgungsumfeld chronisch kranker Kinder zu finden, die mit Freude Dokumentationsarbeit leisten. Erschwerend kommt hinzu, dass üblicherweise im Berufsalltag den Fachpersonen dafür nur sehr wenig Zeit explizit zur Verfügung steht. Durch die allerorts eng getakteten Termine besteht der Druck oder zumindest der Eindruck, irgendwo von der Kinderversorgung etwas abzuknapsen zu müssen, damit Zeit für die inhaltlich sinnvolle Dokumentation übrigbleibt. In jedem Fall gibt es in den jeweiligen Aus- und Weiterbildungen kein eignes Fach „Dokumentation“. Die Fachpersonen müssen sich das Rüstzeug dafür beiläufig aneignen. Das bedeutet, dass der Wert einer guten Dokumentation sowohl im Gesundheitswesen als auch Bereich von Pädagogik und Sozialwesen derzeit eher als gering eingeschätzt wird. Es wird fälschlicherweise angenommen, dass im Gesundheitswesen eine Auflistung von fachlichen Sachverhalten, möglichst nach Checklisten, genügt. Die konkrete Ausgestaltung ist oft dem Einzelnen oder der jeweiligen Einrichtung überlassen. Diese Vielfalt erschwert das Lesen.

Sind Berichte explizit gefordert, werden sie eher oberflächlich und mit allenfalls mittlerer Qualität angefertigt. In der Medizin wird mit medizinischen Textbausteinen gearbeitet, was bezogen auf die Kommunikation unter den Ärzt:innen über die rein medizinischen Sachverhalte angemessen und effizient ist. Diese Texte eignen sich weniger für den Gebrauch zur interdisziplinären Versorgung, weil sie nicht allgemeinverständlich sind und Bezüge zu den Kontextfaktoren und zur Teilhabe nur selten enthalten. Die Heilmittelberichte arbeiten zunehmend auch mit Textbausteinen, die wenig über das aussagen, was konkret während der Therapie mit welchem konkreten Teilhabeziel passiert. Sie klingen schematisch und austauschbar, wie z. B. „ist feinmotorisch ungeschickt, kann sich nicht konzentrieren, Grammtikerwerb ist noch unvollständig, noch schlechte Koordination – deshalb muss die Therapie weitergeführt werden“. In den sozialen und pädagogischen Berufsfeldern hingegen gibt es eine Tendenz zu ausführlichen, rein beschreibenden Berichten, die einen Umfang haben, der vom Durchlesen eher abschreckt. Diejenigen Berufsgruppen, die das BTHG anwenden müssen, ergänzen ihre Berichte aktuell zunehmend um die Aspekte von Teilhabe und ICF, was zu begrüßen ist, allerdings bisher zur Verlängerung der Texte beigetragen hat.

Dokumentation inkl. Teilhabe & ICF

Also was tun, wenn nun Teilhabe im Kontext aller Wirkfaktoren unter Anwendung der ICF in die Berichte eingearbeitet werden soll? Zunächst führt das wie jeder Änderungsprozess zu mehr Aufwand und vorübergehend unserer Erfahrung nach auch zur Verlängerung der Texte.

Es braucht nach unserer Erfahrung derzeit ein bis zwei Jahre, bis die Anwender:innen in der Lage sind, wieder kürzere und prägnantere Berichte zu schreiben.

Dieser ganze Aufwand lohnt sich nur, wenn im Ergebnis die Dokumentation von den jeweiligen Fachaspekten verknüpft mit Teilhabe und ICF leichter von der Hand geht und mehr Freude macht, weil sie spürbare Vorteile gegenüber der jetzigen Kommunikation hat. Der Nutzen der neuen Dokumentation mit Fokus auf die Teilhabe unter der Verwendung der ICF wird sich darin zeigen,

- dass sie die Kommunikation mit dem Kind und seinen Eltern sowie unter den interdisziplinär am Kind zusammenarbeitenden Beteiligten verbessert,
- dass sie die Organisation von Teilhabe für chronisch kranke Kinder erleichtert,
- dass wir unsere eigenen Gedanken zu den komplexen Sachverhalten bei uns selbst klarer bekommen.

Dieser Mehrwert wird sich erst mit der Zeit einstellen, wenn alle diese Dokumentationsform kennen und anwenden. Dafür bräuchte es einen einheitlichen und gut erprobten Dokumentationsstandard, an dem vielerorts gerade erst gearbeitet wird. Wir können Ihnen deshalb keinen allgemeingültigen Standard darstellen. Wir haben uns für Sie umfassend umgeschaut und stellen Ihnen exemplarisch verschiedene Möglichkeiten der Dokumentation aus den verschiedenen Fachbereichen vor.

Zunächst gehen wir auf prinzipielle Dokumentationsaspekte und -möglichkeiten ein, wie wir sie in der Folge des PART CHILD-Projekts erarbeitet und an einzelnen SPZ derzeit ausprobieren. Dazu zählt auch die elektronische Dokumentation unter Verwendung der ICF-CY-Web-App (s. Literatur/Weblinks), die kostenfrei im Netz für alle Berufsgruppen zugänglich ist und das Dokumentationsschema TAZ WI HaPla. Zudem gehen wir näher auf den von der Bundes-VIFF (Vereinigung für interdisziplinäre Frühförderung) veröffentlichten Förder- und Behandlungsplan nach ICF ein und erläutern das von der DGSPJ (Deutsche Gesellschaft für Sozialpädiatrie und Jugendmedizin) empfohlene Glossar zur teilhabeorientierten Dokumentation innerhalb der Mehrbereichsdiagnostik der SPZ. In einem Kurzportrait stellen wir zum Schluss exemplarisch B. E. Ni (Bedarfsermittlungsinstrument für Menschen mit Behinderungen in Niedersachsen) als eines von mehreren Teilhabeinstrumenten vor, wie sie derzeit in den Sozialämtern oder Landesverbänden zur Teilhabebedarfsermittlung gemäß des BTHG (Bundesteilhabegesetz) verwendet werden.

Stolperstein

Noch gibt es keinen gemeinsamen Mindeststandard, wie die teilhabeorientierte Dokumentation nach ICF auszusehen hat. Die Erprobung und Auswertung, die derzeit vielerorts stattfindet, muss zunächst abgewartet werden. Denn nur wenn alle das Gleiche und in gleicher Weise für die Kommunikation untereinander und die gemeinsame Organisation von Teilhabe verwenden, wird sich die neue Dokumentation als nützlich, motivierend und nachhaltig erweisen und damit durchsetzen.

Sie können bzw. sollten allerdings bereits jetzt beginnen, sich eine teilhabeorientierte Dokumentation nach ICF unter der Verwendung der im Folgenden dargestellten Möglichkeiten anzueignen. Es lohnt sich, die in jedem Fall notwendigen Kenntnisse und Erfahrungen bereits jetzt zu erwerben, denn das Können einer teilhabeorientierten Dokumentation nach ICF wird einige Zeit benötigen. Der Transfer in die dann zukünftig allgemeingültige Version der Dokumentation wird Ihnen dann recht leicht gelingen.

5.2 Wozu codieren und dokumentieren?

... für die Klarheit der eigenen Gedanken, das eigene Lernen und die leichtere Lesbarkeit

Jede:r der sich schon mal bemüht hat einen Text zu schreiben, der einerseits wichtige Details enthält und doch prägnant das Wesentliche zusammenfasst, weiß welche Anstrengungen das einem abverlangt. Es gelingt nur, wenn Sie in mehreren Zyklen Ihre eigenen Texte wieder und wieder überarbeiten, indem Sie Passagen umformulieren, ergänzen und vor allem wieder kürzen.

Der Lohn einer prägnanten Schreibarbeit ist mehrfach. Sie verlangen sich dadurch einen Klärungs- und Erkenntnisprozess ab, der wertvolle Spuren in Ihrem Gedächtnis hinterlässt. Sie sortieren und vernetzen Ihren Wissensschatz und können schneller und passgenauer die Informationen in Gesprächen und beim Schreiben abrufen. Sie lassen sich auf ein vertieftes Nachdenken über Teilhabe und die jeweilige Lebenssituation von Patient:innen und Klient:innen ein. Sie erreichen dadurch eine Klarheit ihrer Gedanken und Gefühle und Ihr Sprechen und Handeln im Umgang mit ihren Patient:innen und Klient:innen gewinnt an Leichtigkeit, Souveränität und Wirkung. Das spart Kräfte, gibt Raum für kreatives Denken, löst mehr Freude aus und führt zu einem besseren Erfolg in der Versorgung von Kindern und Familien.

Das Motto dieses Vorgehens wäre folglich: „Viel Wissen, Erkenntnis und Kompetenz zu Teilhabe mit ICF und prägnantes Dokumentieren führt zu weniger Dokumentation und einer guten Verständigung."

Diesen Gewinn des prägnanten Formulierens sollten wir uns immer wieder bewusst machen, wenn wir uns auf den mühsamen Weg des Erlernens der prägnanten Berichterstattung mit Fokus auf Teilhabe mit ICF begeben, viele Stunden aufwenden und die Formulierungen wieder und wieder überarbeiten. Jeder neue prägnante Bericht trägt zur persönlichen Verbesserung der Prägnanz, aber auch dem Verständnis und Können der ICF und dem teilhabeorientierten Arbeiten bei. Vermutlich braucht es hunderte von selbst verfassten Berichten, um dahin zu kommen, dass das Verfassen eines prägnanten Teilhabeberichts mit ICF leicht und einfach von der Hand geht.

Das Dokumentieren ist vergleichbar mit der Freude am Musizieren. Miteinander Musik machen macht erst Spaß, wenn jeder sein Instrument, die Noten und die Musik so beherrscht, dass sich alle auf das Musizieren an sich konzentrieren können und nicht mehr mit dem Noten erkennen und dem Töne finden beschäftigt ist.

Ein prägnant formulierter Text gewinnt durch den Zusatz der ICF-Codes mit Schlüsselwörtern ein besonderes Maß an Übersicht, weil die ICF-Codes/Schlüsselwörter die Aufmerksamkeit der Lesenden mit einem Blick auf die wesentlichen Aspekte lenken. Der so zugeordnete Text kann leichter erfasst, in den Gedanken geordnet und behalten werden.

... als Gedächtnisstütze für alle Beteiligten

Eine weitere wichtige Aufgabe einer gemeinsamen Dokumentation ist, allen Beteiligten als Gedächtnisstütze über einen mehrere Wochen, Monate und Jahre dauernden Prozess zu dienen. Das gelingt am besten, wenn diese Dokumentationen übersichtlich, allgemeinverständlich und eben prägnant und kurz sind, sodass sie sich leicht lesen lassen und das Wichtigste schnell erfasst werden kann. Die interdiziplinäre Zusammenarbeit ist auf eine solche Dokumentation in Ergänzung zu notwendigen Gesprächen angewiesen. Der rein mündliche Austausch ist zu „flüchtig" und führt zum Verlust von wichtigen Aspekten, zu Missverständnissen und Doppelversorgungen.

... als Dokumentation von Ergebnissen und/oder Prozessen

Wann immer Sie sich vor der Aufgabe sehen, etwas dokumentieren zu wollen, fragen Sie sich, ob die Dokumentation von Ergebnissen ausreicht oder ob es darauf ankommt, die Leser:innen über den Prozess zu informieren. Es spart Zeit und Kraft, das vor Beginn des Schreibens geklärt zu haben.

… für die Evaluation von Maßnahmen

Eine Aufgabe von Dokumentation ist es, die Evaluation von Maßnahmen zu ermöglichen. Noch immer gibt es viele Fachpersonen, die es gewohnt sind, entlang ihrer persönlichen Sicht Kinder zu beraten, fördern und zu therapieren, ohne sich und anderen darüber Rechenschaft abzulegen, was dadurch für das Kind erreicht wird und werden soll. Dieses Vorgehen ist nachvollziehbar leichter und deshalb angenehmer, aber es ist gegenüber denjenigen, die unsere Facharbeit bezahlen und auch gegenüber den Kindern und Eltern nicht mehr angemessen.

Die Ressourcen im Gesundheits-, Bildungs- und Sozialwesen sind begrenzt. Es ist eine Frage der Gerechtigkeit, dass wir mit den uns zur Verfügung stehenden Ressourcen maßvoll umgehen, damit alle die es benötigen, daran teilhaben können. Deshalb muss vor einer Maßnahme klar sein, was damit voraussichtlich für das Kind erreicht wird. Im Kontext von Teilhabe mit ICF bedeutet das, sich mit Kind und Eltern darüber klar zu werden, was danach in der Lebenswelt des Kindes anders sein soll. Das kann sein, eine Verbesserung zu erwirken, dass kann sein, den jetzigen Stand zu erhalten, dass kann auch sein, eine Verschlechterung zu bremsen oder zu verhindern. Und das muss aus Gründen der Überprüfbarkeit prägnant dokumentiert werden. Zudem muss je nach Fachbereich kurz auch der fachliche Standard dokumentiert werden, nach dem gehandelt wird. Das meint in der Medizin beispielsweise, ob es sich um einen begründeten individuellen Heilversuch oder eine Therapie gemäß der Leitlinien bzw. eines vergleichbaren Fachstandards handelt.

Gegenüber dem Kind und seiner Familie ist eine Maßnahme ohne Evaluation auch nicht mehr angemessen, weil die ohnehin schon belasteten Familien nur mit einer gut begründeten und prüffähigen weiteren Maßnahme zusätzlich belastet werden dürfen. Auch wenn es uns gelingt, dass das Kind mit Freude an unseren Maßnahmen teilnimmt, dürfen wir nicht vergessen, dass der Mehraufwand oft zu Lasten der notwendigen Erholungszeit der Eltern und dem gemeinsamen, freudvollen Erleben des Zusammenseins mit den Geschwistern und dem Kind geht. Familien laufen Gefahr, das eigene Leben der Erkrankung des einen chronisch kranken Kindes unterzuordnen, den Alltag weniger als Leben und mehr als therapeutische Bürde zu erleben und mit der Zeit zu erschöpfen. Insofern müssen wir uns einigermaßen sicher sein, wofür unsere vorgeschlagenen Maßnahmen gut sein sollen und wir müssen von Zeit zu Zeit gemeinsam mit Kind und Eltern unser Vergehen evaluieren und die Ergebnisse dokumentieren.

5.3 Für wen codieren und dokumentieren?

Es erleichtert die Arbeit, fördert die Kreativität und erhöht den Nutzen unserer Dokumentation, wenn wir uns verdeutlichen, für wen wir dokumentieren.

... für sich selbst zum Nachschauen

Wenn unsere Dokumentation uns selbst als Nachschlagwerk dienen soll, müssen wir sicherstellen, dass wir die für uns wichtigen Aspekte dokumentieren.

... für die beteiligten Fachpersonen

Wenn wir wollen, dass die beteiligten Fachpersonen gut informiert sind, müssen wir zunächst wissen, wen wir informieren wollen. Zu Zeiten der interdisziplinären und multiprofessionellen Versorgung von chronisch kranken Kindern (Kap. 3.3, Interdisziplinarität) sind das jetzt keinesfalls mehr nur die direkten Adressaten unseres Berichts, wie es bisher war: Die Ärzt:innen berichten der überweisenden Kolleg:in, die Frühförder:in berichtet dem Träger der Eingliederungshilfe, die Heilmittelerbringer:innen gegenüber der überweisenden Ärzt:in, die Sozialarbeiter:in im Sozialamt gegenüber den Eltern und der Behörde, die Psychotherapeut:in gegenüber der die Therapiestunden bewilligenden Krankenkasse, die Lehrer:in im Förderplan innerhalb des Kolleg:iums und dem Schulamt. In Zeiten von Teilhabe mit ICF sollen und müssen diese Dokumente so geschrieben sein, dass die wesentlichen Aspekte von allen Akteuren, insbesondere den Eltern und wenn möglich auch vom Kind, leicht verstanden werden. Und diese neue Notwendigkeit lässt sich nur mit einem gemeinsamen Verständnis von Teilhabe und einer gemeinsamen Anwendung von ICF erfüllen.

... für Eltern

Abgesehen davon, dass die Berichte im Zeitalter von Teilhabe mit ICF so allgemeinverständlich geschrieben sein sollten, dass auch Eltern diese leicht verstehen, erscheint es in der Praxis sehr hilfreich, wenn Eltern von den jeweiligen Fachpersonen mit anschaulichen und verständlichen Informationen zu der Erkrankung und deren Bedeutung in der Lebenswelt ihres Kindes versorgt werden.

Als hilfreich und praktisch hat sich zudem das gemeinsame Beschreiben einer Flipchart herausgestellt, wenn beispielsweise herauszufinden ist, was das Kind in verschiedenen Lebensbereichen im Alltag macht, wo Schwierigkeiten liegen und wie die Teilhabepräferenzen und Ziele aussehen. Zum Schluss machen die Eltern und wenn möglich auch das Kind mit ihrem Handy ein Foto. Manchmal genügt auch ein Notizzettel, auf dem die Eltern sich die für sie wesentlichen Aspekte notieren.

Um den Eltern die ICF-Komponenten vertrauter zu machen, kann auf eine Magnettafel die ICF-Komponentenrosette angebracht werden, um darauf mit bunten Magnettafelstiften die komplexe Lebenssituation zu malen (Abbildung 5-1). Auch hier können sich die Eltern das Bild mit dem Handy fotografieren, um zu Hause nochmals darüber nachzudenken, es mit dem anderen Elternteil oder einer Therapeut:in zu besprechen.

Ein wesentliches Ergebnis war bei dem Jungen aus Abbildung 5-1, dass neben den genannten übergeordneten Zielen es der Mutter konkret darum ging, wie der Junge, während sie in der Küche kocht auf Augenhöhe die Essenszubereitung mitverfolgen und evtl. teilhaben kann. Im Sortieren der Aspekte nach ICF wurde klar, dass der dafür vorgesehene Therapiestuhl vom Kind schreiend abgelehnt wurde und der übergroße und schwere Kopf immer nach vorn fiel. Insofern war klar, dass als einer der nächsten Schritte ein Hilfsmittelplanungsgespräch mit einer Physiotherapeutin anstand, um eine komfortable aufgerichtete Positionierungshilfe für den Jungen zu finden. Das wiederum wäre für den anstehenden Besuch der Kita eine wichtige Voraussetzung für den anstehenden Kitabesuch im nächsten Jahr.

Eventuell hilft die bildliche Darstellung der fünf ICF-Komponenten, dass Eltern diese schneller verstehen können (s. Abbildung 9-1).

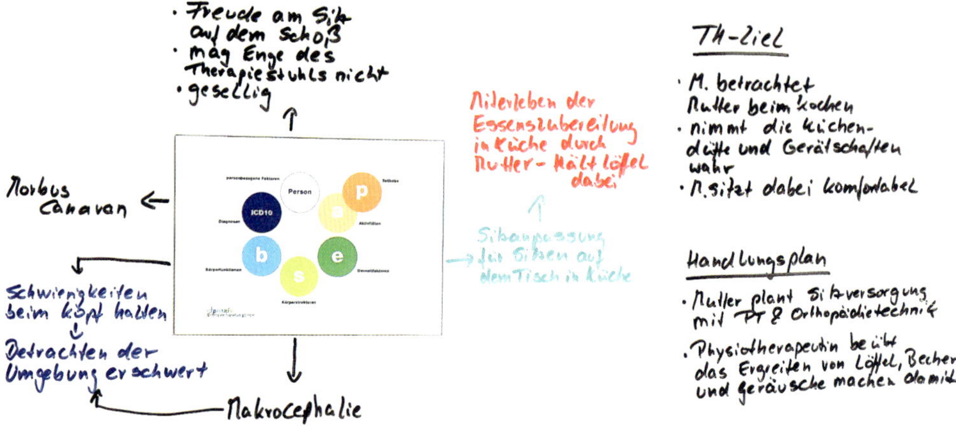

Abbildung 5-1: Magnettafeldokumentation eines Wiedervorstellungstermins zur gemeinsamen Planung des weiteren Vorgehens mit den Eltern für einen 18 Monate alten Jungen mit Morbus Canavan (eine progrediente Stoffwechselerkrankung mit großem Kopf und der Perspektive, ein „Liegekind" zu bleiben).

... für das Kind

Ab einem kognitiven Entwicklungsstand von ca. vier Jahren kann es hilfreich sein, eine kindgerechte Dokumentation vom Kind selbst durchführen zulassen. Dies eignet sich besonders dafür, herauszufinden, was das Kind möchte und wie es seine aktuelle Situation einschätzt (Kap. 4.4). Wenn ein Kind selbst nicht schreiben oder malen kann, besteht die Möglichkeit, mit Bildkarten zu arbeiten. Das Kind schaut dann präferiert auf eine bestimmte Bildkarte oder zeigt darauf. Das Kind oder seine Eltern machen am Ende der Stunde ein Foto davon. Das Foto wäre dann ein anschaulicher Anker, um zu Hause oder in der Kita bzw. Schule darüber mit anderen zu sprechen. Abfotografierte Tätigkeiten, Lieblingsspielzeuge, Umgebungen könnten zudem ins Kommunikationsbuch aufgenommen werden.

Kinder ab sechs Jahren können Teilhabepräferenzen und Ziele malen oder mit kleinen Notizen aufschreiben. Das intensiviert den Bezug zu dem, was getan wird und was das Kind machen wird, um seine Teilhabeziele zu erreichen (Abbildung 5-2).

Während des sog. COPM-Interviews (Canadian Occupational Performance Measure, [39], [40]) wird das Kind vor und nach eines Therapieblocks zu Alltagsbetätigungen befragt. Es darf anhand einer Reihe von Smileys, die aufsteigend immer größer und fröhlicher werden oder eine Treppe ausdrücken,

- wie wichtig ihm diese Betätigung ist,
- wie gut es diese Betätigung jetzt kann und
- wie zufrieden es mit seiner Ausführung ist.

Um dem Kind den Vergleich vor der Therapie und nach der Therapie zu veranschaulichen, könnten jeweils Handyfotos von diesen Smileyreihen gemacht werden (Abbildung 5-3).

Sie können sich hier kreativ mit vielen anderen Dokumentationsweisen wie z. B. dem Schreiben oder Malen an einer Tafel ausprobieren. In jedem Fall fördert das die Beteiligung und Motivation des Kindes.

... für die direkt und indirekt Auftraggebenden

In vielen Fällen müssen Fachpersonen verpflichtend an die Auftraggebenden so berich-

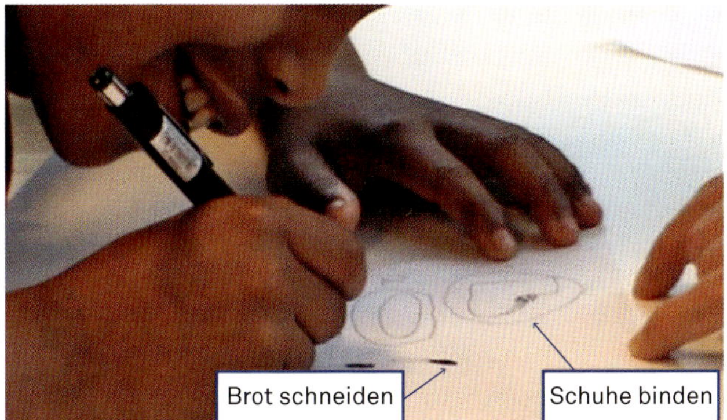

Abbildung 5-2:
Leon malt Schuhe binden und priorisiert mit 1; er malt Brot schneiden und priorisiert mit 2.

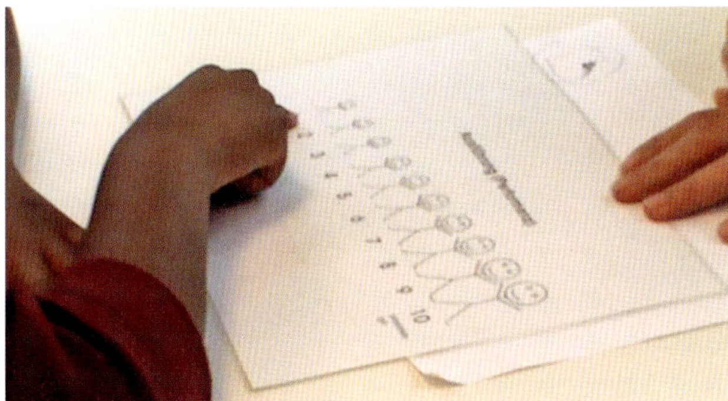

Abbildung 5-3:
Smileyreihen von Leon zu seiner Einschätzung, wie gut er im Moment Schuhe binden kann.

ten, wie diese es fordern. Das stellt aktuell in der Tat noch ein Dilemma dar. Die Berichterstattung vor allem gegenüber den Krankenkassen, dem Medizinischen Dienst (MDK), dem Sozialamt bei der Feststellung des Grads der Behinderung oder beispielweise auch gegenüber dem Jugendamt bei der Bewilligung einer Teilhabeassistenz führt direkt in eine Zwickmühle. Denn die genannten Auftraggebenden bewilligen in Deutschland Hilfen noch immer entlang dem defizitorientierten ICD-Konzept. Nur wer die „richtigen Diagnosen" und umfassende Beeinträchtigungen aufweist, bekommt die Hilfen bewilligt. Die Teilhabeorientierung nach ICF hat hier noch wenig Einzug erhalten. Solange das so ist, sind diejenigen, die bereits nach dem neuen Standard von Teilhabe mit ICF arbeiten bedauerlicherweise zu einer „doppelten Buchführung" gezwungen. Das geht nicht nur mit einem erhöhten Aufwand einher, sondern erschwert allen Beteiligten und nicht zuletzt den Eltern den Wechsel in die teilhabeorientierte Versorgungskultur. Besonders Eltern werden dadurch wieder angehalten, auf die funktionellen Defizite und Mängel ihrer Kinder zu fokussieren. Für die Bewilligung der Hilfen müssen die Fachpersonen auf die Schwächen und Mängel abheben, im Förderplan hingegen würdigen, was schon gelingt und was die nächsten Entwicklungsmöglichkeiten sind. Nach dem Teilhabekonzept mit ICF würde für die Bewilligung plausibel darzulegen sein, welche Maßnahmen nötig sind, damit das Kind seine Teilhabeziele erreichen kann. Das Ausmaß der persönlichen Defizite würde bei dieser Art der Argumentation als ein Aspekt von vielen aufgeführt werden und stünde nicht im Vordergrund.

5.4 Was codieren und dokumentieren?

An dieser Stelle sei erinnert, dass es bei ICF nicht darum geht, das Kind mit Codes zu etikettieren. Es geht vielmehr darum, wichtige Aspekte der Lebenssituation des Kindes mit Codes als gedankliche Stützpfeiler zu markieren (s. auch Abbildung 2-8), um die Lebenssituation besser zu verstehen.

Bezogen auf ein Alltagsthema sollen dafür nach Empfehlungen der WHO maximal 12 Codes ausreichen.
Wir empfehlen zur besseren Übersicht, die Codes mit der entsprechenden Farbe zu versehen, damit auf einen Blick erkennbar wird, in welchem Komponentenbereich geeignete Maßnahmen angesetzt werden könnten, z. B. ob eine Barriere aus dem Bereich der Umweltfaktoren beseitigt werden soll oder ob eine Aktivität und Funktion mit dem Kind trainiert werden soll. Die Codes müssen mit kurzen Stichpunkten oder telegrammartigen Kurzbeschreibungen ergänzt werden, damit sie für die individuelle Lebenssituation passgenau sind und die Wechselwirkungen der einzelnen Aspekte aus den verschiedenen ICF-Komponenten deutlich wird.

In jedem Fall sollten als Minimalstandard möglichst in orange die wichtigsten Lebensbereiche codiert werden, in denen Teilhabeziele erreicht werden sollen.
Im Bereich der Komponenten von Körperstrukturen und -funktionen überlappen die ICD-Diagnosen mit den ICF-Codes. Zum Verständnis aller Beteiligten, auch der Eltern, wäre es wünschenswert, wenn die ICF-Codes mit Schlüsselwörtern den jeweiligen ICD-Diagnosen in den Arztberichten zugeordnet aufgeführt würden (s. „Beispiel für ICD-Diagnosen übersetzt in ICF-Codes“). Das wird allerdings erst leistbar sein, wenn es eine automatische Übersetzung von ICD und ICF in diesen Komponenten gibt. Die WHO arbeitet derzeit in diese Richtung. Die händische Doppelcodierung ist zu aufwendig, als dass sie von Ärzt:innen geleistet werden könnte.

Beispiel für ICD-Diagnosen übersetzt in ICF-Codes

Diagnosen nach ICD

- Frühgeborenes der 25. + 2. SSW (GG 650 g) {ICD P07.01}
- 2. Zwilling, 1. Zwilling am 3. Tag an Lungenblutungen verstorben, Schädelsono o.p.B. {ICD P01.5}
- Intraventrikuläre Blutung 3. Grades mit intraventrikulärer Beteiligung im Rahmen von PVL li am 3. Lebenstag jetzt in zystischem Umbau bisher ohne Liquorzirkulationsstörung {ICD P52.2}
- PVL {ICD P91.1}
- Rechts betonte bilaterale spastische Cerebralparese GMFCS-Level 3 MACS 2, CFCS 2 {ICD G80.0}
- Spitzfuß bds. {ICD M21.6}
- Mikrozephalie {ICD Q02}
- Leichte Energie- und Eiweißmangelernährung {ICD E44.1}

ICF-Codes

Persongebundene Faktoren

- Ehemaliges Frühgeborenes der 25. Schwangerschaftswoche (Geburtsgewicht 650 g)
- 2. Zwilling, 1. Zwilling am 3. Tag an Lungenblutungen verstorben

Körperstrukturen

- Hirnblutung mit kleinem Kopf (ICF s110 Gehirnschädigung)
- Spitzfuß beidseits (ICF s75012 Muskeln des Unterschenkels)

Körperfunktionen

- Spastik aller vier Extremitäten (ICF b770)
- Erhöhter Strecktonus beider Füße (ICF b735 Muskeltonus)
- Untergewicht (ICF b540 Stoffwechsel)

5.5 Wie codieren und dokumentieren?

Eine „gute" teilhabeorientierte Dokumentation nach ICF wäre aus unserer Erfahrung heraus an folgenden Merkmalen zu erkennen:

- Allgemeinverständlich.
- Übersichtlich.
- Es führt ein roter Faden durch den Bericht.
- Prägnant (= prägnante Sprache und das Wesentliche ist mit bis zu 12 ICF-Codes/Schlüsselwörtern markiert).
- Die wichtigsten Aspekte sind den ICF-Komponenten zugeordnet.
- Die Wechselwirkungen der nach ICF geordneten Aspekte sind beschrieben.
- ICD-Diagnosen sind benannt.
- Anliegen, Themen, Teilhabebedarf, Teilhabepräferenzen/-ziele sind den 9 Lebensbereichen der ICF zugeordnet.
- Maßnahmen und Handlungsplan, wie die Teilhabeziele des Kindes erreicht werden sollen, sind konkretisiert.

Da aktuell die verschiedenen Professionen ihre Berichte nach dem eigenen Fachstandard verfassen, geht es darum, diese Berichte mit der Zeit so umzubauen, dass die genannten Kriterien erfüllt werden. Vorlagen sind dafür natürlich hilfreich, können jedoch nach unserer Erfahrung keinesfalls so ohne Weiteres 1:1 weder von Fachpersonen der eigenen Profession, geschweige denn von anderen übernommen werden. Die Berichte der einzelnen Einrichtungen einer Profession sehen in den einzelnen Bundesländern, an den einzelnen Standorten und für verschiedene Leistungsträger recht unterschiedlich aus.

Textbausteine, Vorlagen und Beispiele, die wir nachfolgend für Sie zusammengetragen haben können also nur eine Orientierung geben und als Anschauungsbeispiele dienen. Zudem lohnt es sich, den eigenen Bericht erst umzubauen, wenn das Konzept der teilhaborientierten Versorgung nach ICF von allen Kolleg:innen begriffen und im Alltag angewandt wird. Dies geschieht erfahrungsgemäß schrittweise im Verlauf von Monaten bis zu zwei Jahren. Parallel zu diesem Lernprozess können nach und nach die umgesetzten Teilschritte des Best Practice Modells in die bestehenden Berichte eingearbeitet werden. Wenn Sie beispielsweise Ihren Bericht bisher mit der Anamnese und Vorgeschichte begonnen und mit Empfehlungen abgeschlossen haben, könnten Sie zu der Entscheidung kommen, Ihren Bericht zukünftig mit den Bedarfen und Bedürfnissen des Kindes im Alltag zu beginnen und zur Teilung der Verantwortung mit Kind und Eltern mit gemeinsam getroffenen Entscheidungen abzuschließen. Dafür würden Sie beispielsweise die Überschrift des ersten Absatzes in „Anliegen und Themen" ändern und den letzten mit „Weiteres Vorgehen" oder „Verabredungen" überschreiben. Oder wenn Sie beispielsweise die 9 Lebensbereiche in Ihrem Bericht aufführen wollen, fügen Sie diese als Unterüberschriften unter Anamnese, Vorgeschichte oder Lebenssituation ein.

5.6 Praktische Tools

5.6.1 Protokollierungsschema: TAZ WI HaPla-Schema

Das TAZ WI HaPla-Schema (s. auch Kap. 3.3.4) wurde von uns in PART CHILD entwickelt. Es ist an das Best Practice Modell „Teilhabeorientierte Versorgung mit ICF" angepasst.

Es handelt sich um ein Ergebnisprotokoll im Unterschied zu einem Verlaufsprotokoll. Es wird folglich nicht chronologisch ausgefüllt, sondern ergebnisorientiert. Beim Protokollieren springen Sie also zwischen den einzelnen Kapiteln hin und her und machen den Eintrag dort, wo er thematisch passt. Das gelingt auf dem Papier, wenn Sie sich entsprechend viel Raum unter den Überschriften lassen. Einfacher gelingt das am PC z. B. unter Nutzung der ICF-CY-Web-App (s. Literatur/Weblinks).

5.6.2 ICF-CY-Web-App

Die ICF-CY-Web-App (s. Literatur/Weblinks) unterstützt die Umsetzung des TAZ WI HaPla-Schemas. In der App ist die Vergabe von bis zu 12 ICF-Codes farbig markiert recht einfach möglich.

Die Nutzung der App ist kostenfrei und erfüllt die aktuellen Datenschutzbestimmungen (s. Hinweise auf der Homepage der App). Es werden insbesondere keinerlei Daten in einer Cloud oder einem Server gespeichert.

Tipps zur Verwendung der ICF-CY-Web-App finden Sie im Anhang 5 des Online-Zusatzmaterials.

5.6.3 ICF-Textbausteine

ICF-erklärender Brief

ICF-erklärender Brief

Sehr geehrte Frau Kollegin, sehr geehrter Herr Kollege,

wir bedanken uns für die Überweisung des o.g. Kindes, das in Begleitung seiner Eltern am ... in unserer Einrichtung vorgestellt wurde.

Alter:

Diagnosen:

Der Bericht wurde nach der ICF-CY (Internationale Klassifikation von Funktionsfähigkeit, Behinderung und Gesundheit für Kinder und Jugendliche) der WHO erstellt.

Die ICF-CY ist eine die ICD ergänzende Klassifikation, die die Themen des Kindes nach folgenden Rubriken einteilt:

Körper – Strukturen (s = structures) (hellgrün)

Körper – Funktionen (b = body functions) (blau)

Aktivitäten (a) & Partizipation/Teilhabe (p) = **Lebensbereiche (d = life domains)** (orange)

Umweltfaktoren (e = environment) (grün)

Die ICF-CY stellt zu jedem Thema ein Schlüsselwort mit einem Code zur Verfügung, um die Aufmerksamkeit der Leser:innen auf die bis zu 12 wichtigsten Aspekte zu lenken. Die Schlüsselwort-Code-Paare ergänzen die ICD-10-Diagnosen und machen das **Profil des Kindes** bezogen auf seine gesundheitliche Situation sichtbar. Vor den Codes stehen die jeweiligen Abkürzungsbuchstaben der jeweiligen Rubrik. Der Buchstaben-Zahlencode trägt bei einem Farbausdruck zudem die typische **Farbe** und macht damit sichtbar, inwiefern die **Lebensbereiche** und die **Umweltfaktoren** des Kindes ausreichend bedacht und wie sie mit den Aspekten der anderen Rubriken in Beziehung gesetzt wurden. Anhand des ICF-Profils wird – anders als anhand der ICD-Diagnosen – leicht sichtbar, welche Maßnahmen es braucht, damit das Kind seine **Teilhabeziele im Alltag** erreichen kann.
Für Ihre Rückfragen zur ICF und dem Bericht stehen wir gerne zur Verfügung.
Mit freundlichen Grüßen

Mit einem erklärenden Text zur ICF-Nomenklatur (s. „ICF-erklärender Brief“) soll zum besseren Verständnis der Adressat:innen beigetragen werden, die sich bisher mit der ICF nicht oder wenig befasst haben. Zusätzlich kann es für alle Leser:innen Ihrer Berichte hilfreich sein, die ICF-Code-Legenden der wesentlichen Aspekte aus der ICF-CY-Web-App zu übernehmen, wie wir es im Beispiel von Aische mit einer oberen Plexusparese rechts und der Teilhabepräferenz „eigenständig zu essen“ zeigen (s. auch Anhang 5 in den Online-Zusatzmaterialien).

Durch ein Überfliegen der Schlüsselwörter/Codes wird schnell erfasst, worum es bei dem Kind im Alltag mit den jeweiligen Erkrankungen geht. Durch die Erklärungstexte werden die genauen Inhalte des Codes für alle, die

Legenden der ICF-Codes

(am Beispiel von Aische, ein Mädchen mit oberer Plexusparese)

d550 Essen

d250 Reaktion auf Anforderungen

b730 Kraft der Muskeln einer einzelnen Extremität (reduzierte Muskelkraft im rechten Arm)

s120 Halsmark (Cervicalmark)

s730 Handgelenk

e115 Orthesen (Handorthese)

e115 Besteck

e110 Lebensmittel (angepasste Nahrung)

e355 Unterstützung von der Orthopädietechnikerin

noch nicht so vertraut mit der ICF sind verständlich. Da bei diesem Runden-Tisch-Gespräch mehrere Lebenssituationen besprochen wurden (s. Anhang 5 in den online-Zusatzmaterialien), kamen 18 Codes zur Verwendung (die WHO-Regel empfiehlt max. 12 Codes pro Lebenssituation).

ICF auf einem Blatt

(von Thomas Becher)

Die Nutzungsmöglichkeit des Dokumentationsschemas ICF auf einem Blatt (Tabelle 5-1 und Anhang 12 im Online-Zusatzmaterial) wird mit vier Beispielen veranschaulicht (Tabelle 5-2, Tabelle 5-3, Tabelle 5-4, Tabelle 5-5).

Tabelle 5-1: Dokumentationsschema ICF auf einem Blatt (von Thomas Becher).

Diagnosen				
ICF-Komponenten	**Teilhabe**	**Aktivitäten**	**Funktionen**	**Strukturen**
TAZ (Themen-Anliegen/Ziele)				
Persönliche Faktoren				
Umweltfaktoren				
Mögliche Maßnahmen				
Handlungsplan				

Tabelle 5-2: ICF auf einem Blatt, Beispiel 1.

Diagnosen	**Bilaterale spastische Cerebralparese GMFSCS Level 3, MACS 2, Hüftgelenkdezentrierung**			
ICF-Komponenten	Teilhabe	Aktivitäten	Funktionen	Strukturen
TAZ (Themen-Anliegen/Ziele)	gute Mobilität im Kindergarten	beginnendes freies Gehen	Hüftgelenk stabil, frei beweglich	Hüftgelenk-dezentrierung, MI 38 %
Persönliche Faktoren	5-jähriger Junge, kognitiv gut entwickelt			
Umweltfaktoren	reflektiertes, angemessen besorgtes Elternhaus, an guter Lösung für Kind interessiert, Schulwahl noch nicht abgeschlossen			
Mögliche Maßnahmen	Zeitpunkt für Einschulung	• Gangtraining • Krafttraining • Orthesen • Stehständer	Botulinum-toxin-Behandlung	OP
Handlungsplan	• Schulrückstellung • Fortsetzung Botulinum-toxin-Behandlung • Beginn Physiotherapie mit intensivem Gang- und Krafttraining • Anpassung Orthesen • Hilfsmittelerprobung Stehständer • Röntgen-Kontrolle Hüfte in 6 Monaten • danach Entscheidung für OP-Zeitpunkt			

Tabelle 5-3: ICF auf einem Blatt, Beispiel 2.

Diagnosen	**Phobische Störung des Kindesalters (Dunkelheit) F93.1**			
ICF-Komponenten	Teilhabe	Aktivitäten	Funktionen	Strukturen
TAZ (Themen-Anliegen/Ziele)	Lisa schläft nicht allein in ihrem Bett ein	• ist abends gestresst, weil sie sich fürchtet d240 • und kommt deshalb nicht zur Ruhe d250	Angststörung führt zu mangelnder Autonomie b180	
Persönliche Faktoren	• schämt sich • will mit zur Klassenfahrt und dort mit anderen in einem Raum schlafen			
Umweltfaktoren	• Eltern haben viel Verständnis für Angst • Lehrerin hat Zweifel an Teilnahme an Klassenfahrt			
Mögliche Maßnahmen	• kleines Nachtlicht • Mutgedanken entwickeln			
Handlungsplan	• Vater kauft mit Lisa ein kleines Nachtlicht in der nächsten Woche • Mutter ruft im SPZ an und vereinbart für April einen psychologischen WV-Termin • Lisa bespricht Mutgedanken mit der Psychologin im SPZ • Psychologin plant Termin mit Lisa, Eltern und Lehrerin im Mai, um Klassenfahrt zu besprechen			

Tabelle 5-4: ICF auf einem Blatt, Beispiel 3.

Diagnosen	**Lese-Rechtschreibstörung F81.0**			
ICF-Komponenten	**Teilhabe**	**Aktivitäten**	**Funktionen**	**Strukturen**
TAZ (Themen-Anliegen/Ziele)	Mika schafft es nicht Tafelbilder abzuschreiben	dauert zu lange, Schrift ist nicht lesbar d166, d170	• visuelle Wahrnehmung d156 • Wörter aus dem Gedächtnis schreiben d167	
Persönliche Faktoren	• will lernen • ist schnell frustriert, wenn er etwas nicht kann			
Umweltfaktoren	• Eltern sprechen kaum deutsch • können zu Hause wenig unterstützen			
Mögliche Maßnahmen	fotografiert Tafelbilder ab		Lerntherapie	
Handlungsplan	• Mika darf ab Montag mit dem ausgedienten Handy der Eltern Tafelbilder fotografieren • die Bilder werden zu Hause ausgedruckt (Eltern, Mika) • Sozialarbeiterin der Schule verabredet sich mit Eltern nächste Woche zu einem Gespräch und unterstützt die Eltern im Juni bei der Beantragung einer Lerntherapie beim Jugendamt			

Tabelle 5-5: ICF auf einem Blatt, Beispiel 4.

Diagnosen	**Verbale Entwicklungsdyspraxie F82.9**			
ICF-Komponenten	**Teilhabe**	**Aktivitäten**	**Funktionen**	**Strukturen**
TAZ (Themen-Anliegen/Ziele)	Elli erzählt ihren Eltern vom Tag in der KiTa: • Kommunizieren als Sender (Bedürfnisse/Emotionen mitteilen) d349 Elli teilt den anderen Kindern mit, was sie nicht will: • informelle und formelle Beziehungen eingehen, eigene Rolle oder sozialen Status bei Interaktion mit anderen zu bestimmen d7203	Gebrauch von Kommunikationstechniken und Geräten d349	Artikulationsfunktionen b320 Mangelnde Fähigkeit willkürliche Artikulationsbewegungen ausführen	

Tabelle 5-5: Fortsetzung

Diagnosen	Verbale Entwicklungsdyspraxie F82.9
Persönliche Faktoren	sprechfreudiges Mädchen, an Interaktion interessiert
Umweltfaktoren	motivierte Eltern, engagierte Logopädin und Lehrerinnen in der Schule
Mögliche Maßnahmen	• individuelle Erprobung verschiedener Kommunikationsmöglichkeiten • Beantragung des Hilfsmittels • Implementierung des Hilfsmittels in das gesamte Umfeld
Handlungsplan	• Logopädin eruiert die rezeptiven und kognitiven Kompetenzen des Kindes (in der ersten Therapiestunde) • Logopädin tauscht sich mit der versorgenden Hilfsmittelfirma aus, welches Material in Frage kommt • Logopädin vereinbart einen gemeinsamen Termin mit allen beteiligten Personen (Kind, Eltern, Hilfsmittelfirma, Logopädin und Lehrerinnen • gemeinsame Erprobung der unterschiedlichen Hilfsmittel • Logopädin beantragt das laut Erprobung am besten geeignete Hilfsmittel

ICF: Lebensbereiche (d1–d9) – Teilhabestatus

Diesen Textbaustein können Sie für die Strukturierung der Anamnese oder der Dokumentation der aktuellen Lebenssituation in Ihren Erfassungsbögen verwenden.

Die mögliche Dokumentation ist in Tabelle 5-6 am Beispiel eines Kleinkindes mit Trisomie 21 veranschaulicht.

5.6.4 Karteikarteneintrag

Zur Verlaufsdokumentation einer Therapie kann auch ein Karteikarteneintrag unter Benutzung der Abkürzungsbuchstaben der ICF-Komponenten dienen. Dies wird hier am Beispiel von Moritz (Kap. 4) und seinem Eintrag durch die Physiotherapeutin gezeigt, siehe Box „Schema für einen nach ICF profilierten Karteikarteneintrag“. Die Codes müssen nicht farbig

Lebensbereiche der ICF (Aktivitäten & Teilhabe)

d1 Lernen und Wissensanwendung (d110–199)

d2 Allgemeine Aufgaben und Anforderungen (d210–299)

d3 Kommunikation (d310–399)

d4 Mobilität (d410–499)

d5 Selbstversorgung (d510–599)

d6 Häusliches Leben (d610–699)

d7 Interpersonelle Interaktionen und Beziehungen (d710–799)

d8 Bedeutende Lebensbereiche (d810–899)

d9 Gemeinschafts- und Soziales Leben* (d910–999)

*Staatsbürgerliches Leben würden wir bei Kindern der Übersicht halber weglassen.

Tabelle 5-6: Lebensbereiche der ICF (d1–d9) – Teilhabestatus; am Beispiel eines Kleinkindes mit Trisomie 21 veranschaulicht.

Lebensbereich Aktivitäten & Teilhabe		**Dokumentation**
d1	Lernen und Wissensanwendung	Simon schiebe gerne Autos hin und her, versorge den Bären, indem er so tue, als würde er ihn mit Milch füttern. Die Aufmerksamkeitsspanne sei kurz (maximal 5 Minuten), am Tisch sitzen möchte er nicht lange.
d2	Allgemeine Anforderungen und Aufgaben	Simon präferiert derzeit einfache Handlungen und soll jetzt feinmotorisch an mehrschrittige Handlungen im Rahmen von geeigneten Kinderspielen herangeführt werden.
d3	Kommunikation	Aktuell kommuniziere Simon vor allem durch den Einsatz von Blickkontakt und Gebärden. Er könne dadurch die Wahl zwischen zwei Angeboten ausdrücken. Er beherrsche etwa 10 Worte, wobei zum Teil nur die erste Silbe, wie Bu für Buch, ausgesprochen werde. Er gestalte die gemeinsame Aufmerksamkeit und sage selbst zu sich „ich". Mit dem Finger zeige er auf Dinge, die er haben möchte. Aktuell werde an dem Ziel gearbeitet, dass Simon immer mehr Gegenstände, z. B. aktuell Essenszutaten, durch eine konstante Silbe benennt.
d4	Mobilität	Durch ein gutes Training im MediFit-Zentrum habe Simon seine Muskelkraft gut aufbauen können. Es gelänge ihm inzwischen, die Klingel bei Oma und Opa zu drücken und bei einem Tastenspiel die Tasten zu drücken. Er könne auch ohne die „Schiebehilfe" der Mutter auf Gegenstände klettern, und zwar genauso wie andere gleichaltrige Kinder. Im Bereich der Mobilität bestünde deshalb aktuell keine Teilhabeeinschränkung.
d5	Selbstversorgung	Er habe lange sehr unruhig geschlafen, schaffe es auch manchmal, abends gegen 20 Uhr allein einzuschlafen, oft benötige er aber die Anwesenheit und Begleitung der Eltern. Die Sialorrhoe sei von der Menge rückläufig. Aktuell bräuchte er am Tag zwei Lätzchen. Am liebsten esse er selbst mit den Fingern und am liebsten Nudeln. Mit dem Löffel könne er zwar Joghurt löffeln, mache das aber nicht gerne. Aus einer nur geringgradig gefüllten Tasse oder Becher könne er unter Anleitung trinken, er werfe die Tasse aber schnell weg oder verschlucke sich.
d7	Interpersonelle Interaktionen	Er kuschle gerne mit seiner kleinen Schwester und sei in der Kitagruppe beliebt, weil er mit allen lache.
d8	Bedeutende Lebensbereiche	Er besuche aktuell die Kinderkrippe und wechsele im September in die Kita mit einem I-Platz.
d9	Gemeinschafts- und Soziales Leben	Teilnahme am Eltern-Kind-Turnen.

sein; es wäre auch möglich, nur mit den Abkürzungsbuchstaben zum Profilieren zu arbeiten.

Idee: So prägnant und nach diesem Schema könnten zukünftig die Berichte der Heilmittelerbringer in niedergelassener Praxis aussehen.

Nach dem Anliegen wird kurz die Alltagssituation zum Thema skizziert. Dann folgen die Ziele und der Befund sortiert nach *s, b, a, p, e*. Zum Schluss werden Maßnahmen und Handlungsplan kurz zusammengefasst.

Schema für einen nach ICF profilierten Karteikarteneintrag (elektronisch oder händisch)

Anliegen von Moritz: Moritz gibt an, mit seiner augenblicklichen Mobilität zufrieden zu sein. Er habe nun vermehrt Rückenschmerzen.
Teilhabeziel: Moritz durchlebt einen Schultag, bewegt und sitzt so wie er mag bzw. der Schulalltag es fordert und hat keine Einschränkungen durch Rückenschmerzen.

a- Bewegungsübergänge bis zum Stand ohne Schwierigkeiten. Moritz geht nun zunehmend einige Schritte frei oder an Möbeln, auch im Klassenzimmer **d450 Laufen**

b- Muskeltonus im unteren LWS-Bereich erhöht li > re, erhöhter Tonus im Nackenbereich **b735 Muskeltonus**

s- untere LWS re konvex **s760 LWS**

p- mit Freunden im Rollstuhl viel unterwegs **d920 Erholung, Freizeit** und durch Taxifahrten selbstständig **d470 Taxi fahren**. Spielt mit Freunden gerne und ausdauernd Computerspiele **d920 Erholung, Freizeit**

Mit Moritz über Wichtigkeit von Bewegung und Ausgleichsaktivitäten gesprochen und sie regelmäßig durchzuführen (nicht nur donnerstags)

- Übungsprogramm für zu Hause mitgegeben **e355 Unterstützung von der Physiotherapeutin**
- neuer Rollstuhl ist in Bau **e120 Rollstuhl**
- ausprobieren von Unterarmgehstützen – bei der Firma angefragt **e120 Stöcke**
- Neuversorgung mit Einlagen noch mit Eltern besprechen **e115 Orthese**

5.6.5 Flipchart oder Magnettafel

Das ICF-Profil kann auch auf Flipchart oder Magnettafel dargestellt werden, siehe am Beispiel von Moritz im „Rosettenschema" (s. Abbildung 4-10) oder im ICF-Pfeilschema der WHO (Abbildung 5-4).

5.6.6 Dokumentationsvorlagen

Dokumentationsvorlagen im SPZ

Bezüglich der Dokumentation gibt die Deutsche Gesellschaft für Sozialpädiatrie und Jugendmedizin auf ihrer Homepage unter der Rubrik „Glossar der Mehrbereichsdiagnostik (MBS)" wichtige Hinweise [41]. Bisher wurden die „Sozialen Begleitumstände und Umweltfaktoren" mit den Z-Diagnosen erfasst und Teilhabeaspekte am Ende des erweiterten EKPSAT-Schemas der MBS [41] aufgeführt (EKPSA = Entwicklungsstand/Intelligenz, körperlich-neurologischer Befund, psychischer Befund und Verhalten, soziale Kontextfaktoren, Abklärung und Ätiologie; EKPSAT: zusätzlich Teilhabe). Im aktuellen Glossar wird nun empfohlen, für die „Sozialen Begleitumstände und Umweltfaktoren" und „Teilhabe-Faktoren" die ICF-CY-Codierung nach der ICF-Komponente „Umweltfaktoren" und „Aktivitäten & Teilhabe" vorzunehmen. Diese wird an praktischen Beispielen im Glossar näher erläutert. Zudem wird empfohlen, anstatt vom „Behandlungsplan" vom „Handlungsplan" zu sprechen und die Versorgung noch mehr vom Kind und seiner Familie aus zu denken. Während der aktuellen Umstellungsphase werden im aktuellen

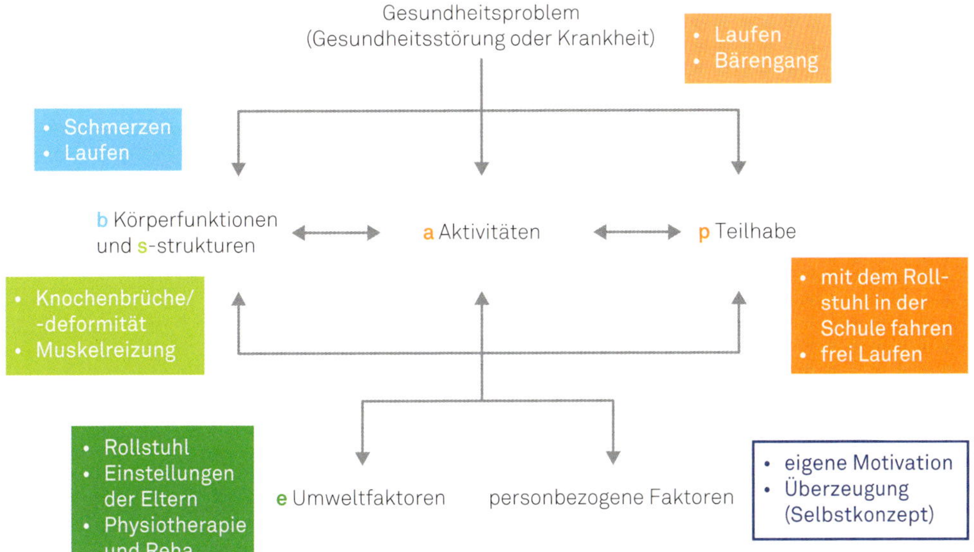

Abbildung 5-4: ICF-Profil von Moritz im ICF-Komponentenschema im Pfeilschema der WHO.

Schaubild der DGSPJ das EKPSA-Schema noch im Sinne einer parallelen Nutzung zur ICF-CY dargestellt (Abbildung 8-1).

Im Folgenden geben wir Ihnen eine Arztbriefvorlage an die Hand, in der wir eine Synthese aus dem EKPSA-Schema und der ICF vorschlagen. Sie ist als „Work in progress" zu verstehen, kann aber für Einsteiger eine wertvolle Orientierung zur Umarbeitung der eignen Briefvorlage sein. Die **ICF-Arztbriefvorlage für SPZ** finden Sie auch als Anhang 7 im Online-Zusatzmaterial. Den **ICF-Arztbrief am Beispiel von Said**, den Sie aus Kap. 4 bereits kennen, finden Sie als Anhang 8 im Online-Zusatzmaterial. Zudem stellen wir Ihnen exemplarisch den **ICF-Anamnesebogen im SPZ** als Anhang 6 im Online-Zusatzmaterial zur Verfügung.

ICF-Arztbriefvorlage für SPZ

Sehr geehrte Frau Kollegin,
wir bedanken uns für die Überweisung des o.g. Kindes, das am ... in Begleitung von ...
in unserem sozialpädiatrischen Zentrum vorgestellt wurde.

Alter:

THEMEN/ANLIEGEN
Mutter:
Vater:
Kinderärztin:
Erzieherinnen:

ICD-DIAGNOSEN & ICF-KOMPONENTEN[1]

Körperfunktionen (b)
Entwicklungsdiagnosen (F8 außer F84, F7)
psychiatrische Diagnosen
neurologische Diagnosen

Körperstrukturen (s)
körperliche Diagnosen
Ätiologie

Umweltfaktoren (e)
Förderfaktoren
Barrieren

Aktivitäten und Teilhabe (d Lebensbereiche)

ICF-Lebensbereiche[2]	Teilhabebedarf	Kompetenzen	Teilhabepräfenzen oder -ziele[3]
d1 (L)			
d2 (A)			
d3 (K)			
d4 (Mo)			
d5 (S)			
d6 (H)			
d7 (I)			
d8 (Be)			
d9 (K)			

[1] **ICF-Komponenten:** *b = Körperfunktionen, s = Körperstrukturen, e = Umweltfaktoren, a = Aktivitäten & p = Teilhabe sind in d = Lebensbereiche zusammengefasst*

[2] **ICF-Lebensbereiche***: d1 (L) Lernen und Wissensanwendung, d2 (A) Allgemeine Aufgaben und Anforderungen, d3 (K) Kommunikation, d4 (Mo) Mobilität, d5 (S) Selbstversorgung, d6 (H) Häusliches Leben, d7 (I) Interpersonelle Interaktionen & Beziehungen, d8 (Be) Besondere Lebensbereiche, d9 (G) Gemeinschafts- und soziales Leben*

[3] **Kriterien für Teilhabeziele***: Annäherungsziele in Präsens, ggf. s.m.a.r.t., Diskrepanz zum Ist-Zustand, Mehrwert fürs Kind, Zufriedenheit beim Kind bei Zielerreichung, möglichst unter eigener Kontrolle.*

AUSGANGSSITUATION – ANAMNESE

Person und Entwicklung
Umweltfaktoren (e)
Medikation:
Hilfsmittel:
Förderung/Therapie:
Schule/Kita:
Familiäre und soziale Situation:

Teilhabestatus (d)
d1 Lernen und Wissensanwendung:
d2 Allgemeine Anforderungen und Aufgaben:
d3 Kommunikation:
d4 Mobilität:
d5 Selbstversorgung:
d6 Häusliches Leben:
d7 Interpersonelle Interaktionen und Beziehungen:
d8 Bedeutende Lebensbereiche:
d9 Gemeinschafts- und soziales Leben:

Körperstrukturen (s) und Körperfunktionen (b)
Schwangerschaft:
Geburt:
Anfälle:
Bisherige Diagnostik:

BEOBACHTUNG UND UNTERSUCHUNG

Körperfunktionen (b), Körperstrukturen (s), Aktivitäten (a)
Allgemein- und neuropädiatrische Untersuchung
Internorganisch:
Verhalten:
Neurologisch:
Entwicklung:

Medizinische Befunde

ZUSAMMENFASSUNG BEURTEILUNG UND WEITERES VORGEHEN

Mit den Eltern und ... haben wir auf dem Boden der hier genannten Aspekte und deren Wechselwirkung untereinander folgende Maßnahmen abgeleitet und in einen Handlungsplan gefasst.

Handlungsplan und Maßnahmen
...
...
...

Mit freundlichen Grüßen
xy

Dokumentationsvorlagen in der Frühförderung

Im Berichtswesen der Frühförderung wird in Deutschland einhellig der sogenannte **F**örder- **u**nd **B**ehandlungsplan (FUB) verwendet. Die Strukturierung und Ausführung des FUB ist allerdings je nach Bundesland sehr unterschiedlich. Als Referenz stellen wir Ihnen nach freundlicher Überlassung durch den Bundesvorstand der Vereinigung für Interdisziplinäre Frühförderung – Bundesvereinigung e.V. (VIFF) den **FUB der Bundes-VIFF** (Version vom 9.6.2021) im Anhang 9 zur Verfügung. Wie Sie im Auszug aus dem Förder- und Behandlungsplan der Bundes-VIFF sehen (s. Box), werden die Aktivitäten und die Teilhabe nach den 9 Lebensbereichen der ICF strukturiert.

Dokumentationsvorlagen in der Eingliederungshilfe zur Bedarfsermittlung

Mit Inkrafttreten des Bundesteilhabegesetzes (BTHG) 2020 müssen die Träger der Eingliederungshilfe den Teilhabebedarf der Antragsteller:innen nach ICF ermitteln. In unserem förderalen System in Deutschland wurden eine ganze Reihe von verschiedenen Bedarfsermittlungsinstrumenten und Dokumentationsbögen zur Erfassung des Förder- und Unterstützungsbedarfs geschaffen, die im Prinzip einen ähnlichen Aufbau haben. Die Ausgangslage wird nach den ICF-Komponenten strukturiert und der Teilhabebedarf nach den 9 Lebensbereichen der ICF sortiert. Entsprechende Teilhabeziele werden basierend auf den Wünschen der Klient:innen zugeordnet und es ist eine Evaluation der Ziel-

Auszug aus dem Förder- und Behandlungsplan der Bundes-VIFF

Aktivität und Teilhabe

- d1 – Lernen und Wissensanwendung (d110-d199)
- d2 – Allgemeine Aufgaben und Anforderungen (d210-d299)
- d3 – Kommunikation (d310-d399)
- d4 – Mobilität (d410-d499)
- d5 – Selbstversorgung (d510-d599)
- d6 – Häusliches Leben (d610-d699)
- d7 – Interpersonelle Interaktion (d710-d799)
- d8 – Bedeutende Lebensbereiche (d810-d899)
- d9 – Gemeinschafts- und Soziales Leben (d910-d999)

Allgemeine Beschreibung (Ressourcen, Risiken) …

…

Ausmaß der Aktivität und/oder Teilhabeeinschränkung
(aus Sicht des Kindes bzw. der Eltern)
o gar nicht o leicht o mäßig o erheblich o vollständig

Welche Ressourcen stehen zur Verfügung bzw. können nutzbar gemacht werden?

…

Veränderungswunsch des Kindes/der Personensorgeberechtigten

…

Wechselwirkungen mit Körperfunktionen, -strukturen und/oder Kontext

…

erreichung vorgesehen. Mittel werden entsprechend der so mit den Betroffenen ermittelten Teilhabebedarfe bewilligt.

Zu Ihrer Veranschaulichung nennen wir hier stellvertretend den B. E. Ni., das Bedarfsermittlungsinstrument von Niedersachsen, weil es auf der Homepage [42] öffentlich einsehbar und herunterladbar ist. Er ist zusätzlich in einfacher Sprache erklärt und sehr übersichtlich gestaltet.

5.7 Kommentierte Beispiele aus dem SPZ

Wie Sie an den nachfolgenden Beispielen sehen, enthalten einige Briefe nur die 9 Lebensbereiche (Teilhabestatus) und die Abkürzungsbuchstaben der ICF-Komponenten. Andere Beispiele enthalten bereits eine Codierung. Das zeigt, wie breit das Spektrum eines sog. ICF-Berichts aktuell sein kann. Wichtig ist, dass der Fokus auf Teilhabe liegt und die Sicht von Kind und Eltern eine Bedeutung bekommt. Das wird am Beginn des vollständigen Berichts mit Thema/Anliegen und am Ende des Berichts durch Begriffe wie „Weiteres Vorgehen“, „Vereinbarungen“ und Handlungsplan sichtbar. Die Anwendung der Strukturmerkmale „9 Lebensbereiche“ und „ICF-Komponentenbuchstaben“ zur Darstellung der Lebenssituation des Kindes in einheitlicher ICF-Struktur sind entscheidend bei der ICF-Anwendung. Die Codes helfen bei der Aufmerksamkeitslenkung der Leser:innen und werden ihre volle Wirkung erst entfalten, wenn alle mit der Codierung vertraut sind.

Bericht von Sophia

Bericht mit einer teilhabebezogenen ICF-Profilierung als plausible Begründung von sprachlichen Maßnahmen

Um Ihnen zu veranschaulichen, wie Sie die wichtigsten Aspekte zugeordnet zu den ICF-Komponenten und deren Wechselwirkung in Bezug auf eine erfolgreiche Teilhabe in einen prägnanten Text fassen können, stellen wir Ihnen nachfolgend das Beispiel von Sophia, eines 4 Jahre alten Mädchens mit Verbaler Entwicklungsdyspraxie (VED) vor.

Beispiel: Bericht von Sophia

Zusammenfassung und weiteres Vorgehen

Sophias kommunikative Teilhabe ist im Alltag im Kindergarten und zu Hause (p) durch die eingeschränkte Verständlichkeit (b) weiterhin deutlich reduziert. Sie braucht syntaktische Strukturen und einen differenzierteren Wortschatz (b), um ihre beginnenden narrativen Fähigkeiten (a) auszubauen und in der Interaktion mit anderen Kindern ihre Spielideen verwirklichen zu können (p).

Eine Fortsetzung der logopädischen Therapie (e) ist deshalb indiziert und sollte wenn möglich mit einer Frequenz von 2 Therapien pro Woche durchgeführt werden, da die Therapie unterschiedliche Schwerpunktsetzungen erfordert. Der therapeutische Fokus sollte auf der Verbesserung der Verständlichkeit (b) durch Weiterentwicklung der sprechmotorischen Planungsfähigkeit (b) unter Einbezug lautunterstützender Gebärden (e) und der Erweiterung und Festigung des Wortschatzes und syntaktischer Strukturen (b) liegen.

Mit den Eltern verständigten wir uns darauf, dass Unterstützte Kommunikation (e) weiter angeboten wird, solange sich im Kindergarten sprachgebundene Barrieren zeigen und Sophia weiter auf sprachunterstützende Gebärden zurückgreift.

Die Logopädin und die Ärztin waren der Meinung, dass eine stationäre Sprachheilrehabilitation indiziert sei. Die Krankenkasse sah diese Notwendigkeit zunächst nicht. Es wurde dann nachfolgender Bericht unter Verwendung des Teilhabestatus der Krankenkasse vorgelegt, die daraufhin die Sprachheilrehabilitation genehmigte.

Bericht im gemeinsamen Brief Ärztin & Logopädin (Beispiel Sophia, Auszug)

Teilhabestatus

LERNEN UND WISSENSANWENDUNG

Üben d135 Sophia übt in der logopädischen Therapie einmal pro Woche die Festigung einfacher syntaktischer Strukturen und erweitert ihren Verbwortschatz. Ein empfohlener zweiter Termin ist organisatorisch nicht umsetzbar, sodass die VED-spezifische Therapie zugunsten des Erreichens der oben genannten Therapieziele zurücktritt. Sophia festigt bei steigender Sprechfreude unsystematisch ihre sprechmotorische Planungsfähigkeit. Eine Übungsroutine zur Bearbeitung der Verbalen Entwicklungsdyspraxie, die es Sophia ermöglichen würde, ihre Störung der sprechmotorischen Planungsfähigkeit kleinschrittig und nachhaltig aufzulösen, wird zurzeit nicht aufrechterhalten.

ALLGEMEINE AUFGABEN UND ANFORDERUNGEN

Mit Stress und anderen psychischen Anforderungen umgehen d240 Wird Sophia nicht verstanden, ärgert sie sich und wird traurig. Sie vermeidet eine Fortsetzung des Dialogs mit der Aussage „ich weiß nicht".

KOMMUNIKATION

Kommunikationsmittel benutzen d360 Erzählen d330 Es ist in Zusammenarbeit mit der Beratungsstelle Andere Worte vereinbart, für Sophia ein Mitteilungsheft zu erstellen, welches ihr ermöglichen soll, aus der Kita, der logopädischen Therapie und von zu Hause aus zu berichten. Diese Fähigkeit ist durch die verbale Entwicklungsdyspraxie verbalsprachlich so stark eingeschränkt, dass für Sophia eine kommunikative Brücke gefunden werden muss.

Sprechen d330 Sophia teilt sich im Kindergarten den Kindern meist auf Einwortebene mit. Sie nutzt im Gruppenkontext hochfrequentes Wortmaterial, bei dem sie sich sicher fühlt, verstanden zu werden (z.B. „aufräumen!").

Konversation führen d350 Zu Hause schaltet sich Sophias kleine Schwester (2;5 Jahre) moderierend und erklärend ein, wenn Sophia nicht verstanden wird. Sophia nutzt zu Hause Mehrwortäußerungen im Telegrammstil. Ihre Äußerungslänge ist verkürzt.

HÄUSLICHES LEBEN

Zimmer aufräumen d220 Sophia hat die Aufgabe, zu Hause Spielsachen selbstständig wegzuräumen und kann sich darauf einlassen.

INTERPERSONELLE INTERAKTION

Beziehung zu Freunden gestalten d750 Sophia reagiert auf laute mobile Spielpartner häufig mit Rückzugsverhalten.

Beziehung zur ErzieherIn gestalten d740 Sophia spricht noch nicht mit den Erzieher:innen.

LEBENSBEREICHE

Gemeinsames Spielen d880 Mit ihrer Cousine spielt Sophia Rollenspiele, die sie mit kurzen Aufforderungen steuern kann (z.B. „a ja; gut OK; komm einkaufen; erst Pipi machen").

GEMEINSCHAFTSLEBEN

Religion und Spiritualität d930 Im Kindergottesdienst kann sich Sophia nicht vollständig von ihrer Mutter lösen, fordert ihre Anwesenheit ein, zeigt Ängste.

Empfehlungen

Bei Sophia liegt eine verbale Entwicklungsdyspraxie vor, welche ihre Aktivität und Teilhabe durch die eingeschränkte Verständlichkeit, die verkürzte Äußerungslänge und die sich daraus ergebenden Verzögerungen der grammatischen und narrativen Fähigkeiten erheblich eingeschränkt.

Um diese Störung der Sprechplanung nachhaltig auflösen zu können, ist eine hochfrequente und langfristige Therapie erforderlich, da alle artikulatorischen und koartikulatorischen Willkürbewegungen einzeln gefestigt und automatisiert werden müssen. Sophia hat durch die logopädische Therapie und das sprachförderliche Umfeld bereits gute Fort-

schritte erzielt, es sind jedoch noch viele kleine Behandlungsschritte erforderlich, um die Störung aufzulösen. Neben der VED-spezifischen Problematik muss aktuell auch an der Grammatik gearbeitet werden, um Trägersätze zu etablieren und einfache syntaktische Strukturen anzubahnen und zu festigen, da Sophia in ihrem fortgeschrittenen Rollenspiel dringend mehr Möglichkeiten braucht, ihr Spiel mit anderen zu steuern.
Sie zeigt ein zusätzlich die Teilhabe einschränkendes Störungsbewusstsein, welches sich durch Rückzugsverhalten, geringe Spontansprache in der Kita und aktuell in Form von Trennungsängsten manifestiert. Bei verbaler Entwicklungsdyspraxie ist das Warten auf spontane Besserungstendenzen kontraproduktiv, da nachhaltige Verbesserungen nur durch konsequentes und systematisches Üben erreicht werden.
Aufgrund der umfassenden Problematik und der in der ambulanten Therapie notwendigen unterschiedlichen Schwerpunktsetzungen mit aktuell zu geringer Übungsfrequenz empfehlen wir erneut ausdrücklich die Wahrnehmung einer Sprachheilrehabilitation, um Sophia eine bestmögliche, intensive und hochfrequente therapeutische Unterstützung zu geben.
Für Rückfragen stehen wir Ihnen gerne zur Verfügung und verbleiben,

mit freundlichen Grüßen

Anmerkung: Die Sprachheilrehabilitation wurde daraufhin genehmigt.

Den vollständigen Bericht von Sophia finden Sie im Anhang 10 des Online-Zusatzmaterials.

Dokumentation von Rena

TAZ WI HaPla-Schema als Dokumentationsstruktur für einen physiotherapeutischen, teilhabebezogenen Beratungstermin

In den meisten SPZ gibt es in den therapeutischen Fachbereichen Termine für eine funktionelle Diagnostik. Im Falle von Rena, eines Kindes mit Cerebralparese, wäre das die Durchführung eines GMFM (Gross Motor Function Measure). Zu einem solchen Termin war das Mädchen auch einbestellt. Bei der Themen- und Anliegenklärung stellte sich dann heraus, dass es dem Mädchen und der Mutter im Verlauf nicht wichtig war zu erfahren, ob Rena jetzt mehr Punkte im GMFM als zuvor erreichen würde. Es ging Rena darum, im Sportunterricht mitmachen und beim Laufen mit den Freundinnen sich weniger auf das Laufen als vielmehr auf die Gespräche mit den anderen konzentrieren zu können. Rena ist 10 Jahre alt und hat eine einseitige spastische Cerebralparese GMFCS-Level 1. Die Physiotherapeutin bot daraufhin einen sogenannten Teilhabetermin (Untersuchung und Beratung) an und dokumentierte das Ergebnis in der ICF-CY-Web-App.

Dokumentation von Rena (Auszug)

THEMEN/ANLIEGEN – ZIELE

1. Rena möchte weiterhin im Sportunterricht genauso mitmachen können wie die anderen Kinder auch. **Gehen, Laufen d450**
   Ziel: Rena geht auf ihren Fersen, damit sie während des Aufwärmens im Sportunterricht gut mitkommt.
2. Rena möchte leichter gehen können, im Augenblick falle ihr das Heben des rechten Fußes schwer. **Gehen b760**
   Ziel: Rena fällt das Gehen im Alltag leichter, damit sie sich auf das konzentrieren kann, was ihre Freundinnen und ihre Schwester machen. **Zuschauen, Betrachten d110**

WICHTIGE INFORMATIONEN

Zu 1: Rena berichtet von ihrer Erfahrung mit dem Übungsprogramm, welches wir im April erarbeitet hatten. Sie habe die Übungen regelmäßig gemacht. 5× die Woche habe es aber nicht geklappt. Rena gibt an, an 3 Tagen in der Woche geübt zu haben. Häufig musste ihre Mutter sie an das Übungsprogramm erinnern. Auch ihre Zwillingsschwester habe sie manchmal erinnert und dann die Übungen gerne mitgemacht. Rena nimmt regelmäßig am Karate-Training und Kinderturnen teil. Sie besucht die 4. Klasse und geht nachmittags in den Hort. Einmal wöchentlich erhält sie Physiotherapie in der Praxis E & D. In ihrem Alltag versorgt sich Rena selbstständig. Das rechte obere Sprunggelenk (OSG) lässt sich passiv in die Nullstellung bringen. In Ruhe kann Rena aktiv ihren rechten Fuß etwas in die Dorsalextension bringen. **OSG Kontraktur s750**. Zur Erreichung des o.g. Teilhabeziels muss die aktuelle Beweglichkeit im OSG erhalten bleiben, sodass neben der Physiotherapie und Karate mindestens 3×/Woche Übungen zu Hause notwendig bleiben.

Zu 2: Beim Gehen setzt Rena weiterhin im Initialkontakt zuerst den Vorfuß auf, rechts > links. Die Dorsalextension gelingt ihr beim Gehen aktiv nicht. Die muskuläre Schwäche der Hüft-Abduktoren **Muskelkraft b730** hat sich etwas reduziert. So gelingt ihr der Einbeinstand rechts für 5 Sekunden.

Frau O.-A. berichtet, dass sie Widerspruch gegen die Ablehnung der Walk-Aide-Orthese **Sich mit einem Hilfsmittel fortbewegen d465** **Walk-Aide-Orthese e115** eingereicht habe. Sie sei im Austausch mit der Krankenkasse und Frau Dr. P. Die Walk-Aide-Orthese würde beim Laufen die notwendige Muskulatur auftrainieren und die Beweglichkeit im OSG und den Knien erhalten.

HANDLUNGSPLAN – MASSNAHMEN

Zu 1. und 2:

- Weiterführen des bereits erstellten Übungsprogramms, 3 × pro Woche:
  Rena liegt auf der linken Seite, das rechte Bein liegt auf dem linken Bein. Sie hebt das rechte Bein 8× in Richtung Decke ab, 3× wiederholen.
  Im Vierfüßlerstand im Wechsel das rechte und das linke Bein 5×vom Boden weg nach hinten strecken, 3× wiederholen je Seite.
  Rena sitzt auf einem Stuhl oder Tischkante. Ihre Beine baumeln in der Luft. Beide Füße werden gleichzeitig Richtung Decke hochgezogen. 5× wiederholen.
- Fortführen der Physiotherapie.
- Sobald die Walk-Aide-Orthese zur Verfügung steht, wird Rena diese täglich tragen.

Einen erneuten Termin zur weiteren Beratung haben wir für den 30.06.2022 vereinbart.

Arztbrief von Lotti

Wie geht die ICF-Anwendung im Brief für einen Säugling

Oft bekommen wir die Frage gestellt, ob die ICF auch im Säuglingsalter anwendbar ist. Die Antwort lautet: ja. Dazu müssen Sie sich jedoch in die Welt des Säuglings hineinversetzen und aus seiner Warte versuchen, in die Welt zu blicken. Nachfolgend zeigen wir Ihnen exemplarisch einen Teilhabestatus für ein Kind mit einer frühkindlichen Regulationsstörung mit ausgeprägter Unruhe und Schlafproblematik {F43.2 G} und einer ausgeprägten Erschöpfung der Mutter durch die kindliche Symptomatik {Z63 G}. Den vollständigen Brief von Lotti finden Sie als Anhang 11 in den Online-Zusatzmaterialien.

Gemeinsamer Brief Ärztin & Psychologin von Lotti (Auszug)

Teilhabestatus nach ICF-CY (relevante Bereiche)

d1 Lernen und Wissensanwendung (Aufmerksamkeitssteuerung, Spielverhalten)

Lotti beobachte auf einer Matte liegend die an einem Spielbogen hängenden Spielsachen und versuche, diese mit den Händen zu berühren. Sie greife auf ihrer Fühldecke gezielt nach den Geräuschen erzeugenden Stellen und erfreue sich an den verschiedenen Lauten.

d2 Allgemeine Aufgaben und Anforderungen (Verhaltensteuerung, Beruhigbarkeit)

Lotti werde sehr unruhig, versteife ihren Körper, strecke die Beine weit und steif aus, wenn sie müde sei. Sie liege sehr ungern flach auf dem Rücken und quengle sehr und so lange in dieser Position, bis sie von einem Elternteil auf den Arm genommen werde. Nach elterlichem Eindruck setze sie das Jammern bereits gezielt ein, um aus dieser ungeliebten Lage befreit zu werden.

d5 Selbstversorgung (Schlaf- und Essverhalten)
Lotti schlafe im Elternbett an der Brust nuckelnd ein und werde nach dem ersten Aufwachen gestillt und ins Gitterbett gelegt. Dieses befinde sich direkt an der Bettseite der Mutter. Das Einschlafen sei mit großer Unruhe und viel Zappeln verbunden. Die Mutter pucke ihre Tochter bzw. beschwere sie mit ihrem Körper, um sie zur Ruhe zu bringen. Das Einschlafen werde zusätzlich durch „white noises" oder Föngeräusche begleitet, die von einem Handy abgespielt werden. Lotti werde abends zwischen 19 und 20 Uhr zu Bett gebracht und sei morgens zwischen 7 und 8 Uhr wieder auf. Ihr Schlaf sei leicht durch Geräusche zu stören und oberflächlich. Lotti mache 3 Tagschläfchen von 30–45 Minuten Dauer. In der Trage sei es möglich, den Schlaf auf eine Stunde auszudehnen.
Lotti werde des nachts gestillt und erhalte am Tag 3–4 Flaschen (90–100 ml) mit Premilch. Mit der Beikost sei begonnen worden. Lotti erhalte Obstbrei am Vormittag und Gemüse-Fleischbreie am Abend.

d7 Interpersonelle Interaktionen und Beziehungen
Lotti sei gern unter Menschen und in diesen Situationen entspannt und beobachte viel.

Zusammenfassung der Untersuchungsergebnisse und Vereinbarung – mit fachlicher Einschätzung sowie Ziel- und Maßnahmenvereinbarung mit den Eltern
Lotti wird aufgrund von Schlafproblemen (b, a) bei zunehmender Belastung der Mutter (e) vorgestellt. Lotti ist nach klinischem Eindruck ein gut entwickelter Säugling mit wachem, zugewandtem Blick und ausgeprägtem Bewegungsdrang (person). Es liegt eine Anpassungsstörung im Sinne einer frühkindlichen Regulationsstörung mit ausgeprägter Unruhe und Schlafproblematik vor, die die Mutter zunehmend belastet. Anamnestisch zeigt sich ein Mangel an Tagschlaf (e), welcher eine Überreizung begünstigt und das zur Ruhe kommen und einen ruhigen Schlaf von Lotti erschwert (p). Es findet eine ausführliche entwicklungspsychologische und auf die Symptomatik bezogene Beratung der Eltern statt. Ich empfehle ihnen, zunächst eines der drei Tagschläfchen auf 1½–2 Stunden zu verlängern und die Tagschläfchen bei ersten Anzeichen von Müdigkeit zeitnah einzuleiten. Wir besprechen ein mögliches konkretes Vorgehen, um dies zu erreichen. Dabei ist die innere Haltung und elterliche Beherztheit im Vorgehen ein zentrales Thema (e). Es gilt, eine Balance zwischen Aktivität und Entspannung während des Tages einzurichten und auf diese Weise Lotti vor Überreizung zu schützen. Die Einschlafhilfen (e) rate ich auf das Nötigste zu begrenzen und das Stillen vom Einschlafen zu entkoppeln und nachts zu reduzieren, um den Schlaf zu verbessern. Ich bestärke die Eltern in ihrem Vorgehen, den Tagschlaf flexibel sowohl in der Trage, dem Kinderwagen als auch zu Hause im Bett zu planen. Dies auch, um den Eltern (insbesondere der Mutter) Freiräume und Möglichkeiten der eigenen Regeneration zu ermöglichen.

6 Gesprächsführung

Barbara Guthy

6.1 Auswahl des Gesprächsführungskonzeptes

In der gut 10jährigen Anwendungspraxis ICF-orientierter Begleitung hat sich gezeigt, dass nicht nur die Ausrichtung auf Teilhabe-Inhalte – das *Was* –, sondern gerade *die Art, wie* ein Gespräch geführt wird, großen Einfluss auf die teilhabeorientierte Bedarfsermittlung und bedarfsgerechte Begleitung hat.

Wenn die ICF als Klassifikationssystem mit eindeutiger Benennung beobachtbare Phänomene in eine zusammenhängende Ordnung bringt und damit für Klarheit und Nachvollziehbarkeit sorgt, so gilt dieser Anspruch ebenso für eine dafür hilfreiche Gesprächsführung. Die WHO selbst gibt keine Empfehlung, auf welchem Weg eine speziell ausgerichtete Gesprächsführung die Arbeit mit der ICF im Alltag erleichtern kann.

Profis in der Versorgung chronisch kranker Kinder haben z. T. sehr ausführliche Ausbildungen und Fortbildungen in Sachen Kommunikation und meist viel Erfahrung. Das heißt, Einzelpersonen der verschiedenen Disziplinen haben sich ihre eigene, stimmige Art der Gesprächsführung erarbeitet, die auch weiterhin tragende Säule sein soll. Darauf aufbauend ist in der interdisziplinären Zusammenarbeit der Austausch wichtig zu der Frage „Wie genau funktioniert deine hilfreiche und zielführende Gesprächsführung? Was hilft, was ist schwierig?", um zu einer Beschreibbarkeit und Nachvollziehbarkeit zu kommen. Sonst vereinzeln sich die Erfahrungen zu individuellen Vorgehensvorlieben und es fehlt an gemeinsamen Begrifflichkeiten und benennbaren Schritten.

Im Sinne dieser Nachvollziehbarkeit haben wir nach Gesprächsführungskonzepten Ausschau gehalten, die auf die Alltagsanforderungen in der Bedarfsermittlung zugeschnitten sind und Antworten auf die wichtigsten Stolpersteine im Kontakt bieten können.

Es wird also darum gehen, von den Vorgehensweisen zu profitieren, die anderen Profis geholfen haben, schwierige Gespräche zu führen. Das soll Anregungen geben, wie die eigene Klaviatur an Möglichkeiten im Gespräch noch gezielt erweitert werden kann.

Hauptkriterien für die Auswahl eines Gesprächsführungsansatzes: Ausgangspunkt war, auch für die Durchführung der Gespräche zum Teilhabebedarf nach Best Practice-Ergebnissen zu suchen. In der Kommunikation führen viele Wege nach Rom und gleichzeitig ist manches über die Jahre gut beforscht und über Studien und Metastudien evidenzbasiert zugänglich.

Es galt gezielt Ausschau zu halten, welche Gesprächsführungsansätze folgende Kriterien mitbringen:

- personenzentriert (am Bedarf der betroffenen Person orientiert)
- aus der Praxis für die Praxis
- evidenzbasiert und erlernbar
- nachvollziehbar für die interdisziplinäre Zusammenarbeit
- Wirksamkeit durch Studien und Metastudien evaluiert
- weltweit beforscht und angewendet

- mit einer kontinuierlichen bedarfsorientierten Weiterentwicklung

Ein entscheidendes weiteres Kriterium kommt noch hinzu: Wir haben es bei der Teilhabeorientierung mit **Veränderungsprozessen auf verschiedenen Ebenen** zu tun:

- Die eigentliche **Veränderung im Alltag** der Betroffenen mit all den Hürden, die wir alle kennen, wenn wir aus „eingefahrenen Gleisen" quasi „in ein anderes Fahrwasser" gelangen wollen.
- **Veränderungen im Hilfesystem:** Das Begleiten findet innerhalb eines Systems statt, das sich verändert in Richtung einer konsequenten Ausrichtung auf das teilhabeorientierte Einbezogensein der Familien in die Entscheidungsprozesse. Die Auswirkung auf die Gesprächsführung wird oft unterschätzt.
- **Veränderungen im Vorgehen der Fachkräfte** beim konsequenten Ausrichten des eigenen Vorgehens in Richtung Teilhabeorientierung und Begleitung der Veränderungen der Betroffenen, vom Herausfinden des Teilhabebedarfs bis zum Erreichen der jeweiligen Teilhabeziele.

Veränderungsprozesse sind inzwischen aus motivationspsychologischer und neurologischer Sicht gut beforscht. Gesucht war daher ein Ansatz aus der Praxis, der geeignet ist, diesen Erkenntnissen Rechnung zu tragen.

Die Wahl fiel auf den seit 35 Jahren international beforschten und weltweit anerkannten Gesprächsführungsansatz „Motivational Interviewing" (MI), der all diese Kriterien erfüllt und ständig weiterentwickelt wird. [31]

6.2 Motivational Interviewing

6.2.1 Definition

„Ein großer Teil der Gesundheitsversorgung widmet sich chronischen Erkrankungen, bei denen das Verhalten und die Lebensgewohnheiten der Menschen über ihre zukünftige Gesundheit, Lebensqualität und Lebensdauer entscheiden. Daher führen auch Ärzte (...) und andere Gesundheitsexperten regelmäßig Gespräche über Veränderungen des Verhaltens und des Lebensstils." [43]

Die Gesprächsführungsansätze benennen wir hier deswegen englisch, weil unter der deutschen Übersetzung „Motivierende Gesprächsführung" auch jene Beiträge verstanden werden können, die nichts mit diesem evidenzbasierten Kommunikationsstil zu tun haben.

Bei der Internetsuche nach „Motivational Interviewing" finden wir 26,5 Millionen Einträge und viele ähnlich lautende Definitionen. Gemäß der Heidelberger Schule um Uli Gehring [44] und angelehnt an Miller und Rollnick [45] verstehen wir unter Motivational Interviewing Folgendes:

„Motivational Interviewing (MI) ist ein pragmatisches, vergleichsweise schnell zu lernendes Konzept der Gesprächsführung, um Menschen für Veränderung zu gewinnen und sich dabei nicht zu verausgaben." (nach [44])
„Motivational Interviewing ist eine partnerschaftliche, personenzentrierte Form der Anleitung und Begleitung zum Hervorlocken und Stärken von Veränderungsmotivation." (Seminarunterlagen der GK Quest Akademie [46])
„Motivational Interviewing (MI) ist eine Methode der Gesprächsführung, die die Eigenmotivation und Bereitschaft einer Person für eine Veränderung stärken möchte." [44]

Dabei geht es nicht um *Interviews* im deutschen journalistischen Sinne. Ein berühmtes Zitat der beiden „Väter" des Konzeptes, Bill Miller und Stephan Rollnick, besagt, MI sei eine bestimmte Weise des professionellen Kontaktes mit Menschen: „it's a way of being with people". Es geht darum, sich „das Album des Lebens zeigen zu lassen", um gemeinsam auf den derzeitigen Status zu schauen und zu ergründen, welche Motivation für welche Art von Veränderung bestehen könnte.

In den Jahrzehnten der MI-Forschung und Lehre gab es auch verschiedene Definitionen von MI je nach Anwendungsbereich.

„Um mit Menschen in Kontakt zu treten und zu einem Gespräch über Veränderung einzuladen, beschreibt Motivational Interviewing (MI) sowohl eine dafür notwendige Grundhaltung wie auch einen Methodenpool, um diese Grundhaltung auch konkret umsetzen zu können. Ursprünglich kam MI aus dem Suchtbereich, doch mittlerweile ist seine Anwendung in fast allen beruflichen Kontexten angekommen, in denen der Kontakt mit Menschen zentraler Bestandteil ist. Dabei ist das Ziel von MI, Menschen zu begleiten und anzuleiten, ihre eigene Kraft und Motivation für Veränderung zu finden und weiterzuentwickeln." [44]

Die gute Nachricht für das Lernen: Viele der Bestandteile, insbesondere die Methoden von MI, sind aus unterschiedlichen Theorien, Modellen und Kontexten bekannt – das Beste aus allen Welten.

„Es ist ein eklektischer Ansatz, d.h. die Methoden werden aus verschiedenen Verfahren (z.B. Gesprächstherapie, Kognitive Verhaltenstherapie, Kurzzeittherapie) abgeleitet und weiterentwickelt (z.B. das Aktive Zuhören). Die praxisorientierten Interventionen erwiesen sich als hoch kompatibel mit verschiedenen sozialpsychologischen Theorien (z.B. Reaktanztheorie von Brehm und kognitive Dissonanztheorie von Festinger)." [44]

Allerdings: das *Zusammenspiel* einzelner – vielleicht bekannter – Bestandteile ist das Entscheidende! Durch das Wiedererkennen einzelner Bestandteile besteht die Gefahr, dass die enormen Möglichkeiten des Ansatzes übersehen werden.

„Man kann sich die motivierende Gesprächsführung als eine klientenzentrierte Therapie mit einer überraschenden Wendung vorstellen. Im Unterschied zur klientenzentrierten Therapie verfolgt die motivierende Gesprächsführung bestimmte Ziele: die Ambivalenz gegenüber Veränderung zu verringern und die intrinsische Motivation, sich zu ändern, zu verbessern. In diesem Sinn ist die motivierende Gesprächsführung sowohl klientenzentriert als auch direktiv. Der Therapeut schafft bei der motivierenden Gesprächsführung eine Atmosphäre, in der der Klient stärker als der Therapeut zum Verfechter der Veränderung, aber auch zur Haupttriebkraft der Veränderung wird." [47]

Dies geschieht nur im Zusammenspiel zwischen Haltung und Methoden: nur in Kenntnis der Dosierung und Mischung entsteht jene Nachvollziehbarkeit, die es interdisziplinären Teams ermöglicht, nachhaltig Veränderungsbereitschaft zu fördern.

Durch das Buch soll der Einstieg über kleine Bausteine erleichtert werden. Nach dem ersten Kennenlernen ist Übung und „Dranbleiben" nötig, damit es nicht versandet im „gewohnten Fahrwasser" der persönlichen Gesprächsführung.

6.2.2 Stadien der Veränderung

Motivation ist nichts Statisches. Verschiedene Beweggründe konkurrieren und sind selten alle gleichzeitig bewusst. Zudem durchlaufen sie verschiedene Stadien, deren Kenntnis es für die Beratungskräfte einfacher macht einzuschätzen, welches Gewicht eine Äußerung hat und v.a. welche Interventionen an dieser Stelle nötig sind. Der Einsatz von MI-Methoden orientiert sich daher an diesen typischen Stadien einer Veränderung. Sie wurden unabhängig vom MI-Ansatz von Prochaska und DiClemente beforscht. Nach dieser allseits anerkannten Theorie – auch als transtheoretisches Modell oder „Rad der Veränderung" bekannt – durchläuft menschliche Veränderung folgende Stadien:

1. **Absichtslosigkeit** (kein Problembewusstsein).
2. **Absichtsbildung** (Wahrnehmung des Problems mit Pro und Kontra).
3. **Vorbereitung** (Entscheidungs- und Zielfindung).
4. **Handlung** (mit dem Erwerb neuer Kompetenzen).
5. **Aufrechterhaltung** (Integration in den Alltag).

(6.) Ein **Zurückfallen** („Rückfall") ist in jedem Stadium möglich.

Sehen wir ein Kind, eine Familie zum ersten Mal, erkennt der geschulte MI-Blick leicht, wo das Gegenüber gerade steht: Die einleitenden Worte eines Vaters, der uns eröffnet „Der Kinderarzt hat uns hergeschickt. Ehrlich gesagt weiß ich nicht so recht, was wir hier sollen" deutet auf das Segment der Absichtslosigkeit (d.h. kein Problembewusstsein). Dementsprechend weiß ich sofort: wir beginnen ganz von vorn (1.). Anders wäre es bei folgender Aussage: „Ich weiß, dass Jana eigentlich in ihrem Alter mehr sprechen können müsste. Aber ich war auch ein Spätentwickler." Das lässt schon eine Ambivalenz erkennen: Einerseits hat er eine Befürchtung, dass etwas nicht stimmen könnte. Andererseits hofft er, dass es nicht so schlimm ist (2.). Hier kann ich direkt bei der Absichtsbildung einsteigen durch ein Eingehen auf die ambivalente Haltung.

Deutlich zu unterscheiden wäre das von dem Einstieg einer Mutter, die uns eröffnet, dass sie für ihr Kind schon etliche Konsultationen hinter sich hat, jetzt noch xy abklären möchte und eigentlich ein Rezept für Physiotherapie wünscht. Die Entscheidung, etwas zu tun, ist bereits gefallen (3.).

Doch es ist die Frage, ob hier tatsächlich nur unsere Expertise gefragt ist, sie bei der Wahl des Weges zum Ziel zu begleiten. Möglicherweise braucht es im Gespräch einen Schritt zurück, um die Grundlagen für eine Maßnahme wie ein Rezept abzuklären – mit dem Teilhabestatus und -bedarf sowie dem ICF-Profil. Erst wenn wir uns gemeinsam Klarheit verschafft haben über das eigentliche Teilhabeziel können wir herausfinden, was in diesem spezifischen Fall der beste Weg zum Ziel ist. Möglicherweise geht es dann gar nicht um eine Behandlung, sondern tatsächlich darum, im Alltag etwas zu verändern. Vielleicht ist hier unsere Hauptaufgabe, im Gespräch abzuklären, wie sich das elterliche Verhalten ändern könnte (weniger elektronisches Spielzeug, mehr persönliche Interaktion) oder was das Kind anders machen könnte.

MI-Gespräche verlaufen immer individuell: Wir steigen im MI-Gespräch an der Stelle ein, an der unser Gegenüber im Rad der Veränderung im Moment steht.

Durch das Rad der Veränderung in Kombination mit der Teilhabe-Bedarfsermittlung und ICF-Profilierung ergibt sich eine präzise Möglichkeit, eine interdisziplinär nachvollziehbare Strategie zu entwickeln (Abbildung 6-1).

In allen Stadien können anspruchsvolle Situationen auftauchen, für die es gut ist, darauf vorbereitet zu sein und die entsprechenden Werkzeuge parat zu haben.

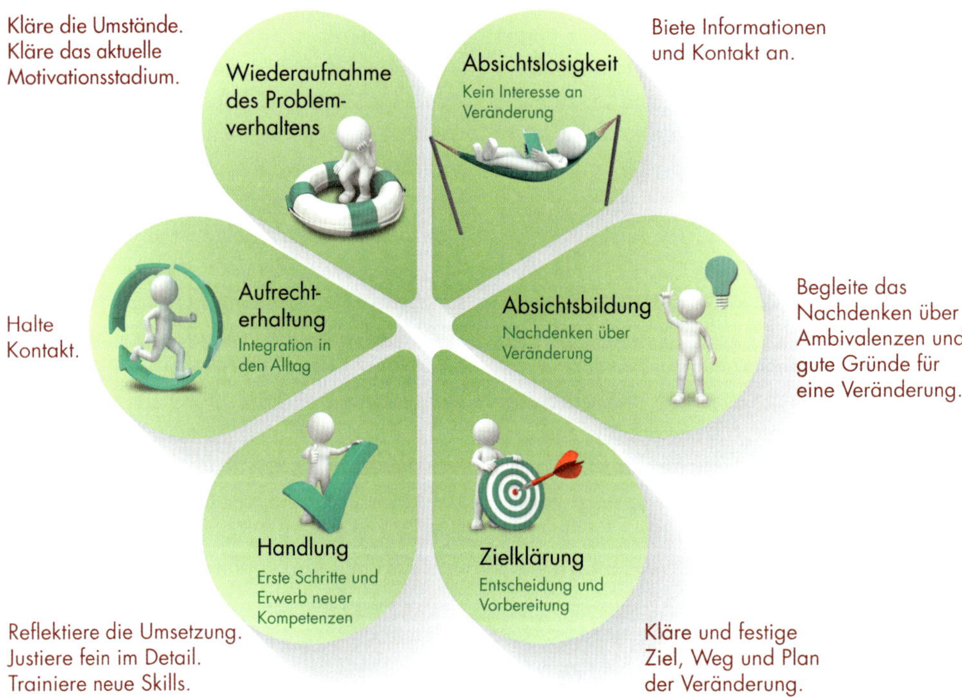

Abbildung 6-1: Stadien-der-Veränderung-Modell (nach Prochaska & DiClemente; Seminarunterlagen der MI-Ausbildung bei der GK Quest Akademie [46]).

6.2.3 Konzept für anspruchsvolle Gespräche

MI ist für Gespräche im professionellen Kontext konzipiert mit dem Ziel, Veränderungsbereitschaft zu erhöhen. Das kann sehr anspruchsvoll sein, z. B.

- wenn wir es durch unsere Rolle mit **Arbeitsaufträgen** zu tun haben, die die Privatsphäre der Menschen betreffen wie z. B. Menschen zu Verhaltensänderungen zu motivieren (bei Eltern: ihr Erziehungsverhalten zu überdenken, bei Kindern: sich anzustrengen, mehr Übungen zu machen).
- wenn der Kontext **autonomieeinschränkend** ist (z. B. wenn Eltern von der Schule „geschickt" werden, ohne selbst den Wunsch zu haben oder ohne Bescheid zu wissen, worum es genau geht). Autonomieeinschränkend kann auch jedwede Gesprächssituation sein, in der die Fachkraft von „Sie müssen ..." spricht (bzw. von der Haltung her ausstrahlt), Vorgaben oder Vorschriften macht bzw. zu einem bestimmten Vorgehen drängt.
- wenn die Gesprächspartner:innen **herausforderndes** (beispielsweise. sog. „widerständiges*") **Verhalten** zeigen, z. B. ohne Krankheitseinsicht oder ohne Compliance, und wenn es durch die eigene Betroffenheit „hoch hergeht" (mit Ausreden, Bagatellisieren, Schuldzuweisungen, Ignorieren, Aggressivität oder Verweigerung).

Exkurs

*Der Begriff „widerständig" wird in der aktuellen Literatur nicht mehr verwendet. Aufgrund der Anschaulichkeit dient er hier dem Verständnis (s. auch Kap. 4.4.5).

Schlüsselfaktoren dieses Gesprächsführungsansatzes, auf die wir im Folgenden eingehen werden:

- Die **Haltung,** mit der Fachkräfte die Expertise der betroffenen Familien wertschätzen.
- Wie die eigene **Rolle** reflektiert wird.
- Wie **Motivation** als Schlüssel zu Veränderung berücksichtigt wird.
- Wie die **Prozesse** im Gesprächsverlauf transparent werden, um damit eine Orientierung zu haben, wo wir im Miteinander stehen.
- Welche beschreibbaren und erlernbaren **Methoden** gemeint sind, mit Hilfe derer wir eine verlässliche professionelle Vorgehensweise gewährleisten können.

Unsere Haltung überprüfen: In der fast 40jährigen MI-Praxis haben sich etliche Fallen in den Grundannahmen von Fachkräften gezeigt, die im Begleiten von Veränderungsprozessen und dem nachhaltigen Erreichen von Zielen hinderlich waren und dementsprechend bewusst vermieden werden können.

„Diese (...) Fragen (...) zwingen uns, über eine reine Verordnungshaltung hinauszudenken. Sie verlangen von uns als Experten, unser Expertentum anders zu definieren: Wir sind nicht (nur) Experten für gute Lösungen, sondern (viel häufiger) Experten für einen gelungenen Zielfindungsprozess. Nicht das wie auch immer geartete Verhalten der Patientin, des Patienten ist unser Qualitätsmaßstab, sondern die Qualität des aktuellen Klärungsprozesses. Dies belässt die Verantwortung bei den Patienten und schützt uns professionelle Helfer vor Enttäuschungen." [48]

Eine zentrale Bedeutung kommt also der Grundhaltung und dem Menschenbild zu – dem „MI-Spirit".

Empathie und Klarheit: Um Betroffene dort abzuholen, wo sie sind, braucht es **Empathie,** Wertschätzung, Akzeptanz und Vertrauen. Geht es um chronische Erkrankungen, ist die Wahrnehmung des Ist-Zustandes oft schon ein schmerzlicher Erkenntnisprozess. Das Sprechen über einen gewünschten Soll-Zustand stellt an Beratende und Betroffene hohe Anforderungen an den Umgang mit einer ganzen Bandbreite von Reaktionsmöglichkeiten zwischen Resignation und euphorischer Selbstüberschätzung.

Es ist zu erwarten, dass die Wahrnehmung einer Diskrepanz zwischen dem Ist- und dem Soll-Zustand mit negativen Affekten einhergeht. Betroffene Personen (Kinder, Eltern u. a.) werden unterschiedlich damit umgehen, wenn sie feststellen, dass etwas nicht so ist, wie sie es möchten (zwischen Groll, Schuldzuweisungen, Bagatellisieren, Ignorieren ist das Spektrum groß). Fachkräfte brauchen gutes Handwerkszeug, um mit den Äußerungen zu solch frustrierenden Erkenntnissen umzugehen. Dafür braucht es **Mut und Klarheit in der Kommunikation** von Seiten der professionellen Fachkraft (und entsprechende Methoden, Kap. 6.2.8).

Bei MI kommt der *gelungenen Kombination aus Empathie und Klarheit* eine wesentliche Bedeutung zu (s. auch Kap. 6.2.9 „Kurzintervention").

Motivation im Spannungsfeld von Fürsorge und Autonomie: Unser Hilfesystem und somit auch die Behandlungsangebote für Kinder mit chronischen Erkrankungen sind im Ursprung geprägt vom Fürsorgeprinzip. Zugleich basieren Lebensveränderungen auf individuellen, autonomen Entscheidungen eines Menschen. In Gesprächen zur Förderung von Teilhabe wollen wir Kinder (und ihre Eltern, ihr Umfeld) darin unterstützen, die dafür nötige Motivation zur Veränderung in ihrem Leben zu entwickeln. Dieses Vorhaben befindet sich im **bioethischen Spannungsfeld zwischen Fürsorge und Autonomie.**

Über unsere Motivation bestimmen wir selbst. Es braucht eine Begründung, wenn in diesen individuellen, inneren Prozess von außen eingegriffen wird. Wie bei anderen – mehr oder weniger invasiven – Interventionen im psychosozialen Arbeitsfeld erfolgt dies beispielsweise bei Selbst- oder/und Fremdgefährdung. Im Falle eines akuten Epilepsieanfalles ist fürsorgliches Intervenieren ethisch geboten. Zugleich behält der betroffene Mensch das Selbstbestimmungsrecht über sein Leben, zum Beispiel wenn es um Medikamenteneinnahme geht. Die Intervention aus Fürsorge birgt immer die Gefahr der Autonomieverletzung. Echte Fürsorge bedarf der Anerkennung der Autonomie. Bei MI tragen sowohl Haltung als auch Methoden dieser Erkenntnis Rechnung.

6.2.4 Haltung und Menschenbild bei MI

Wesentliche Merkmale des MI-Spirits

Partnerschaftlich heißt, sich „auf Augenhöhe" zu begegnen in dem Wissen, dass die eigene wertvolle Fachexpertise die Ergänzung durch die persönliche Expertise der Familie und des Kindes für ihre Lebenswelt braucht. Nicht alles, was fachlich sinnvoll oder machbar wäre, deckt sich mit dem Wissen der Betroffenen, was durch ihre Biografie, ihr Gewordensein auch tragbar oder erstrebenswert ist.

Entlockend heißt, diese Sicht der Betroffenen gezielt aus dem Unbesprochenen oder sogar nur vage Bewussten an die Oberfläche zu bringen. Das bedeutet auch, stärker als bisher im Hilfesystem üblich, die eigenen Antriebskräfte der Betroffenen – eben die Motivation –, sowie Stärken und Ressourcen ans Tageslicht zu befördern. Im Zuge der Teilhabeausrichtung und dem Wandel der Defizitorientierung gewinnen diese Aspekte zunehmend an Bedeutung. Bei chronifizierter Resignation oder Hoffnungslosigkeit kann dies archäologischen Grabungen nahekommen, für die MI ein Bündel hilfreicher Methoden bereithält.

Mitfühlend heißt, dass wir als Beratende den Bedürfnissen der betroffenen Personen oberste Priorität einräumen, um ihr Wohlergehen zu fördern. Ohne diesen Aspekt im Menschenbild könnten die Techniken von MI auch manipulierend verwendet werden.

Akzeptierend (wertschätzend, empathisch, autonomiefördernd, ressourcenorientiert) heißt, dass wir Klient:innen vorbehaltlos dort abholen, wo sie in Bezug auf Veränderungsthemen stehen (nicht, wo sie unserer Meinung nach stehen sollten). Das ist nicht mit Zustimmung zu verwechseln und ist von vier Aspekten getragen: dem bedingungsfreien Annehmen des Gegenübers, der empathischen Sicht auf die Welt durch ihre Augen, dem die Autonomie fördernden Arbeiten sowie dem Ausrichten auf Stärken, Anstrengungen und Bemühungen.

Indem der MI-Spirit klar beschrieben ist, können sich Fachkräfte, Organisationen und interdisziplinäre Gruppen auf dieser nachvollziehbaren Grundlage explizit für die Haltung (oder dagegen) entscheiden. MI hat damit eine klärende und teambildende Funktion.

6.2.5 Unsere Rolle reflektieren

Teilhabegespräche verändern nicht nur *unsere* Rolle (s. Kap. 3.1 und Kap. 4.5), sondern verlangen auch von den betroffenen Kindern und Familien eine verantwortlichere, aktivere Rolle als das bisher im Versorgungssystem üblich war. Also gilt es, ihr Hineinwachsen in diese andere Art des Einbezogenwerdens in die Prozesse der Bedarfsermittlung und die Entscheidungen über Ziele und Wege zu begleiten.

Familien, die in einem Hilfesystem vorstellig werden, haben oft Vorerfahrungen oder Befürchtungen, wie Gespräche „so laufen“ noch bevor das eigentliche Gespräch beginnt (und ohne, dass die Fachkraft als Person dafür die Ursache ist): dass die Rollenverteilung vorsieht, dass Profis ihnen sagen, wo es langgehen soll, und die wörtlich genommenen „geduldigen Patienten“ die Empfehlungen der Fachperson umsetzen sollen.

Aus diesem „Fahrwasser“ herauszukommen, fällt beiden Seiten schwer: die Gefahr, in alte Muster zu rutschen, ist auch bei gutem Willen stets vorhanden. In Schulungen ist häufig zu hören, dass sich Menschen am wohlsten fühlen, wenn sie intuitiv „aus dem Bauch heraus“ arbeiten können; gleichzeitig braucht es von Seiten der Fachleute immer wieder ein bewusstes und explizites Steuern in Richtung „gleiche Augenhöhe“: Fachexpertise auf der einen Seite und biografische und persönliche Expertise, was für die Familie wünschenswert und tragbar ist, auf der anderen Seite. Dass diese Verantwortlichkeit entstehen kann, dass Betroffene in eine aktive Rolle hineinwachsen, bei der ihre Sicht auf ihre Teilhabewünsche, ihr Wollen und Können gefragt ist, braucht eine kontinuierliche, explizite Aufforderungs- und Wertschätzungshaltung von Seiten der Profis.

Für ein Beratungsgespräch im Sinne von MI ist es wichtig, sich die verschiedenen Rollenerwartungen im Kontext des eigenen Arbeitssettings klarzumachen und eine eigene Position zu beziehen. Beispiel: „Ist es für mich in Ordnung, wenn sich Eltern z. B. gegen ein Medikament entscheiden, auch wenn es aus meiner Sicht die beste Unterstützung für das Kind wäre?“

6.2.6 Motivation und Ambivalenz

Grundlegender Unterschied zu vielen Gesprächsführungsansätzen ist bei MI die zentrale Bedeutung des Umgangs mit Ambivalenzen. Das Hin-und-her-Gerissensein kann sich auf Gedanken, Gefühle, Empfindungen oder Verhaltensweisen beziehen, die gleichzeitig vorhanden sind und einander widersprechen. Gingen frühere Ansätze noch von einer pathologischen Unentschiedenheit aus, so ist aus motivationaler Sicht

„Ambivalenz eine ganz normale Zwischenstufe auf dem Weg zur Veränderung. Im Vergleich zur vorherigen Stufe, auf der die Person keinerlei Gründe für Veränderung erkennen kann, (...) ist Ambivalenz ein Fortschritt. Ambivalenz bedeutet, dass gleichzeitig vorhandene Motivationen im Konflikt miteinander stehen, wodurch sie zu einem unangenehmen Zustand werden kann.“ ([45], S. 187)

„Ambivalenz kann aber auch ein Zustand sein, von dem man nicht loskommt und in dem man lange festsitzt. Das Dilemma wird verständlicher, wenn wir uns die jeweilige Konfliktdynamik anschauen (…). Bei allen zieht und drängt es in mindestens zwei verschiedene Richtungen. Je weiter man sich auf eine Option zubewegt, desto klarer treten die Nachteile hervor, und der Gegenpol gewinnt an Attraktivität. Das Unbehagen einer bewusst erlebten Ambivalenz kann dazu führen, dass wir sie aus den Gedanken verbannen und zu dem Schluss kommen, der Status quo sei ja gar nicht so schlecht oder es sei nun einmal nicht daran zu rütteln. Dies sorgt natürlich dafür, dass der Status quo sich verfestigt." ([45], S. 188)

Dieses Phänomen kann auch bei bereits definierten und sehr erwünschten Veränderungszielen entstehen. Es wäre bei chronisch kranken Kindern mit Teilhabeeinschränkungen verhängnisvoll, sie nicht aus einem solchen Dilemma heraus begleiten zu können. Das gab den Ausschlag, MI für Teilhabegespräche im Vergleich zu anderen Gesprächsführungsansätzen den Vorzug zu geben. Es gibt den Fachkräften Möglichkeiten an die Hand, dem Verharren im gegebenen (eingeschränkten) Entwicklungsverlauf des Kindes entgegenzuwirken.

6.2.7 Prozessphasen im „MI"-Gespräch

Das MI-Gespräch kann in 4 Phasen eingeteilt werden (Abbildung 6-2):

1. Kontakt herstellen („Engaging")
2. Anliegen klären („Focusing")
3. Motivation hervorlocken („Evokation")
4. Veränderung planen („Planning")

Die vier verschiedenen Prozesse in einem MI-Gespräch können zeitlich sehr unterschiedlich viel Zeit beanspruchen. Sie folgen nicht linear oder statisch aufeinander. Vielmehr laufen sie z. T. parallel oder überlappen sich. Bereits durchlaufene Prozesse können später wieder in den Vordergrund rücken. Wichtig ist es, sie differenziert im Blick zu behalten, um die Wahl der Intervention danach auszurichten.

Engaging – Kontakt herstellen

Tragende Säule und immer wieder neu zu konsolidieren ist die Qualität des vertrauensvollen Kontaktes, **das Beziehungsfundament („Engaging")**. Für jede Form einer motivierenden Arbeitsbeziehung ist das nichtwertende Verstehen der Sichtweisen, Werte und Ziele der Patient:innen von zentraler Bedeutung. Gerade auch dann, wenn die betroffene Person nicht freiwillig, sondern notgedrungen zum Gespräch erscheint.

Hier treffen sich Haltung und Methoden von MI, um dieses Fundament wirklich tragfähig zu machen. Gerade beim Erfassen des **Teilhabestatus** besteht die Gefahr, in ein Fahrwasser ungleicher Augenhöhe mit abfragendem Modus zu geraten. Dem sollte gezielt entgegengewirkt werden, und zwar nicht mit Smalltalk, sondern der Art, wie wir die Gesprächssituation gestalten, wenn wir uns das Buch des Lebens mit den 9 Lebensbereichen für Teilhabe gemeinsam anschauen. Dazu kommen zunächst die **4 Basismethoden,** die sog. **OARS,** zum Einsatz (s. Kap. 4.1.1 und Kap. 6.2.8).

Sofern eine Störung auf der Beziehungsebene vorliegt – was in jedem Prozessschritt auftreten kann – hat deren Beheben Vorrang vor der inhaltlichen Weiterarbeit (zum „Geschmeidigen Umgang mit Widerstand" s. Kap. 4.4.5).

„… für die medizinische Versorgung gilt, dass bei einem Klienten, der sich aktiv auf die Beziehung zur helfenden Person einlässt, die Wahrscheinlichkeit, weiterzumachen, Vereinbarungen einzuhalten und Nutzen aus der Behandlung zu ziehen, höher ist, und zwar unabhängig von der therapeutischen Ausrichtung des Helfers." ([45], S. 59)

Klug investierte Zeit in die Kontaktqualität macht sich am Ende durch eine höhere Wahrscheinlichkeit für gelingende Veränderung bezahlt.

Focusing – Anliegen klären

Im Prozess „Anliegen klären" geht es darum, welches Thema bzw. welche Themen im gemeinsamen Prozess bearbeitet werden sollen und Vorrang haben: es geht also um die **gemeinsame Richtung („Focusing")**. In den meisten Gesprächen mit chronisch erkrankten Menschen gibt es eine Fülle von Problembereichen. Ihre subjektive Bewertung kann stark variieren. Wird das Anliegen nicht geklärt, laufen wir Gefahr, uns zu verzetteln oder „am Thema vorbei" zu beraten. Eine Falle ist, aus fachlicher Sicht einen vorschnellen Fokus anzunehmen: z. B., dass bei einer bestimmten Ausprägung von Kontrakturen der Gelenke es ein Anliegen sein müsse, diesen entgegenzuwirken. Vielleicht hat mein Gegenüber ja ganz andere Prioritäten.

Beim Fokussieren geht es darum, die **Teilhabepräferenzen** zu identifizieren, die für das betreffende Kind bzw. die Eltern Priorität haben und die wir im Sinne einer Auftragsklärung für die weiteren gemeinsamen Termine „in den Fokus" nehmen.

Liegt aus fachlicher Sicht ein Grund zur Besorgnis vor, den Eltern oder Kind nicht erkennen (können), besteht die Möglichkeit zu *versuchen,* ein Anliegen (z. B. Fakten oder eine andere Wertung davon) aus professioneller Perspektive einzubringen. Bei dieser Sonderform kann es zu einer Befürchtung von Autonomieverlust kommen, wenn wir das Thema ungefragt ansprechen und/oder zu sehr darauf drängen. Hier liegt der Schlüssel zum Erfolg in der Herangehensweise, bei der es v. a. darum geht, prophylaktisch Reaktanz vorzubeugen (s. „Kurzintervention", Kap. 6.2.9).

Ein weiterer „besonderer Fall" liegt vor, wenn sich die Wünsche, Bedürfnisse und Ziele von Kindern und Eltern stark unterscheiden. An dieser Stelle braucht es einen „moderierten Prozess", die Beweggründe der verschiedenen Parteien transparent zu machen, damit die gemeinsame Gewichtung verschiedener Aspekte möglich wird. Wenn z. B. Kinder mit ihrer Sicht gehört werden, sie auch eigene Anliegen einbringen können, dann sind sie meist auch für die Vorhaben der Erwachsenen zu gewinnen.

Grundsätzlich unterscheidet MI drei verschiedene Szenarien:

- **Viele Themen:** Bei chronischen Erkrankungen gibt es häufig eine Vielzahl von Themen für ein Gespräch, ohne dass dahinter schon das genaue Anliegen erkennbar wäre, welches tatsächlich am wichtigsten und/oder dringlichsten ist (und wer dann dafür die beste Anlaufstelle ist). Hier liegt die Hauptaufgabe darin, zu priorisieren und zu konkretisieren, damit in der zur Verfügung stehenden Gesprächszeit mit dem Wichtigsten begonnen werden kann. Dafür braucht es einen Überblick, wie die Aspekte zusammenhängen, in welcher Wechselwirkung sie stehen. Genau dafür ist ein interdisziplinärer Ansatz wie ICF hilfreich. Die verschiedenen Akteur:innen können anhand des ICF-Profils die Prioritäten herausfiltern und identifizieren, wer am besten an welcher Stelle anpackt.
- **Ein Thema = ein Anliegen:** Dagegen scheint auf den ersten Blick die Aufgabe einfacher, wenn klar wird, dass es ein präzises Thema gibt, das direkt von allen Beteiligten als Anliegen verstanden wird. Da sich in Settings mit mehr als vier Augen hinter einem Thema verschiedene Anliegen verbergen können, kommt hier zusätzlich zur Prozessbegleitung eine moderative Aufgabe hinzu. Nehmen wir als Beispiel Moritz (s. Anhang 3 des Online-Zusatzmaterials und 4 Best Practice Modell: Anwendungspraxis Beispiel Moritz): Als Thema ist sehr klar seine Mobilität angesichts seiner Glasknochenkrankheit im Vordergrund. Dennoch unterscheiden sich die Anliegen der Eltern („soll in die Schule und laufen, damit er die Beweglichkeit nicht verliert") und Kind („will Schmerzen beim

Laufen und Stürze in der Schule vermeiden“). In diesem Fall war es ein langer Prozess, genau den Zusammenhang der Anliegen herauszufinden und Lösungen zu finden, die beiden Anliegen gerecht werden.

- **Unklare Anliegen:** Je nach Berufsgruppe ist dieser Fall unterschiedlich häufig oder selten. Im Fall von chronischen Erkrankungen gibt es häufig einen konkreten Anlass, eine Auffälligkeit, ohne dass dahinter schon ein klares Anliegen erkennbar wäre. Manchmal mischt sich die Unklarheit damit, dass eine Vielzahl von Themen vorliegt, die sich überlappen. In einem solchermaßen komplexen Kontext liegt die Hauptaufgabe darin, die Familien zu unterstützen, ihr konkretes Anliegen anhand des ICF-Profils herauszuarbeiten, indem Teilhabestatus und -bedarf gemeinsam beleuchtet werden („was ich mache“). Dazu stehen die MI-Methoden zur Verfügung, um im Gespräch relevante Punkte, Wünsche oder Zielvorstellungen hervorzulocken („wie ich es mache“).

Beides zusammen, das was ich mache und das wie ich es mache, hilft allen Beteiligten zu verstehen, wie die Aspekte zusammenhängen und in welcher Wechselwirkung sie stehen. Es ermöglicht den verschiedenen Akteur:innen, die Prioritäten herauszufiltern und wer an welcher Stelle anpackt.

Evokation – Motivation entlocken

Selbst wenn betroffene Kinder oder Eltern bereits eine Teilhabepräferenz geäußert haben und es ein tatsächliches Anliegen ist, können sie durchaus ambivalent sein, was die „Kosten“ betrifft, diese Veränderung tatsächlich anzugehen. Diese Phase, die **Veränderung vorbereiten** soll („Evokation“), beinhaltet die **Begleitung bei Ambivalenzen** im engeren Sinn. Gemäß den prioritären Lebensbereichen der Betroffenen wird die Änderungsmotivation dahingehend gefördert, dass Gründe für eine Veränderung und Strategien zur Verhaltensänderung der Patient:in entlockt werden. Wichtig ist, dass nicht in erster Linie die Fachkräfte, sondern die betroffenen Menschen selbst über eine Veränderung sprechen (s. auch „Change Talk“ Kap. 4.5.5). Gleichzeitig wird ressourcenorientiert die Änderungszuversicht gestärkt (s. auch „Confidence Talk“ Kap. 4.5.5). Ohne das Stärken der Selbstwirksamkeit sind viele Änderungsvorhaben zum Scheitern verurteilt. Solche änderungsbezogenen Äußerungen werden verstärkt und vertieft.

Dieser Prozess der Absichtsbildung mündet in die Formulierung eines konkreten Ziels, das dann von der eigenen, gestärkten Motivation getragen wird. Die entsprechenden Zielkriterien finden Sie unter Kap. 4.4.4. Ein solchermaßen erarbeitetes und formuliertes Ziel unterscheidet sich fundamental von der gängigen Praxis, in der Vorstufen davon – Teilhabewünsche, Teilhabepräferenzen oder Anliegen – notiert und weitergegeben werden (wie beispielsweise „das Kind soll sich in der Schule besser konzentrieren“).

Im derzeitigen System zur Versorgung chronisch kranker Kinder mit vielen verschiedenen Akteur:innen ist die Frage, welche Institution sich für die Zielformulierung – dieses Bindeglied zwischen Bedarfsermittlung und konkreter Begleitung – zuständig fühlt. Eine weitere Frage ist, wie das Staffelholz der Informationen übernommen und weitergegeben wird: das bedeutet, wer die herausgearbeiteten Ambivalenzen für eine tragfähige Zielformulierung nutzbar macht. Bei einer Einigung der verschiedenen Stellen im Hilfesystem auf die im Buch beschriebene Praxis könnte das gelingen.

Planning – Veränderung planen

Das Erreichen dieser vierten Phase, der **Brücke zum konkreten Handeln („Planning“),** steht zwar in manchen rein diagnostisch arbeitenden Einrichtungen nicht im Vordergrund, diese kann aber durch die Art des Arbeitens mitgefördert werden. Letztlich hängt es davon ab, ob sich die

Patient:in wirklich für eine Verhaltensänderung **entscheidet.** Das setzen wir im Alltag des Hilfesystems meist fälschlich als gegeben voraus. Im Fall einer tatsächlichen Änderungsabsicht geht es um die **Konkretisierung der Teilhabeziele mit realisierbaren Wegen zur Zielerreichung.** Das mündet in das Formulieren eines konkreten Handlungsplans mit verteilten Aufgaben zur zeitnahen Umsetzung.

„Wenn es mehrere Wege gibt, das Ziel zu erreichen, bietet es sich an, verschiedene Optionen gemeinsam zu beleuchten und durchzuspielen. Zeigt sich dann im Gespräch ein favorisierter Plan, kann der Berater die Selbstverpflichtung des Klienten stärken. Jeder Plan wird Schwachstellen aufweisen. Durch gezieltes Beleuchten werden Barrieren offensichtlicher und der Klient hat die Möglichkeit, diesen vorbereitet gegenüberzutreten. Er kann seine Pläne so wirkungsvoller umsetzen. Abschließend wird der Plan konkretisiert und relevante Details werden gemeinsam besprochen.“ [49]

Während die ersten beiden Phasen deutlich personenzentriert orientiert sind und sich in vielen therapeutischen Verfahren finden (was genau möchte mein Gegenüber und wofür habe ich einen Auftrag?), unterscheiden sich die Prozesse drei und vier von anderen Schulen und sind geprägt von einer direktiveren Ausrichtung auf das zielorientierte Entlocken von Motivation mit verschiedenen Methodenpaketen.

6.2.8 Methoden bei MI

Die 4 Basismethoden bei MI (OARS) und die erweiterte Basismethode „Information und Rat anbieten“ werden hier in der Zusammenschau vorgestellt (Abbildung 6-2) und in den jeweili-

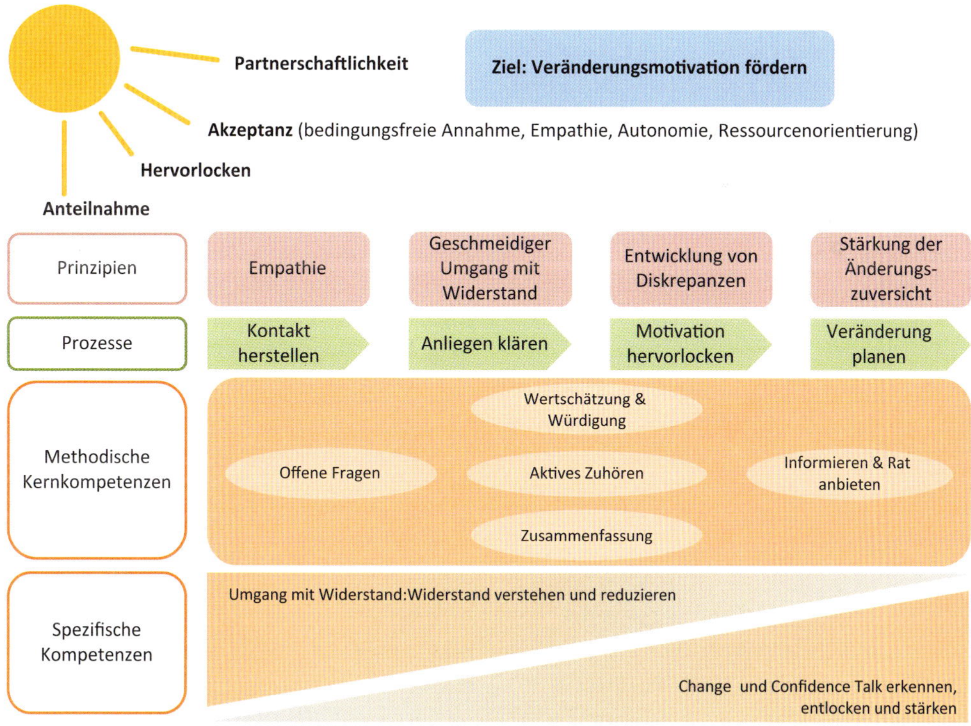

Abbildung 6-2: Methoden und Menschenbild des Motivational Interviewing (modifiziert nach GK Quest Akademie).

gen Anwendungskapiteln mit Beispielen näher erläutert. [45], [46]

Der eigentliche Grundrhythmus von MI besteht im Wechselschritt von einer offenen Frage mit mehrfachem vertieftem Aktivem Zuhören. Begleitet werden die solchermaßen vertieften Aussagen durch konkret formulierte Wertschätzungen und bei entsprechenden Sinneinheiten einer Zusammenfassung (besonders der aufgetauchten Ambivalenzen). Dies zusammen ergibt die Basismethoden OARS, die dann um spezifische Methodenpakete ergänzt werden.

O: Offene Fragen

Teilhabe erreichen bedeutet Veränderung. Veränderung braucht Motivation, braucht die innere Auseinandersetzung mit dem derzeitigen Verhalten und angestrebten Alternativen. Auslösen können wir das durch offene Fragen, auch wenn Fachkräfte der meisten Disziplinen oft den geschlossenen Fragen mehr zutrauen.

Geschlossene Fragen lassen sich entweder „digital“, z. B. mit „Ja“ oder „Nein“, oder mit der Angabe eines Faktums beantworten. Beispiele:

- Fragen nach der Zeit („Wann war der erste Anfall?“)
- Fragen nach Namen („Auf welche Schule gehst du?“)
- Fragen nach Orten („Wo machst du deine Hausaufgaben?“)
- Fragen nach Mengen („Wie viele Tabletten nehmen Sie?“)

Bei geschlossenen Fragen besteht die Gefahr, dass sich jemand ausgefragt fühlt. Wir als Fragende haben bei geschlossenen Fragen „ein geschlossenes Konzept“ (z. B. eine Symptomzuordnung oder eine Lösung) im Kopf, das wir abfragen, oft beginnend mit einem Verb:

„Hast du ...?“, „Willst du ...?“, „Kannst du ...?“, „Brauchst du ...?“, „Darfst du ...?“.

Wir verwenden sie v. a., um zu einer fachlichen Schlussfolgerung zu kommen. Dabei haben wir als Fachkraft eine aktive Rolle, die befragte Person eine passive (als „Patient:in“ im Wortsinn). Um eine Veränderung zu meistern (Verhalten ändern, Übungen machen, anders erziehen), braucht unser Gegenüber jedoch einen aktiven Part.

Offene Fragen laden zum Nachdenken, zur inneren Beteiligung und zur Introspektion ein – die Antwort ist also auch für die betroffene Person interessant. Geschlossene Fragen können dagegen ohne innere Prozesse „abgetan“ werden. Beispiele für offene Fragen:

- „Was wissen Sie bereits über Epilepsie?“
- „In welchen Situationen gelingt es dir leichter, dich zu konzentrieren?“
- „Was genau beunruhigt Sie an der Entwicklung Ihres Kindes?

Introspektion ist immer auch ein mühsamer Prozess. Manche Dialogpartner:innen müssen sich an diese Form der Übernahme von Verantwortung auch erst gewöhnen. Auf diese Schwierigkeit lohnt es sich einzugehen mit einem reflektierenden Aktiven Zuhören: „Gar nicht so einfach diese Frage. Sie hatten sich erhofft, dass ich Ihnen ganz schnell eine Lösung bieten kann“.

Die Einschätzung, ob eine Frage offen oder geschlossen ist, variiert nicht dadurch, ob sie offen oder verschlossen beantwortet wird. Der Aspekt, ob meine offene oder geschlossene Frage auf eine offene oder verschlossene Person trifft, ist jedoch in anderer Hinsicht von Bedeutung: Wenn mein Gegenüber keine Lust hat, in Kontakt zu gehen, hilft auch die beste offene Frage nicht – und schon gar keine geschlossene! Dazu bedarf es dann eines anderen Werkzeugs, um die Türe zu öffnen: Geschmeidiger Umgang mit Widerstand. Das bedeutet auch, dass wir ein Schulterzucken oder eine knappe Antwort auf eine offene Frage als Indiz nehmen können für eine „Störquelle“. War die Frage zu schwer oder besteht im Kontakt ein Hindernis? Dem gilt es sich zuerst zuzuwenden, bevor wir tatsächlich inhaltlich arbeiten können.

Von Beginn an senden wir durch die Art, wie wir fragen, Signale an unser Gegenüber. Diese zeigen, dass wir von einem Gespräch auf gleicher Augenhöhe ausgehen („Zwei Menschen mit unterschiedlicher Expertise begegnen sich") oder ob wir hier „die Ansage machen", indem wir z. B. viele Fakten abfragen. Darauf reagieren viele Menschen – und insbesondere solche mit Hilfebedarf, bei dem die Autonomie ohnehin eingeschränkt ist – mit Widerstand. Um einen vertrauensvollen Kontakt aufzubauen, helfen uns die offenen Fragen mehr. Sie sind ganz besonders zum Einstieg wichtig! Oft ergeben sich daraus auch die meisten Daten, die wir vielleicht erheben müssen. Fehlen uns dann wichtige Informationen, machen Sie es Ihrem Gegenüber bitte transparent: „Damit ich noch genauer auf Ihre Situation eingehen kann, muss ich Ihnen noch eine Reihe von Fragen stellen. Sind Sie einverstanden?" Damit versuchen wir, die Autonomie zu wahren und dadurch Reaktanz zu vermeiden (s. auch Umgang mit Widerstand, Kap. 4.4.5).

Hinsichtlich der ICF ist das Fragen sehr gegliedert durch die Lebensbereiche. Um dabei nicht in die Falle des Abfragens (mit der Gefahr von dominierender Gesprächsführung) zu geraten, macht es Sinn, sich dazu eine Reihe von offenen Fragen zurechtzulegen. Wenn es um Mobilität geht, nicht geschlossen abfragen „Kannst du dies oder das?" sondern „Wie bewegst du dich am liebsten? Wie kommst du am besten voran? Was ist schwieriger?"

„Gutes MI ist dadurch charakterisiert, dass mindestens 70 % der gestellten Fragen offen sein sollten." [50]

A: Wertschätzung

Wertschätzung (Bestätigen/Würdigung: „**A**ffirmation") richtet den Blick auf Ressourcen, förderliches Verhalten oder Wesenszüge, die die betroffene Person möglicherweise gerade nicht erkennt oder aus dem Blick verloren hat. Wertschätzung ist zum einen Bestandteil der Haltung, zum anderen sehr konkret in Worte gefasst der Blick aufs Positive.

Noch immer ist professionelle Kommunikation davon geprägt, dass wir die Enkel einer Generation sind, in der die Haltung „Nicht geschimpft ist genug gelobt" überwog. In etlichen Studien kommt der Mangel zutage, dass wir in vielen Bereichen und Systemen mit dem, was wir einbringen, nicht wirklich gesehen werden. Wir sind diejenigen, die es in unseren Gesprächen besser machen können als der Rest der Welt! Geben wir der zarten Motivationspflanze Wasser: „Prima, dass du dranbleibst mit den Übungen!" oder „Mutig, dass du das ansprichst. Danke!"

Wertschätzung kann ein **Anerkennen** enthalten („Du hast es nicht leicht in der Schule.") oder ein **Verstehen** („Ich kann gut nachvollziehen, dass es schwierig ist für Sie als Eltern, so viele Behandlungstermine in der Woche unterzubringen."). Sie kann auch das halbvolle statt dem halbleeren Glas benennen und so eine Umdeutung in **das Gute am Schlechten** einbeziehen. Auf diese Weise ist das Üben dieser Methode eine Möglichkeit, uns das (Arbeits-)Leben leichter zu machen. Denn mit Menschen zu arbeiten, deren positive Anteile wir benennen, beflügelt nicht nur deren Motivation, sondern unsere eigene Arbeitszufriedenheit.

Auch bereits sehr gut ausgebildete Profis mit ausgeprägt wertschätzender Haltung waren nach den Schulungen erstaunt, wieviel Luft nach oben es beim Ausschöpfen dieser Methode noch gibt.

Kriterien der Wertschätzung

Wertschätzung ...

- beinhaltet **immer Feedback,** d.h. genau und konkret beschreibend. Es bezieht sich auf Verhaltensweisen („Sie sind drei Wochen drangeblieben und haben Ausdauer gezeigt!") und Denkweisen („Das schätzen Sie – aus meiner Perspektive – völlig richtig ein."). Sie vermeidet pauschale Bewertungen („Das hast du super gemacht.").

- kann als **Ich-Aussage** formuliert werden („Mir ist aufgefallen ...", „Ich finde ..."). Beachte: Formulierungen, die mit „ich" beginnen, können auch vereinnahmend sein oder übergriffig („Ich bin stolz ..."). Dies ist zu vermeiden. Es geht um die andere Person, nicht um mich.
- ist **echt und kommt von Herzen.** Auch wenn sie hier als Methode aufgeführt ist, ist sie nicht methodisch im Sinne eines Tricks oder einer Manipulation. Sie ist nicht instrumentell oder zweckgerichtet.
- ist **Kommunikation auf Augenhöhe** und nicht „von oben herab loben". Das ist eine Frage der inneren Haltung der wertschätzenden Person.
- ist **nicht allumfassend und objektiv.** Sie hat keinen Anspruch auf Vollständigkeit, sondern bezieht sich auf das, was wertzuschätzen ist. Sie ist zugleich so formuliert, dass sie nicht einschränkt (nicht: „eigentlich", „aber" etc.).
- geht **nicht auf Kosten anderer.** Sie baut auf, macht groß. Daher Vergleiche vermeiden.
- sollte – wie Kommunikation immer – **stimmig** sein, d.h. passend für mein Gegenüber, für das Thema, für die Situation und für mich. Wenn ich keine Ahnung von etwas habe, sollte ich bei der Wertschätzung meine fehlende Expertise mitteilen.

R: Aktives Zuhören

Die Fachkraft gibt beim Aktiven Zuhören („**R**eflective listening") die wesentlichen Inhalte der Äußerungen der Patient:in wieder, geht also für diese Zeit in den „Perspektivwechsel": Wie sieht die Welt durch die Brille des Gegenübers aus? Ohne dass zunächst die eigene professionelle Sicht geäußert wird, bewirkt das Aktive Zuhören, dass der oder die Betroffene Verständnis erlebt. Es ermöglicht eine Vertiefung der Thematik durch verstärkte Selbstexploration. Und es ermöglicht auf der Inhaltsebene das genauere Verstehen der Zielvorstellungen, von Teilhabestatus und -präferenzen, sowie auf der Beziehungsebene die kontinuierliche Festigung des Kontaktes.

Merke

Dieses Zuhören bedeutet also nicht zustimmen!

Vielen Fachpersonen der unterschiedlichsten Disziplinen ist Aktives Zuhören bereits begegnet:

„Viele (...) lernen zu einem frühen Zeitpunkt ihrer Ausbildung in grundlegenden Techniken der Gesprächsführung, reflektierend zuzuhören. Man kann daher leicht unterschätzen, wie schwierig es ist, in kunstgerechter Weise empathisch zu reflektieren. In qualitativ hochwertiger Weise reflektierend zuzuhören, ist eine wesentliche Fertigkeit für die motivierende Gesprächsführung, um die Motivation für eine Veränderung zu verbessern und die Selbstverpflichtung des Klienten in dieser Richtung zu festigen. Die Äußerungen des Therapeuten bestehen zum größten Teil aus reflektierenden Einschätzungen der Bedeutung dessen, was der Klient gesagt hat." [47]

Was genau machen wir beim Aktiven Zuhören? Wir unterscheiden drei Stufen, die jedoch keinesfalls nacheinander eingesetzt werden. Manche Gesprächssequenzen verlaufen gänzlich auf der vertiefenden Stufe 3.

Die **1. Stufe** des Aktiven Zuhörens bedeutet, auf der **Beziehungsebene** meine Aufnahmebereitschaft zu zeigen „Ich bin ganz Ohr". Dies gelingt durch das Abstellen von Störquellen, durch Blickkontakt, durch das Äußern von Telefonlauten („hm") und wörtliches Spiegeln. Beispiel:

Mutter: „Ich weiß nicht recht, wie es weitergehen soll".

Fachkraft: „Sie wissen nicht weiter."

Die **2.Stufe** des Aktiven Zuhörens bedeutet auf der **Inhaltsebene,** immer wieder die Kernaussage des Gehörten in eigenen Worten zu spiegeln, sie „auf den Punkt" zu bringen. Beispiel:

Mutter: „Ich weiß nicht recht, wie es weitergehen soll".

Fachkraft: „Sie fragen sich, was Sie noch tun können."

Die **3. Stufe** des Aktiven Zuhörens bedeutet auf der **emotionalen Ebene,** beteiligte Gefühle als Gefühlsvermutungen zu verbalisieren, d.h. „aus dem Herzen zu sprechen". Dabei greifen wir wahrgenommene Zwischentöne auf (z.B. die Art, wie jemand etwas sagt, oder etwas, das „mitschwingt"), was wir als „Arbeitshypothese" unserem Gegenüber zum Abgleich mit seiner inneren Wirklichkeit anbieten. Unser Gegenüber hat dann (anders als bei einer Frage) die Wahl, ob er oder sie auf diesen gespiegelten Inhalt reagieren möchte, zustimmend oder korrigierend. In den meisten Fällen führt es zu einem inneren Überprüfen und der Suche nach einer noch präziseren – und damit erkenntnisreichen – Beschreibung des wirklich Gemeinten.

Beispiel 1:

Mutter: „Ich weiß nicht recht, wie es weitergehen soll."

Fachkraft: „Sie hatten ganz andere Vorstellungen und Pläne. Jetzt machen Sie sich Sorgen, was aus Ihrem Leben wird."

Beispiel 2:

Kind: „Ich glaub' schon, dass ich in der Schule nicht alles mitkriege."

Fachkraft: „Du machst dir Sorgen, dass du nicht mehr mitkommst."

Kind: „Ja. Ich habe nicht einmal Lust, irgendwelche Sachen zu versuchen. Ich meine, wenn ich an die Übungen denke oder so, habe ich das Gefühl, dass ich versagen werde. Es ist schrecklich."

Fachkraft: „Die Angst, dass Du es nicht schaffen könntest, lähmt Dich, noch bevor Du überhaupt angefangen hast."

Beim Aktiven Zuhören sind folgende Hindernisse für die Fachkraft zu überwinden:

- Es gilt, dem Gesprächspartner die Führung zu überlassen und auf eigene Fragen oder Meinungen zu verzichten.
- Es gilt, den Zustand von „Lösungslosigkeit" auszuhalten und auf eigene Lösungsvorschläge zu verzichten.
- Es gilt, Gefühle auszuhalten und diese nicht zu beschwichtigen, sondern dabei zu bleiben.
- Es gilt, Schweigepausen auszuhalten und nicht gleich zu unterbrechen.

Merke

Die Mehrheit der Reflektionen sollten über einfaches Wiederholen oder Spiegeln von Kernaussagen mit anderen Worten hinausgehen und sich auf das beziehen, was wir als nicht explizit Genanntes von unserem Gegenüber auch mitbekommen.
Bei gutem MI sollten mindestens zwei Reflektionen je gestellter Frage eingesetzt werden.

Weitere Beispiele zum Aktiven Zuhören finden Sie in unter Kap. 4.1.5.

S: Zusammenfassen

Zusammenfassen („**S**ummarize") ist ein längeres, strukturiertes Aktives Zuhören, bei dem wir pointiert diejenigen vom Betroffenen genannten Äußerungen – wie in einem Korb gesammelt – wiedergeben, die für eine Änderungsmotivation bedeutsam sind.

Beispiel: „Einerseits ist es für Sie schwierig, Termine für die vielen Therapien in Ihrer vollen Woche unterzubringen. Andererseits liegt Ihnen sehr am Herzen, dass Ihr Kind Fortschritte macht. Und Sie fragen sich auch, ob diese Therapien wirklich etwas bringen. Ihre Hoffnung wäre, dass es sich von allein auswächst. Als wir von den alterstypischen Entwicklungen gesprochen haben waren Sie etwas entsetzt, wie weit

Ihr Kind hinter gleichaltrigen Kindern zurückliegt. Das bringt Sie in eine schwierige Zwickmühle."

Ziele von Zusammenfassungen:

- das Gehörte bündeln (als sammelndes oder abschließendes Resümee), am Ende oder nach Sinneinheiten, z. B. je Lebensbereich
- Verbindungen aufzeigen (als verbindendes Resümee)
- Übergänge schaffen (als überleitendes Resümee)

Diese simple Methode wird oft unterschätzt oder aus Zeitdruck weggelassen. Das ist sehr schade, weil sie sehr wirkmächtig hilft, das Fundament für wirkliche Entscheidungen zu bilden. Mit ihr entsteht oft ein „Ruck" im Gespräch, wodurch die Informationen etwas tiefer sacken und die Absichtsbildung verstärkt wird.

Nach der Zusammenfassung können wir in jedwede Richtung steuern (s. Change Talk, Confidence Talk, Kap. 4.5.5, oder Informationen und Rat anbieten, Kap. 6.2.8), ohne unserem Gegenüber vorauszueilen.

Information und Rat anbieten

Zu den 4 Basismethoden hat sich im Verlauf der MI-Weiterentwicklung (ab 2015 in der 3. Auflage des deutschen Standardwerks) die Kernkompetenz „Informieren und Rat anbieten" hinzugesellt, die uns helfen soll, den Sog der Fachlichkeit zu vermeiden.

Die Art, Informationen kleinschrittig, autonomiewahrend und passgenau „einzuspeisen", gilt für alle drei Prozesse gleichermaßen:

- im Prozess „Anliegen klären", um überhaupt einen klaren Fokus für das Gespräch zu finden,
- bei „Motivation entlocken" kann Informationsbedarf entstehen
- und in der Planung, welcher Weg zum Ziel führen kann" ist das Informieren eine zentrale Aufgabe.

Zuvor galt die Annahme, dass es einfach sei: Fachkräfte haben Fachwissen, das sie bei Bedarf an die Betroffenen weitergeben. Bei der Auswertung von Beratungsgesprächen wurde deutlich, dass der Trugschluss in der Annahme einer „Einweg-Kommunikation" liegt, bei dem die betroffene Person nichts Entscheidendes beizutragen hätte.

„‚Information und Rat anbieten' ist genau genommen eine Zweiwegkommunikation mit hohem Komplexitätspotential. Dabei wird zumeist der Teil übergangen, den die betroffene Person in den Austauschprozess einzubringen hat. Denn auch sie verfügt über eine Fülle relevanter Informationen, schließlich kennt niemand sie besser als sie sich selbst. Wie viel wissen sie also bereits? Im Allgemeinen ist es nicht hilfreich, Menschen Informationen zu geben, die sie bereits haben". (Schulungsunterlagen der GK-Quest-Akademie [46])

In vielen Beratungssettings im Hilfesystem entsteht genau an dieser Stelle Unmut, auf beiden Seiten aus unterschiedlichen Gründen. Einerseits, weil sich die betroffene Person als Standardfall behandelt fühlt und nicht an der Stelle abgeholt, an der sie steht; andererseits, weil sich die Fachkraft in ihrer Fachkompetenz nicht gesehen fühlt.

Die Art und Weise, wie die Informationen gegeben werden, ist entscheidend. Information und eigene Vorstellungen der Behandelnden können bei MI eingebracht werden, wobei darauf zu achten ist, ob die Patient:in bereit ist, sich mit der Information auseinanderzusetzen und die professionelle Sichtweise nur als eine Option und nicht als die alleinige Wahrheit geäußert wird.

Methodisch erfolgt es in einem Dreischritt, wodurch wir eine Information wie ein fehlendes Puzzle-Teil in ein bestehendes, aber unvollständiges Bild einfügen, und sofort abklären, wie diese Information auf das Gegenüber wirkt.

Dreischritt

1. **Entlocken:**
   - indem zunächst ein Einverständnis eingeholt wird („Möchten Sie gerne mehr erfahren über ...?", „Passt es, dass ich Ihnen zu ... mehr Informationen gebe?)
   - Vorwissen erkunden („Was wissen Sie bereits über ...?")
   - Informationslücke entdecken („Was wäre für Sie in Bezug auf ... besonders hilfreich zu erfahren?")
2. **Informationen geben:**
   - klar, mit Prioritäten
   - kleine verdaubare Informationsmenge
   - Gelegenheit zum Widerspruch geben
   - die Autonomie unterstützend
   - keine Vorschriften, neutral gehalten anbieten (zum Beispiel „Wissenschaftliche Studien haben gezeigt ...")
3. **Nachfragen**
   - die Reaktionen, die Sie wahrnehmen, reflektieren („Das verwirrt Sie.")
   - oder direkt nach der Sichtweise des Betroffenen fragen (z. B. „Wie denken Sie darüber ...?", „Welchen Sinn ergibt das für Sie?")
   - genügend Zeit geben, die Information zu verarbeiten
   - Informationen, die die Patient:in nicht wünscht oder die als bedrohend wahrgenommen werden, führen meist zu Reaktanz (vgl. Geschmeidiger Umgang mit Widerstand, Kap. 4.4.5).

Ratschläge als Schläge?

Widerstand oder Spannung im Gespräch entsteht typischerweise dann, wenn die angebotenen Informationen unerwünscht sind oder nicht zu der aktuellen Änderungsmotivation der betroffenen Person passen. Das wäre dann der Fall, wenn wir eine Handlungsempfehlung geben, während unser Gegenüber sich noch unklar darüber ist, ob das eigene Verhalten ein Problem darstellt.

Beispiel: Wir empfehlen einem Vater, mehr mit seinem Kind interaktiv zu spielen, statt eine Spielkonsole zu schenken; er will jedoch die Einschränkungen seines Sohnes gar nicht wahrhaben.

Dies kann sich in interpersoneller Dissonanz ausdrücken, „discord" (z. B. „Wollen Sie mir unterstellen, dass ich nicht weiß, wie ich mit meinem Kind umgehen soll?"), oder in einem Zurückschalten in „sustain talk" („Das Spielen würde ja auch nichts bringen").

In solchen Situationen ist ein empathischer Umgang mit dem Gegenüber gefragt mit geschmeidigem Umgang mit Widerstand, insbesondere die Betonung seiner Autonomie („Nur Sie können entscheiden, etwas daran zu verändern").

Weitere Methoden der Gesprächsführung

Die Grundhaltung von MI:
s. Prozessschritt 1 und 2, Kap. 4.1.5

Offene Fragen und **Aktives Zuhören:**
s. Prozessschritt 1 und 2, Kap. 4.1.5

„Guiding" als Gesprächsführungsprinzip:
s. Prozessschritt 3, Kap. 4.2.5

World Café: s. Prozessschritt 4, Kap. 4.3.4

Geschmeidiger Umgang mit Widerstand:
s. Prozessschritt 5, Kap. 4.4.5

Change Talk und **Confidence Talk**
s. Prozessschritt 6–8, Kap. 4.5.5

6.2.9 Kurzintervention

Schwieriges klar und empathisch ansprechen

Als Kurzintervention bezeichnen wir ein klares strukturiertes Vorgehen bei Betroffenen, die bei einem (Verhaltens-)Thema keine Veränderungsintension bzw. kein Problembewusstsein haben (vgl. Stadien der Veränderung, Kap. 6.2.2), aus Sicht der Fachkräfte jedoch deutlicher Handlungsbedarf besteht.

Das Ziel der Kurzintervention ist es also, Motivation für ein Thema zu wecken, und die Art, es anzusprechen, an erfolgversprechenden Kriterien der Motivationspsychologie auszurichten, den sog. FRAMES:

- **F**eedback
- **R**esponsability
- **A**dvice
- **M**enue
- **E**mpathy
- **S**elf-Efficacy

Die im Rahmen der MI-Forschung empfohlene Vorgehensweise ist in Tabelle 6-1 dargestellt.

Es liegt im Ermessen der Fachkraft, inwieweit Informationen aus ihrer professionellen Sicht für ihr Gegenüber dringend geboten sind. Dazu einige Empfehlungen:

- Klar werden über:
  - Wie schwierig (unangenehm, peinlich, schambesetzt, Angst einflößend, belastend etc.) ist das Thema für mich? Wie ist es für mein Gegenüber? Wichtigkeit und Dringlichkeit?
  - Was ist mein Ziel bei der Ansprache? Was möchte ich erreichen? Für wen tue ich es? Für das Kind? Die Eltern? Meinen fachlichen Anspruch?
- Auf dieser Basis meine klare Entscheidung: Ich spreche es an – oder eben nicht. Wenn ich es tue: nicht „rumeiern", sondern klar und warmherzig ansprechen.
- Den Anfang vorab überlegen. So wie wir starten, liegen wir im Rennen. Motto: „Wie möchte ich, dass mir so etwas gesagt wird?"

Tabelle 6-1: Kurzintervention – von der MI-Forschung empfohlene Vorgehensweise.

Abschnitt		Erläuterung/Beispiele
1	Anteilnahme (Selbstoffenbarung)	„Ich sorge mich um ...", „Ich mache mir Gedanken über ...", „Mich beunruhigt ..."
2	Thema klar benennen	Sehr kurze Schilderung, was mich beunruhigt oder eine Beobachtung
3	Ich-Botschaft	„Deshalb würde ich gerne mit Ihnen über XY sprechen."
4	Wertschätzung formulieren	„Ich erlebe Sie als fürsorgliche Mutter, die für ihr Kind schon sehr viel getan hat."
5	Reaktanz vermeiden (prophylaktischer Umgang mit Widerstand)	„Ich möchte Sie zu nichts drängen ...", „Sie entscheiden, ob Sie das hören wollen."
6	Erlaubnis einholen	„Sind Sie einverstanden, dass wir darüber sprechen?"
7	Offene Frage	„Wie denken Sie im Moment über das Thema XY?"
8	Aktives Zuhören	Der Antwort vertieft aktiv zuhören.
9	Info und Rat anbieten	Die offene Frage kann Einleitung zu „Info und Rat anbieten" sein, als Hervorlocken, den Boden bereiten, die eigene Information oder einen Vorschlag darzulegen nach den genannten Kriterien (Kap. 6.2.8) kurz, passend, die Autonomie wahrend
10	Evtl. Alternativen nennen	

6.2.10 Gesprächsführung bei Mehr-Augen-Gesprächen

Dieses Thema ist ein weites Feld, das wir hier nur kurz streifen können.

MI ist im Ursprung auf Vier-Augen-Gespräche ausgerichtet, bei denen sich die Empathie der Fachkraft direkt auf das Gegenüber bezieht. Missverstände klären und das Gehörte im vertieften Sinne zu verstehen gelingt uns durch Aktives Zuhören.

Sobald sich der Kreis auf mehrere Anwesende ausweitet, bedarf es einer Sicherstellung des Verständnisses untereinander sowie der Aufmerksamkeit für diejenigen Prozesse, die zwischen den unterschiedlichen Anwesenden stattfinden (diese werden üblicherweise „Gruppenprozesse" genannt).

Wenn also Person A etwas sagt, kann es sein, dass diese Aussage von allen Anwesenden unterschiedlich gehört bzw. verstanden wird. Das wichtigste Prinzip liegt daher darin, die „stillschweigenden" Annahmen durch Transparenz und Abklärung zu ersetzen.

Missverständnissen vorbeugen: Das bedeutet, dass ich als Fachkraft im erweiterten Setting selbst aktiv zuhören kann und spiegele, was ich selbst verstanden habe:

- „Herr Mayer, ich habe eben von Ihnen gehört, dass es Ihnen wichtig ist medizinisch abklären zu lassen, was hinter den Konzentrationsstörungen von Lea steckt."
- „Bei Ihnen, Frau Mayer, hatte ich den Eindruck, dass Sie eher zögern und Lea nicht so viele Untersuchungen zumuten wollen".

Das bietet den weiteren beteiligten Personen die Chance, daran das selbst Gemeinte und das Gehörte zu überprüfen und damit abzugleichen. Im nächsten Schritt kann ich den Austausch darüber anleiten: „Herr Mayer, wenn Sie die Befürchtungen Ihrer Frau hören, wie kommt das bei Ihnen an?" und umgekehrt natürlich genauso. Auf diese Weise machen wir den Versuch, die Lücke zwischen dem Gesagten und dem Gemeinten bzw. Gehörten zu schließen (das wird nicht ganz gelingen, ist aber allemal besser, als ungefilterte Missverständnisse weiterzutragen.

Eine andere Möglichkeit besteht darin, die Gesprächspartner:innen jeweils zu bitten, das was sie vom anderen verstanden haben, in eigenen Worten zu spiegeln. Wenn auf diese Weise das Kind aus dem Mund der Eltern das gesprochen hört, was es zuvor als eigenen Wunsch geäußert hat, entspannt sich zumeist recht schnell eine Situation, in der die Befürchtungen „lauern", mit den eigenen Bedürfnissen übersehen (oder übergangen) zu werden. Ähnlich verhält es sich, wenn wir das Kind bitten, mal das zu erzählen, was es von den Zielen der Mutter/des Vaters verstanden hat. Wenn dann eine trotzige Reaktion kommt, wie z. B. „Die wollen ja immer nur, dass ich schnell meine Hausi fertig hab'", dann kann ich gezielt weiterfragen: „Was hast du denn gehört, warum der Papa das möchte?". Die Antwort ist erhellend: Kommt ein „Weiß auch nicht", sind die Gründe gar nicht erst durchgedrungen bis zu den Ohren des Kindes – beste Aussichten für einen Teufelskreis von Missverständnissen. Liegt hier ein Schutzbedürfnis vor, das zu Widerstand geführt hat? Dann sind jetzt Methoden im geschmeidigen Umgang mit Widerstand dran.

„Was dem Herzen widerstrebt, lässt der Kopf nicht ein." (Arthur Schopenhauer)

Die Wirkung auf andere: Während wir uns solchermaßen dem Kind zuwenden und versuchen, seinen Widerstand zu umarmen, haben wir gleichzeitig im Blick, dass unsere Intervention dem Kind gegenüber auch Auswirkungen auf die anderen Anwesenden hat. Unsere Formulierungen sollten also so ausgewogen sein, dass wir nicht als „parteilich" wahrgenommen werden. Vielleicht sprechen Sie kurz die Eltern an: „Ich habe den Eindruck, da ist gerade Klärungsbedarf. Wenn Sie einverstanden sind, versuche ich herauszufinden, was in ihm vorgeht" oder Sie bitten kurz die Eltern um Verständnis, dass Sie auch gleich wieder für sie da sind. Und während Sie sich empathisch in Simon einfühlen, ist Ihre Aufmerksamkeit gleichzeitig bei dem, wie Ihr Gespräch auf die anderen wirkt. Danach wissen wir alle, dass wir hart gearbeitet haben.

Das Einzige, was hilft: Was immer Sie tun – machen Sie es für alle Anwesenden transparent!

Die Rolle als moderierende Person: Unter Moderation versteht man die Steuerung von Gruppenprozessen. Das geschieht durch gekonnte Kommunikation und je nach Setting (z. B. bei Arbeitsgruppentreffen) mit Visualisierungstechniken und dem bewussten Einsatz von Frage- und Antworttechniken.

Moderation wird dann eingesetzt, wenn

- komplexe Themen bearbeitet werden,
- Inhalte und Ziele von allen Teilnehmenden verstanden werden sollen,
- Ideen nicht verlorengehen sollen,
- die Teilnehmenden aktiv einbezogen werden sowie
- effektiv, ziel- und lösungsorientiert gearbeitet wird.

Merke

Hier kann eine Falle für Missverständnisse und das Vermischen der Rollen liegen. In der Rolle der Moderator:in sind Sie Dienstleister:in für die Gesamtgruppe (nicht für den Teilausschnitt Ihrer Fachlichkeit). Sie unterstützen die Verständigung und Zusammenarbeit aller, sind mehr Fragende:r als eine Fachkraft, die aus professioneller Sicht Antworten gibt.

Die Aufgaben der Moderator:in:

- ein Klima der Offenheit und des Vertrauens schaffen
- die gemeinsame Gesprächszeit strukturieren (auch z.B. mit einer Agenda/Mitschrift/Nachfragen fürs Protokoll/Ergebnisse sichern)
- Zeitwächter:in
- Dialog strukturieren: lange Redebeiträge (Monologe)
- sich nicht unter Druck setzen

Wer häufiger mit Moderation zu tun hat, ist sicher gut beraten, Moderationskompetenz im Live-Training direkt zu üben. Eine solche soziale Interaktion lässt sich besser mit Übungsszenarien als über ein Handbuch erlernen.

Mehrere Hüte im Gespräch: Bei Moderationen in „Reinform" hat die Moderator:in eine neutrale Rolle, also keinen fachlich-parteilichen Standpunkt, sondern einen „allparteilichen". In der Praxis ist das meist nicht realistisch zu trennen.

Gerade bei Mehr-Augen-Gesprächen (mit Familien) oder sog. Runden Tischen haben Sie als Fachkraft neben Ihrer fachlichen Rolle schon zusätzlich noch die Rolle der Vier-Augen-Prozessbegleiter:in und jetzt also noch die Aufgabe, das Gruppengeschehen zu jonglieren.

Bei einer Dopplung von Aufgaben (eine in den Fall involvierte Fachkraft übernimmt zusätzlich die Moderation) ist auch hier Transparenz entscheidend: Wenn die Redebeiträge strukturiert werden und ich als Moderator:in auch einen fachlichen Beitrag einbringen möchte, beschreibe ich genau dieses: „Als Moderatorin begrüße ich alle Anwesenden. Ich habe die Aufgaben XY übernommen. Gleichzeitig betreue ich Lea und wenn ich meine fachliche Sicht einbringe, melde ich mich hier in meiner Rolle als Ergotherapeutin zu Wort".

Vorbereitung einer Moderation: Zu inhaltlichen, methodischen und organisatorischen Vorbereitungen gehören beispielsweise eine grobe Zielsetzung für das Gespräch, die Beschäftigung mit dem Thema (doch Vorsicht: neutral bleiben), die Auswahl der Teilnehmenden, eine Agenda mit Vorüberlegungen, welche Methoden und Techniken eingesetzt werden sollen; Planung von Raum/Sitzordnung/Medien (z.B. Zugriff auf die ICF-CY-Web-App, gemeinsame Dokumentation).

Konflikte in der Gruppe: In Gesprächen mit Betroffenen von chronischen Erkrankungen in der Familie können die Gefühle hohe Wellen schlagen. Oder wir geraten in schwierige Situationen, beispielsweise: Wie kann ich lange Diskussionen stoppen oder strukturieren, mit unterschiedlichem Informationsstand umgehen, mit Unpünktlichkeit oder schlecht vorbereiteten Teilnehmer:innen, mit der Dominanz Einzelner oder sogar persönlichen Angriffen, Ablenkungsmanövern oder Abweichungen vom Thema? Insgesamt geben die Methoden im geschmeidigen Umgang mit Widerstand auch eine gute Orientierung auch für Gruppen. Allerdings kommt die oben erwähnte Gruppendynamik hinzu, auf die wir mit intuitiver Moderation meist nicht vorbereitet sind.

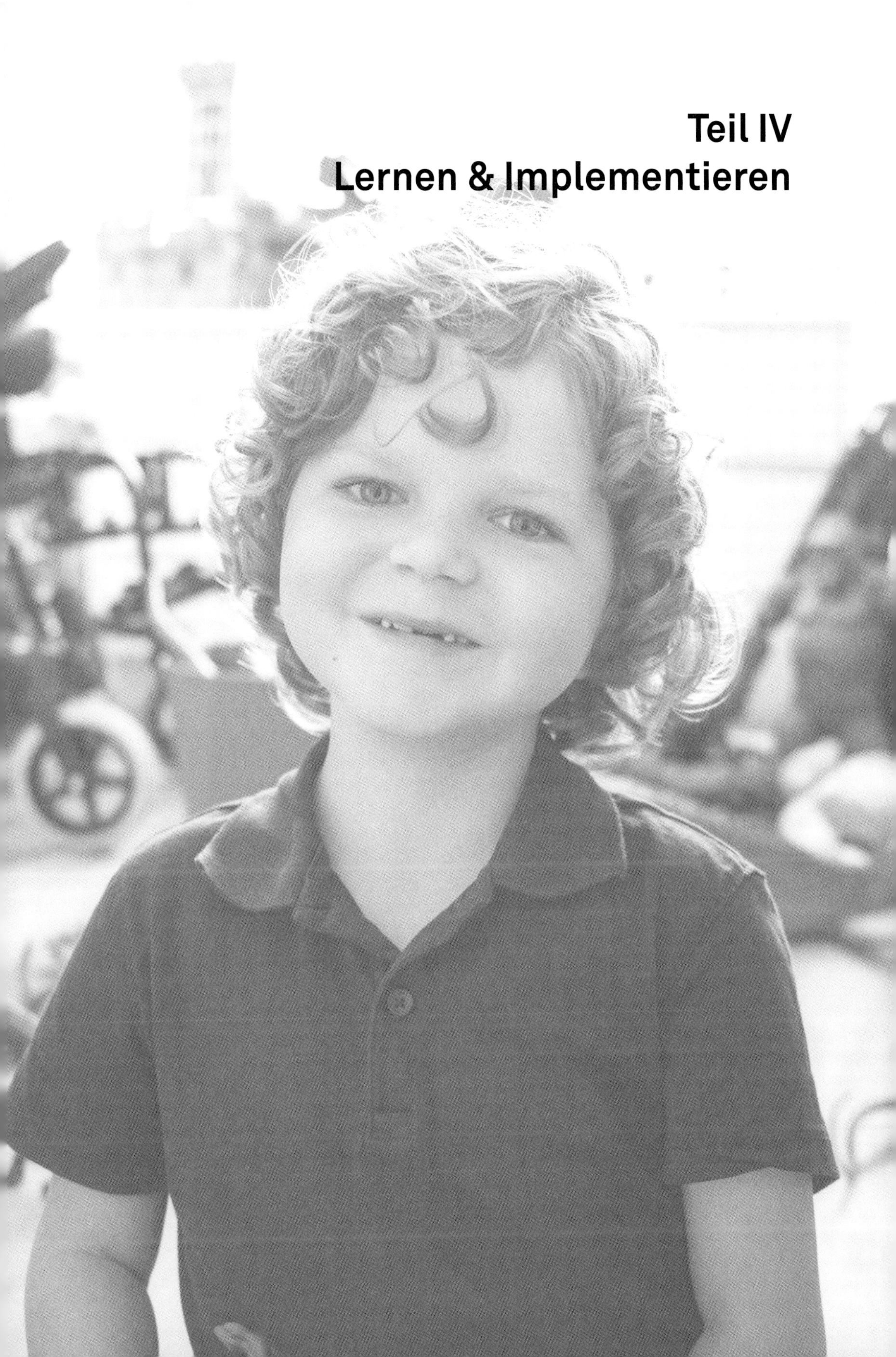

Teil IV
Lernen & Implementieren

7 Lernen & Implementieren für Anwendende

7.1 Erwerb von Wissen und Fähigkeiten planen

Wie plane ich den Erwerb von Wissen und Fähigkeiten und welche Rolle könnte das Buch spielen?

Beim Durchschmökern oder Lesen des ICF-Praxis-Lehrbuchs werden Sie vermutlich den Eindruck gewonnen haben, dass das Erlernen einer teilhabeorientierten Versorgung nach ICF von chronisch kranken Kindern umfänglich ist. Sie werden vermutlich erkennen, dass diese Art des Arbeitens einen Veränderungsprozess bei sich selbst, im Team und meistens auch innerhalb der Organisation mit sich bringt. Das heißt, der reine Wissenserwerb durch den Besuch einer Fortbildung oder das Durchstöbern des vorliegenden Buches kann ein erster Einstieg sein, wird jedoch nicht für das Erlernen einer souveränen Anwendung ausreichen. Es sind vielmehr Schulungen oder/und ein Selbststudium des vorliegenden Buches und eigene Praxiserprobungen mit Erfahrungsaustausch erforderlich.

Diese Veränderungs- und Entwicklungsprozesse benötigen Zeit zum Reifen und eine gute Vorplanung innerhalb Ihres Teams. Sie werden günstigerweise von Ihrer Fachleitung und Geschäftsführung durch gemeinsame Absprachen zu der Vorgehensweise und den erforderlichen Ressourcen unterstützt (s. Kap. 8.1 und Kap. 8.2).

Bevor wir nun konkret das Thema Lernen und Implementieren erläutern, möchten wir bezüglich des Gebrauchs des vorliegenden ICF-Praxis-Lehrbuchs nochmals das Bild des Kochbuchs, das wir an einigen Stellen bereits eingeführt haben, bemühen.

Wenn Sie Interesse haben, zukünftig bestimmte Gerichte geschmackvoll und bekömmlich zu kochen, wird jeder von Ihnen sehr wahrscheinlich seinen eigenen Weg beschreiten. Einige von Ihnen beginnen mit dem Durchlesen der Grundlagen, z. B. zum Thema „wie bereite ich Kräuter zu“ oder „wie mache ich einen Hefeteig“, andere befassen sich zunächst einmal mit den Voraussetzungen einer gut ausgerüsteten Küche und wieder andere lassen sich zuallererst von dem ein oder anderen Gericht inspirieren und beginnen zu kochen. Im Weiteren wenden Sie sich in einer für Sie passenden Art und Weise Schritt für Schritt auch den jeweils anderen Kapiteln zu. Die genaue Vorgehensweise bleibt günstigerweise Ihnen überlassen und garantiert dadurch Ihre Freude, das Kochen zu lernen und beflügelt ihre Kreativität. Irgendwann werden Sie vielleicht Freunde einladen, für die Sie ein Gericht kochen, um zu erkunden, wie es anderen schmeckt. Gelungene solche Einladungen werden Sie zu weiteren Kocherprobungen ermutigen.

Genauso möchten Kinder und ihre Eltern von Ihnen darin unterstützt werden, die „Köch:innen“ für schmackhafte und bekömmliche Teilhabegerichte zu werden. Und genauso sollten Sie es tun, wenn Sie eine „3-Sterne Köch:in“ für die fachliche und teilhabeorientierte Versorgung nach ICF für die Kinder mit chronischen Erkrankungen und ihren Eltern werden möchten. Sie sollten auf Erkundungstour gehen, am besten zusammen mit Kolleg:innen.

Erfahrungsgemäß erleichtert Ihnen eine Schulung – am besten eine Team-Schulung – den Einstieg in diesen Veränderungs- und Entwicklungsprozess. Regelhafte Verabredungen zum gemeinsamen Kochen sichern das Gelernte und sorgen dafür, dass Sie mit etwas Zeit, Geduld und Ausdauer sehr gut kochen können.

Der Weg zur „3-Sterne Köch:in für Teilhabegerichte“ ist in Abbildung 7-1 veranschaulicht.

In der Mitte der jeweiligen Grafik sehen Sie in 4 Stufen die Ergebnisse, die Sie nach und nach auf Ihrem Lernweg erreichen werden. Zunächst erwerben Sie Wissen, dann Fähigkeiten, danach erproben Sie die Anwendung und schließlich können Sie es. „Können“ bedeutet hier, dass Sie wissensgeleitet die erlernten Fähigkeiten so lange im Praxisalltag ausprobiert, angewandt und angepasst haben, dass Sie die teilhabeorientierte Versorgung nach ICF entspannt und souverän durchführen können. Sie merken an der Leichtigkeit und Freude, die Ihnen diese Arbeitsweise dann beschert, dass Sie die Stufe 4 erreicht haben.

Die hier nochmals anschaulich dargestellten lerntheoretischen Grundlagen sind schon lange bekannt. Und doch halten wir es für notwendig, diesen vierschrittigen Prozess nochmals zu verdeutlichen, weil aufgrund des allerorts spürbaren Zeit- und Ressourcendrucks der Wunsch groß ist, den Weg abzukürzen. Abkürzungen zahlen sich jedoch bei Themen, die mehr als Wissensvermittlung benötigen, nicht aus, sondern führen letztendlich zur Vergeudung von Ressourcen. Kolleg:innen nehmen an einer bezahlten Informationsveranstaltung mit niedrigen Teilnahmegebühren und zahlreichen Teilnehmenden teil und kommen hoch motiviert zurück. Jedoch versandet der Veränderungswunsch, das Gehörte in die Praxis umsetzen zu wollen, innerhalb kürzester Zeit, weil übersehen worden ist, dass eine Umsetzung nur möglich gewesen wäre, wenn zusätzlich Fähigkeiten in kleinen Gruppen erworben und Praxiserprobungen vorgesehen worden wären. Stattdessen sind wertvolle Zeit und Ressourcen verschwendet worden und Fachpersonen frustriert worden.

Insofern eignet sich für das Erlernen einer teilhabeorientierten Versorgung nach ICF das in den Grafiken als äußere Kreisläufe dargestellte Vorgehen. Sie starten mit einer Schulung, in der

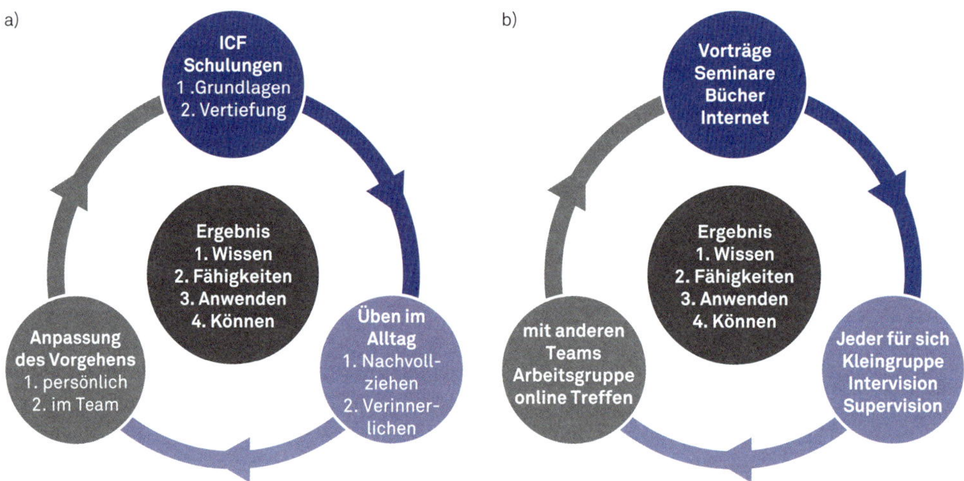

Abbildung 7-1: Im äußeren Kreislauf dargestellte a) (links) Prozesse „Was wird gemacht“ und b) (rechts) Vorgehensweisen „Wie wird es gemacht“ des Erlernens einer teilhabeorientierten Versorgung nach ICF, die dann zu den in der Mitte dargestellten Lernergebnissen führt. Es braucht zum Erreichen der 4. Ergebnisstufe mehrere Kreisdurchläufe in einem Zeitraum von erfahrungsgemäß zwei bis drei Jahren.

Sie bereits am Ende erste Schritte der Praxisanwendung planen. Danach konkretisieren Sie die Praxiserprobung und reservieren Zeitfenster in Ihrem Terminkalender. Günstigerweise können Sie nach vier bis acht Wochen nochmals für ca. zwei Stunden, beispielweise im Rahmen eines Teilhabe & ICF Online-Seminars, Ihre Erfahrungen auswerten, Fragen beantwortet bekommen und weitere Anwendungs- und Implementierungsschritte anpassen und planen. Im weiteren Verlauf vertiefen Sie Ihr Wissen und sichern Ihre Fähigkeiten durch eine weitere Befassung mit dem Thema. Abbildung 7-1 Teil b gibt Anregungen, in welcher Weise die notwendigen Vertiefungszyklen gestaltet werden können. Nach unseren Erfahrungen ist von einem mehrjährigen Veränderungs-, Anpassungs- und Entwicklungsprozess auszugehen.

7.2 Wissen allein reicht nicht

Warum genügt ein Wissenserwerb nicht, um Kinder teilhabeorientiert nach ICF versorgen zu können?

Lange war man verwundert darüber, warum Vorträge und klassische Informationsveranstaltungen zur ICF kurz nach Erscheinen der ICF nicht zur Praxisanwendung geführt hatten. Inzwischen wurde verstanden, dass Teilhabe für die von uns versorgten Kinder unter der Verwendung der ICF nur entsteht, wenn wir zuallererst unsere eigene Haltung gegenüber den Kindern und unsere Perspektive auf die Kinder überprüfen. Starten wir wirklich mit der Betrachtung der Lebenssituation der Kinder oder gehen wir nicht doch vielmehr von unserer eigenen Fachlichkeit aus? Sind wir wirklich überzeugt, dass Kinder und ihre Eltern am besten wissen, was sie im Alltag brauchen oder glauben wir nicht vielmehr, dass wir es aufgrund unserer umfänglichen Fachlichkeit am besten wissen?

Wenn wir Kind und Eltern nach dem fragen wollen, was in einzelnen Lebenssituationen genau geschieht, um zu erfahren, wie das Kind im Alltag einbezogen ist: Wie strukturieren wir das? So, dass nichts übersehen und alle im Alltag relevanten Themen betrachtet werden? So, dass es fix geht und für alle nachvollziehbar ist? Welches professionelle Instrument verwenden wir?

Wenn Sie sich selbst anhand dieser Fragen prüfen, merken Sie, dass es hier um Fragen zu Ihrer Einstellung, Ihren Glaubenssätzen, Ihren Überzeugungen, Ihren liebgewonnenen Handlungsweisen und Fähigkeiten geht. Die Befassung mit diesen Fragen und die Klärung, ob Ihnen das Erlernen eines teilhabeorientierten Arbeitens nützlich und sinnvoll erscheint, ist die Voraussetzung dafür, dass es sich für Sie lohnt, das ICF-Konzept anzueignen.

Was würde es für Sie dann bedeuten, sich die Anwendung der ICF in Ergänzung zur ICD anzueignen? Das erläutern wir am nachfolgenden Schaubild (Abbildung 7-2) (detaillierte Erklärung s. Kap. 3.3, Abbildung 3-22).

Die ICD-Diagnosen werden von der Ärzt:in aufgrund ihrer Fachlichkeit festgelegt. Bezüglich der Gesprächsführung und dem traditionellen Rollenverständnis ist die Vorgehensweise

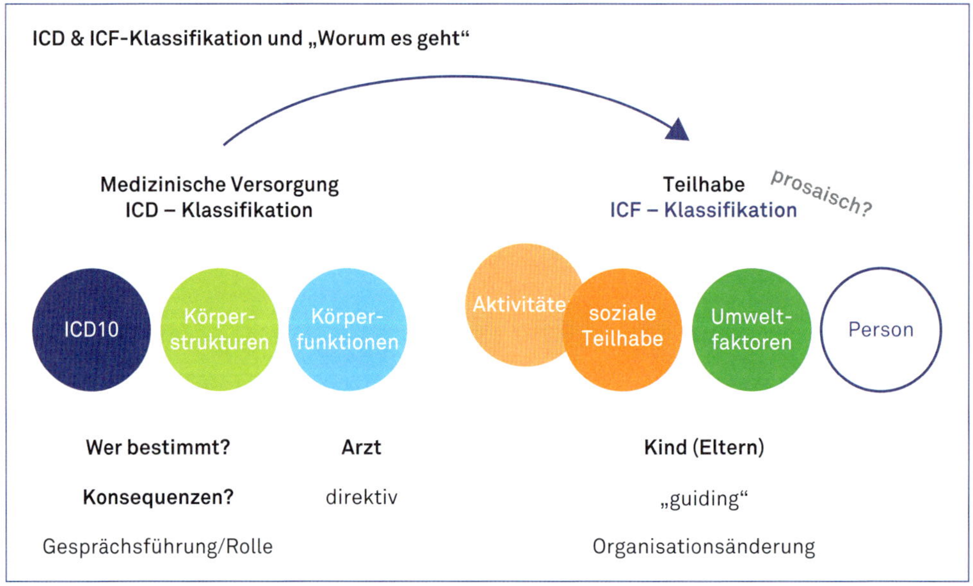

Abbildung 7-2: Vorgehensweise und Auswirkungen der Anwendung von ICF in Ergänzung zur ICD.

dem Grunde nach deshalb direktiv. Wenn wir in der teilhabeorientierten Versorgung nach ICF damit beginnen, die Themen vom Kind und seiner Lebenssituation aus zu denken, dann müssen wir Kind und Eltern dazu befragen und uns gemeinsam auf passende ICF-Codes einigen. Dafür sind eine andere Gesprächsführung und ein anderes Rollenverständnis gefragt. Wir benennen das mit dem Prinzip des „Guiding" (Kap. 4.2.5), das bedeutet, dass wir offene Fragen stellen, aktiv zuhören und dialogisch informieren. Üblicherweise müssen die meisten Fachpersonen solche Gesprächsführungskompetenzen hinzulernen, weil sie in den derzeitigen Ausbildungscurricula der Professionen nicht ausreichend vorkommen.

Und dieses geänderte Vorgehen, in der Art und Weise, wie Kind und Eltern in die Entscheidungsprozesse eingebunden werden, zieht in den meisten Einrichtungen eine Anpassung im Organisationsablauf der Institutionen nach sich. Dafür kann sich ein Erfahrungsaustausch mit anderen Institutionen, die bereits Anpassungen vorgenommen haben, über geeignete Umsetzungsschritte lohnen. Wichtig dabei zu wissen ist, dass es hier nicht um große spektakuläre Veränderungen geht, sondern dass sich auch hier das Prinzip von „Schritt für Schritt, dann kommen alle mit" bewährt hat. Beispielsweise könnte ein erster kleiner Schritt darin bestehen, einen leicht geänderten Ablauf eines Vorstellungstermins vorzunehmen, indem ab jetzt immer mit der Anliegenklärung begonnen und einer Verabredung mit Notiz geendet wird, die gleich in den Bericht aufgenommen werden. Es kann auch sein, dass arbeitsteilig in einem interdisziplinären Team verabredet wird, wer nach welchen Lebensbereichen fragt und wie diese dokumentiert werden. Größere Änderungsschritte müssten von der Leitung und Geschäftsführung gestaltet und unterstützt werden.

Fazit: All das macht deutlich, dass der Besuch einer reinen Informationsveranstaltung mit Wissensvermittlung nicht ausreicht, um teilhabeorientiert nach ICF zu arbeiten. Es braucht zunächst ein Umdenken, ein anderes Handeln, eine Auswertung, ein Erkennen und Neu-Planen, ein dazu wiederum passendes Handeln, Auswerten etc. Also ein klassisches Vorgehen wie beim Qualitätsmanagement „Plan-Do-Check-Adjust" (PDCA, s. Kap. 2.2.6).

Und damit es Freude bereitet und durchgehalten werden kann, sei nochmals an das Motto „Schritt für Schritt, dann kommen alle mit" erinnert.

7.3 PART-CHILD-Studie

Was haben wir aus den PART-CHILD-Schulungen für das zukünftige Lernen und Implementieren gelernt?

7.3.1 Intention der PART-CHILD-Studie

Im Zeitraum von 2018 bis 2021 wurden im Rahmen des Versorgungsforschungsprojekts PART-CHILD (gefördert durch den Gemeinsamen Bundesausschuss) bundesweit 15 SPZ-Teams über 2 × 2 Tage in teilhabeorientiertem Arbeiten nach ICF geschult. Die PART-CHILD-Intervention umfasste neben Schulungen noch zwei weitere Bausteine, nämlich erstens eine ICF-CY-Web-App und zweitens einen Baustein zur Begleitung der Umsetzung in den SPZ, das sogenannte IMPLEMENT. Die ICF-CY-Web-App wurde allen Fachkräften (FK) in den SPZ zur Nutzung zur Verfügung gestellt und erlaubt eine deutlich einfachere Codierung durch die Verwendung von Schlüsselbegriffen, die eingegeben werden können, um ICF-Codierungen zu suchen und auszuwählen. IMPLEMENT umfasste Unterstützungsleistungen, die eine Umsetzung der Schulungen und ihrer Inhalte in den Alltag der SPZ-Prozesse und -Organisation erleichtern sollten (z. B. Nachschulungen, Coaching der SPZ-Leitung etc.) (Abbildung 7-3). Im Anschluss wurden die Auswirkungen der Schulungen sowohl auf die Arbeitsweise der Fachkräfte (FK) im SPZ als auch auf die Teilhabe von Kindern und ihren Eltern untersucht.

In der folgenden Abbildung 7-4 sind die einzelnen Faktoren der Wirkkette der PART-CHILD Intervention, die zu Veränderungen führen soll, dargestellt. Die Daten der PART-CHILD Studie zu dieser Wirkkette sind ausgewertet, wurden bereits bei Kongressen präsentiert und befinden sich auf dem Weg zur Publikation in internationalen und nationalen peer-reviewed Journals. Die Studienmethodik und das Best Practice Modell „Teilhabeorientierte Versorgung nach ICF" sind bereits publiziert [51].

Die wesentlichen „lessons learned" sind nachfolgend zusammengefasst.

Die PART-CHILD-Intervention führte im ersten Schritt zu einer Haltungsänderung der Fachkräfte mit intensiviertem Bewusstsein für die Wichtigkeit von Teilhabe, Bedürfnissen und Präferenzen von Kind und Eltern, einer veränderten Wahrnehmung der eigenen Rolle bezüglich der Zuständigkeiten und Grenzen einer professionellen Fachkraft sowie das Erkennen der Notwendigkeit, dass die Kommunikation auf eine partnerschaftliche Zusammenarbeit mit Eltern und Kinder auszurichten ist.

ICF-SPZ – Teamschulung in Gruppen von 16 Mitarbeitern
mit Referententandem

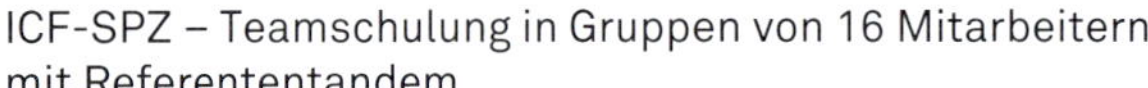

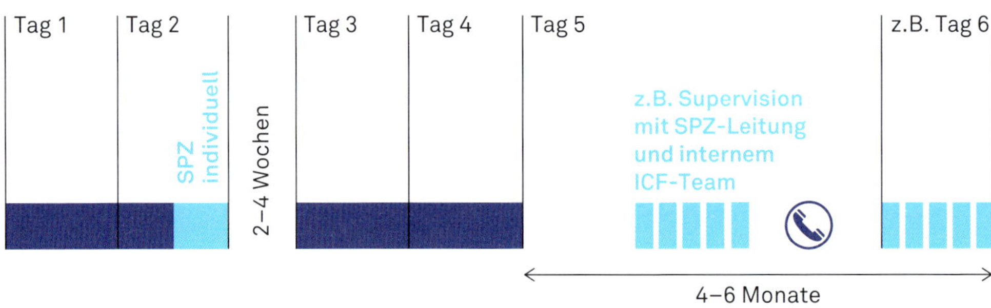

Abbildung 7-3: Schulungsplan der SPZ-Teams in der PART-CHILD-Studie.

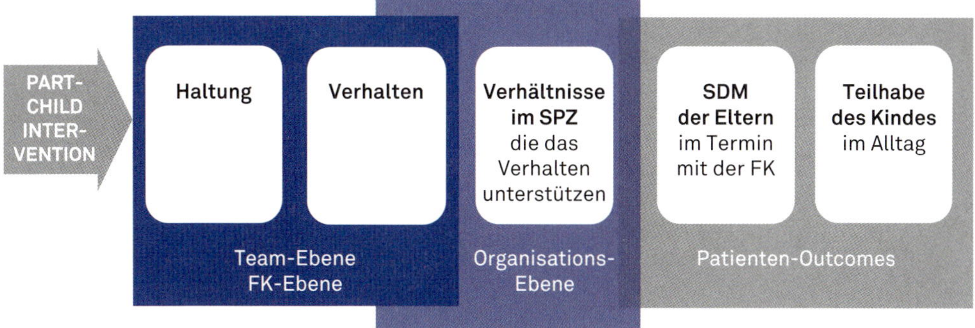

Abbildung 7-4: Konzeptuelle Wirkkette von Veränderungen durch die PART-CHILD-Intervention auf Haltung und Verhalten der Fachkräfte (FK), auf das SPZ-Team, die SPZ-Organisation und -Prozesse, im Weiteren auf den Einbezug von Eltern und Kindern in die Entscheidungen im Rahmen der SPZ-Versorgung (=partizipative Entscheidungsfindung bzw. shared decision making, SDM) sowie letztendlich auf die Teilhabe der Kinder im Alltag.

Das folgende illustrierende Zitat aus den Interviews mit Fachkräften der PART-CHILD-Studie spiegelt diese Veränderung wider.

„... was denn entscheidend für die Lebensqualität der Kinder und Familien ist. Und das sind in der Regel nicht die fünf Grad mehr Gelenkbeweglichkeit, wenn die im Alltag gar nicht gebraucht werden. Also das war schon was sehr Einprägsames. Und die Möglichkeit, jetzt sich hier mit den Kollegen auch einfach mit dieser anderen Sichtweise oder überarbeiteten Sichtweise intensiv auseinandersetzen zu können. Also, dass wir am Anfang wirklich die Möglichkeit hatten, gegenseitig zu überlegen, passt denn dieses Ziel. Wie sieht eigentlich die Teilhabe überhaupt aus bei diesem Kind? Das war schon auch eine große Bereicherung, muss ich sagen." (Zitat aus den Interviews mit einer Fachkraft in einem der 15 SPZ).

Die Haltungsänderung auf Ebene der Fachkräfte führte zu Verhaltensänderungen auf SPZ-Team-Ebene, die sich insgesamt basierend auf allen qualitativen Interviews in einem veränderten Vorgehen und in einer veränderten Organisation im SPZ widerspiegeln:

- Kinder und Eltern wurden explizit vermehrt nach ihren Bedürfnissen sowie Teilhabe- und Therapiepräferenzen befragt.
- Teilhabe und ICF-Themen wurden innerhalb von Besprechungen wichtige Bestandteile.
- Es wurde in der Logik der ICF-Komponenten (Körperstrukturen, Körperfunktionen, Umweltfaktoren, persongebundenen Faktoren, Aktivitäten und Teilhabe) gedacht und gesprochen.
- Es wurde entlang der Systematik der 9 ICF-Lebensbereiche (LAKMoSHIBeG, s. auch Abbildung 3-7) gemeinsam erfasst, was das Kind im Alltag macht.
- Es wurde SPZ-intern eine ICF-Arbeitsgruppe gebildet, die die Veränderungen begleitet.
- In die bestehenden Dokumentationsvorlagen wurden die 9 ICF-Lebensbereiche (LAKMoSHIBeG), Teilhabeziele und geeignete, typische ICF-Formulierungen eingearbeitet.
- Die SPZ-interne Zusammenarbeit intensivierte sich.
- Zeitressourcen für den Veränderungsweg wurden in vielen SPZ geschaffen.

Im Gegensatz dazu zeigen die Ergebnisse von PART-CHILD, dass nur sehr vereinzelt mit der

Vergabe von ICF-Codes zu den wichtigsten Aspekten der Alltagssituation des Kindes begonnen wurde. Die dazu, jetzt kostenfrei im Netz, zur Verfügung stehende ICF-CY-Web-App (s. Literatur/Weblinks) wurde in Augenschein genommen, aber noch nicht genutzt.

In PART-CHILD nicht nachgewiesen werden konnte, dass die gesicherten Haltungs-, Verhaltens- und Organisationsänderungen im SPZ-Team sich auch auf die Beteiligung der Eltern an der Entscheidungsfindung (SDM) und auf die Teilhabe des Kindes im Alltag, also auf nachgelagerte Anteile der Wirkungskette (Abbildung 7-4), auswirkten. Das lässt sich im Wesentlichen dadurch erklären, dass die Umstellungsprozesse auf das teilhabeorientierte Arbeiten nach ICF durch die Corona-Pandemie sehr viel länger dauerten als geplant und nicht vollständig erfolgen konnten. Somit war nach den im Studienprotokoll vorgesehenen 18 Monaten nach Beginn der PART-CHILD-Schulungen noch kein Effekt auf der Ebene von Kindern und Eltern (= Endpunkte auf Ebene der Eltern und Kinder) nachweisbar.

Insgesamt konnte die Hypothese, dass die PART-CHILD-Intervention zu einer qualitätsorientierten Standardisierung der Versorgung von Kindern inklusive organisationaler Veränderungen in SPZ führt, bestätigt werden.

7.3.2 Best Practice Modell der PART-CHILD-Studie

Nach den Auswertungen der PART-CHILD-Studien konnten wir ein Best-Practice-Modell erstellen, das die wesentlichen Inhalte und Vorgehensweisen eines teilhabeorientierten Arbeitens nach ICF in einer Übersicht darstellt. Dieses Modell wurde inzwischen von den wissenschaftlichen Fachgesellschaften der Frühförderung (VIFF) und Sozialpädiatrie (DGSPJ) zertifiziert (Kap. 4).

Wer zukünftig nach diesem Modell mit den Kindern und Eltern arbeiten möchte, müsste sich das dafür notwendige Wissen, die Vorgehensweisen und Kompetenzen erwerben.

In das Best-Practice-Modell sind folgende Erkenntnisse aus der PART-CHILD-Studie eingeflossen:

1. Das Lernen startet nicht (!) mit dem Erlernen und Anwenden von ICF-Codes. Das Schreckgespenst des Codieren-Müssens gilt es als erstes auszuräumen.

„Man muss wirklich das im Alltag leben. Das ist, glaube ich, erst mal wichtiger als drei Nummern aufzuschreiben. Also ich habe das jetzt gesehen, ich habe von einem auswärtigen Ergotherapeuten einen wunderbaren Therapieplan bekommen mit lauter ICF-Ziffern. Das war prinzipiell dann auch alles nicht falsch, aber es war viel zu viel. Das Kind konnte sich am Ende immer noch nicht anziehen und das wäre das Ziel gewesen.“ (Zitat aus den Interviews mit einer Fachkraft in einem der 15 SPZ)

2. Das Lernen startet mit der Erkenntnis wie Teilhabeorientierung den Kindern und Eltern nutzt und
3. was genau teilhabeorientierte Versorgung beinhaltet und dass die Versorgung mit der Erfassung der Lebenssituation beginnt, in der sich eine chronische Erkrankung auswirkt und nicht umgekehrt.
4. Es geht dann darum zu verstehen, warum und wie die ICF dafür von großem Nutzen ist.
    a. In erster Linie ist es nützlich, die wesentlichen Aspekte, die für ein Kind mit einer chronischen Erkrankung in bestimmten Alltagssituationen eine Rolle spielen, entlangder 5 Komponenten der ICF beim Denken, Sprechen und Dokumentieren zu sortieren und die Wechselwirkungen zu bewerten.
    b. In zweiter Linie ist es nützlich, den Teilhabebedarf und die Teilhabeziele entlang der 9 Lebensbereiche der ICF-Komponente „Aktivitäten & Teilhabe“ zu planen.

Die Nutzung dieses ICF-Standards ermöglicht eine interdisziplinäre Versorgung, weil alle durch die Verwendung einer Klassifikation sich einfach und verlässlich verständigen können und diese „Sprache" auch von den Kindern und Eltern verstanden wird.

5. Um mit Kind und Eltern Teilhabeziele formulieren zu können, müssen die Fachpersonen ein Verständnis von den inneren Abwägungsprozessen von Kind und Eltern entwickeln und von der Aufgabe, die ihnen bei der Begleitung dieser Prozesse zukommt. Nur so wird am Ende ein Teilhabeziel formuliert, das für das Kind eine vorstellbare oder erlebbare Bedeutung in seinem Alltag hat und sowohl seiner Aktivitätskompetenz als auch seinen Wünschen entspricht.
6. Für das therapeutische Arbeiten gilt es zu erkennen, dass Kinder auf dem Boden ihrer Teilhabepräferenzen und -ziele durch die dazu passende aktive Erprobung von Aktivitäten sowohl in der Therapie- und Förderstunde als auch im Alltag die größten Erfolge erlangen.
7. Es gilt zu verstehen, dass alle Fachpersonen in erster Linie für die Gestaltung geeigneter Handlungsbedingungen im Alltag des Kindes verantwortlich sind und dass in einem gemeinsamen Handlungsplan jeder konkret zusagt, was er genau bis wann dafür machen wird.
8. Und erst wenn all das verstanden und angewendet wird, wäre der richtige Zeitpunkt, sich an die Vergabe von ICF-Codes zu machen, um noch mehr Präzision und Klarheit in das Denken, Sprechen und Dokumentieren zu bekommen. Und hier geht es darum, zuallererst ein weit verbreitetes Missverständnis auszuräumen: Es wird keinesfalls das Kind codiert, sondern die wichtigen Aspekte einer Lebenssituation, in der sich die chronische Erkrankung auswirkt (siehe dazu Abb. 2-8). Der Nutzen der Verwendung von Codes kann und soll Berichte prägnanter machen.

„Wir können ja alles Mögliche fragen und wir haben dann hinterher nicht mehr 7 Seiten Brief, sondern 15 Seiten Brief, haben aber nicht mehr Zeit dafür. Wie kriegen wir diese vielen Informationen so reduziert, dass wir dem Thema gerecht werden, den Patienten gerecht werden?" (Zitat aus den Interviews mit einer Fachkraft in einem der 15 SPZ).

9. Der für das Arbeiten nach dem Best Practice Modell notwendige Kompetenzerwerb benötigt mindestens 48 Unterrichtseinheiten Schulung bzw. Selbststudium plus Praxiserprobung mit Intervision und Fachaustausch in gleichem Umfang. Je nach Vorbildung sind noch zusätzliche Zeit für den Erwerb von Gesprächsführung zu veranschlagen.
10. Teams, die von ihrer Fachleitung und Geschäftsführung gut unterstützt werden, gelingt der Kompetenzerwerb leichter und schneller.

7.3.3 Konzept zukünftiger Schulungen

Der Besuch von Vorträgen und Informationsveranstaltungen zu Teilhabe & ICF können hilfreich sein, um eine erste Idee vom teilhabeorientierten Arbeiten nach ICF zu erlangen (z.B. Erste Info-Kurs zu teilhabeorientiertem Arbeiten durch die GK Quest Akademie, Angebote auf den Homepages und Tagungen der Verbände von Ergotherapie, Physiotherapie, Frühförderung und Sozialpädiatrie). Je nach der Institution und Fachdisziplin, in der Sie arbeiten, können Sie sich Kompetenzen zu den einzelnen Teilen des Best-Practice-Modells durch die Teilnahme an Kursen zu Einzelthemen (z.B. ICF, Zielformulierung, Entscheidungsprozesse begleiten, Motivational Interviewing verschiedener Anbieter) oder Untersuchungsverfahren (z.B. COPM, PEAP Ellen Romein) aneignen, um so einen Zugang zur teilhabeorientierten Versorgung nach ICF zu bekommen.

Mit der PART-CHILD-Studie sind wir angetreten, ein Gesamtschulungskonzept zu diesem Thema zunächst für SPZ-Teams zu entwickeln. Aktuell sind wir gerade dabei, die Schulungskonzepte der Frühförderung mit dem PART-

CHILD-Schulungskonzept zusammenführen sowie Anpassungen zu erarbeiten, sodass alle Berufsgruppen aus dem Gesundheitswesen, Sozialwesen und Bildungswesen damit lernen können.

Derzeit werden diese von der DGSPJ zertifizierten Schulungen unter dem Label „ICF-Praxis" über die GK Quest Akademie (s. Literatur/Weblinks) angeboten.

Bei ICF-Praxis beginnt die Planung einer Schulung jeweils mit einem Auftragsklärungsgespräch durch ein bis zwei ICF-Praxis-Trainer:innen. Diese führen aus den Erfahrungen von PART-CHILD zusammen mit den Anfragenden eine Standortklärung durch, um daraus gemeinsam abzuleiten, ob und wenn ja in welcher Form Schulungen geeignet erscheinen, die gewünschten Schulungsziele in der anfragenden Einrichtung mit den vorhandenen Ressourcen und Bedingungen zu erreichen.

Darauf basierend wird ein individuell passendes, modulares Schulungskonzept in Präsenz und/oder Online inklusive einer Implementierungsbegleitung ausgearbeitet und angeboten. Gerade die IMPLEMENT-Module waren in PART-CHILD entscheidend für die Verstetigung der neuen Arbeitsweisen und sollten deshalb nicht fehlen.

Für Fachpersonen, die in eigener Praxis allein arbeiten werden freie Schulungen angeboten.

Grundsätzlich ist auch die Ausbildung von Multiplikator:innen innerhalb einer Institution denkbar. Dabei gilt es zu beachten, dass ein zeitlicher Vorlauf von mindestens zwei bis drei Jahren nach Grundschulung erforderlich ist, weil erfahrungsgemäß die Multiplikator:innen über genügend eigene Anwendungserfahrungen verfügen müssen, um souverän Kolleg:innen schulen zu können. Zusätzlich ist es empfehlenswert, dass Multiplikator:innen sich Grundlagen der Moderation in Gruppen und Schulungsdidaktik aneignen. Zudem benötigen die Multiplikator:innen für Schulungen innerhalb der eigenen Institution einen vorbehaltlosen Rückhalt durch die Leitungskräfte, damit sie die nötige Akzeptanz im Team haben. Eine solche Schulung von Multiplikator:innen ist in ambulanten Neurorehabilitationszentren von Südtirol während der letzten drei Jahre gelungen. Die Multiplikator:innen haben dafür die PART-CHILD-Materialien ins Italienische übersetzt [52].

Es ist möglich, dass andere Anbieter zukünftig vergleichbare Seminare anbieten. In Anbetracht des hohen Bedarfs wäre das wünschenswert.

7.3.4 „Kochrezepte" für Einsteiger

Die sog. „Kochrezepte" sind in diesem ICF-Praxislehrbuch in Kap. 4 Anwendungspraxis zusammengestellt. Am Ende eines jeden Abschnitts geben wir Ihnen Anregungen, welche einfachen Gerichte Sie probehalbe in Ihrem Praxisalltag „kochen" können. Wenn Sie sich dafür entscheiden, jede Woche mal eine kleine „Essensbeilage" auszuprobieren, werden Sie das ohne große Mühe schaffen und bereits nach einigen Wochen bemerken, wie einfach Ihnen diese Vorgehensweise plötzlich von der Hand geht. Auch hier gilt: Schritt für Schritt, dann kommen Sie selbst gut mit. Als Einstimmung empfiehlt es sich, die zugehörigen Passagen des jeweiligen Kapitels durchzulesen, damit Sie den Zweck und das Ziel dieses „Kochrezepts" vor Augen haben. Wir wünschen viel Freude und Erfolg damit.

Sie entscheiden je nach Ihren Interessen und Vorkenntnissen in welchem Kapitel Sie anfangen. Betrachten Sie dafür das Best-Practice-Modell und lassen Sie sich inspirieren.

Schauen Sie sich nach Teilhabe- und ICF-Interessent:innen in Ihrem beruflichen Umfeld um, und verabreden Sie sich mit ihnen zu Teilhabe & ICF-„Kochgruppen" und tauschen Sie Ihre Erfahrungen aus.

8 Lernen & Implementieren in der Organisationsstruktur

8.1 Leitungsebene

In diesem Kapitel sprechen wir alle diejenige an, die eine fachliche Leitungsfunktion ausüben. Je nach Fachgebiet und Organisation lauten die Titel unterschiedlich und die Einbettung in das jeweilige Organigramm sowie zusätzliche Aufgaben variieren. Es könnten Leiter:innen von Frühförderstellen, therapeutischen Praxen, Referaten, Abteilungen, Ämtern, Diensten sowie Oberärzt:innen und Chefärzt:innen in SPZ, Ambulanzen oder Kliniken sein. Allen leitenden Personen ist gemeinsam, dass sie die Aufgabe haben, eine Versorgung der Klient:innen und Patient:innen gemäß des anerkannten fachlichen Standards zu verantworten und zu organisieren.

Insofern haben Fachleitende zwei „Hüte" auf. Sie müssen die Leistung ihrer Einrichtung fachlich sichern und zugleich die dafür notwendige Arbeitsweise organisieren. Das verlangt den Fachleitenden die Übernahme von zwei unterschiedlichen Rollen ab, für die sie unterschiedliche Kompetenzen beherrschen müssen. Das gerät sowohl im Gesundheits-, Sozial- als auch im Bildungswesen gerne in Vergessenheit. Vielerorts konnten wir sehen, dass davon ausgegangen wird, dass fachlich gut ausgebildete Kräfte mit entsprechender Motivation und dem nötigen Engagement ausreichend für die Aufgaben einer Leitung qualifiziert sind. Erst im Praxisalltag wird dann bemerkt, dass qualifiziertes Leiten eine eigene Profession ist, die zusätzlich gekonnt werden muss.

Warum gehen wir an dieser Stelle darauf so ausführlich ein?

Das Umstellen der Arbeitsweise auf teilhabeorientiert nach ICF bedeutet das Leiten eines Veränderung- und Entwicklungsprozesses und nicht nur die Anwendung von Wissen. Zusätzlich ist es oft so, dass die meisten fachlichen Leiter:innen zu Beginn der Umstellung auf teilhabeorientiertes Arbeiten nach ICF keinen Erfahrungsvorsprung gegenüber ihren Mitarbeitenden haben. Fachleitende begeben sich folglich inhaltlich und organisatorisch auf unsicheres Terrain und das ist eine besondere Herausforderung, auf die es sich vorzubereiten lohnt.

In der PART-CHILD-Studie (Kap. 7.3) hatten wir aus diesem Grund ein Leitungscoaching und Gruppensupervisionen im Rahmen von IMPLEMENT angeboten. Dies wurde von 53 % (8/15) der geschulten SPZ in Anspruch genommen. Die jeweiligen Leitenden hatten das als große Entlastung für sich und eine Bereicherung für das Team empfunden.

Bei der Auswertung der PART-CHILD-Studie zeigte sich, dass SPZ, die von ihrer Fachleitung in der Umsetzung nicht ausreichend unterstützt wurden, so gut wie keine gemeinsamen Veränderungsaktivitäten innerhalb ihres Teams in den neun Monaten nach der Schulung begonnen hatten. Die unterschiedliche Höhe der Finanzierung der SPZ hingegen spielte keine Rolle. SPZ, die sowohl therapeutisch als auch diagnostisch arbeiteten, kamen schneller in den Umsetzungsprozess.

Entsprechend unserer Schulungserfahrungen aus inzwischen 32 Inhouse-Schulungen einzelner Einrichtungen gelingt es Institutionen, deren Leitende einen dialogischen Führungsstil mit gelebter Beteiligungskultur im Team ausüben, besser auf eine teilhabeorientierte Versorgung nach ICF umzustellen als Einrichtungen in denen noch (?) ein eher hierarchischer und direktiver Führungsstil vorherrscht.

Fazit: Bezogen auf dem inhaltlichen Erwerb des teilhabeorientierten Arbeitens nach ICF gilt für Fachleitende dasselbe wie für Anwendende (Kap. 7), und zwar auch dann, wenn sie nur selten direkte Arbeit mit Klient:innen und Patient:innen durchführen. Sie benötigen unbedingt eigene Anwendungserfahrung, um das Team mit seinen vielen kreativen Ideen und Bedenken souverän und authentisch durch den Entwicklungsprozess leiten und begleiten zu können.

Je nach Ihrer eigenen Leitungskompetenz und -erfahrung kann es sinnvoll sein, dass Sie sich in der Leitung des Veränderung- und Entwicklungsprozesses professionell durch Coaching, Intervision oder Supervision allein oder mit dem gesamten Team oder Teilen davon unterstützen lassen.

Eine Teilhabe & ICF-Arbeitsgruppe innerhalb ihres Teams ins Leben zu rufen und zu „geleiten“ hatte sich in den SPZ der PART-CHILD-Studie sehr bewährt.

8.2 Geschäftsführungsebene

Die Anwendung der ICF findet im Alltag der Fachkräfte statt. Die Qualitätspolitik für diesen Alltag ist die Aufgabe von Geschäftsführungen, die die Verantwortung für die Qualität ihrer Organisation tragen und deshalb auch mit dem Thema ICF als einem wichtigen Qualitätssicherungssystem der Teilhabeförderung von Menschen mit Behinderungen vertraut sein müssen.

Was also müssen Geschäftsführungen von der ICF wissen, um ihrer Verantwortung gerecht zu werden?

1. Die ICF ist eine internationale Klassifikation der WHO, um die gesundheitliche Situation von Menschen mit Behinderungen umfassend und präzise zu beschreiben. Sie basiert auf einem modernen und übergreifend anerkannten bio-psycho-sozialen Modell der gesundheitlichen Situation von Menschen und verfolgt das Ziel, die gesundheitliche Situation von Menschen mit Behinderungen im Sinne der UN-Menschenrechtskonvention zu verbessern.
2. Die ICF ist als Instrument auf einen weiten Anwendungsbereich ausgelegt. Sie fungiert als statistisches Instrument für die Datenerhebung und Dokumentation, als Forschungsinstrument für die Messung von Ergebnissen, von Lebensqualität oder Umweltfaktoren, als Instrument in der gesundheitlichen Versorgung – dem Thema dieses Praxishandbuchs –, als sozialpolitisches Instrument für die Sozialplanung und als pädagogisches Instrument für die Weiterentwicklung fachlichen Handelns.
3. In der gesundheitlichen Versorgung strukturiert die Anwendung der ICF diejenigen Informationen, die für die Teilhabeförderung unerlässlich sind, und überführt sie in eine normenbasierte sprachliche Darstellung, um auf dieser objektivierten Grundlage den Austausch und die Absprachen aller Personen, die in die Teilhabeförderung einbezogen sind, zu vereinfachen und zu verbessern (Konzept der ICF, Kap. 2.5).
4. Im Anwendungsbereich der gesundheitlichen Versorgung ist die ICF in den lebendigen Prozess der Kommunikation vieler Beteiligter einbezogen, wenn es um eine qualifizierte Teilhabeförderung geht. Damit gelten für diesen Anwendungsbereich der ICF andere Anwendungsregeln als für die Bereiche, die sich vorrangig mit statistischen Erhebungen und Auswertung in Studien, in Forschungsvorhaben oder in der Sozialplanung befassen. Im Alltag der Teilhabeförderung muss die ICF die dialogische, partizipative und lebensweltbezogene Arbeit unterstützen. Damit dies gelingt, ist eine kreative Anwendung der ICF erforderlich, da die dialogische, partizipative lebensweltbezogene Kommunikation immer eine Kommunikation mit offenen Entwicklungen und somit einen zentralen Kontext der ICF-Anwendung darstellt. Die Teilhabeförderung eignet sich deshalb nicht für die Anwendung dominanter bürokratischer Vorgaben und das sture Abarbeiten von ICF-Checklisten und Anwenden von ICF-Codes, was nicht selten zu beobachten ist.
5. Den Kontext der ICF-Anwendung präzise zu bestimmen ist wesentlich, um über den Anwendungsumfang und die Anwendungstiefe der ICF mit Bezug auf die Qualitätspolitik der Organisation zu entscheiden. Wenn es nur gilt, den formellen ICF-Anforderungen von Leistungsträgern (wie z.B. den Trägern der Grundsicherung oder der Rentenversicherung) zu genügen, steht die ICF-Implementierung vor anderen Aufgaben als im Falle einer strategischen Organisationsentwicklung im Sinne der dialogischen, partizipativen und lebensweltorientierten Unterstützung. Reichen im ersten Fall das kurzfristige Erfassen, Erlernen und Einüben der bürokratischen Verfahren, müssen im Falle der strategischen Organisationsentwicklung langfristige Ziele, Maßnahmen und Verfahren projektiert werden.
6. Für die reine Erfüllung formeller Anforderungen bietet es sich an, die damit verbun-

denen Aufgaben in enger Abstimmung mit den zuständigen Leistungsträgern anzugehen, um sich auf das dafür Notwendige zu beschränken. Dabei kann auf vielfach erprobte Routinen der Mitarbeiterinformation und Mitarbeiterschulung zurückgegriffen werden, die in den letzten Jahren von einer Vielzahl von Anbietern entwickelt wurden.

7. Für weiterreichende Zielsetzungen ist es ratsam, eine sorgfältige Projektplanung aufzusetzen, die sich an den Anforderungen der DIN ISO 9001:2015 orientiert. Aus Erfahrung wissen wir, dass ohne eine solche Planung Ziele und Maßnahmen ungenau bestimmt, Ressourcen unzureichend bereitgestellt und die schwungvoll begonnenen Aktivitäten innerhalb kurzer Zeit versanden werden. Begünstigt wird ein solcher auch aus anderen Vorhaben bekannter Verlauf von ursprünglich mit Interesse angestoßenen Entwicklungen durch die allgegenwärtig sonstigen dringenden Anforderungen – hier seien aus aktuellem Anlass beispielhaft nur die Pandemie, die inflationäre (Energie-)Preisentwicklung und der Fachkräftemangel genannt –, auf die reagiert werden muss und die als wichtige Kontextfaktoren es kaum geraten erscheinen lassen, sich daneben auch noch um eine umfassende und anstrengende fachliche Entwicklung zu kümmern.

8. Ist die Entscheidung für eine gründliche Befassung mit der ICF gefallen, dann lohnt es sich, das Wissen und die Erfahrungen der bestehenden ICF-Netzwerke zu nutzen, um das ICF-Rad nicht neu zu erfinden (u. a. GK Quest Akademie, Angebote auf den Homepages und Tagungen der Verbände von Ergotherapie, Physiotherapie, Frühförderung und Sozialpädiatrie). Man kann dadurch einiges an Aufwand sparen, der sonst für Recherchen, Schulungen und Materialien anfallen würde. Dennoch kann man das ICF-Rad für die eigene Organisation nicht von anderen ICF-Anwendern beziehen, man muss es selbst fertigen, damit es passt und eine gute Praxis der Teilhabeförderung voranbringt. Was woanders scheinbar prima funktioniert, muss nicht automatisch auch in der eigenen Organisation mit ihrem Eigensinn funktionieren.

9. Das Praxishandbuch beinhaltet schon viel von dem, was im Rahmen eines Qualitätsmanagementsystems für eine solche Projektplanung benötigt wird. Hier sei insbesondere auf die Qualitätskriterien in Kap. 2.2 hingewiesen, die eine gute Grundlage für eine Standortbestimmung der Organisation bilden, auf der dann in Verbindung mit den ausführlichen Prozessdarstellungen im Buchteil II Ziele, Maßnahmen und Ressourcen für den Entwicklungsprozess diskutiert und bestimmt werden können.

10. Die ICF ist ein Instrument, das die Lebenssituation der Menschen und nicht die Expertise der Fachkräfte in den Mittelpunkt stellt. Damit ist ein Wandel des Rollenverständnisses der Beteiligten im Kontext der Organisationskultur verbunden, der keinesfalls unterschätzt werden darf und der letztendlich über die Art und Weise der ICF-Anwendung entscheidet.

11. Die Implementierung der ICF ist ein Prozess, der in kleinen Schritten über viele Jahre unspektakulär und ausdauernd bewältigt werden muss. Deshalb macht es Sinn, die dafür erforderlichen Aktivitäten in den Regelstrukturen der Organisation zu verankern. Die erreichten Fortschritte sollten jährlich gesondert gewürdigt werden.

8.3 Finanzierende und politisch Verantwortliche

8.3.1 Eingliederungshilfe

Die Einführung des Bundesteilhabegesetzes (BTHG) in den letzten Jahren verfolgte das übergeordnete Ziel, die Lebenssituation von Menschen mit Behinderung zu verbessern und damit dem Grundanliegen der UN-Behindertenrechtskonvention nach einer inklusiven Gesellschaft Rechnung zu tragen. Der Paradigmenwandel bestand im Wesentlichen auch darin, zukünftig konsequent den individuellen Bedarf von Menschen mit Behinderung in den Mittelpunkt der Unterstützung stellen zu wollen und dabei die ICF als Orientierungsinstrument zu nutzen. Eingebettet war diese ideelle Zielsetzung aber in reale fiskalische Überlegungen, durch eine verbesserte Steuerung der Hilfen die jährlich gestiegenen finanziellen Aufwendungen im Rahmen der Eingliederungshilfe zu bremsen und keine neue Ausgabendynamik durch die verstärkten Hilfen entstehen zu lassen. Damit ist für die Leistungsträger ein andauernder Zielkonflikt vorprogrammiert. Für die ICF-Anwendung bedeutet dies erst einmal den Ausbau bürokratischer Strukturen und Ressourcen, um angesichts der neuen Rechtslage handlungsfähig zu bleiben. Dabei wurde viel alter Wein in neue Schläuche gefasst, da bestehende Sicht- und Verfahrensweisen sich nur sehr langsam verändern lassen, auch wenn neue Strukturen und Stellen vergleichsweise schnell geschaffen werden.

Ein Schlüsselfaktor ist neben allen rechtlichen und administrativen Regelungen das ICF-Verständnis der Fachkräfte der Leistungsträger. Je mehr und besser sie die Anwendungsverfahren der ICF kennen, werden sie die ideellen Ziele des BTHG mit Leben füllen.

Die detaillierten Ausführungen zur Anwendung der ICF in Kap. 4 können entsprechend auf die Aufgabenorganisation der Leistungsträger übertragen werden. Auch wenn durch bürokratische Vorgaben der Handlungsspielräume der mit der Bedarfsfeststellung betrauten Fachkräfte stark eingeschränkt sind, ist es doch wichtig, das kreative Potenzial der ICF zu kennen, Sachverhalte anders als bisher zu erfassen.

Wie unsere Praxisbeispiele zeigen, verringert sich dadurch der Anteil derjenigen Leistungen, die keinen Beitrag zur Verbesserung der gesundheitlichen Situation leisten, und es erhöht sich der Anteil der Maßnahmen, die tatsächlich unmittelbar der Lebensqualität und der Teilhabe der Menschen mit Behinderungen dienen. Zwar lässt sich dadurch der oben genannte Zielkonflikt von ideellen und fiskalischen Zielen erst einmal nicht lösen, das Gewicht fachlicher Überlegung wird aber dadurch gestärkt. Und das ist auf jeden Fall richtig und wichtig.

Ein Stolperstein auf dem Weg zu einer guten ICF-Praxis ist das verständliche Bestreben, unbedingt alles in jeglicher Hinsicht richtig machen zu wollen, um auch insbesondere rechtlich unangreifbare Entscheidungen zu treffen. Dieses Bestreben schlägt sich zum einen in den viele Seiten umfassenden Formularen für die Bedarfserstellung nieder, die gegenwärtig im Gebrauch sind und in denen alle Aspekte dokumentiert werden sollen. Sie leben von dem Anspruch, dass eine Sache erst dann perfekt ist, wenn nichts mehr hinzugefügt werden kann. Dies führt zu sehr umfänglichen Dokumentationspflichten. Das umgekehrte Prinzip, dass eine Sache dann vollkommen ist, wenn nichts mehr weggenommen werden kann, hat den Vorteil, sich auf das Wesentliche zu konzentrieren. Und dies gelingt nur, wenn die Grundprinzipien der Teilhabeförderung sowie der Kommunikation mit allen Beteiligten verstanden und im Alltag angewendet werden.

8.3.2 Gesetzliche Krankenversicherung

Wie auf der Homepage der Kassenärztlichen Bundesvereinigung (KBV) und Verband der Ersatzkassen (VDEK) erkennbar ist, haben sich die Kostenträger im Gesundheitswesen intensiv mit dem Thema Teilhabe und ICF auseinandergesetzt, indem sie für die Bedarfsermittlung von rehabilitativen Maßnahmen von der Bundesarbeitsgemeinschaft für Rehabilitation (BAR) einen ICF-Praxisleitfaden haben erstellen lassen [53]. Wie wir in Gesprächen mit den Vertreter:innen der gesetzlichen Krankenkassenverbänden erfahren haben, bestand lange die Hoffnung, durch die Anwendung der ICF ein einfach handhabbares Klassifikationswerk zur Qualitätssicherung der medizinischen Versorgung und damit Begrenzung der Kosten an der Hand zu haben. Wie sich bei näherer Befassung herausstellte, bewahrheitete sich diese Hoffnung nicht.

Sowohl auf der Seite der medizinischen Anwender:innen als auch auf der Seite der Krankenkassen wurde somit parallel die Erfahrung gemacht, dass mit der reinen Vergabe von ICF-Codes nichts zu gewinnen war – weder für die Kosteneindämmung noch für die Qualitätsverbesserung der Versorgung.

Insofern sind die Inhalte diese Buches nicht nur für die Anwender:innen im Versorgungsalltag sondern auch für die Vertreter:innen der Krankenkasse wichtig. Mit dem hier beschriebenen Verständnis der Praxisanwendung von ICF könnte erkennbar werden, in welcher Weise die ICF doch sowohl für die Qualitätssicherung als auch für die Vermeidung von Über-, Unter- und Fehltherapie eingesetzt werden könnte. Der Weg würde über die Einigung auf geeignete Qualitätsindikatoren der ICF-Anwendung und Teilhabeorientierung führen. Wenn Patient:innen gemäß dieser Qualitätsindikatoren versorgt würden, wäre zu erwarten, dass die Kinder durch die Anwendung des Best-Practice-Modells „Teilhabeorientierte Versorgung mit ICF“ eine passgenaue und zugleich bezahlbare Versorgung erhielten.

Erste Schritte in diese Richtung wurden bereits in der Hilf- und Heilmittelrichtlinie ([54], [55]) beschritten, wie die folgenden Textausschnitte zeigen. Die Texte beider Richtlinien lauten sehr ähnlich, jedoch nur in der Hilfsmittelrichtlinie wird die ICF explizit benannt.

Aus der Hilfsmittelrichtlinie

§ 6 Allgemeine Verordnungsgrundsätze

(3) Die Notwendigkeit für die Verordnung von Hilfsmitteln (konkrete Indikation) ergibt sich nicht allein aus der Diagnose. Unter Gesamtbetrachtung (ICF) der funktionellen/strukturellen Schädigungen, der Beeinträchtigungen der Aktivitäten (Fähigkeitsstörungen), der noch verbliebenen Aktivitäten und einer störungsbildabhängigen Diagnostik sind

- der Bedarf,
- die Fähigkeit zur Nutzung,
- die Prognose und
- das Ziel

einer Hilfsmittelversorgung auf der Grundlage realistischer, für die Versicherte oder den Versicherten alltagsrelevanter Anforderungen zu ermitteln. Dabei sind die individuellen Kontextfaktoren in Bezug auf Person und Umwelt als Voraussetzung für das angestrebte Behandlungsziel (§ 3 Absatz 1) zu berücksichtigen.

Aus der Heilmittelrichtlinie

§ 3 (5)

Die Indikation für die Verordnung von Heilmitteln ergibt sich nicht aus der Diagnose allein, sondern aus der Gesamtbetrachtung der funktionellen oder strukturellen Schädigungen und der Beeinträchtigung der Aktivitäten einschließlich der person- und umweltbezogenen Kontextfaktoren.

Zudem wurde zwischenzeitlich das Altöttinger Papier der DGSPJ (Deutsche Gesellschaft für Sozialpädiatrie und Jugendmedizin), als das rechtlich bindende Papier für die Sicherung der Strukturqualität von SPZ anerkannt. Auch hier ist das teilhabeorientierte Arbeiten nach ICF verankert (Abbildung 8-1) [33].

Dagegen fehlt augenblicklich noch im SGB V die explizite Forderung einer teilhabeorientierten Versorgung mit ICF. Immerhin ist im § 1 SGB V ausdrücklich formuliert, dass Kinder

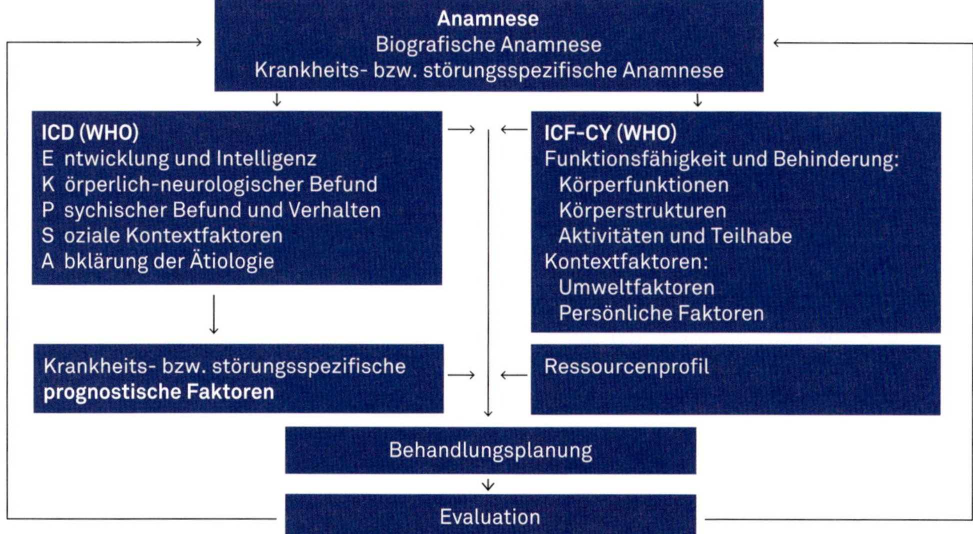

Abbildung 8-1: Mehrdimensionale Mehrbereichsdiagnostik mit ICF der SPZ, wie sie im Altöttinger Papier festgeschrieben ist (nach DGSPJ).

und ihre sorgeberechtigten Eltern als Versicherte aktiv in die Mitwirkung an der Krankenbehandlung und Rehabilitation einzubeziehen sind. Das bedeutet, dass wir bereits jetzt im Gesundheitswesen aufgefordert sind, Kind und Eltern im Sinne einer gemeinsamen Entscheidungsfindung mit einzubeziehen.

8.3.3 Politik

Mit dem Inkrafttreten des Gesetzes zur Stärkung der Teilhabe und Selbstbestimmung von Menschen mit Behinderungen (BTHG) als Artikelgesetz zeigt sich der politische Wille, das Prinzip der Fürsorge zu verlassen und in das Teilhaberecht zu überführen.

Ausgangspunkt dafür war die UN-Behindertenrechtskonvention (UN-BRK), die die gleichberechtigte Teilhabe aller Menschen am Leben in der Gemeinschaft fordert und das bio-psycho-soziale Modell der Internationalen Klassifikation der Funktionsfähigkeit, Behinderung und Gesundheit (ICF) als Grundlage dafür beschreibt.

Mit Inkrafttreten des BTHG wurde auch das SGB IX verändert. Dementsprechend gilt für die Interdisziplinären Frühförderstellen (IFS)

Bundesteilhabegesetz BTHG 2018

In **§ 118 SGB IX** findet sich die ICF unter Instrumente der Bedarfsermittlung.
„Der Träger der Eingliederungshilfe hat die Leistungen ... unter Berücksichtigung der Wünsche der Leistungsberechtigten festzustellen.
Die Ermittlung des individuellen Bedarfes des Leistungsberechtigten muss durch ein Instrument erfolgen, das sich an der **Internationalen Klassifikation der Funktionsfähigkeit, Behinderung und Gesundheit** orientiert.
Das Instrument hat die Beschreibung einer nicht nur vorübergehenden Beeinträchtigung der Aktivität und Teilhabe in den 9 Lebensbereichen vorzusehen."

und Sozialpädiatrischen Zentren (SPZ) die Verbindung von §§ 42, 46 (Früherkennung und Frühförderung) und § 79 (Heilpädagogische Leistungen) SGB IX/BTHG sowie die Neufassung der Frühförderungsverordnung (FrühV) in Artikel 23 des BTHG. Mit dieser Gesetzgebung wird der politische Wille ausgedrückt, medizinisch-therapeutische, heilpädagogisch-psychologische sowie auch weitere psychosoziale und sonderpädagogische Leistungen als Komplexleistung in IFS und SPZ zusammenzuführen.

Für die Zukunft bräuchte es noch weitergehende explizite Festschreibung der teilhaborientierten Versorgung mit ICF als anerkannter Standard in allen die Kinder mit chronischen Erkrankungen tangierenden Felder im Gesundheits-, Bildungs- und Sozialwesen. Insbesondere müsste der Rahmen für verbindliche interdisziplinäre Austauschmöglichkeiten geschaffen werden. Für beides könnte das in diesem Buch ausführlich erläuterte Best Practice Modell „Teilhabeorientierte Versorgung mit ICF" eine gute Grundlage sein.

In jedem Fall müssten die Inhalte des Best Practice Modells dringend in alle Ausbildungs-Weiterbildungs- und Fortbildungscurricula aller beteiligter Berufsgruppen im Gesundheits-, Bildungs- und Sozialwesen Einzug halten, um den aktuell notwendigen und aufwendigen Umdenkungs- und Umentwicklungsprozess zu erübrigen. Bis dahin wäre es förderlich, wenn die politisch Verantwortlichen zusammen mit den Verbänden der Leistungserbringenden eine rechtlich verbindliche Finanzierung für die aktuell notwendigen Weiterbildungsmaßnahmen ausarbeiten könnten.

9 Lernen für Eltern und Kinder

Obwohl eine Einführung in die ICF seit kurzem in familienfreundlicher Sprache zur Verfügung steht, [17]) ist weder der Begriff Teilhabe bei Eltern und Kindern bisher angekommen noch wurde die ICF als nützliche Klassifikation wahrgenommen.

Für eine gelingende Zusammenarbeit würde es ausreichen, wenn Kinder und Eltern in den Grundzügen verstehen, was die 5 ICF-Komponenten und die 9 Lebensbereiche beinhalten, warum sie so benannt und miteinander verknüpft werden. Dafür gibt es erprobte Hilfsmittel in der direkten Kommunikation.

Anhand von Schaubildern an einer Flipchart oder Magnettafel kann anhand konkreter Stichworte zur Lebenssituation ihres Kindes der Nut-

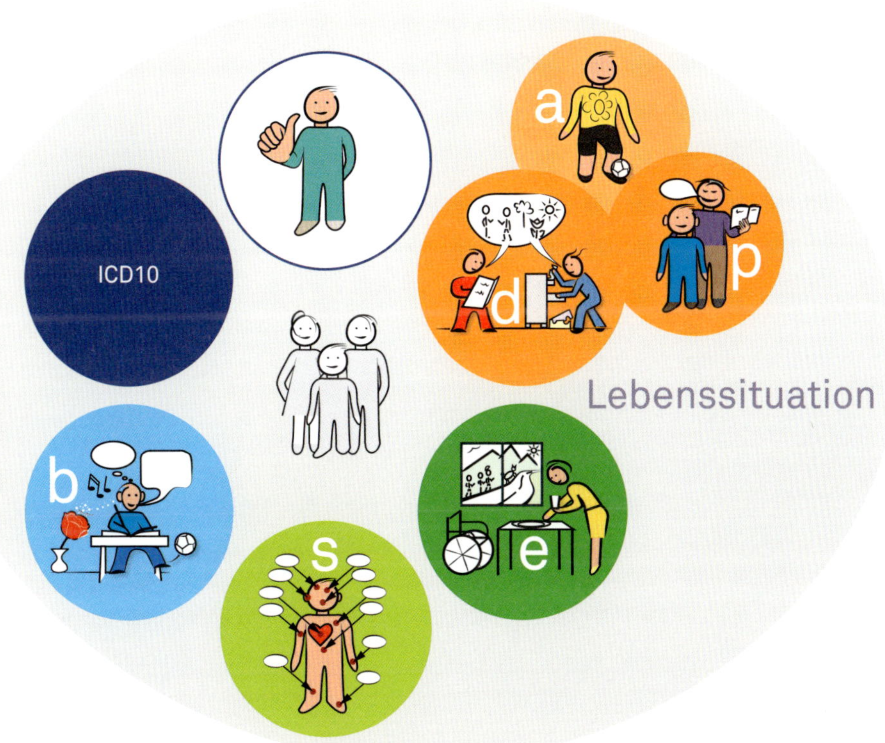

Abbildung 9-1: Die 5 ICF-Komponenten mit Symbolen dargestellt (von rechts nach links: personenbezogene Faktoren, Lebensbereiche (Aktivitäten und Teilhabe), Körperstrukturen und Körperfunktionen.

zen für Kind und Eltern nachvollziehbar werden (Kap. 5.3).

Unter Verwendung der Kommunikationspyramide (Abbildung 4-9) kann im Rahmen von Beratungs- oder Runden-Tisch-Gesprächen den Kindern und Eltern die 5 ICF-Komponenten und deren Bezug zur Diagnose und dem Alltagsleben näher gebracht werden. Kinder und Eltern müssen keinesfalls die ICF beherrschen, um eine gleichwertige Partner:in im Dialog zu sein. Das vorbildliche Anwenden der ICF sowie eine verständliche Dokumentation durch die Fachkraft sind zentral.

Bei der Beantragung von Eingliederungshilfe und bei der Durchsicht von Berichten aus der Frühförderung und Sozialpädiatrie lernen die Eltern zunehmend die Bedeutung der 9 Lebensbereiche der ICF kennen. Das Echo klingt positiv, weil sie sich und ihre Kinder in den Alltagsbeschreibungen mit den Einschränkungen und Möglichkeiten gut wiederfinden.

Bei einigen Runden-Tisch-Gesprächen, bei denen wir gemeinsam die Ergebnisse in der ICF-CY-Web-App, für alle sichtbar an die Wand projiziert, dokumentiert haben, schienen die Beteiligten, so auch die Eltern über die Farbkodierung eine Idee von Teilhabe und den anderen Komponenten zu bekommen.

Wir erproben nun, inwieweit wir bei manchen Terminen gemeinsam mit Kind und oder Eltern an einer Flipchart oder Magnettafel arbeiten, die wir mit folgenden Symbolen markieren (Abbildung 9-1):

Im letzten Jahr haben wir im SPZ Frankfurt Mitte begonnen, eine neue Terminform mit dem Arbeitstitel „Teilhabegespräch“ bei den Therapeut:innen zu etablieren. Bei diesem Termin werden die Kinder nach ihren Teilhabewünschen gefragt und zum Nachdenken über ihre Alltagssituation angeregt. Diese Termine sind durchweg auf ein positives Echo bei den Kindern gestoßen, allerdings meinte ein Junge:

„Also Teilhabe, äh, ... also das klingt gar nicht sexy.“

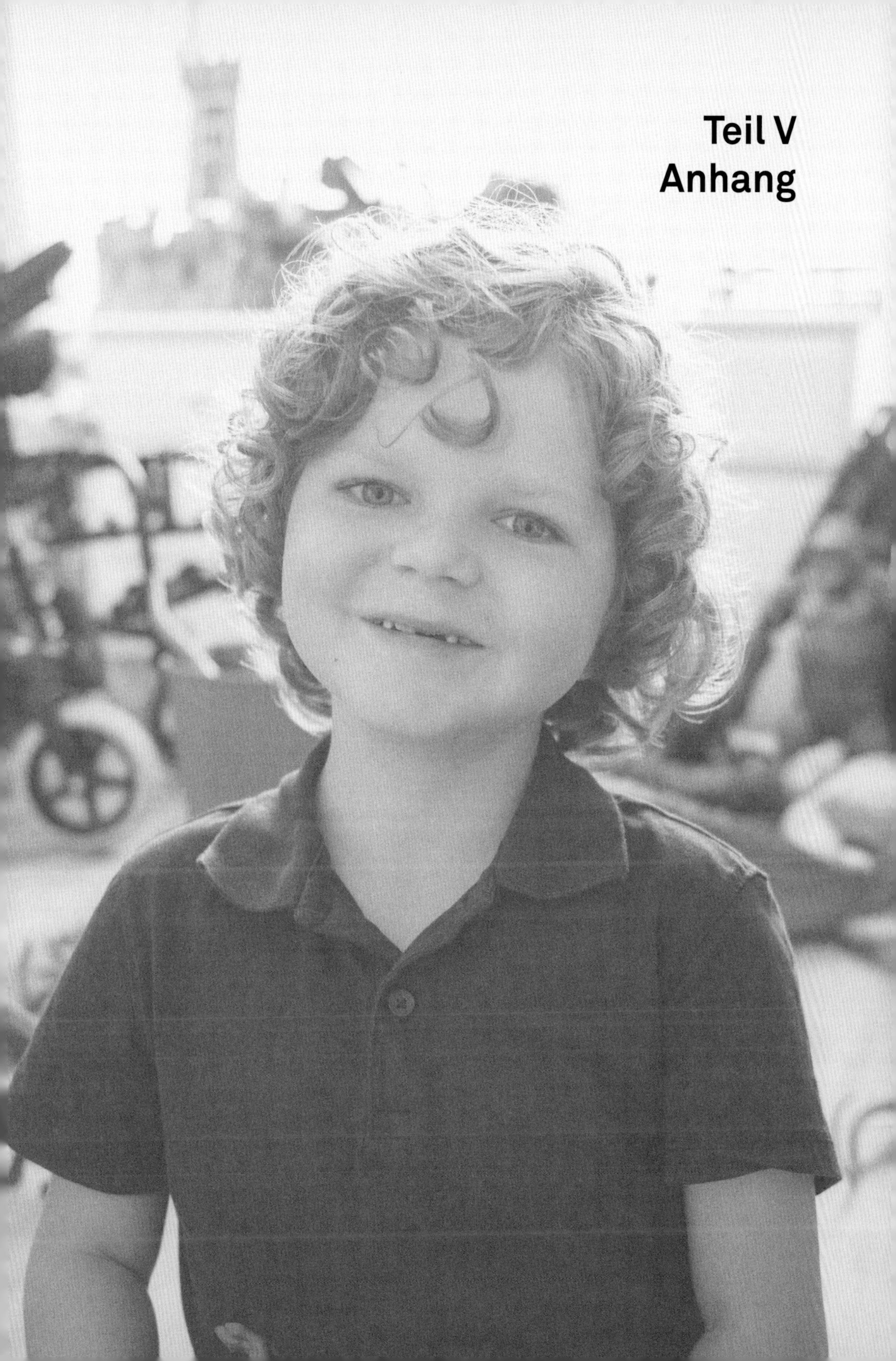

Teil V
Anhang

Literatur

1. World Health Organisation. Begründungen für die ICF-CY. In: World Health Organisation, Hrsg. ICF-CY. Bern: Hogrefe; 2017. S. 19.
2. Trubel E, Bastian A. Qualitätsmanagement – visuell verstehen, vermitteln und verankern. Freiburg im Breisgau: Lambertus; 2016.
3. Reimann G. Erfolgreiches Qualitätsmanagement nach DIN EN ISO 9001. Berlin: Beuth; 2017.
4. Philippi H. Zu viele funktionelle Therapien und Heilmittel im Kindesalter: Warum viel nicht immer viel hilft und was sich ändern muss. In: Schmid R, Hrsg. Viel zu viel und doch zu wenig. München: Elsevier; 2021.
5. Deutscher Verband der Ergotherapeuten (DVE). Ethische Prinzipien der Ergotherapie. In: DVE, Hrsg. Ethik in der Ergotherapie. Karlsbad: DVE; 2020. S. 8.
6. Berufs- und Fachverband Heilpädagogik e.V. (BHP). Heilpädagogik als Profession und Disziplin. In: BHP, Hrsg. Berufsbild Heilpädagoge/Heilpädagogin. Berlin: BHP; 2010.
7. World Confederation for Physical Therapy (WCPT), Hrsg. Die ethischen Prinzipien der World Confederation for Physical Therapy (Deutsche Fassung). Köln: Deutscher Verband für Physiotherapie; 2015.
8. Föderation deutscher Psychologenvereinigung, Hrsg. Berufsethische Richtlinien des Berufsverbandes Deutscher Psychologinnen und Psychologen und der Deutschen Gesellschaft für Psychologie. Berlin: Berufsverband Deutscher Psychologinnen und Psychologen; 2016.
9. Deutscher Berufsverband für soziale Arbeit (DBSH), Hrsg. Berufsethische Prinzipien des DBSH. Forum Sozial. 2014;4:33.
10. EHM Schweizer Ärzteverlag, Hrsg. Charta zur Ärztlichen Berufsethik. Schweizerische Ärztezeitung. 2003;84(45):2348.
11. Bundesinstitut für Arzneimittel und Medizinprodukte (BFARM), Hrsg. ICF: Internationale Klassifikation für Funktionsfähigkeit, Behinderung und Gesundheit [Internet]. Berlin: BFARM. Verfügbar unter: https://www.bfarm.de/DE/Kodiersysteme/Klassifikationen/ICF/_node.html
12. Fürst R, Hinte W, Hrsg. Sozialraumorientierung 4.0. Stuttgart: utb; 2020. https://doi.org/10.36198/9783838555157
13. World Health Organisation. Anhang 2: Kodierungsleitlinien für die ICF. In: World Health Organisation, Hrsg. ICF-CY. Bern: Hogrefe; 2017. S. 255.
14. World Health Organisation. Gebrauch der ICF. In: World Health Organisation, Hrsg. ICF-CY. Bern: Hogrefe; 2017. S. 55.
15. Medical School Hamburg (MSH), Hrsg. ICFCY-Meduse Project 10/2015-09/2018 [Internet]. Hamburg: MSH; [abgerufen am 1. Mai 2023]. Verfügbar unter: https://icfcy-meduse.infosoc.at
16. Universität Heidelberg – Mannheimer Institut für Public Health, Sozial und Präventivmedizin (MIPH). PART CHILD [Internet]. Berlin: Gemeinsamer Bundesausschuss (GBA), Hrsg. Verfügbar unter: https://innovationsfonds.g-ba.de/downloads/beschluss-dokumente/276/2022-11-17_PART-CHILD_Ergebnisbericht.pdf
17. Pretis M, Kopp-Sixt S. ICF in familienfreundlicher Sprache. Graz: Eigenverlag; 2019.
18. Imms C, Granlund M, Wilson P, Steenbergen B, Rosenbaum PL, Gordon AM. Participation, both a means and an end: a conceptual analysis of processes and outcomes in childhood disability. Review. Dev Med Child Neurol. 2016;59:16–25. https://doi.org/10.1111/dmcn.13237
19. Thyen U, Baumann A, Jürgensen M, Cytera C, Berghem S. Habilitation und Rehabilitation bei Kindern und Jugendlichen – Möglichkeiten und Grenzen. Monatsschr Kinderheilkd. 2021;169:212–9. https://doi.org/10.1007/s00112-020-01105-5
20. Kraus De Camargo O, Simon L, Ronen GM, Rosenbaum PL, Hrsg. Die ICF-CY in der Praxis.

Bern: Hogrefe; 2021. https://doi.org/10.1024/85764-000
21. Arbeitsstelle des Kommunalverbands für Jugend und Soziales Baden-Württemberg (KVJS). Feststellung der Teilhabe bzw. Teilhabebeeinträchtigung gem. § 35a SGB VIII - Orientierungshilfe/Checkliste für die Praxis der Jugendhilfe [Internet]. Stuttgart: KVJS; 2006. Verfügbar unter: https://www.kvjs.de/fileadmin/dateien/soziales/egh/anlage-b5.pdf
22. De Bock F, Bosle C, Graef C, Oepen J, Philippi H, Urschitz MS. Measuring social participation in children with chronic health conditions: validation and reference values of the child and adolescent scale of participation (CASP) in the German context. BMC Pediatr. 2019;19(1):125.
23. De Bock F. CASP-Fragebogen Download [Internet]. Düsseldorf: Universitätsklinikum Düsseldorf, Lehrstuhl für Versorgungsforschung im Kindes- und Jugendalter [abgerufen 1. Mai 2023]. Verfügbar unter: https://www.uniklinik-duesseldorf.de/patienten-besucher/klinikeninstitutezentren/klinik-fuer-allgemeine-paediatrie-neonatologie-und-kinderkardiologie/versorgungsforschung/downloads-1
24. Kita Bildungsserver Sachsen. Empfehlungen zur Einordnung der ICF-CY in die Praxis der Beobachtungs- und Dokumentationsprozesse im Bereich Kindertagesbetreuung [Internet]. Dresden: Medienkulturzentrum. Verfügbar unter: https://www.kita-bildungsserver.de/publikationen/materialien-fuer-die-praxis/aktuelle-materialien-fuer-die-praxis/empfehlungen-zur-einordnung-der-icf-cy-in-die-praxis-der-beobachtungs-und-dokumentationsprozesse-im-bereich-kindertagesbetreuung/
25. Pretis M. ICF School 2018–2021. Eine gemeinsame Sprache in der Schule [Internet]. Verfügbar unter: https://www.icf-school.eu/index.php/de/outputs-de/output-2-de
26. Köbel S. ICF im sonderpädagogischen Schwerpunkt geistige Entwicklung – Ein Praxisleitfaden zur Beobachtung und Dokumentation (4–6 Jahre). Bern: Hogrefe; Im Druck
27. Philippi H. Teilhabeorientiertes Arbeiten nach ICF mit Kindern und Jugendlichen aus medizinischer Sicht. Sonderpädagogische Förderung heute. 2021;66(4):345–60.
28. Deutsche Gesellschaft für Sozialpädiatrie und Jugendmedizin [Internet] [abgerufen: 1. Mai 2023]. Verfügbar unter: https://www.dgspj.de
29. Hartmut R. Unverfügbarkeit. Wien-Salzburg: Suhrkamp, Residenz Verlag; 2022.
30. Akademien der Wissenschaften Schweiz. Transdisziplinarität [Internet] [abgerufen: 1. Mai 2023]. Verfügbar unter: https://akademien-schweiz.ch/de/themen/transdisziplinaritat
31. Hycner R. Zwischen Menschen. Aspekte der dialogischen Psychotherapie. In: EHP – Edition Humanistische Psychologie. Gevelsberg: Andreas Kohlhage; 1989. S. 141f.
32. World Café Europe e.V., Hrsg. World Types – Overview. Solutions Café [Internet] [abgerufen am 7. Mai 2023]. Verfügbar unter: https://www.worldcafe.eu/en/solutions
33. Deutsche Gesellschaft für Sozialpädiatrie und Jugendmedizin [Internet]. Altöttinger Papier [abgerufen: 1. Mai 2023]. Verfügbar unter: https://www.dgspj.de/qualitaetssicherung/altoettinger-papier
34. Storch M. Züricher Ressourcen Modell: Home – ZRM [Internet] [abgerufen 21. Juli 2023]. Verfügbar unter: https://zrm.ch
35. Buber M. Zwiesprache. Heidelberg: Lambert Schneider; 1962.
36. Rosenbaum P, Gorter JW. The „F-words“ in childhood disability: I swear this is how we should think! Child:Care, health and development. 2011;38:457.
37. Rosenbaum P, Gorter JW. F-Words. Meine Lieblingswörter [Internet]. Hamilton, Ontario, Canada: Institute for Applied Health Sciences, McMaster University [abgerufen 1. Mai 2023]. Verfügbar unter: https://www.canchild.ca/en/resources/canchild-german/meine-lieblingsworter#:~:text=Die%20sechs%20W%C3%B6rter%20sind%20Funktion,Peter%20Rosenbaum%20und%20Dr. CanChild German
38. Marte Meo international [Internet]. Eindhoven: MarteMeo international [abgerufen 22. Juli 2023]. Verfügbar unter: https://www.martemeo.com/de/uber-marte-meo/die-marte-meo-methode/
39. Law M, Baptiste S, Carswell A, McColl MA, Polatajko H, Pollock N. Deutsche Übersetzung: Dehnhardt B, George S, Harth A. COPM Canadian Occupational Performance Measure. Hrsg. Marotzki U, Mentrup C, Weber P. Idstein: Schulz-Kirchner Verlag; 2023.
40. Strebe H. Mit Kindern Alltagsschwierigkeiten erheben – Assessment: COPMa-kids. Ergopraxis. 2016;9(03):36. https://doi.org/10.1055/s-0042-101511

41. Deutsche Gesellschaft für Sozialpädiatrie und Jugendmedizin. Glossar zur Mehrdimensionalen Bereichsdiagnostik in der Sozialpädiatrie (MBS) [Internet] [abgerufen: 1. Mai 2023]. Verfügbar unter: https://www.dgspj.de/qualitaetssicherung/papiere-der-qualitaetszirkel
42. Niedersächsisches Landratsamt für Soziales, Jugend und Familie. B. E.Ni stellt sich vor ... [Internet]. Hildesheim: Niedersächsisches Landratsamt für Soziales, Jugend und Familie [abgerufen 1. Mai 2023]. Verfügbar unter: https://soziales.niedersachsen.de/startseite/menschen_mit_behinderungen/eingliederungshilfe/bedarfsermittlungsinstrument_niedersachen_b_e_ni/das-bedarfsermittlungsinstrument-niedersachsen-202033.html
43. Bischof G, Bischof A, Rumpf HJ. Motivational interviewing—an evidence-based approach for use in medical practice. Dtsch Ärztebl Int. 2021;118:109. https://doi.org/10.3238/arztebl.m2021.0014
44. Leiblein C, Dinkel P, Gehring U. Motivational Interview [Internet] [abgerufen: 23. Juli 2023]. Verfügbar unter: https://www.motivational-interview.de
45. Miller WR, Rollnick SR, Hrsg. Motivierende Gesprächsführung. Freiburg i. Breisgau: Lambertus; 2015.
46. GK-Quest Akademie GmbH [Internet] [abgerufen: 23.07.2023]. Verfügbar unter: https://www.gk-quest.de
47. Arkowitz H, Miller WR. MI anwenden, lernen und vertiefen. In: Arkowitz H, Westra HA, Miller WR, Rollnick S, Hrsg. MI bei der Behandlung psychischer Störungen. Weinheim, Basel: Beltz; 2010.
48. Kremer G, Schulz M. Motivierende Gesprächsführung in der Psychiatrie. Köln: Psychiatrieverlag; 2020. https://doi.org/10.5771/9783966050821
49. Messner T. Motivational Interviewing - Ein Ansatz zur Stärkung der Eigenmotivation in der Ernährungsberatung. Ernährungs Umschau. 2016; 2:94.
50. Moyers TB, Martin T, Manuel JK, Miller WR, Hrsg. The Motivational Interviewing Treatment Integrity (MITI) code: Version 2.0 Albuquerque: University of New Mexico; 2006.
51. Eichinger M, Görig T, Georg S, Hoffmann D, Sonntag D, Philippi H, et al. Evaluation of a Complex Intervention to Strengthen Participation-Centred Care for Children with Special Healthcare Needs: Protocol of the Stepped Wedge Cluster Randomised PART-CHILD Trial. Int J Environ Res Public Health. 2022;19:16865.
52. Südtiroler Sanitätsbetrieb [Internet] [abgerufen 23. Juli 2023]. Verfügbar unter: https://www.sabes.it/de/pflegedirektion
53. Bundesarbeitsgemeinschaft für Rehabilitation (BAR). ICF-Praxisleitfaden 1. Trägerübergreifende Informationen und Anregungen für die praktische Nutzung der Internationalen Klassifikation der Funktionsfähigkeit, Behinderung und Gesundheit (ICF) [Internet]. Frankfurt: BAR [abgerufen 1. Mai 2023]. Verfügbar unter: https://www.bar-frankfurt.de/fileadmin/dateiliste/_publikationen/reha_grundlagen/pdfs/PLICF1.web.pdf
54. Gemeinsamer Bundesausschuss (GBA). Hilfsmittelrichtlinie [Internet]. Berlin: GBA; 2021. Verfügbar unter: https://www.g-ba.de/richtlinien/13
55. Gemeinsamer Bundesausschuss (GBA). Heilmittel-Richtlinie [Internet]. Berlin: GBA; 2023. Verfügbar unter: https://www.g-ba.de/richtlinien/12

Weiterführende Literatur

Altmann I, Geigenmüller D, Mendes U, Reißmann A, Thieme D, Viehweger P. Inklusion macht Schule – Ein Praxisbuch. Berlin: Förderverein Frieda e.v.; 2022.

Bickenbach J, Cieza A, Rauch A, Stucki G, Hrsg. Die ICF Coresets. Manual für die klinische Anwendung. Bern: Hogrefe; 2017.

Doppler K, Lauterburg C, Hrsg. Change Management. Frankfurt/New York: Campus; 2019.

Pädiatrisches Ergotherapeutisches Assessment und Prozessinstrument 2.5 Für Kinder von 3–8 Jahren [Internet]. Lyon: Klientenzentrierte Ergotherapie [abgerufen am 2. Mai 2023]. Verfügbar unter: https://www.klientenzentrierte-ergotherapie.com/peap-padiatrisches-ergotherapeutisches-assessment-und-prozessinstrument-kinder-von-3-8-jahre

Giel B, Hrsg. Moderierte Runde Tische in der pädagogischen und therapeutischen Arbeit. München: Ernst heinhardt Verlag; 2021.

Herwig-Lempp J. Systematische Sozialarbeit. Haltungen und Handeln in der Praxis. Göttingen: Vandenhoek & Ruprecht; 2022. Abb. 22 VIP-Karte.

Osberghaus M, Klein H. Alle behindert!. Leipzig: Klett Kinderbuch Verlag; 2019.

Pretis M, Hrsg. Teilhabeziele planen, formulieren und überprüfen. ICF leicht gemacht. München: Ernst Reinhardt Verlag; 2020

Romein E. Pädiatrisches Ergotherapeutisches Assessment und Prozessinstrument 2.5. Ergopraxis. 2016;9(03): 36–8.

Romein R, Hrsg. Ergotherapie – durch Betätigung und Klientenzentrierung Teilhabe verbessern. Stuttgart: Thieme; 2021. http://dx.doi.org/10.1055/b000000436

Seidel A, Schneider S, Hrsg. Praxishandbuch ICF-orientierte Bedarfsermittlung. Weinheim: Beltz Juventa; 2021.

Seidel A, Schneider S, Steinborn PA, Hrsg. Praxishandbuch Autismus – icf orientiertes Arbeiten. Weinheim: Beltz Juventa; 2021.

Seifert JW, Hrsg. Visualisieren, Präsentieren, Moderieren. Offenbach: GABAL Verlag; 2001.

Storch M, Kuhl J, Hrsg. Die Kraft aus dem Selbst. Bern: Huber; 2013.

Strebel H. Mit Kindern Alltagsschwierigkeiten erheben – Assessment: COPMa-kids. Ergopraxis 2016;9(03):36–8. http://dx.doi.org/10.1055/s-0042-101511

World Health Organisation, Hrsg. ICF-CY. Bern: Hogrefe; 2017.

Weblinks

Deutsche Gesellschaft für Sozialpädiatrie und Jugendmedizin:
https://www.dgspj.de

GK Quest Akademie:
https://www.gk-quest.de

ICF-CY-Web-App:
https://app.icf-praxis.de

ICF-Kindercheckliste:
https://www.dgspj.de

Manfred Vogt Spieleverlag:
https://www.mvsv.de

PEAP Info:
https://www.peapinfo.com

Schulz-Kirchner Verlag, Idstein:
https://www.skvshop.de

SCRiBiLiTY Therapiematerialien:
https://www.scribility.com

Glossar

Adhärenz: Mit Adhärenz ist Therapietreue gemeint, also die Einhaltung, der gemeinsam von Patient und Fachperson gesetzten Ziele und Vorgehensweisen im Rahmen des Versorgungsprozesses. Adhärenz löst zunehmend den Begriff Compliance ab. Compliance meint die Einhaltung der von Fachpersonen gemachten Vorgaben durch den Patienten und entspricht damit einem direktiven Fachperson – Patientenverhältnis.

Aktives Zuhören: Aktives Zuhören bedeutet absichtsvolles Zuhören, also die Welt aus den Augen des anderen sich vorzustellen und sowohl die gehörten Inhalte als auch das wahrgenommene Interesse und die Absicht in eigene Worten dem Gegenüber zurückzugeben.

Aktivitäten: Aktivitäten sind die Ausführung einer Aufgabe oder Handlung in einem Lebensbereich durch eine Person.

Aktivitätskompetenz eines Kindes: ist die Fähigkeit eines Kindes entlang seiner persönlichen Vorstellung, seinem Wissen und Können, Aufgaben oder Handlungen im Alltag erfolgreich auszuführen.

Altöttinger Papier: Das Altötting Papier ist ein in 2002 von der Deutschen Gesellschaft für Sozialpädiatrie und Jugendmedizin verabschiedetes Qualitätspapier, das die Qualität von Diagnostik und Therapie in bundesdeutschen Sozialpädiatrischen Zentren beschreibt und sichert.

Anliegen: ist ein Thema, das Kind und Eltern innerlich stark beschäftigt und zu dem Kind und Eltern einen Veränderungswunsch haben. Die innere Beteiligung ist so ausgeprägt, dass ihnen dadurch die nötige Motivation und Antriebsenergie für den Veränderungsprozess zur Verfügung steht.

Bedürfnisse: Bedürfnisse sind Wünsche aus dem Gefühl eines Mangels heraus.

Beeinträchtigung: Von Beeinträchtigung sprechen wir im Kontext von Teilhabe dann, wenn eine Erkrankung dazu führt, dass Köperstrukturen beschädigt oder fehlend (z. B. Hirninfarkt oder Radiusaplasie) und/oder Köperfunktionen dysfunktional oder fehlend sind (z. B. schwerhörig oder blind). Eine chronische gesundheitliche Beeinträchtigung mündet häufig in eine Behinderung.

Behinderung: Behinderung, wird im IX. Sozialgesetzbuch Paragraf 2 in Deutschland wie folgt definiert: „Menschen mit Behinderung sind Menschen, die körperliche, seelische, geistige oder Sinnesbeeinträchtigungen haben, die sie in Wechselwirkung mit einstellungs- und umweltbedingten Barrieren an der gleichberechtigten Teilhabe an der Gesellschaft mit hoher Wahrscheinlichkeit länger als sechs Monate hindern können. Eine Beeinträchtigung nach Satz 1 liegt vor, wenn der Körper- und Gesundheitszustand von dem für das Lebensalter typischen Zustand abweicht. Menschen sind von Behinderung bedroht, wenn eine Beeinträchtigung nach Satz 1 zu erwarten ist.“

Die ICF versteht den Begriff Behinderung als Oberbegriff für das mehrdimensionale Phänomen der eingeschränkten Teilhabe, das sich aus der Interaktion zwischen Menschen und ihrer materiellen und sozialen Umwelt ergibt und das es zu verstehen gilt. Im Unterschied zur Sozialgesetzgebung, besteht gemäß der ICF die Behinderung nicht mehr, wenn die Teilhabe eines Menschen durch Kompensationen nicht mehr eingeschränkt ist.

Best Practice Modell: Ein Best-Practice-Modell ist eine schematische und vereinfachte Darstellung einer geeigneten Vorgehensweise um in einer definierten Situation erfolgreiche Lösungen und Ergebnisse zu erzielen. Günstiger Weise wird ein solches Modell auf dem Boden von umfangreichen Erfahrungen, Wissen und wissenschaftlichen Erkenntnissen erstellt. Es soll für Anwendende in ähnlichen Situationen eine gute Orientierung geben und die Möglichkeit schaffen, schneller zum Ziel zu kommen ohne das Rad neuerfinden zu müssen. Dafür sollen Anwendende die für sie und ihre Situation nötige Anpassungen des Best-Practice-Modells vornehmen und sinnvollerweise anderen wiederum ihre Ergebnisse zur Verfügung stellen. Ein Best-Practice-Modell unterliegt somit stetig einem Veränderungsprozess.

Bio-Psycho-Soziales Modell: Der Begriff des biopsychosozialen Modells wurde 1977 von G.L. Engel (Medizintheoretiker) zunächst als Grundlage für die psychosomatische Medizin geprägt. Es stellt zum einen eine theoretische Grundlage für die Beziehung zwischen Körper und Psyche als „Körper-Seele- Einheit“ dar. Körper und Seele bzw. Psyche werden hier nicht getrennt voneinander betrachtet, sondern vereinen sich im Sinne einer Gleichzeitigkeit von psychologischen und physiologischen Prozessen. Außerdem wird im biopsychosozialen Modell die Lebensumwelt des Menschen in das Grundverständnis von Gesundheit und Krankheit einbezogen. Biologische, psychologische und soziale Faktoren werden in ihren komplexen Wechselwirkungen berücksichtigt. Grundannahme des biopsychosozialen Modells ist, dass eigene Ressourcen des Menschen pathogene Faktoren (Bakterien, belastende psychische oder Lebensumstände) im ständigen Prozess kontrollieren. Eine Krankheit stellt sich dann ein, wenn der Organismus keine autoregulative Kompetenz zur Bewältigung auftretender Störungen zur Verfügung stellen kann.
Gesundheit bedeutet dem Modell nach also nicht die Abwesenheit einer Störung, sondern die Fähigkeit, diese ausreichend wirksam zu kontrollieren. Krankheit und Gesundheit bilden also keinen Zustand, sondern ein dynamisches Geschehen. Der Fokus liegt demnach nicht auf dem Ort der Entstehung der Störung, sondern welchen Schaden die Störung auf verschiedenen Ebenen des „Systems“ Mensch nimmt. Die WHO hat das biopsychosoziale Modell als Grundlage für die ICF-Klassifikation und der Verständnis verwendet.
Auch bei der ICF geht es darum, dass bei einer Gesundheitsstörung diese in den Bezug des persönlichen Kontextes eines Menschen zu stellen und mit ihm zusammen herauszufinden, wie Barrieren abgebaut und Förderfaktoren entwickelt werden können, sächliche in der Umwelt genauso wie persönliche, so dass die soziale Autoregulation gut gelingt.

Bundesteilhabegesetz und ICF: Seit dem 1.1.2018 sind Leistungserbringer und Träger von Rehabilitations- und Eingliederungshilfen, mit Förder-, Teilhabe- und Behandlungsplänen, durch das Bundesteilhabegesetz aufgefordert, die Bedarfe von Personen, bezogen auf Teilhabe am Entscheidungsprozess und in ihrer Lebenswelt, innerhalb der Strukturen der Internationalen Klassifikation der Funktionsfähigkeit, Behinderung und Gesundheit und geordnet nach den neun Ebenen der Lebensbereichen, abzubilden (§ 118 SGB IX).

Deutsche Gesellschaft für Sozialpädiatrie und Jugendmedizin (DGSPJ): Die DGSPJ setzt sich als wissenschaftliche Fachgesellschaft innerhalb der Kinder- und Jugendmedizin ein für Erhalt und Förderung der Gesundheit von Kindern und Jugendlichen, Prävention, Behandlung und Rehabilitation von Kindern und Jugendlichen mit Gesundheits- und Entwicklungsstörungen und die größtmögliche Teilhabe und gesundheitliche Chancengleichheit von Kindern und Jugendlichen

Domäne innerhalb der ICF: Von Domäne anstatt von Ebene spricht man, wenn beispielsweise Items aus den verschiedenen Komponenten einer Ebene einem gemeinsamen Sachverhalt zugeordnet sind. Beispielsweise dem Sachverhalt „ein Bild betrachten“:
Auge (s220) – Sehen (b210) – Betrachten (a110) – Bild (e115).

Ebenen der ICF: Die Ebenen bilden die hierachische Ordnung der ICF und geben Hinweise auf die Detailierung der Kapitel in ihre Unterkapitel. Die erste Ebene umfasst alle Items der zweiten Ebene usw.. (Wir verzichten auch auf den Gebrauch des Begriffs Kategorien und benutzen stattdessen den Begriff Kapitel).

Funktionale Gesundheit: Wenn ein Kind trotz eines Gesundheitsproblems – also mit seinen strukturellen und funktionellen Schädigungen bzw. Beeinträchtigungen (ICF-Bereich s und b) - so im Alltag aktiv ist (ICF-Bereich a) und teilhat (ICF-Bereich p) wie eine Person ohne Gesundheitsproblem, dann ist sie gemäß der ICF funktional gesund. Entscheidend ist hier natürlich der persönliche Wille der Person, wie sie im Alltag aktiv sein und teilhaben möchte.

Funktionsfähigkeit: Funktionsfähigkeit beschreibt, wie ein Kind unter Einsatz seiner Köperfunktionen im Alltag aktiv ist und teilhat.

Geschlossene Fragen: Geschlossene Fragen sind Fragen, die ich „digital“, z. B. mit „Ja“ oder „Nein“, oder nur mit der Angabe eines Faktums beantworten kann. Sie werden v. a. verwendet, um der Fachkraft Informationen zu liefern und bergen die Gefahr, dass die befragte Person sich ausgefragt fühlt und dabei passiv wird.

Geschmeidiger Umgang mit Widerstand: Geschmeidiger Umgang mit Widerstand ist eine empfohlene Vorgehensweise aus dem MI-Konzept, wie die Fachkraft auf einen Missklang im Gespräch reagieren sollte. Dem liegt die Erkenntnis zu Grunde, dass Missklang bedeutet, dass das Gegenüber mit dem aktuell Gesagten nicht einverstanden ist, weil eine innere wachsame Stimme im Dienste der Selbstfürsorge die Person warnt, mit dem Gesagten konform zu gehen. Geschmeidig bedeutet, dass die Fachkraft das Gespräch weg vom Inhaltlichen hin zur Kontaktpflege mit dem Gegenüber lenkt und sich nach dem erkundigt, welche Gedanken gerade im Gegenüber aufgetaucht sind. So kann sich Widerstand wieder abbauen und es entsteht kein Kampf des Rechthabens, der üblicherweise Widerstand verstärkt.

Gesundheit: Wir benutzen den Begriff Gesundheit im Sinne der Definition des Oxford Dictionary: „keine Störung im körperlichen, psychischen und geistigen Wohlbefinden aufweisend; durch Krankheit nicht beeinträchtigt, keine Schäden durch Krankheit aufweisend“ und „krank“ als das Gegenteil davon.

Guiding: Das Gesprächsführungsprinzip von MI wird als „Guiding“ bezeichnet und liegt in der Mitte zwischen „Directing“ (Abfragen, informieren und den Weg vorgeben) und „Following“ (Ausschließlich zuhören und dem Gesagten des Gegenübers folgen) d. h. es verbindet quasi das „Gute“ der beiden Extreme, indem in gleichem Maße zugehört und informiert wird und nicht eins von beiden im Vordergrund steht. Es ermöglicht Wahlfreiheit entlang den von der Fachkraft angebotenen Informationen. Die Fragen sind weder abfragend wie beim „Directing“ noch ohne jeglichen eigenen Input wie beim „Following“, sondern unterstützend, anregend und entlockend gestellt. Eine Mitteilung nützlicher Informationen wird nur erfolgen, wenn sie erwünscht ist und mit absichtsvollem Zuhören begleitet.

Handlungsbedingungen: Handlungsbedingungen meint alle Faktoren, die organisiert, angepasst oder beschafft werden müssen, damit das Kind im Alltag genau das in seiner Art und Weise machen kann, wie es das wünscht und wie es andere gleichaltrige Kinder typischer Weise tun. Dabei wird auch eine hilfreiche Person als ein solcher Faktor angesehen. In der ICF heißen Handlungsbedingungen etwas technischer Umweltfaktoren.

Handlungsplan: Handlungsplan sollte aus Teilhabesicht den Fachterminus Behandlungsplan ablösen. Anders als im Handlungsplan wurden hierunter in der Vergangenheit alle Maßnahmen, die ganz oft am Kind und weniger für das Kind vorzunehmen sind. Damit wurde die passive Rolle des Kindes gefestigt. Im Handlungsplan soll konkret aufgeführt werden, wer, was (Maßnahme), wie und bis wann konkret macht, damit es zur Erfüllung der Teilhabeziele aus Sicht des Kindes kommt.

Interdisziplinarität: Interdisziplinarität bezeichnet die kooperative Nutzung und Weiterentwicklung von Denk- und Handlungsweisen oder Methoden verschiedener Fachrichtungen zur Erreichung eines gemeinsamen Ziels oder Erfüllung von komplexen Aufgaben, die nur durch eine Multiperspektivität gelöst werden können.

Internationale Klassifikation der Funktionsfähigkeit, Behinderung und Gesundheit (ICF) der WHO: Die ICF ist eine Klassifikation der WHO, die es ermöglicht Gesundheitscharakteristiken von Menschen im Kontext ihrer individuellen Lebenssituation und den Einflüssen der Umwelt abzubilden. Sie umfasst alle Aspekte der menschlichen Gesundheit und einige gesundheitsrelevante Komponenten des Wohlbefindens.

Die ICF ist kein ausschließlich medizinisches Klassifikationssystem, sondern basiert auf dem das bio-psycho-soziale Modell. Die ICF wurde von unterschiedlichen Professionen entwickelt und soll von allen Professionen einschließlich der medizinischen, die sich mit der Gesundheit und Ihren Störungen befassen verwendbar sein. Die ICF ist derzeit die einzige Grundlage für Bedarfsermittlungsinstrumente, welche in der Lage sind, die gesetzlich geforderten Bedarfe im Sinne der Teilhabe abzubilden. Durch das Bundesteilhabegesetz wird die Internationalen Klassifikation der Funktionsfähigkeit, Behinderung und Gesundheit zu einem Qualitätsstandard in der professionellen Ermittlung der Teilhabeziele und Bedarfe von Erwachsenen, Jugendlichen, Kindern und Eltern, von Menschen mit oder ohne Behinderung in ihrem jeweiligen Lebenskontext.

Internationale Klassifikation der Funktionsfähigkeit, Behinderung und Gesundheit bei Kindern und Jugendlichen (ICF-CY) der WHO: Die ICF-CY (International Classification of Functioning, Disability and Health Children and Youth version) ist eine Klassifikation, die Anpassungen an die Bedarfe von Kindern und Jugendlichen enthält. Sie wurde 2007 von der WHO veröffentlicht. Zukünftig wird diese Version der ICF wieder in eine Gesamtversion der ICF eingegliedert werden.

Internationale Klassifikation der Krankheiten (ICD) der WHO: Die ICD (International Statistical Classification of Diseases an Related Health Problems) ist ein international anerkanntes Klassifikationssystem der WHO, welches eine medizinische Diagnose von Krankheiten und verwandter Gesundheitsprobleme in Form einer Code-Verschlüsselung für den ambulanten und stationären Bereich zur Verfügung stellt und einen ätiologischen Rahmen liefert.

Klassifikationssysteme der Weltgesundheitsorganisation (WHO): Die Familie der Internationalen Klassifikationen der WHO beinhaltet unterschiedliche Klassifikationen z. B. von Krankheit, Gesundheit oder Behinderung. Sie dient als Instrument zur Beschreibung, sowie zum Vergleich der Gesundheit von Bevölkerungen im internationalen Kontext. Die, mit den unterschiedlichen Klassifikationssystemen gesammelten, Informationen ermöglichen eine Beurteilung und Überwachung der Gesundheit der Bevölkerung, sowie der Ursachen und der Verteilung von Todesursachen und Krankheitshäufigkeit. Die Klassifikationen dienen also erst mal vornehmlich der Auswertung und Erforschung von größeren Datenmengen. Zudem besteht die Möglichkeit, sich in der Versorgungspraxis die Klassifikationen nutzbar zu machen. Im Buch behandelt werden die Klassifikationen ICF und ICD.

Klassifikationssysteme: Klassifikationssysteme sind Ordnungssysteme, die eine systematische Einteilung von Merkmalen vornehmen und so beispielsweise Begriffe, Gegenstände oder Erscheinungen sortieren. Sinn einer Klassifikation ist die Vereinfachung, die Erfassung oder die Einordnung eines Sachverhaltes. Diese Art der Systematisierung dient dazu, eine Orientierung in einem unübersichtlichen Feld zu erlangen, um z. B. Aussagen über eine Gruppe von Begriffen oder Personen machen zu können.

Kommunikationspyramide: Sie ist ein Pappmodell, das aus einer Vorlage selbst hergestellt werden kann. Sie besteht aus zwei gegeneinander drehbaren Pyramiden, deren Basis zueinander zeigen. Auf den jeweiligen Flächen sind die Komponenten der ICF und die Diagnose der ICD jeweils in der zugehörigen Farbe abgebildet. Die Pyramiden können so gegeneinander gedreht werden, dass alle Komponenten in direktem Bezug zueinander gebracht werden. Die Kommunikationspyramide veranschaulicht so den Dialog über die Wechselwirkungen der einzelnen Komponenten zueinander (Abbildung 4-9).

Komponenten der ICF: Die Komponenten sind die 5 Hauptüberschriften der ICF-Kapitel: Köperfunktionen, Körperstrukturen, Aktivitäten und Teilhabe innerhalb von Teil 1 und Umweltfaktoren und personbezogene Faktoren innerhalb von Teil 2 der Klassifikation.

Kontextfaktoren der ICF: Die Kontextfaktoren der ICF setzen sich aus den personbezogenen Faktoren (s. u.) und Umweltfaktoren (s. u.) zusammen.

Körperfunktionen: Körperfunktionen sind die physiologischen Funktionen von Körpersystemen, wie zum Beispiel Riechen, Sehen, Hören, Muskelkraft, Lautieren, sich konzentrieren.

Körperstrukturen: Körperstrukturen sind anatomische Teile des Körpers wie Organe, Gliedmaßen und ihre Bestandteile.

Krankheit (Erkrankung): Unter einer Krankheit verstehen das Vorliegen einer Erkrankung, wie sie in der ICD aufgeführt ist.

LAKMoSHIBeG: LAKMoSHIBeG ist das Akronym aus den Anfangsbuchstaben der 9 Lebensbereiche (d1-d9) der ICF.

d1: Lernen + Wissensanwendung
d2: Allgemeine Anforderungen + Aufgaben
d3: Kommunikation
d4: Mobilität
d5: Selbstversorgung
d6: Häusliches Leben
d7: Interpersonelle Interaktion + Beziehungen
d8: Bedeutende Lebensbereiche
d9: Gemeinschafts- und soziales Leben

Mehrdimensionale Bereichsdiagnostik (MBS): Die MBS in der Sozialpädiatrie sieht die systematische Erfassung aller für das Kind relevanter Ebenen vor. Ausgehend von der biographischen Anamnese mit vertiefender Exploration von krankheits- und störungsbildspezifischen anamnestischen Daten weist die MBS fünf Bereiche diagnostisch aus:

E: Entwicklung und Intelligenz
K: Körperlich-neurologischer Befund
P: Psychischer Befund und Verhalten
S: Soziale Kontextfaktoren
A: Abklärung der Ätiologie

Motivierende Gesprächsführung/Motivational Interviewing (MI): Gemäß Miller und Rollnick ist MI eine personenzentrierte und zielorientierte Methode der Gesprächsführung, die die intrinsische Motivation fördern will, durch Erkundung und Auflösen von Änderungsambivalenzen des Gegenübers."

Multidiziplinarität: Multidisziplinarität beschreibt ein Vorgehen, bei dem Fachkräfte unterschiedlicher Disziplinen an einem Thema arbeiten. Erst wenn die Fachkräfte unterschiedlicher Disziplinen kooperativ zusammenarbeiten und Themen interaktiv und in Konsentierung weiterentwickeln ist Interdisziplinarität erfüllt.

Offene Fragen: Offene Fragen beginnen oft mit „Wie", „Was" oder „Welche" und sind so formuliert, dass sie zum Nachdenken, zur inneren Beteiligung und zur Introspektion einladen.

Partizipation: Wir verwenden Partizipation synonym mit Teilhabe (s. u.).

Personbezogene Faktoren: personbezogene (persönliche) Faktoren sind Eigenschaften und Attribute der Person (z. B. Alter, Ausbildung, Lebensstil, Motivation, Geschlecht, genetische Prädisposition). Sie werden aus ethischen Gründen nicht codiert. Sie umfassen den gesamten Lebenshintergrund einer Person.

Ressourcen: Für die Gestaltung von Teilhabe verwenden wir diesen Begriff als Synonym für die positiven Umweltfaktoren (s. u.) also die Förderfaktoren für gelingende Teilhabe. Ressourcen innerhalb des Best Practice Modells meinen also ausschließlich Förderfaktoren, die außerhalb des Kindes liegen. Die im Kind verankerte Ressourcen setzen sich aus der Aktivitätskompetenz, intrinsischen Motivation und den hilfreichen personbezogenen Faktoren zusammen und werden stets als solche einzeln bezeichnet.

Soziale Teilhabe: Das ist der Teil von Teilhabe, den eine Person in einem sozialen Kontext erlebt. Das macht sicherlich den größten Teil von Teilhabe aus. Teilhabe kann aber bedeuten, nachmittags allein im Kinderzimmer ungestört zu puzzeln.

Sozialpädiatrisches Zentrum (SPZ): Die Sozialpädiatrischen Zentren sind nach § 119 SGBV eine institutionelle Sonderform interdisziplinärer Krankenbehandlung. Sie sind zuständig für die Untersuchung und Behandlung von Kindern und Jugendlichen im Kontext mit ihrem sozialen Umfeld einschließlich der Beratung und Anleitung von Bezugspersonen. Zum Behandlungsspektrum gehören insbesondere Krankheiten, die Entwicklungsstörungen, drohende und manifeste Behinderungen sowie Verhaltens- oder seelische Störungen bedingen.

TAZ WI HaPla: Beim TAZ WI HaPla-Protokoll handelt es sich um ein Ergebnisprotokoll, das auch genau in der Reihenfolge der Buchstaben des Akronyms notiert werden soll. Das Akronym wird mit Inhalten während folgendem oder ähnlichen Gesprächsablauf mit Inhalten gefüllt:

- Zunächst werden die **T**hemen gesammelt, die möglicherweise bereits den **A**nliegen von Kind und Eltern entsprechen.
- Anschließend werden unter den Beteiligten die dazu gehörenden wesentlichen Informationen ausgetauscht und unter **W**ichtige **I**nformationen nach den 5 Komponenten der ICF notiert und bezüglich ihrer Wechselwirkungen diskutiert (ICF-Profil).
- Danach wird zusammen auf dem Boden des ICF-Profils überlegt, welche Präferenzen bzw. Wünsche Kind und Eltern im Alltag haben und diese unter Zielen formuliert.

- Im **H**andlungs**P**lan wird dann konkret verabredet, was wer bis wann macht, damit das Kind seine Ziele erreichen kann.

Teilhabe: Teilhabe ist das Einbezogensein einer Person in eine Lebenssituation bzw. einen Lebensbereich. Dabeisein reicht nicht aus; es braucht das subjektive Erleben des Beteiligtsein. Wir verwenden Teilhabe und Partizipation synonym.

Teilhabebedarf: Teilhabebedarf entsteht aus einem Mangel an Teilhabe und dem Wunsch des Kindes teilzunehmen und beteiligt zu sein. Wird der Teilhabebedarf gedeckt, kommt es zur Befriedigung des kindlichen Bedürfnisses teilzunehmen und beteiligt zu sein.

Teilhabeeinschränkung: Die Teilhabeeinschränkung ergibt sich aus dem, was das Kind im Alltag aufgrund seiner gesundheitlichen Einschränkung nicht machen kann. Eine Teilhabeeinschränkung ist die Voraussetzung dafür, dass ein Teilhabbedarf vorliegen könnte, den es zu prüfen gilt. Der Teilhabebedarf ergibt sich erst aus dem Wunsch des Kindes im Alltag genauso wie ein sog. gesundes Kind teilzuhaben.

Teilhabepräferenz: Teilhabepräferenz beschreibt, wie eine Person (hier das Kind) im Alltag teilnehmen möchte.

Teilhabestatus erheben: Teilhabestatus meint, die Erfassung dessen, was das Kind im Alltag konkret macht und die Zuordnung dessen zu den 9 Lebensbereichen (d1–d9) der ICF.

Teilhabewünsche: Teilhabewünsche sind etwas Ähnliches wie Teilhabepräferenzen. Der Unterschied besteht darin, dass Wünsche spontan und naiv geäußert werden und noch in keiner Weise anhand der Alltagsrealität geprüft worden sind. Teilhabepräferenzen hingegen sind bereits konkreter und realistischer und doch noch weniger verbindlich als Teilhabeziele.

Teilhabeziele: Teilhabeziele sind verbindlich verabredete Ziele auf dem Boden persönlicher Teilhabepräferenzen/Wünsche, die das Kind im Alltag erreichen möchte und für deren Erreichung das Kind intrinsisch motiviert ist.

Umweltfaktoren: Umweltfaktoren (siehe auch Handlungsbedingungen) sind Faktoren der materiellen, sozialen und einstellungsbezogenen Umwelt. Sie umfassen neben Produkten wie Medikamente und Nahrungsmittel, Hilfsmittel und Alltagsgegenstände, auch die Beschaffenheit von Treppen und aber auch von Menschen entgegengebrachte Unterstützung oder soziale Dienste.

VIFF: VIFF ist der Bundesverband der Vereinigung für Interdisziplinäre **F**rüh**F**örderung. Die VIFF ist verantwortlich für die Entwicklung und Sicherung der fachlichen Qualität und Organisation von interdisziplinärer Frühförderung.

VIP-Karte: Die VIP-Karte ist ein Instrument zur Veranschaulichung aller für das Kind wichtiger Bezugspersonen im Lebensalltag (Abbildung 4-5). VIP steht für „Very Important Person". Diese Art der Veranschaulichung sollte dem Kind erleichtern, über sich und seine Sichtweisen zu berichten, um so in einen guten Kontakt zur Fachperson zu kommen. Das Instrument wurde von Johannes Herwig-Lempp entwickelt.

Über die Autoren

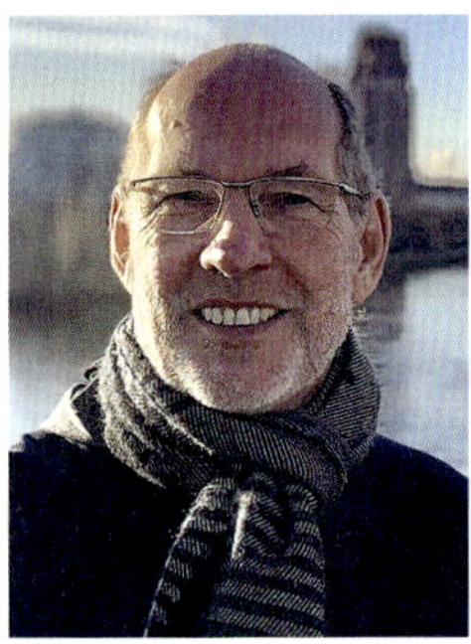

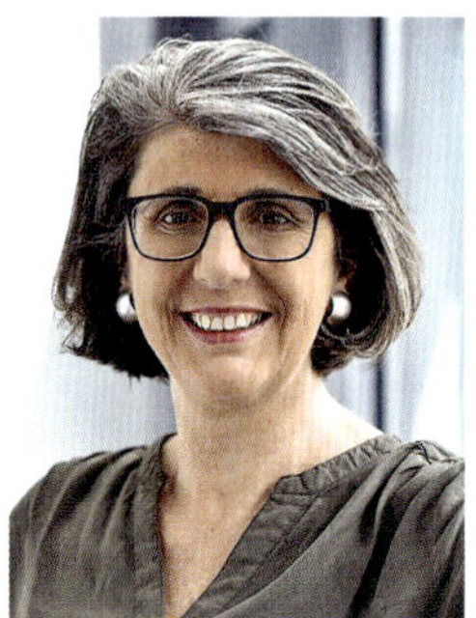

Rolf Mayer, Jahrgang 1956, nach abgeschlossenem geisteswissenschaftlichem Studium (Magister und Lehramt an Gymnasien) in Gießen von 1985 bis zum Ruhestand im Jahr 2022 in Frankfurt am Main in leitender und geschäftsführender Funktion im Bereich der freien Wohlfahrtspflege und der Sozialverwaltung (2005–2007) tätig.

Berufliche Handlungsfelder waren die Leitung und Entwicklung vielfältiger ambulanter und stationärer Unterstützungssysteme (Wohnungslosenhilfe, Suchtkrankenhilfe, Frauenhäuser, Jugendberufshilfe, Behindertenhilfe (u.a. Frühförderstellen und SPZ), Jugendhilfe, Flüchtlingshilfe), die organisatorische Begleitung der Umsetzung des SGB II in der Sozialverwaltung und im Jobcenter sowie die Mitwirkungen bei der Entwicklung organisationsübergreifender Arbeitsstrukturen und Wissenssysteme in Frankfurt am Main.

Priv. Doz. Dr. med. Heike Philippi, Jahrgang 1965, Abschluss Studium der Humanmedizin 1989, Promotion 1991, Erwerb der Fachkunde für Kinder- und Jugendmedizin 1997 während der ärztlichen Tätigkeit an der Kinderklinik der Johannes Gutenberg-Universität Mainz, Erwerb des Zertifikats Epileptologie 1999 und des Weiterbildungsschwerpunkts Neuropädiatrie 2007 sowie der Venia Legendi für das Fach Kinder- und Jugendmedizin an der Ruprecht-Karls-Universität Heidelberg 2007 während der fach- und oberärztlichen Tätigkeit am Zentrum für Kinder und Jugendmedizin, Universitätsklinik Heidelberg, Erwerb der Venia Legendi für das Fach Kinder- und Jugendmedizin an der Goethe-Universität Frankfurt 2017.

Übernahme der ärztlichen Leitung des Sozialpädiatrischen Zentrums Frankfurt Mitte Anfang 2007 bis Ende 2022 mit Teamentwicklung in Richtung einer Beteiligungskultur mit best möglicher organisatorischer sowie fachlicher Verantwortungsübernahme eines jeden einzelnen und Erweiterung des fachlichen Spektrums auf dem Gebiet der Säuglingsneurologie, Cerebralparese, Muskelerkrankungen, Epileptologie und teilhabeorientierter Versorgung mit ICF.

Forschungs- und Fortbildungsprojekte auf dem Gebiet der Entwicklungsneurologie, Epileptologie und Teilhabeorientierte Versorgung mit ICF, Mitautorin des Lehrbuchs SINDA-Standardized Infant NeuroDevelopmental Assessment: Untersuchung zur Früherkennung von neurologischen Erkrankungen und Entwicklungsstörungen im ersten Lebensjahr, 2021 Kohlhammer/SINDA: Standardized Infant NeuroDevelopmental Assessment, 2022 MacKeith Press, Sprecherin des Fachausschusses ICF-CY der Deutschen Gesellschaft für Sozialpädiatrie und Jugendmedizin (DGSPJ) und Programmdirektorin ICF-CY, GK-Quest-Akademie.

Danksagung

Das Praxishandbuch war nur dank der Beteiligung einer Vielzahl engagierter Partnerinnen und Partner möglich, denen die Teilhabe von Kindern mit chronischen Beeinträchtigungen, die in unserer Gesellschaft zu Behinderungen führen, ein großes Anliegen war und ist und für die die Anwendung der ICF das Mittel der Wahl ist, Teilhabe zu ermöglichen.

Den mehr als 30 Dozentinnen und Dozenten, mit denen wir eine Vielzahl von ICF-Schulungen im deutschsprachigen Raum konzipiert, vorbereitet und durchgeführt haben, verdanken wir viele Tage und Stunden des lebhaften Austausches und des intensiven Voneinanderlernens (s. a. S. 315–317).

Die Mitwirkung an dem Versorgungsforschungsprojekt PART-CHILD unter der Leitung von Prof. Dr. med. Freia De Bock hat unserer ICF-Arbeit viele neue Impulse und einen enormen Schub verliehen. Die Auswertung und Rückmeldung der Ergebnisse dieser Versorgungsforschung durch Dr. med. univ. Michael Eichinger, Sabine Georg, M. A. und Dr. Tatjana Görig aus dieser Arbeitsgruppe waren für die Qualitätssicherung unserer Schulungsmodule sehr wertvoll.

Die Kontexte Frankfurt gGmbH, eine gemeinsame Projektgesellschaft von vier großen gemeinnützigen sozialen Dienstleitern in Frankfurt am Main, hat über den gesamten Zeitraum unsere ICF-Praxis in vielfältiger Weise nachhaltig unterstützt.

Wir sind dem Team der GK Quest Akademie Heidelberg um Uli Gehring außerordentlich dankbar für seine didaktischen Anregungen zum gesamten PART-CHILD-Schulungskonzept und der Aufarbeitung der Schulungsunterlagen zum Thema Gesprächsführung, die qualitativ über die allgemein zugänglichen Materialien zu Motivational Interviewing weit hinausgehen. Wir sind zudem dankbar, dass Uli Gehring die Beiträge in diesem Buch zum Thema Gesprächsführung redaktionell überarbeitet hat.

Der Verlag hat in Person der Programmleiterin Susanne Ristea mit viel Geduld und Verständnis die Reifung unserer Ideen und den mehrjährigen Entstehungsprozess des Buches erfolgreich begleitet. Dieses Zutrauen und die gute Zusammenarbeit haben uns viele Hürden überwinden lassen. Besten Dank gebührt auch dem Hogrefe-Team, insbesondere Angelika Kramer, die mit besonderer Kreativität unsere grafischen Vorstellungen umgesetzt hat und Elisabeth Dominik, die sehr geduldig, wertschätzend und weitsichtig unser Manuskript zu einem gut lesbaren Buchtext redaktionell umgearbeitet hat.

Das 65-köpfige Team des SPZ Frankfurt-Mitte ist seit den ersten Versuchen im Jahr 2008 in die Anwendung der ICF bis heute einbezogen und hat mit seinen Beiträgen an vielen wertvollen Erfahrungen und Einsichten, was mit der ICF geht und was nicht geht, mitgewirkt. Ohne diesen riesigen Erfahrungsschatz wäre das Buch ebenfalls nicht möglich gewesen. Es gilt dem Team deshalb unser herzlicher Dank.

Wir sind zudem sehr dankbar für den fachlichen Austausch mit namhaften Vertreter:innen der Frühförderung in Deutschland. Stellvertretend seien hier Dr. med. Renate Berger, Gitta Hüttmann, Eva Klein, Gerhardt Krinninger und Prof. Dr. phil. Liane Simon genannt. Unsere gemeinsamen Diskurse haben bedeutsam dazu beigetragen, dass die Perspektive der Frühförderung in dieses Buch miteinfließen konnte. Insbesondere wurde das Best Practice Modell „Teilhabeorientiertes Arbeiten mit der ICF" aus dem Versorgungsforschungsprojekt PART-CHILD in der gemeinsamen Arbeit zwischen den Fachausschüssen ICF & Teilhabe der jeweiligen Fachgesellschaft „Vereinigung für interdisziplinäre Frühförderung – Bundesvereinigung" (VIFF) und „Deutsche Gesellschaft für Sozialpädiatrie und Jugendmedizin" (DGSPJ) weiterentwickelt und akkreditiert.

Auch der langjährige Austausch in einer Vielzahl von Fachgremien hat zu dem Buch beigetragen. Stellvertretend dafür stehen die Bundesarbeitsgemeinschaft der SPZ (BAG-SPZ) mit seinem engagierten Leiter Prof. Dr. med. Peter Borusiak und der Vorstand der der DGSPJ mit seiner Präsidentin Prof. Dr. med. Ute Thyen (bis 12/2022) sowie die Gremien der Bundes-VIFF mit ihren beiden Präsident:innen Dr. med. Christian Fricke und Prof. Dr. phil. Liane Simon (bis 9/2023). Insbesondere sei die Gründung einer 2014 ins Leben gerufenen Arbeitsgruppe ICF-CY mit dem Ziel der Erarbeitung einer Praxisanwendung der ICF-CY durch die DGSPJ erwähnt, die überhaupt den Stein ins Rollen gebracht hat. Wir danken der DGSPJ für die strukturelle und finanzielle Anschubhilfe einschließlich der Mitwirkung am ICF-Meduse Projekt der EU zusammen mit der VIFF unter Federführung von Prof. Dr. phil. Manfred Pretis.

Unser Dank gilt nicht zuletzt auch allen ICF-Anwender:innen und Schulungsteilnehmer:innen für die vielfältigen Anregungen und wertvollen Rückmeldungen.

Nicht vergessen werden sollen die Autorinnen und Autoren der zahlreichen Publikationen zur ICF und der damit verbundenen Themen, die wir in den vergangenen Jahren gelesen und schätzen gelernt haben. Stellvertretend seien genannt Prof. Dr. phil. Britta Dawal, Prof. Dr. med. Olaf Kraus De Camargo und Ellen Romein.

Sollten Sie in unserem Text Ausführungen entdecken, die Sie schon an anderer Stelle gesehen haben, so bitten wir um Nachsicht, da dies nicht absichtlich unter Verschweigung des Beitrags anderer Autor:innen geschehen ist. Wir haben von Anbeginn unsere Ideen und Materialien der allgemeinen Diskussion zur Verfügung gestellt, um dadurch das Thema Teilhabe und ICF zu fördern, und haben uns gefreut, wenn wir diese an anderer Stelle in welcher Form auch immer wiedergefunden haben.

Danksagung an wissenschaftliche Mitarbeiterinnen des PART-CHILD-Projekts und ICF-Praxisteams

Den mehr als 30 Dozentinnen und Dozenten, mit denen wir eine Vielzahl von ICF-Schulungen im deutschsprachigen Raum konzipiert, vorbereitet und durchgeführt haben, verdanken wir viele Tage und Stunden des lebhaften Austausches und des intensiven Voneinanderlernens. Stellvertretend seien hier genannt:

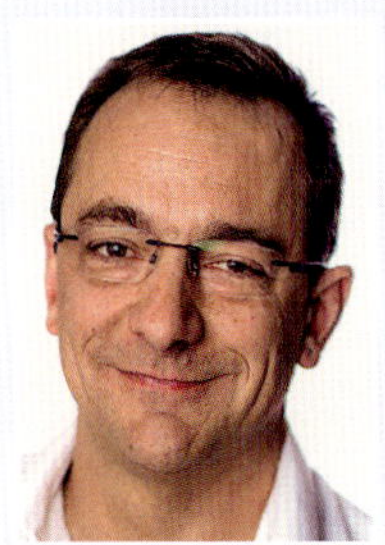

Dr. med. Thomas Becher

Leitender Arzt im Kollegialsystem, SPZ/ Kinderneurologisches Zentrum Düsseldorf-Gerresheim

Prof. Dr. med. Andrea Caby

Leitende Ärztin, SPZ Papenburg

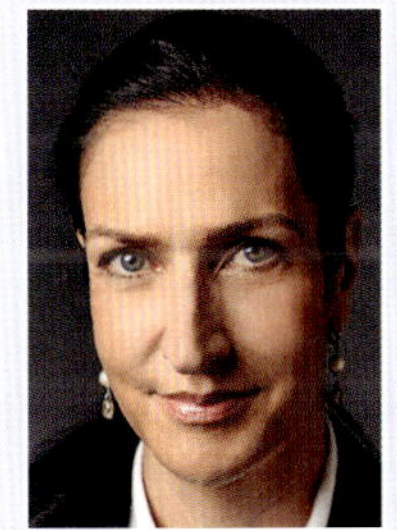

Dr. med. Ilona Berg

Leitende Ärztin, SPZ Krefeld

Philipp Dinkel

Dipl.-Sozialpädagoge, Geschäftsführung GK Quest Akademie Heidelberg

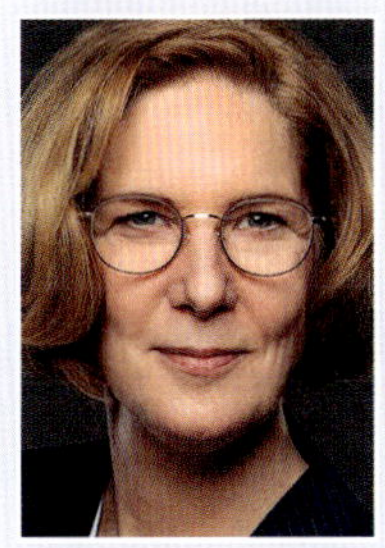

Kristin Blawert

Systemische Beraterin, Ergotherapeutin B.sc., SPZ Krefeld

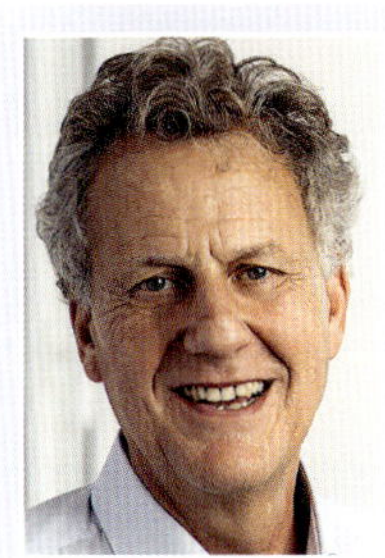

Uli Gehring

Dipl.-Psychologe, Geschäftsführung GK Quest Akademie Heidelberg

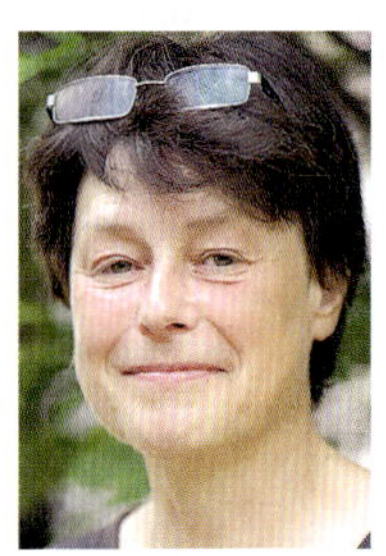

Barbara Guthy

Kommunikations- und Sozialwissenschaftlerin, M.A., Mediatorin GK Quest Akademie

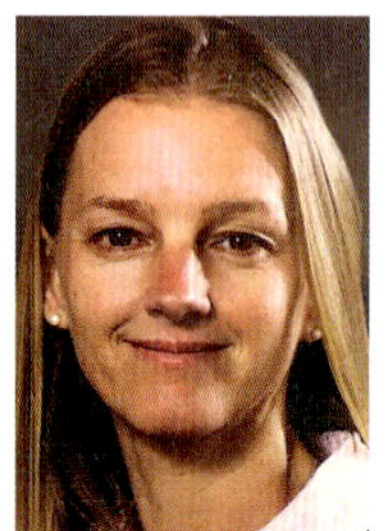

Andrea Schmidt

Physiotherapeutin, Helios Universitätsklinikum Wuppertal

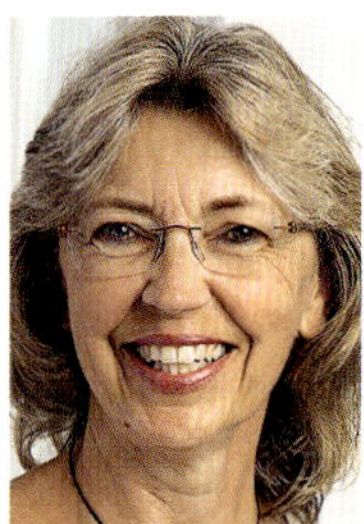

Dr. Petra Hey-Reidt

Dipl.-Biologin, Seminarreferentin GK Quest Akademie Heidelberg

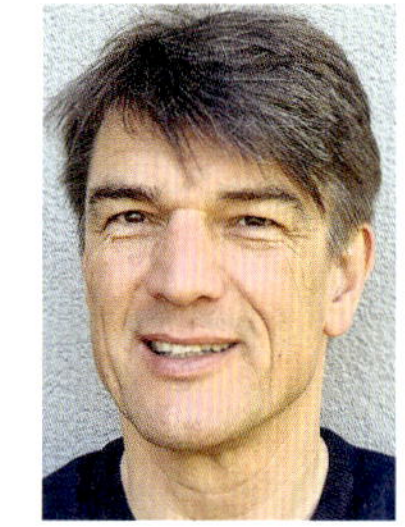

Prof. Dr. med. Andreas Seidel

Professor für Sozialpädiatrie, Hochschule Nordhausen

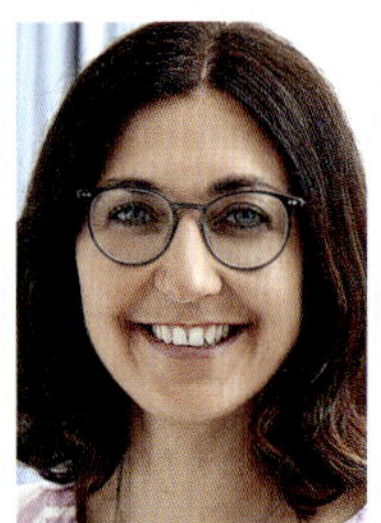

Caroline Losert

Ergotherapeutin, B.sc., SPZ Frankfurt Mitte, Lehrtherapeutin Päd. Hochschule Heidelberg

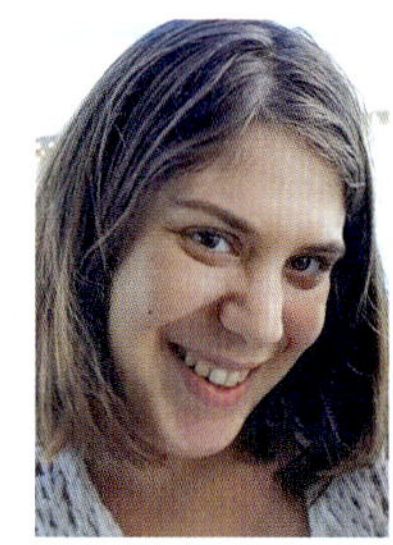

Carina Völlm

Ergotherapeutin, Transdisziplinäre Frühförderung, M.A.

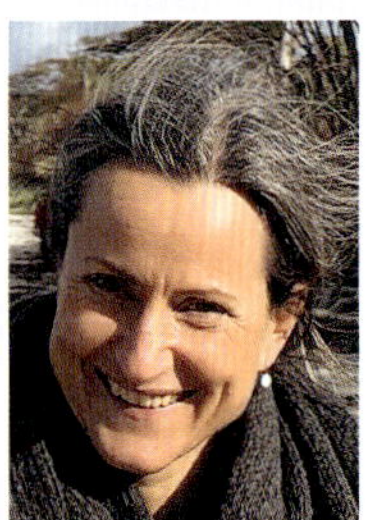

Dr. med. Ute Mendes

Ärztliche Leiterin, SPZ im Vivantes Klinikum Berlin Friedrichsheim

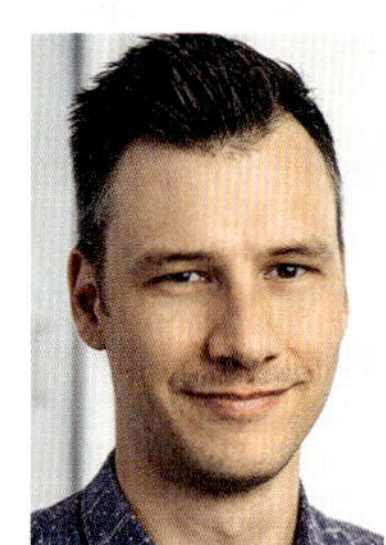

Alexander Volk

Philosophie, M.A., Seminarreferent GK Quest Akademie Heidelberg

Unser Dank gilt auch:

Barbara Andres (Physiotherapeutin, SPZ Essen)

Tanja Bienwald (Ergotherapeutin, SPZ Unna)

Ute Breuer (Physiotherapeutin, SPZ LMU Klinikum München & Arbeitsstelle Frühförderung Bayern)

Dr. med. Elke Eich (SPZ Frankfurt Höchst)

Barbara Heller† (Ergotherapeutin, SPZ Krefeld)

Ioannis Kaklamanos (Kontexte Frankfurt)

Dr. med. Peter Keller (SPZ-Leiter i. R., Berlin)

Dieter König (GK Quest Akademie Heidelberg)

Dr. med. Frauke Mengden (SPZ Bonn)

Ellen Romein (Ergotherapeutin, euMsc. OT, Lyon)

Bärbel Rommeswinkel (Dipl.-Heilpädagogin, Akademische Sprachtherapeutin, SPZ EVK Düsseldorf)

Stefan Steinebach (Physiotherapeut, SPZ Bonn)

Dr. phil. Uta Ungermann (Leitende Psychologin, Ph. D, SPZ Osnabrück)

Melanie Voigt (Musiktherapeutin, kbo Kinderzentrum München)

Sachwortverzeichnis

B

G

K

L

O

P

Q

R

S

T

U

V

W

Hinweise zu Zusatzmaterialien

Sie können für diesen Titel kostenfrei Online-Materialien (Vorlagen für die eigene Dokumentation) über unsere Internetseite nach erfolgter Registrierung abrufen.

Anhang 1: Said und Yassin; Förder- und Therapiebedarf und geeignete Maßnahmen bei Autismus
Anhang 2: Elias; Beispiel für eine Teilhabebedarfsermittlung bei Mehrfachbeeinträchtigung
Anhang 3: Moritz; prototypisches Praxisbeispiel eines Jungen mit Glasknochenerkrankung
Anhang 4: Said; ICF-Ergebnisprotokoll bei Autismus
Anhang 5: Tipps zur ICF-CY-Web-App am Beispiel Aische mit Plexusparese
Anhang 6: Anamnesebogen-Vorlage nach ICF
Anhang 7: Arztbrief-Vorlage nach ICF
Anhang 8: Arztbrief-Beispiel Said mit Autismus
Anhang 9: Förder- und Behandlungsplan VIFF Vorlage
Anhang 10: Logopädie-Bericht Sophia nach ICF
Anhang 11: ICF-Brief Lotti; ein Säugling mit Regulationsstörung
Anhang 12: Dokumentationsschema ICF auf einem Blatt (von Thomas Becher)
Anhang 13: Video Moritz

Nutzen Sie dazu bitte den angegebenen Link und melden Sie sich nach den dort beschriebenen Schritten an. Sie können auf die Materialien über *Mein Konto* zugreifen, indem Sie unter *Meine Zusatzmaterialien* den Code eingeben. Sie werden dann automatisch in den Downloadbereich weitergeleitet.

Link: hgf.io/download
Code: **B-LF1Y56**

Wir empfehlen Ihnen, sich die Materialien auf Ihrem Rechner zu speichern, um sie jederzeit und dauerhaft nutzen zu können.